Heidelberger Taschenbücher Band 225
Basistext Pharmazie

Eckard Oberdisse

Allgemeine und spezielle Pharmakologie und Toxikologie

Teil 1
Allgemeine Pharmakologie, Chemotherapie,
Endokrines System, Vitamine, Toxikologie

Mit einem Beitrag von H. Spielmann

Mit 82 Abbildungen und 77 Tabellen

Springer-Verlag
Berlin Heidelberg New York Tokyo
1983

Professor Dr. med. Eckard Oberdisse
Freie Universität Berlin
Institut für Pharmakologie, Berlin 33

PD Dr. med. Horst Spielmann
Max v. Pettenkofer-Institut
Bundesgesundheitsamt, Berlin 33

CIP-Kurztitelaufnahme der Deutschen Bibliothek.
Oberdisse, Eckard: Allgemeine und spezielle Pharmakologie und Toxikologie / E. Oberdisse.
– Berlin; Heidelberg; New York: Springer, 1983. (Heidelberger Taschenbücher; Bd. 225)

ISBN 3-540-12271-0 Springer-Verlag Berlin · Heidelberg · New York Tokyo
ISBN 0-387-12271-0 Springer-Verlag New York · Heidelberg · Berlin Tokyo

NE: GT

Das Werk ist urheberrechtlich geschützt. Die dadurch begründeten Rechte, insbesondere die der Übersetzung, des Nachdruckes, der Entnahme von Abbildungen, der Funksendung, der Wiedergabe auf photomechanischem oder ähnlichem Wege und der Speicherung in Datenverarbeitungsanlagen bleiben, auch bei nur auszugsweiser Verwertung, vorbehalten. Die Vergütungsansprüche des § 54, Abs. 2 UrhG werden durch die „Verwertungsgesellschaft Wort", München, wahrgenommen.

© by Springer-Verlag Berlin, Heidelberg 1983
Printed in Germany.

Die Wiedergabe von Gebrauchsnamen, Handelsnamen, Warenbezeichnungen usw. in diesem Werk berechtigt auch ohne besondere Kennzeichnung nicht zu der Annahme, daß solche Namen im Sinne der Warenzeichen- und Markenschutz-Gesetzgebung als frei zu betrachten wären und daher von jedermann benutzt werden dürften.

Produkthaftung: Für Angaben über Dosierungsanweisungen und Applikationsformen kann vom Verlag keine Gewähr übernommen werden. Derartige Angaben müssen vom jeweiligen Anwender im Einzelfall anhand anderer Literaturstellen auf ihre Richtigkeit überprüft werden.

Gesamtherstellung: Fa. Appl, Wemding
2127/3020-543210

Vorwort

Dieser erste Teil des Taschenbuchs „Pharmakologie und Toxikologie" umfaßt die Gebiete: Allgemeine Pharmakologie (allgemeine Gesetzmäßigkeiten), Pharmaka aus dem Bereich der Chemotherapie, des endokrinen Systems und der Vitamine sowie die Toxikologie.

Das Buch entstand aus langjähriger Vorlesungspraxis in Berlin und den Erfahrungen der mündlichen Prüfungen am Ende des 2. Studienabschnittes. Es wendet sich daher primär an Studierende der Pharmazie und berücksichtigt den Ausbildungsstand der Pharmazeuten in den medizinischen Grundlagenfächern. Kurze Hinweise auf Physiologie und Biochemie habe ich deshalb als Ergänzung in entsprechende Kapitel eingeflochten.

Mein Ziel war es, eine Einführung in die Pharmakologie und Toxikologie zu schreiben und die zum Verständnis der Arzneimittelwirkungen notwendigen Grundlagen in kurzer und übersichtlicher Form zu vermitteln. Pharmakodynamik, Pharmakokinetik und Anwendung einzelner Wirkstoffe oder Wirkstoffgruppen werden nach ihrer Bedeutung in der klinischen Anwendung vorgestellt.

Ein Taschenbuch ist kein Handbuch. Ich habe daher einer klaren und verständlichen, und manchmal auch bewußt vereinfachenden, Darstellung wichtiger Arzneimittel den Vorzug vor einer lückenlosen Wiedergabe gegeben. Der Text soll der Wiederholung des in der Vorlesung Gehörten dienen und die Vorbereitung auf das Examen erleichtern. Dem trägt auch die enge Anlehnung an den Gegenstandskatalog für den 2. Abschnitt der Pharmazeutischen Prüfung Rechnung.

Das Kapitel „Toxikologie" wurde von Herrn PD Dr. H. Spielmann verfaßt. Zu Fragen der akuten Toxizität und Therapie akuter Vergiftungen gab meine Frau, Dr. Ursula Oberdisse (Beratungsstelle für Vergiftungserscheinungen, Berlin), wertvolle Hinweise.

Zahlreiche Berliner Kollegen, vor allem Herr Prof. v. Bruchhausen und Herr PD Dr. Dusemund haben mir mit Rat und konstruktiver Kritik zur Seite gestanden. Ihnen allen danke ich ebenso wie den Mitarbeitern des Springer-Verlages, die mit großer Geduld auf meine Wünsche eingingen.

Für Hinweise, Verbesserungsvorschläge und Kritik bin ich dankbar.

Berlin, Mai 1983 E. Oberdisse

Inhaltsverzeichnis

1	**Allgemeine Pharmakologie**	1
1.1	Definitionen und Grundbegriffe	1
1.2	Pharmakokinetik	3
1.2.1	Applikation	3
1.2.2	Resorption	5
1.2.2.1	Diffusion	6
1.2.2.2	Aktiver Transport und erleichterte Diffusion	9
1.2.2.3	Resorptionsquote und Bioverfügbarkeit	10
1.2.2.4	Resorption im Verlauf des Verdauungskanals	12
1.2.2.5	Resorption über die Schleimhäute der Nase, des Auges und des Bronchopulmonalsystems	14
1.2.2.6	Resorption über die Haut	14
1.2.3	Verteilung	16
1.2.3.1	Verteilungsbestimmende Faktoren	18
1.2.3.2	Besondere Verteilungsräume	21
1.2.4	Elimination	26
1.2.4.1	Biotransformation	26
1.2.4.2	Renale Ausscheidung	37
1.2.4.3	Biliäre Ausscheidung und enterohepatischer Kreislauf	40
1.2.5	Zusammenwirken von Invasion und Evasion	42
1.2.5.1	Kompartimentmodelle	42
1.2.5.2	Einfluß der Invasionskinetik auf den Verlauf der Blutkonzentrationskurve	48
1.2.5.3	Therapeutisch wirksame Konzentration	51
1.3	Pharmakodynamik	54
1.3.1	Rezeptor	54
1.3.2	Rezeptortheorien	55
1.3.3	Dosis und Dosis-Wirkungs-Beziehung	58
1.3.3.1	Dosis	58
1.3.3.2	Dosis-Wirkungs-Beziehung am Individuum	60
1.3.3.3	Dosis-Wirkungs-Beziehung am Kollektiv	62
1.3.3.4	Therapeutische Breite	63

1.3.4	Synergismus	64
1.3.5	Antagonismus	65
1.4	Nebenwirkungen und Wirkungsabweichungen	68
1.4.1	Allergische Nebenwirkungen	70
1.4.1.1	Allergische Sofortreaktionen	73
1.4.1.2	Allergische Reaktionen vom verzögerten Typ	74
1.4.2	Nebenwirkungen in der embryonalen und fetalen Entwicklungszeit	75
1.4.3	Nebenwirkungen in der Postnatalperiode	78
1.4.4	Sekundäre Nebenwirkungen	79
1.4.5	Pharmakogenetik	79
1.4.6	Wirkstoffinteraktionen	80
1.4.7	Arzneimittelmißbrauch und Abhängigkeit	83
1.4.8	Gewöhnung und Tachyphylaxie	85
1.5	Präklinische und klinische Prüfung von Arzneimitteln	86
1.5.1	Präklinische Prüfung	86
1.5.2	Klinische Prüfung	87
1.5.3	Methoden zur klinischen Prüfung	89
2	**Chemotherapie**	**91**
2.1	Substanzen zur Therapie von Infektionskrankheiten	91
2.1.1	Sulfonamide	98
2.1.2	Trimethoprim	105
2.1.3	β-Lactamantibiotika	106
2.1.3.1	Penicilline	106
2.1.3.2	Cephalosporine	119
2.1.3.3	Anhang: Fosfomycin	122
2.1.4	Tetracycline	123
2.1.5	Chloramphenicol	127
2.1.6	Aminoglykosidantibiotika	130
2.1.7	Makrolidantibiotika	135
2.1.8	Polypeptidantibiotika	136
2.1.9	Antituberkulotika	137
2.1.10	Harnwegsantiseptika	141
2.1.11	Anthelmintika	143
2.1.12	Antimykotika	146
2.1.13	Substanzen zur Behandlung von Protozoenerkrankungen	151
2.1.13.1	Malaria	151
2.1.13.2	Amöbiasis	156
2.1.13.3	Toxoplasmose	158
2.1.13.4	Schlafkrankheit	159
2.1.13.5	Trichomoniasis	159

2.1.14	Virostatika	160
2.2	Substanzen zur Prophylaxe von Infektionskrankheiten	163
2.2.1	Schutzimpfungen	163
2.2.1.1	Passive Immunisierung	164
2.2.1.2	Aktive Immunisierung	166
2.2.2	Desinfektionsmittel	168
2.2.2.1	Oxidationsmittel	169
2.2.2.2	Schwermetallverbindungen	170
2.2.2.3	Alkohole und Aldehyde	171
2.2.2.4	Phenole und Phenolderivate	172
2.2.2.5	8-Hydroxychinolin-, Acridin- und Hexahydropyrimidinderivate	173
2.2.2.6	Quartäre Ammoniumverbindungen	174
2.3	Zytostatika	176
2.3.1	Alkylierende Verbindungen	178
2.3.2	Antimetaboliten	180
2.3.2.1	Pyrimidinantagonisten	181
2.3.2.2	Purinantagonisten	182
2.3.2.3	Folsäureantagonisten	183
2.3.3	Antibiotika	184
2.3.4	Mitosehemmstoffe	185
2.3.5	Asparaginase	185
2.3.6	Immunsuppressiva	187
3	**Endokrines System**	189
3.1	Hypophyse	191
3.1.1	Hypophysenvorderlappen (Adenohypophyse)	191
3.1.1.1	Adrenocorticotropes Hormon (ACTH)	191
3.1.1.2	Thyreotropes Hormon (TSH)	194
3.1.1.3	Gonadotropine	194
3.1.1.4	Somatotropin, (Wachstumshormon)	196
3.1.1.5	Prolactin	196
3.1.1.6	Anhang: Bromocriptin	197
3.1.2	Hypophysenhinterlappen (Neurohypophyse)	197
3.1.2.1	Vasopressin	198
3.1.2.2	Oxytocin	199
3.1.2.3	Anhang: Sekalealkaloide	200
3.2	Schilddrüse	201
3.2.1	Schilddrüsenhormone	201
3.2.2	Antithyreoidale Substanzen (Thyreostatika)	206
3.2.2.1	Jodinationshemmer	206
3.2.2.2	Jodisationshemmer	207

3.2.2.3	Jodid	208
3.2.2.4	Radiojod	208
3.2.2.5	Anhang: Jodprophylaxe	209
3.3	**Nebenschilddrüse**	209
3.3.1	Parathormon	209
3.4	Nebennierenrinde	210
3.4.1	Glucocorticoide	210
3.4.2	Mineralocorticoide	221
3.4.3	Anhang: Renin-Angiotensin	222
3.5	**Endokrines Pankreas**	223
3.5.1	Insulin	223
3.5.2	Orale Antidiabetika	231
3.5.2.1	Sulfonylharnstoffderivate	231
3.5.2.2	Anhang: Biguanidderivate	233
3.5.3	Glukagon	234
3.6	**Keimdrüsen**	235
3.6.1	Ovarien	235
3.6.1.1	Der weibliche Zyklus	235
3.6.1.2	Östrogene	239
3.6.1.3	Antiöstrogene	242
3.6.1.4	Gestagene	243
3.6.1.5	Hormonale Kontrazeption	246
3.6.2	Testes	251
3.6.2.1	Testosteron	251
3.6.2.2	Antiandrogene	254
3.6.2.3	Anabolika	255
3.7	**Gewebshormone**	256
3.7.1	Histamin	256
3.7.2	Antihistaminika	257
3.7.2.1	H_1-Antihistaminika	258
3.7.2.2	H_2-Antihistaminika	260
3.7.3	Gastrin	261
3.7.4	Prostaglandine	261
4	**Vitamine**	264
4.1	Fettlösliche Vitamine	266
4.1.1	Vitamin A	266
4.1.2	Vitamin D	267
4.1.3	Vitamin E	269
4.1.4	Vitamin K	269
4.2	Wasserlösliche Vitamine	270
4.2.1	Vitamin B_1	270

4.2.2	Vitamin B_2	271
4.2.3	Vitamin B_6	272
4.2.4	Nikotinsäure und Nikotinsäureamid	272
4.2.5	Folsäure	273
4.2.6	Vitamin B_{12}	274
4.2.7	Vitamin C	275
5	**Toxikologie**	**277**
5.1	Unspezifische Behandlung bei Vergiftungen	278
5.1.1	Maßnahmen zur Verhütung weiterer Giftresorption	278
5.1.2	Maßnahmen zur beschleunigten Ausscheidung bereits resorbierter Gifte	280
5.1.3	Maßnahmen zur Aufrechterhaltung der Vitalfunktionen	281
5.2	Schwermetalle	282
5.2.1	Chelatbildner als Antidote bei Schwermetallvergiftungen	283
5.2.2	Blei	287
5.2.3	Quecksilber	290
5.2.4	Arsen	292
5.2.5	Thallium	292
5.3	Säuren und Laugen	293
5.3.1	Säuren	293
5.3.2	Laugen	294
5.4	Alkohole	295
5.4.1	Äthanol	295
5.4.2	Methanol	299
5.5	Aliphatische und aromatische Kohlenwasserstoffe (organische Lösungsmittel)	300
5.5.1	Aliphatische Kohlenwasserstoffe (Benzin)	301
5.5.2	Aromatische Kohlenwasserstoffe (Benzol, Toluol)	301
5.5.3	Halogenierte aliphatische Kohlenwasserstoffe	302
5.5.4	Halogenierte aromatische Kohlenwasserstoffe	303
5.6	Gase (Atemgifte)	304
5.6.1	Kohlenmonoxid	305
5.6.2	Kohlendioxid	307
5.6.3	Blausäure und Cyanide	307
5.6.4	Schwefelwasserstoff	309
5.6.5	Sauerstoff und Ozon	309
5.6.6	Stickstoffoxide	310
5.6.7	Phosgen	310
5.6.8	Schwefeldioxid	311
5.7	Ferrihämoglobinbildende Stoffe (Methämoglobinbildner)	311
5.8	Detergentien	314

5.9	Insektizide	315
5.9.1	Chlorierte Kohlenwasserstoffe	315
5.9.2	Organische Phosphorsäureester	317
5.9.3	Carbaminsäureester	319
5.10	Rodentizide	319
5.11	Herbizide	320
5.11.1	Chlorierte Phenoxycarbonsäuren	320
5.11.2	Bispyridiniumverbindungen	321
5.11.3	Natriumchlorat	321
5.12	Pilze	322
5.13	Bakterientoxine	323
5.13.1	Enterotoxine	323
5.13.2	Botulinustoxin	324
5.14	Tabak	324
5.15	Chemische Karzinogene	327
5.15.1	Aromatische Kohlenwasserstoffe	328
5.15.2	Aromatische Amine	329
5.15.3	N-Nitrosoverbindungen	329
5.15.4	Alkylierende Substanzen	330
5.15.5	Naturstoffe	330
5.15.6	Kunststoffe und Metalle	331

Weiterführende Literatur 332

Sachverzeichnis 335

1 Allgemeine Pharmakologie

1.1 Definitionen und Grundbegriffe

Wirkstoffe sind chemische Elemente oder chemische Verbindungen, die in bestimmter Dosierung im Organismus oder auf seiner Oberfläche eine Änderung des Ausgangszustandes des biologischen Systems hervorrufen. Der Begriff des Wirkstoffs wird wertneutral gebraucht und beinhaltet nicht die Frage nach der Nützlichkeit bzw. Schädlichkeit für den menschlichen oder tierischen Organismus.

Arzneistoffe sind Wirkstoffe, die zur Anwendung in bzw. am Menschen oder Tier geeignet sind und durch das Werturteil: nützlich für Mensch und Tier, charakterisiert sind.

Arzneimittel sind Einzelarzneistoffe oder Kombinationen, die in bestimmten Zubereitungsformen dazu bestimmt sind, Krankheiten bei Mensch und Tier zu heilen, zu lindern, zu erkennen oder zu verhindern.

Die WHO definiert ein *Arzneimittel = Drug*: „Any substance or product that is used or intended to be used to modify or explore physiological systems or pathological states for the benefit of the recipient."

Pharmakon: Der Begriff „Pharmakon" wird im allgemeinen Sprachgebrauch synonym mit Arzneimittel verwendet. Von der sprachlichen Wurzel her hat der Begriff jedoch eine dualistische Bedeutung: Heilmittel und Gift. In diesem Buch wird der Begriff des Pharmakons wertneutral im Sinne von Wirkstoff verwendet.

Gifte sind Wirkstoffe, die durch das Attribut schädlich für Mensch und Tier ausgezeichnet sind und keinen therapeutischen, diagnostischen oder prophylaktischen Wert haben. Dies sind Gifte im eigentlichen Sinn. Manches ursprüngliche Gift ist später sogar zum Arzneistoff geworden (Curare). Auf der anderen Seite entscheidet über die Zuordnung eines Wirkstoffs: Arzneistoff oder Gift, in sehr vielen Fällen die Dosis (dosis sola facit venenum). In einem bestimmten Dosisbereich können Wirkstoffe therapeutisch verwendet werden, während größere Dosen toxische, also schädigende Wirkungen haben. Das gilt auch für Arzneimittel, die dosisabhängig zum Gift werden können.

Wirkung: Alle Veränderungen des biologischen Systems, die durch bestimmte Dosen bzw. Konzentrationen eines Wirkstoffs hervorgerufen werden, sind die Wirkung dieser Substanz. Demgegenüber ist die *Wirksamkeit* einer Substanz eine Frage des therapeutischen Wertes (Arzneimittel). Sie ist auf ein therapeutisches Ziel hin ausgerichtet. Wenn dieses Ziel auf Grund der Wirkung eines Pharmakons zuverlässig reproduzierbar erreicht werden kann, so ist diese Substanz wirksam.

Aus dem bisher Gesagten ergeben sich verschiedene Möglichkeiten, den Inhalt der Pharmakologie zu definieren. Die Begrenzung auf das Arzneimittel, und die Pharmakologie dann als „Lehre von den Wechselwirkungen zwischen Arzneimittel und menschlichem oder tierischem Organismus" zu sehen, wäre zu eng. Die umfassendere Definition der Pharmakologie als „Lehre von den Wechselwirkungen zwischen Wirkstoffen und biologischen Systemen" ist zwar auch unbefriedigend, doch berücksichtigt sie mehr die interdisziplinäre Stellung und betont die Nähe der Pharmakologie zu anderen Disziplinen (z. B. Toxikologie, Mikrobiologie, Physiologie, Biochemie).

Wirkstoff und biologisches System beeinflussen sich gegenseitig. Der Einfluß des biologischen Systems auf das Pharmakon wird durch die *Pharmakokinetik* beschrieben. Sie untersucht die Konzentrationsveränderungen des Pharmakons im Organismus in Abhängigkeit von der Zeit. Einzelprozesse der Pharmakokinetik sind Resorption, Verteilung und Elimination.

Resorption ist die Aufnahme von Substanzen von der Körperoberfläche oder begrenzten Stellen des Körperinneren in das Blut- oder Lymphsystem.

Verteilung ist der Übertritt von Substanzen aus dem Blut und ihre Verteilung in die verschiedenen Körperkompartimente mit Einstellung eines Gleichgewichtes.

Elimination ist die Summe aller Vorgänge, die zur Konzentrationsabnahme einer Substanz im Organismus führen. Zu ihr gehören

Metabolismus oder *Biotransformation* als enzymatische Umwandlung der Ausgangssubstanz und

Ausscheidung oder *Exkretion* der unveränderten Substanz über die Niere, Galle, Fäzes etc.

Resorption und Verteilung werden durch den Begriff der *Invasion* zusammengefaßt, während die *Evasion* Biotransformation und/oder Ausscheidung umschließt. Beide Prozesse können zwar gedanklich isoliert betrachtet werden, laufen jedoch in einem lebenden Organismus stets nebeneinander ab.

Die *Pharmakodynamik* untersucht den Einfluß des Pharmakons auf den Organismus und damit das Zustandekommen der Wirkung. Wirkung und Wirkungsausmaß eines Pharmakons sind abhängig von der Dosis (Konzentration), den stofflichen Eigenschaften der Substanz (Struktur) sowie den Besonderheiten des biologischen Systems, d.h. dem Vorhandensein spezieller Strukturen, mit denen die Substanz reagieren kann (Rezeptoren). Die Pharmakodynamik versucht daher, über Dosis-Wirkungs-Beziehungen, Struktur-Wirkungs-Beziehungen und Rezeptoranalysen die Wirkungsbedingungen, Angriffspunkte und Wirkungsmechanismen von Wirkstoffen zu erfassen. Letztlich soll das Wie, Wo und Warum einer Wirkung erklärt werden.

Pharmakokinetik und Pharmakodynamik sind fest miteinander verbundene Teilaspekte jeder pharmakologischen Wirkung und können nur gedanklich isoliert betrachtet werden. Pharmakokinetische Prozesse (Resorption, Verteilung und Elimination) bestimmen die Höhe der Wirkstoffkonzentration am Rezeptor und sind damit entscheidend an der Wirkung beteiligt.

Im Gegensatz zur *experimentellen Pharmakologie,* die ihre Erkenntnisse über Verhalten und Wirkungen von Substanzen im Organismus im wesentlichen aus dem Tierexperiment gewinnt, ist die *klinische Pharmakologie* eine Disziplin, die sich mit dem Verhalten und den Wirkungen von Arzneimitteln beim Menschen und besonders beim kranken Menschen befaßt.

Die *Toxikologie* ist die Wissenschaft, die sich mit dem Verhalten und den Wirkungen für Mensch und Tier schädlicher Substanzen auseinandersetzt. Über die verschiedenen Disziplinen der Toxikologie s. S. 277.

1.2 Pharmakokinetik

1.2.1 Applikation

Als Applikation bezeichnet man das Auftragen von Pharmaka auf Haut und Schleimhäute bzw. die Gabe direkt in das Körperinnere. Sie ist damit der erste Schritt einer Kette von Ereignissen, an deren Ende die Wirkung steht. Pharmaka können *topisch (=lokal)* oder *systemisch* appliziert werden. Bei der lokalen Applikation — die nur bei wenigen Erkrankungen möglich ist — wird das Pharmakon direkt an das erkrankte Gebiet herangebracht. Der Vorteil dieser Applikationsweise liegt darin, daß der Applikationsort gleich dem Wirkort ist. Die applizierten Mengen können deshalb auch geringer als bei der systemischen Gabe sein, weil die Substanz nicht im Organismus „verdünnt" wird. Aus diesen Gründen sind bei dieser Applikationsweise Nebenwirkungen seltener. Beispiele für eine lokale Therapie sind in der Tabelle 1.1 zusammengestellt.

Bei der systemischen Gabe eines Pharmakons müssen größere Mengen appliziert werden, da wegen der Verteilung nur ein Teil der Substanz den Wirkort erreicht.

Tabelle 1.1. Beispiele für eine lokale Therapie

Umschriebene Erkrankungen der Haut und Schleimhäute;
Infektionen des Magen-Darm-Traktes (schwer resorbierbare Chemotherapeutika, Adsorbentien);
Intrathekale Injektion;
Inhalation von Bronchodilatatoren;
Lokalanästhesie (mit Katecholaminzusatz)

Tabelle 1.2. Gebräuchliche Applikationsarten

1. Auf a) Haut und b) Schleimhäute	
a) perkutan, epikutan	Lösung, Salbe, Puder
b) bukkal, sublingual	Lösung, Festsubstanz (Tablette, Kapsel, Dragée)
enteral (p. o.)	Lösung, Festsubstanz (Tablette, Kapsel, Dragée)
rektal	Lösung, Suppositorien
nasal	Lösung, Salbe
pulmonal	Gas, Dampf, Aerosol
2. In das Körperinnere	
a) Ohne Resorption	
intravenös (i. v.)	Lösung
intraarteriell (i. a.)	Lösung, evtl. Gas
intrakardial	Lösung
b) Mit Resorption	
intramuskulär (i. m.)	Lösung, Suspension
subkutan (s. c.)	Lösung, Suspension

Die Applikation kann sowohl ohne zwischengeschaltete Resorptionsvorgänge direkt ins Blut als auch an extravasale Orte mit Resorptionsprozessen erfolgen. Eine Übersicht über gebräuchliche Applikationsarten und dazugehörige Arzneiformen gibt die Tabelle 1.2.

Die häufigste — weil einfachste — Applikationsweise ist die orale Gabe. Wird dagegen eine Substanz unter Umgehung des Magen-Darm-Traktes direkt in das Körperinnere gebracht, so spricht man von *parenteraler Applikation*.

Die Wahl der Applikationsart hängt von vielen Faktoren ab. Wenn eine Wirkung rasch einsetzen soll, muß eine Applikationsart ohne Resorptionsvorgänge, z. B. die I.-v.-Injektion, gewählt werden. Substanzen mit geringer enteraler Resorbierbarkeit oder ausgeprägtem First-pass-Effekt müssen parenteral zugeführt werden. Dies gilt auch für Substanzen, die im Magen-Darm-Trakt zerstört werden (Peptidhormone, Penicillin G).

Bei der parenteralen Applikation sind einige Gesichtspunkte zu bedenken. Stark reizende oder zu Nekrosen führende Substanzen (z.B. Strophanthin) dürfen nicht subkutan oder intramuskulär appliziert werden. Wenn Substanzen intramuskulär oder subkutan injiziert werden, ist darauf zu achten, daß pH und Isotonie der Injektionslösung weitgehend den physiologischen Verhältnissen angepaßt sind. Bei intravenöser Gabe spielt dies wegen der Verdünnung durch das Blut und dessen Pufferkapazität keine so große Rolle, wenn die Lösung entsprechend langsam injiziert wird.

In der weitaus überwiegenden Zahl der Fälle wird die orale Gabe bevorzugt, da sie den geringsten Aufwand und die wenigsten Gefahren mit sich bringt. Allerdings setzt die Wirkung verzögert ein, da die Substanz erst resorbiert werden muß.

1.2.2 Resorption

Resorption ist die Aufnahme eines Stoffes von der Körperoberfläche oder von örtlich begrenzten Stellen des Körperinneren in die Blutbahn bzw. in das Lymphsystem. Diesen Vorgängen stehen Lipidmembranen als Permeationshindernisse entgegen. Da sowohl lipophile und bis zu einem gewissen Grad auch hydrophile Substanzen Membranen durchdringen können, muß eine Membran Eigenschaften aufweisen, die die Penetration polarer und apolarer Substanzen ermöglicht.

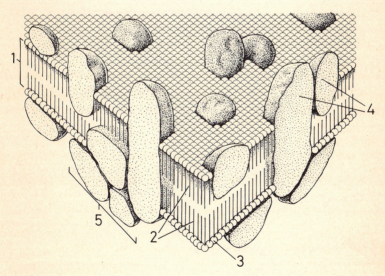

Abb. 1.1. Schematische Darstellung einer Zellmembran (sog. Liquid-Mosaik-Modell) (Kistić, Springer 1976)

Nach heutigen Vorstellungen besteht eine Zellmembran (Abb. 1.1) aus einer bimolekularen Lipidschicht (1) mit eingebauten globulären Proteinen, die sowohl die gesamte Membran durchsetzen als auch in der Innen- bzw. Außenschicht der Membran (4) liegen können und mosaikartig in der mehr oder weniger flüssigen Lipidphase schwimmen (sog. Liquid-Mosaik-Modell). Beide Lipidschichten bestehen aus Phospholipiden und integriertem Cholesterin. Die polaren Enden der Phospholipide (3) zeigen auf die Außen- bzw. Innenseite der Membran, während die nichtpolaren Anteile (2) ins Innere der Membran reichen. Auf der Außenseite können zusätzliche Protein- und Kohlenhydratanteile assoziiert sein.

1.2.2.1 Diffusion

Freie Diffusion beruht auf einem Konzentrationsunterschied zweier benachbarter, durch eine Membran getrennter Kompartimente. Die Richtung der Diffusion weist vom Ort höherer zum Ort niedrigerer Konzentration (Abb. 1.2). Treibende Kraft ist die thermokinetische Energie gelöster Teilchen, bis sich ein Konzentrationsgleichgewicht eingestellt hat. Die Diffusionsvorgänge werden durch das Fick-Gesetz beschrieben, dem die meisten Pharmaka folgen.

Entsprechend dem Aufbau einer Lipidmembran sind 2 Diffusionswege möglich: 1. durch den Lipidanteil und 2. durch die Poren der Membran.

1.2.2.1.1 *Diffusion durch den Lipidanteil*

Grundvoraussetzung ist ein Mindestmaß an Lipophilie, damit sich die Substanz in der Lipidphase der Membran lösen kann. Ein Maß der Lipophilie ist der Lipid(Öl)/Wasser-Verteilungskoeffizient, der das Verhältnis der Verteilung einer Substanz zwischen einer Lipid- und einer Wasserphase angibt. Je größer dieser Koeffizient ist, um so besser ist die Diffusion durch die Membran, da sich die Substanz zunächst in der Lipidphase der Membran lösen muß. Dies führt zu einer hohen Konzentration in der Außensei-

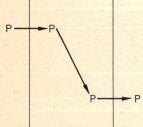

Abb. 1.2. Schema der passiven Diffusion (P = Pharmakon)

te der Membran mit einem Konzentrationsgefälle nach innen. Die Größe dieses Gefälles bestimmt die Geschwindigkeit der Diffusion.

Die Lipophilie einer Substanz wird durch ihre hydrophoben Gruppen bestimmt. Alkylreste fördern mit zunehmender Kettenlänge ebenso wie Phenylreste die Lipophilie. Auf der anderen Seite wird sie durch polare Gruppierungen ($-OH$, $-NH_2$, $-COOH$) reduziert. Je nach Überwiegen der unterschiedlichen Gruppen zeigen die einen Substanzen eine ausgeprägte Lipophilie bzw. Wasserlöslichkeit, während andere Substanzen eine Mittelstellung einnehmen, wenn sich polare und apolare Gruppierungen die Waage halten. Die Lipidlöslichkeit ist aber allein nicht ausschlaggebend für die Diffusion durch Membranen. Die Substanzen müssen auch ein Mindestmaß an Wasserlöslichkeit aufweisen. Ausgeprägt lipidlösliche Substanzen, wie z.B. Paraffin, werden praktisch nicht aus dem Magen-Darm-Trakt resorbiert, da es eine mindest Wasserlöslichkeit ist, die erst den engen Kontakt der Substanz mit der Diffusionsoberfläche ermöglicht.

Ionisationsgrad: Viele Pharmaka sind schwache Säuren oder Basen, die die Fähigkeit zur Dissoziation besitzen. Das Ausmaß der Dissoziation ist abhängig vom pK_a-Wert der Substanz und dem pH-Wert der Flüssigkeit, in der die Substanz gelöst ist. Nach der Gleichung von Henderson und Hasselbalch läßt sich bei bekanntem pK_a-Wert der Dissoziationsgrad für jeden pH-Wert berechnen:

Saures Pharmakon: $pK_a - pH = \log \dfrac{\text{Nichtionen}}{\text{Ionen}}$

Basisches Pharmakon: $pK_a - pH = \log \dfrac{\text{Ionen}}{\text{Nichtionen}}$

Tabelle 1.3. Einfluß des pH auf die Dissoziation von Säuren und Basen

pH	% nicht dissoziiert			
	Salicylsäure pK_a: 3,0	Blausäure 9,2	Coffein 0,8	Chinin 8,4
1	99		38,6	
2	90,9		5,9	
3	50		0,62	
4	9,0	99,999	0,063	0,004
5	0,99	99,99	0,0063	0,04
6	0,099	99,9		0,4
7		99,3		4
8		94		28,4
9		61,3		79,9
10		13,6		

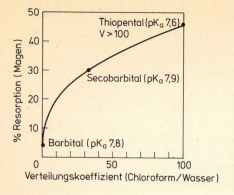

Abb. 1.3. Abhängigkeit der Resorption einiger Barbiturate vom Verteilungskoeffizienten des nichtgeladenen Anteils. (L. S. Schanker et al., J. Pharm. exptl. Therap. *120*, 528–539 (1957))

Säuren und Basen sind aber nur in der ungeladenen Form lipidlöslich. Daher hat das umgebende Milieu einen großen Einfluß auf die Diffusion.

Bereits geringe pH-Unterschiede können den Dissoziationsgrad einer Substanz erheblich verändern. Der Tabelle 1.3 ist zu entnehmen, daß eine schwache Säure, wie z. B. Blausäure, im Magen (pH = 1 – 2) ausschließlich in der nichtdissoziierten Form vorliegt und deshalb schnell resorbiert wird. Auch die Salicylsäure ist bei diesen pH-Verhältnissen weitgehend undissoziiert. Die schwache Base Coffein kann noch zu einem Teil im Magen resorbiert werden, während sie bei höherem pH, wie er im Dünndarm vorherrscht, kaum noch resorbiert wird, da hier die geladene Form überwiegt. Chinin, eine starke Base, wird praktisch nicht aus dem Magen und erst im Verlauf des Dünndarms nachweisbar resorbiert.

Unabhängig vom Ionisationsgrad spielt auch der Lipid/Wasser-Verteilungskoeffizient des nichtdissoziierten Anteils eine wichtige Rolle für die Resorption (Abb. 1.3). Thiopental, Secobarbital und Barbital haben annähernd identische pK_a-Werte, so daß man annehmen müßte, daß auch die Resorptionsquoten aus dem Magen gleich sind. Tatsächlich variiert die Resorptionsquote aber beträchtlich, weil der Verteilungskoeffizient der nichtdissoziierten Form unterschiedlich ist.

1.2.2.1.2 *Diffusion und Filtration durch die Poren*

Der Aufbau des Membranmodells erklärt, warum auch wasserlösliche Substanzen Lipidmembranen durchdringen können. Die durchgehenden Proteine können als wassergefüllte Poren aufgefaßt werden, durch die sich polare Pharmaka – wenn auch nur sehr langsam – bewegen. Allerdings spielt dieser Prozeß für die Gesamtdiffusion nur eine geringe Rolle. Da der Porendurchmesser klein ist, können hydrophile Substanzen nur bis zu einem bestimmten Molekulargewicht Membranen passieren.

außen   Membran   innen

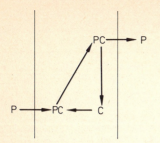

Abb. 1.4. Schema des aktiven Transportes (P = Pharmakon, C = Carrier)

Bei der *Filtration* wandern gelöste Teilchen und Lösungsmittel durch die Membran. Ein unterschiedlicher hydrostatischer oder osmotischer Druck auf beiden Seiten der Membran ist hier die treibende Kraft.

Besondere Bedeutung besitzt die Filtration in den Glomeruli der Niere (Bildung des Primärharns). Die Poren haben hier einen größeren Durchmesser, so daß auch Substanzen mit höherem Molekulargewicht ultrafiltriert werden können (s. S. 37).

1.2.2.2 Aktiver Transport und erleichterte Diffusion

Während die Diffusion ein passiver Vorgang entlang eines Konzentrationsgefälles ist, zeichnet sich der *aktive Transport* dadurch aus, daß eine Substanz gegen ein Konzentrationsgefälle mit einem membrangebundenen Carrier unter Energieaufwand bewegt wird. Dabei verbindet sich der Carrier an der Außenseite der Membran mit dem Substrat, transportiert es durch die Membran zur Innenseite, setzt das Substrat frei und kehrt zum Ausgangspunkt zurück (Abb. 1.4). Bei der *Austauschdiffusion* soll der Carrier auf dem Rückweg ein anderes Substrat binden und gegenläufig durch die Membran transportieren (z. B. $K^+ - Na^+$ - Transport).

Charakteristisch für den aktiven Transport ist neben dem Energieaufwand eine Sättigungskinetik und Selektivität. Interessanterweise sind es vor allem wasserlösliche Substanzen (Zucker, Aminosäuren), die aktiv transportiert werden. Ionen werden ebenfalls aktiv gegen ein elektrochemisches Gefälle bewegt.

Besondere Bedeutung besitzt der aktive Transport bei der Elimination von Substanzen durch die Niere. Diese Carriersysteme sind jedoch relativ unspezifisch (s. S. 39), so daß zahlreiche Pharmaka um das Transportsystem konkurrieren können.

Ein Sonderfall des aktiven Transports ist die *erleichterte Diffusion* (Abb. 1.5). Das Substrat wird ebenfalls an einen Carrier gebunden, doch er

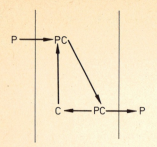

Abb. 1.5. Schema der erleichterten Diffusion (P = Pharmakon, C = Carrier)

folgt der Transport nicht gegen, sondern mit einem Konzentrationsgefälle und ohne Energieverbrauch. Der Membrandurchtritt ist daher wesentlich schneller als bei der einfachen Diffusion.

Phagozytose und *Pinozytose* sind Vorgänge, bei denen sich die Plasmamembran einbuchtet und ungelöste Partikel (Phagozytose) oder Flüssigkeiten mit gelösten Partikeln (Pinozytose) umschließt und ins Zellinnere aufnimmt. Auf diese Weise gelangen z.B. großmolekulare Stoffe in die Zelle. Die von einer Membran umschlossenen Bläschen können ihren Inhalt in der Zelle mit Hilfe von Lysosomen (unter Bildung eines Phagolysosoms) freisetzen oder auch durch die Zelle hindurchtransportieren und am entgegengesetzten Pol wieder freisetzen.

1.2.2.3 Resorptionsquote und Bioverfügbarkeit

Der Begriff der Resorptionsquote wird im allgemeinen im Zusammenhang mit der enteralen Resorption verwendet. Es ist der Anteil der applizierten Menge (in %), die aus dem Magen-Darm-Trakt resorbiert wird und ins Blut aufgenommen wird. Die Resorptionsquote sagt zunächst jedoch nichts darüber aus, wieviel von der resorbierten Menge dann den großen Kreislauf erreicht und damit für den gesamten Organismus zur Verfügung steht. Nach der Resorption aus dem Magen-Darm-Trakt (Ausnahmen: Mundschleimhaut und Rektum) gelangt die Substanz mit dem Pfortaderblut in die Leber und kann dort bereits teilweise inaktiviert werden. Dieser als *"first-pass"* bezeichnete Vorgang beschreibt die Tatsache, daß eine Substanz trotz vollständiger Resorption nur teilweise oder gar nicht den großen Kreislauf erreicht. Er ist für eine Reihe von Substanzen beschrieben (z.B. Isoproterenol, Propranolol, Lidocain) und führt zu Wirkungsunterschieden, wenn gleiche Dosen einer Substanz enteral oder parenteral (z.B. i.v.) appliziert werden.

In diesem Zusammenhang wurde ein weiterer Begriff eingeführt: der Begriff der *Bioverfügbarkeit*. Nur die Menge eines applizierten Pharmakons

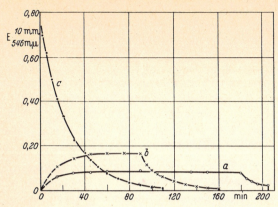

Abb. 1.6. Gesetz der korrespondierenden Flächen nach Dost. Konzentrationsverläufe von p-Aminohippursäure beim selben Probanden nach intravenöser Gabe von 22.6 mg/kg KG. a = Dauerinfusion über 180 min., b = Dauerinfusion über 90 min., c = rasche Bolusinjektion. Sämtliche Kurven sind flächengleich. (Gladtke und v. Hattingberg, Springer 1977)

ist biologisch verfügbar, also wirksam, die nach der Resorption auch den großen Kreislauf und damit den Rezeptor erreicht. In den Begriff der Bioverfügbarkeit gehen neben dem First-pass-Effekt noch zusätzliche Faktoren ein (Lösungs- und Zerfallsgeschwindigkeit der galenischen Zubereitung, Kristallgröße des Stoffes, Besonderheiten der resorbierenden Fläche etc.). Die Bioverfügbarkeit sagt also etwas aus über das Ausmaß der Invasion einer applizierten Substanzmenge.

Die Vollständigkeit der Invasion kann mit dem Gesetz der korrespondierenden Flächen nach Dost geprüft werden. Es besagt, daß die Fläche unter der Konzentrations-Zeit-Kurve, die im Blut gemessen wird, proportional der aufgenommenen Substanzmenge ist. Die Abb. 1.6 zeigt die Konzentrations-Zeit-Kurven einer gleichen Dosis bei unterschiedlicher Applikation: Die Flächen unter den Kurven sind identisch.

Die Bioverfügbarkeit wird durch Vergleich der Flächen nach unterschiedlicher Applikation bestimmt. Sie ergibt sich z.B. durch Vergleich der Flächen nach I.v.-Applikation (Bioverfügbarkeit = 100%) und einer anderen Applikationsweise, z.B. p.o., als:

$$\text{Bioverfügbarkeit (in \%)} = \frac{\text{Dosis i.v.} \cdot \text{AUC p.o.}}{\text{Dosis p.o.} \cdot \text{AUC i.v.}} \cdot 100$$

(AUC = „*a*rea *u*nder the *c*urve" = Fläche unter der Kurve)

1.2.2.4 Resorption im Verlauf des Verdauungskanals

Neben den Eigenschaften des Pharmakons bestimmen auch die Einflüsse des biologischen Systems Umfang und Geschwindigkeit der Resorption. Die wichtigsten, die Resorption beeinflussenden Besonderheiten des Verdauungstraktes sind die in seinem Verlauf wechselnde Größe der Oberfläche einzelner Abschnitte, die dort herrschenden pH-Verhältnisse sowie die den physiologischen Aufgaben entsprechende gute Durchblutung.

1.2.2.4.1 Resorption über die Mundschleimhaut

Obwohl die Resorptionsoberfläche nicht sehr groß ist, werden lipidlösliche Pharmaka in ausreichendem Maße resorbiert. Die Resorption führt im Vergleich mit der enteralen Resorption unter Umständen sogar zu höheren Plasmakonzentrationen, da die Substanz sofort – ohne Leberpassage – in den großen Kreislauf gelangt. Der Nachteil der kleinen Oberfläche kann durch die Applikation von Lösungen kompensiert werden, die sich über die gesamte Schleimhaut ausbreiten. Dies nutzt man z. B. bei der Behandlung des akuten Angina-pectoris-Anfalles aus: Die Patienten zerbeißen eine Kapsel mit Glyceryltrinitrat, das sich über die Schleimhaut verteilt und schnell resorbiert wird.

Im Gegensatz dazu ist die Resorption aus Tabletten (Sublingual- oder Bukkaltablette) verzögert, da sie ihre Inhaltsstoffe nur in einem begrenzten Gebiet (unter der Zunge oder in der Wangentasche) freisetzen.

1.2.2.4.2 Resorption aus dem Magen

Wegen seiner kleinen Oberfläche spielt der Magen für Resorptionsvorgänge nur eine untergeordnete Rolle, obwohl einige Pharmaka, wenn sie bei den dort herrschenden pH-Verhältnissen weitgehend ungeladen sind, gut resorbiert werden.

Die lokalen pH-Verhältnisse (pH ca. 1) sind Ursache einiger Besonderheiten. Saure Pharmaka, die im Magen in nichtdissoziierter Form vorliegen, können gut in die Mukosazellen permeieren. Bei einem intrazellulären pH von ca. 7,4 wird dann die dissoziierte Form in der Mukosazelle überwiegen. Da sich der pH-Wert des Blutes nicht wesentlich vom intrazellulären unterscheidet, kommt es zu einer Anreicherung der dissoziierten Form in der Mukosazelle. Auf diesem Mechanismus kann möglicherweise die magenschleimhautschädigende Wirkung der Acetylsalicylsäure beruhen.

Auf Grund der pH-Differenz zwischen Magen und Blut bzw. Mukosazelle kann sich auch eine Transportrichtung vom Blut in den Magen ergeben. Parenteral applizierte basische Pharmaka können wegen des pH-Gefälles in den Magen sezerniert werden und dort hohe Konzentrationen erreichen (z. B. Morphin). Deshalb ist bei einer Morphinintoxikation, wenn sie parenteral erfolgte, noch Stunden nach der Applikation eine Magenspülung bzw. die Gabe von Kohle sinnvoll.

Pharmaka können auch durch die Magensäure inaktiviert werden. Das bekannteste Beispiel eines säureinstabilen Pharmakons ist Penicillin G, das nach oraler Gabe durch die Salzsäure des Magens zerstört wird und deshalb parenteral appliziert werden muß.

Wichtig ist die Funktion des Magens als Passageorgan. Je schneller eine Substanz den Magen verläßt, um so schneller gelangt sie in den Dünndarm, den eigentlichen Ort der Resorption. Der Wirkungseintritt einer Substanz (nach oraler Gabe) hängt von der Verweildauer im Magen ab, die im wesentlichen vom Füllungszustand bestimmt wird. Ein schneller Wirkungseintritt ist daher nach Gabe in einen leeren Magen zu erwarten; er verzögert sich bei gefülltem Magen. Zusätzlich wird die Entleerungszeit auch durch Pharmaka modifiziert. Parasympatholytika, wie Atropin, verlangsamen die Magenpassage, während sie durch Metoclopramid beschleunigt wird.

1.2.2.4.3 *Resorption aus dem Dünndarm*

Der Hauptresorptionsort für oral applizierte Pharmaka ist der Dünndarm. Seine große Oberfläche (Kerkring-Falten, Zotten und Mikrovilli) und die Länge dieses Darmabschnitts erlauben einen intensiven und langen Kontakt der Substanz mit der resorbierenden Fläche. Wenn die Voraussetzungen für eine Resorption (Lipidlöslichkeit, Dissoziationsgrad, Wasserlöslichkeit, Partikelgröße) erfüllt sind, werden Substanzen hier quantitativ resorbiert.

Das exokrine Pankreas gibt seine spaltenden Enzyme in den Dünndarm ab. Pharmaka, die von diesen Enzymen angegriffen werden, müssen daher unter Umgehung des Magen-Darm-Traktes appliziert werden. Dies gilt z. B. für Peptidhormone, wie Insulin. Der venöse Abfluß verläuft über das Pfortadersystem. Für die sich daraus ergebenden Konsequenzen (Firstpass-Effekt) s. S. 10.

1.2.2.4.4 *Resorption aus dem Dickdarm und Rektum*

Üblicherweise spielt die Resorption aus diesem Darmabschnitt wegen der kleinen Oberfläche nur eine untergeordnete Rolle. Unter bestimmten Bedingungen kann er jedoch als Resorptionsorgan an Bedeutung gewinnen. Dies gilt z. B. für sog. Retard-Präparate, bei denen der Wirkstoff noch im Dickdarm freigesetzt und resorbiert wird. Auch bei beschleunigter Dünndarmpassage können im Dickdarm — wegen der relativ langen Verweildauer — noch größere Mengen resorbiert werden.

Die rektale Applikation besitzt den Vorteil, daß der venöse Abfluß nicht über das Pfortadersystem erfolgt (fehlender First-pass-Effekt durch die Le ber). Nachteilig ist, daß die Resorption großen Schwankungen unterliegt und von der Wahl des Arzneimittelträgers abhängig ist (Zäpfchengrundlage).

1.2.2.5 Resorption über die Schleimhäute der Nase, des Auges und des Bronchopulmonalsystems

Die allgemeinen Kriterien für die Resorption gelten auch für die Schleimhäute der *Nase* und des *Auges*. Wegen der sehr kleinen Oberfläche sind sie keine geeigneten Applikationsorte für eine systemische Therapie. Dennoch können bei topischer Applikation ausreichende Mengen resorbiert werden, die zu systemischen Wirkungen und Nebenwirkungen führen. Ein Beispiel für erwünschte systemische Wirkungen durch lokale Applikation auf die Nasenschleimhaut ist das Schnupfen von Adiuretin (ADH) zur Therapie des Diabetes insipidus. Bei der lokalen Anwendung α-sympathomimetisch wirkender Imidazolderivate zur Abschwellung der Nasenschleimhaut kann es zu allgemeinen α-sympathomimetischen Effekten kommen. Vor allem bei Säuglingen sind die zentralen Wirkungen (Atemdepression, Koma) gefürchtet. Atropin – lokal als Mydriatikum appliziert – löst bei empfindlichen Individuen Tachykardien aus.

Sehr viel bedeutungsvoller ist die Resorption über die *Lungen*. Nicht nur Gase, sondern auch Flüssigkeiten und feste Stoffe werden resorbiert. Auf Grund der großen Oberfläche der Alveolen (ca. 100 m^2), ihrer ausgedehnten Kapillarisierung und der geringen Diffusionsstrecke ist die Lunge vorzüglich zur Resorption geeignet. Die Aufnahme von Substanzen in den Körper ist deshalb besonders schnell.

Inhalationsnarkotika werden über die Lungen zugeführt. Die Geschwindigkeit ihrer Diffusion hängt von den physikalisch-chemischen Eigenschaften der Gase oder Dämpfe (z. B. Blut/Gas-Verteilungskoeffizient) und dem Zustand des austauschenden Systems (Durchblutung, Atemfrequenz, Resorptionsoberfläche, Membrandicke) ab.

Vorwiegend lokale Wirkungen werden bei der Anwendung von Aerosolen erwartet. Je feiner die Tröpfchen, umso tiefer gelangen sie in das Bronchopulmonalsystem. Ein Beispiel ist die Anwendung von β-Sympathomimetika zur Therapie des Asthma bronchiale. Die Wirkung ist jedoch nicht lokal begrenzt. Resorptive Nebenwirkungen am Herz (z. B. Tachykardien) sind möglich, wenn auch geringer als nach systemischer Applikation.

1.2.2.6 Resorption über die Haut

Die Haut (Cutis) besteht aus 2 Schichten: Der *Epidermis* = Oberhaut (mit der oberflächlichen Hornhaut = Stratum corneum und der darunterliegenden Keimschicht = Stratum germinativum) und dem *Corium* = Lederhaut.

Zwei Wege der Penetration (Abb. 1.7) durch die Haut sind möglich:

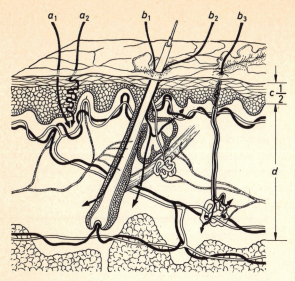

Abb. 1.7. Schematische Darstellung der Haut mit Epidermis (c), Stratum corneum (1), Stratum germinativum (2) und Corium (d). Zusätzlich sind die Wege der Stoffaufnahme durch die Haut eingezeichnet: Transepidermal (a) (a_1 = transzellulär, a_2 = interzellulär) und transfollikulär (b) (b_1 = über den Haarfollikel, b_2 = über die Talgdrüse und b_3 = über die Schweißdrüse). (Katz und Poulsen, Springer 1971)

1. transepidermal (a) (transzellulär oder interzellulär) und
2. transfollikulär (b) durch die Hautanhangsgebilde und deren Ausführungsgänge. Dieser Weg ist im allgemeinen von geringerer Bedeutung.

Auch für die transepidermale Resorption gelten im Prinzip die gleichen schon besprochenen Gesetzmäßigkeiten: Lipophile und kleinmolekulare Pharmaka penetrieren leichter als hydrophile. Limitierend ist im wesentlichen das Stratum corneum der Epidermis. Seine verhornten, wasserarmen Zellen und die fehlende Kapillarisierung sind das wichtigste Resorptionshindernis.

Die kutane Applikation wird häufig in der Dermatologie angewendet: Die Substanzen sollen auf der Hautoberfläche bzw. in den oberen Schichten wirken. Verschiedene Maßnahmen können die Resorption verbessern. Hyperämisierung bzw. die Verwendung von Lösungsvermittlern oder Schleppersubstanzen, wie DMSO, beschleunigen die transepidermale Aufnahme von Substanzen ebenso, wie ein geeignetes Vehikel, mit dem die Substanz an die Haut gebracht wird. Lipophile Pharmaka treten besser in das Stratum corneum über, wenn sie in einer wäßrigen Phase appliziert werden, während hydrophile Pharmaka leichter aus einer lipophilen Phase aufgenommen werden (Salbengrundlage!). Eine Schädigung der Hornhaut durch keratolytisch wirkende Substanzen, wie Salicylsäure, bewirkt ebenfalls eine bessere Aufnahme.

Üblicherweise sind systemische Nebenwirkungen nach kutaner Applikation selten. Wenn jedoch die schützende Hornhaut fehlt (Wunden oder Verbrennungen), kann es bei Behandlung großer geschädigter Hautbezirke zu resorptiven Intoxikationen kommen (z.B. Neomycin). Aber auch bei intakter Haut sind systemische Wirkungen möglich, wenn größere Flächen behandelt werden. Auf diese Weise können z.B. Glucocorticoide systemische Wirkungen entfalten. Hexachlorophen (Bestandteil von desinfizierenden und desodorierenden Seifen) wird ebenfalls durch die intakte Haut resorbiert; resorptive Vergiftungen bei äußerlicher Anwendung (Neugeborene!) betreffen vor allem das ZNS. Problematisch ist die kutane Anwendung von Substanzen bei Erkrankungen tiefergelegener Strukturen (Muskulatur, Gelenke). Die langsame und geringe Resorption über die Haut, der Abtransport mit dem Blut aus dem Corium und die Verteilung im gesamten Organismus sprechen gegen wirksame Konzentrationen an den erkrankten Stellen.

1.2.3 Verteilung

Nach abgeschlossener Resorption verteilt sich eine Substanz entsprechend ihren physikalisch-chemischen Eigenschaften und den Besonderheiten des Biosystems im Organismus (Abb. 1.8). Das Blut hat dabei eine wichtige Transportfunktion. Die nach der Resorption im Blut erscheinenden Substanzmoleküle werden mit dem Blut in die kleinen Kapillaren gebracht. Von dort diffundieren sie durch die Gefäßwand in den interstitiellen Raum und gelangen schließlich an die Oberfläche der Zellmembran bzw. dringen in die Zellen ein. Diese Vorgänge und die Einstellung eines Gleichgewichtes werden als Verteilung bezeichnet.

Die allgemeinen Gesetzmäßigkeiten, nach denen sich eine Substanz verteilt, sind mit den bei der Resorption besprochenen identisch. Es gibt aber einige Besonderheiten — vor allem von Seiten des Biosystems —, die dazu führen, daß sich eine Substanz nur in seltenen Fällen gleichmäßig verteilt. Sehr viel häufiger ist eine ungleichmäßige Verteilung mit Bevorzugung bestimmter Verteilungsräume oder Kompartimente.

Pharmaka können sich in 3 unterschiedlich großen Flüssigkeitsräumen verteilen (Abb. 1.9):

1. Plasmawasser = Intravasalraum. In diesem Kompartiment verteilen sich Substanzen, die wegen ihrer Molekülgröße nicht aus dem Gefäßsystem austreten können. Niedermolekulare lipophile und polare Pharmaka sind jedoch frei permeabel und können das Gefäßsystem verlassen. Pharmaka,

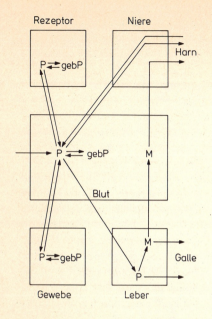

Abb. 1.8. Schema der Verteilung von Pharmaka im Organismus. (P = freies Pharmakon, gebP = gebundenes Pharmakon, M = Metabolit)

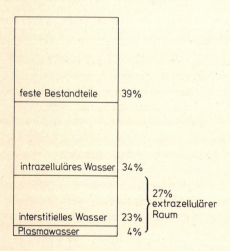

Abb. 1.9. Relative Größe der Körperflüssigkeitsräume

die sich ausschließlich intravasal verteilen, sind z. B. hochmolekulare Polysaccharide, wie Dextran, das deshalb als Blutersatz Verwendung findet.
2. Extrazellulärraum = Plasmawasser + interstitielle Flüssigkeit. In ihm verteilen sich Substanzen, die zwar das Kapillarbett verlassen können, aber wegen Fehlens charakteristischer Eigenschaften (Lipophilie, geringer Dis-

soziationsgrad bei physiologischem pH) die Lipidmembranen der Zelle nicht durchdringen können. Beispiele für solche Substanzen sind Inulin oder Mannit, mit denen deshalb die Größe des Extrazellulärraumes bestimmt werden kann.

3. *Gesamtkörperwasser* = extrazelluläre + intrazelluläre Flüssigkeit. Pharmaka, die Lipidmembranen durchdringen können, wasserlöslich sind und keine Affinität zu anderen Strukturen zeigen, verteilen sich im Gesamtkörperwasser. Solche Substanzen sind z.B. Äthanol, Harnstoff und Antipyrin. Mit ihnen kann die Größe dieses Raumes bestimmt werden. Genauer ist jedoch die Bestimmung mit schwerem oder tritiertem Wasser.

Zusätzlich zu diesen Flüssigkeitsräumen können sich Pharmaka wegen besonderer Affinitäten auch in bestimmten Strukturen und/oder Organen verteilen bzw. anreichern. Einen Anhaltspunkt für ein solches Verhalten gibt das Verteilungsvolumen. Es ist eine fiktive Größe und bezeichnet ein virtuelles Volumen, in dem sich eine Substanz zu verteilen scheint (Genaueres s. S. 45). Es ist bei einem Individuum und einer gegebenen Substanz relativ konstant, zeigt aber große interindividuelle Unterschiede. Ein Verteilungsvolumen von etwa 4 Litern besagt, daß sich diese Substanz im Intravasalraum verteilt. Verteilungsvolumina über 70 Liter sprechen für eine Anreicherung in bestimmten Geweben und gegen eine gleichmäßige Verteilung.

1.2.3.1 Verteilungsbestimmende Faktoren

Molekülgröße, Lipidlöslichkeit, Säure-Basen-Eigenschaften und die Affinität zu bestimmten Strukturen bestimmen die Verteilung von Seiten des Pharmakons. Ihre Wertigkeit ist bei den verschiedenen Schritten der Verteilung jedoch unterschiedlich. Für das Verlassen des Gefäßraumes spielen Hydrophilie, Lipophilie und Dissoziationsgrad keine limitierende Rolle, da die Kapillaren über große Poren verfügen (3 nm), die für fast alle Substanzen durchgängig sind. Das Begrenzende ist die Molekülgröße. Bei der Aufnahme in die Zellen müssen dann Lipidmembranen mit kleinen Poren überwunden werden, so daß hier Lipophilie, Hydrophilie und Dissoziationsgrad an Bedeutung gewinnen. Für die intrazelluläre Verteilung kommen schließlich spezifische Affinitäten (z.B. Bindung an Nukleinsäuren) hinzu.

Da die Verteilung der Pharmaka zunächst auf dem Blutweg erfolgt, ist ihre Aufnahme in die Zellen der verschiedenen Organe wesentlich von der Durchblutung der einzelnen Organe abhängig. Wenn die allgemeinen Voraussetzungen von Seiten des Pharmakons erfüllt sind, wird sich in Organen mit großer Durchblutung, wie z.B. Gehirn, Niere und Leber, schneller ein Gleichgewicht einstellen als in Zellverbänden mit geringerer Durchblutung wie das Fettgewebe.

Ein gutes Beispiel für dieses Verhalten ist Thiopental, ein intravenöses Kurznarkotikum mit ausgeprägter Lipidlöslichkeit, das sich bei rascher I.-v.-Injektion schnell im Gehirn anreichert und beim Überschreiten einer Grenzkonzentration zur Narkose führt. Auf der anderen Seite nimmt auch das Fettgewebe Thiopental auf, wenn auch — wegen der schlechteren Durchblutung — sehr viel langsamer. Von der Masse her überwiegt jedoch das Fettgewebe, so daß mit fortschreitender Zeit mehr Substanz vom Fettgewebe aufgenommen wird. Die Konzentration im Blut nimmt ab, es entsteht ein Konzentrationsgefälle zwischen Gehirn und Blut. Thiopental diffundiert nun aus dem Gehirn ins Blut zurück und die Konzentration im ZNS sinkt unter die narkotische Schwellenkonzentration. Die kurze Wirkungsdauer des Thiopentals ist daher auf die geschilderten *Umverteilungsphänomene* zurückzuführen.

1.2.3.1.1 Bindung an Plasmaproteine

Von großer Bedeutung für die Verteilung von Pharmaka ist deren Bindung an Plasmaeiweiße. Diese Bindung, an der vor allem Albumin beteiligt ist, ist in den meisten Fällen unspezifisch, d. h. Substanzen mit unterschiedlicher Struktur werden über gleiche Mechanismen gebunden. Daneben existieren aber auch spezifische Transportproteine, z. B. für Hormone. Die Bindung kommt im wesentlichen über hydrophobe Bindungen und in geringerem Ausmaß über Wasserstoffbrücken und Ionenbindungen zustande und nimmt im allgemeinen mit steigender Lipophilie zu.

Da nur in Ausnahmefällen kovalente Bindungen auftreten (dies fällt dann nicht unter Eiweißbindung), sind die Pharmakon-Protein-Interaktionen reversibel und folgen dem Massenwirkungsgesetz mit schneller Gleichgewichtseinstellung:

$$\text{Pharmakon} + \text{Protein} \underset{k_2}{\overset{k_1}{\rightleftarrows}} \text{Pharmakon-Protein-Komplex}$$
$$\quad (X) \qquad\quad (P) \qquad\qquad\qquad\qquad (XP)$$

$$\frac{(XP)}{(X)\cdot(P)} = \frac{k_1}{k_2} = K_A \text{ (Assoziationskonstante)}$$

$$\frac{k_2}{k_1} = K_D \text{ (Dissoziationskonstante)}$$

Bei der Wechselwirkung zwischen Pharmakon und Plasmaprotein müssen *Bindungsaffinität* und *Bindungskapazität* unterschieden werden. Die Affinität wird durch K_A beschrieben, während die Bindungskapazität Aufschluß darüber gibt, wieviel Pharmakon im Gleichgewicht von einer bestimmten Menge Protein gebunden werden kann. Da die Bindungskapazität limitiert ist, nimmt bei sehr hohen Pharmakonkonzentrationen der freie ungebundene Anteil zu.

Zwischen gebundenem und freiem Pharmakon besteht ein Gleichgewicht, aber nur das freie Pharmakon ist diffusibel und damit pharmakologisch wirksam. Die Bedeutung der Eiweißbindung liegt einerseits darin, daß die Verteilung eines Pharmakons eingeschränkt wird, da der Komplex Pharmakon/Eiweiß wegen seiner Größe (Molekulargewicht von Albumin 69 000) den Gefäßraum nicht verlassen kann. Dadurch werden renale Elimination sowie die Aufnahme in die Zellen vermindert. Da es sich jedoch andererseits um reversible Bindungen handelt, wird nach dem Massenwirkungsgesetz das Pharmakon aus dieser Bindung gelöst, wenn seine freie Konzentration abnimmt. Eine hohe Eiweißbindung hat daher einen *Depoteffekt*.

Daneben ist ein weiterer Aspekt der Eiweißbindung von Bedeutung. Da die Bindung an Albumin relativ unspezifisch ist, können gleichzeitig gegebene Pharmaka um die Bindung konkurrieren und sich gegenseitig verdrängen: Das Pharmakon mit der höheren Affinität verdrängt das mit geringerer.

Ein gut untersuchtes Beispiel ist die Konkurrenz und Verdrängung von Antikoagulantien vom Cumarintyp durch Phenylbutazon. Die Konzentrationszunahme an ungebundenem Cumarin führt zu einer erheblichen Wirkungsverstärkung mit zunehmender Blutungsneigung.

Auch körpereigene Stoffe können durch Pharmaka aus der Eiweißbindung freigesetzt werden. Bei Neugeborenen besteht z. B. eine verminderte Bindungsfähigkeit der Plasmaproteine für Bilirubin. Seine Verdrängung durch Sulfonamide kann daher wegen der Durchlässigkeit der Blut-Hirn-Schranke die Entstehung eines Kernikterus begünstigen.

Allerdings dürfen diese Verdrängungsreaktionen nicht überbewertet werden. Ein Beispiel soll das verdeutlichen. Eine Substanz, die zu 70% an Eiweiß gebunden ist, soll durch eine andere aus dieser Bindung verdrängt werden, so daß sie nur noch zu 62% gebunden ist. Der freie Anteil steigt dann von 30% auf 38% an. Das entspricht einer Zunahme von 26%. Da sich aber bei einer Plasmaeiweißbindung von 70% nur etwa 19% der gesamten Substanzmenge im Plasma befinden (Tab. 1.4), wird diese geringe Erhöhung der freien Konzentration des verdrängten Pharmakons keine Konsequenzen (z. B. Wirkungsverstärkung) nach sich ziehen. Bei einer Substanz, die zu 98% gebunden ist, führt eine ähnliche Verdrängung von 98% auf 90% zu einer erheblichen Erhöhung des freien Anteils. Er steigt von 2% auf 10%, also um das 5fache an. Im allgemeinen wird eine vermehrte Freisetzung bei mittlerer Eiweißbindung zu keiner Wirkungsänderung führen. Das wird erst dann relevant, wenn Pharmaka zu über 95% an Eiweiß gebunden sind, da sich bei diesen der überwiegende Teil der Substanz im Plasma befindet (Tab. 1.4). Nicht nur die Hauptwirkung, sondern auch die Nebenwirkungen können so verstärkt werden und zu kritischen Situatio-

Tabelle 1.4. Zusammenhang zwischen Plasmaproteinbindung und der Gesamtmenge an Substanz im Plasmawasser. Für die Berechnung wurde angenommen, daß sich die Substanz gleichmäßig im Gesamtkörperwasser verteilt und daß Plasmawasser und Gesamtkörperwasser 4% bzw. 61% des Körpergewichts betragen

Plasmaeiweiß-bindung [%]	Anteil der Gesamtmenge im Plasmawasser [%]	Plasmaeiweiß-bindung [%]	Anteil der Gesamtmenge im Plasmawasser [%]
0	6,5	80	25,9
10	7,2	90	41,2
20	8,0	95	58,3
30	9,1	96	63,7
40	10,4	97	70,0
50	12,3	98	77,8
60	14,9	99	87,5
70	18,9	100	100,0

nen führen, vor allem dann, wenn die verdrängte Substanz nur eine geringe therapeutische Breite besitzt. Unter Umständen kann sich eine Wirkungsverstärkung auch nur kurzfristig bemerkbar machen, da die Erhöhung des freien Anteils auch die Eliminationsvorgänge erleichtert und sich dann schnell ein neues Gleichgewicht einstellt.

Die Bindung an andere Proteine (Hämoglobin, Muskeleiweiß) ist bislang nur wenig untersucht worden, obwohl sie für die Verteilung der Pharmaka — wegen ihrer großen Gesamtmenge — bedeutungsvoller ist.

1.2.3.2 Besondere Verteilungsräume

Die meisten Pharmaka verteilen sich auf Grund besonderer Affinitäten unterschiedlich im Organismus und reichern sich in bestimmten Geweben oder Strukturen an. Substanzen mit großem Lipid/Wasser-Verteilungskoeffizienten können im Fettgewebe akkumulieren und gespeichert werden. Das Fettgewebe wirkt als Depot. DDT wird dort z. B. gespeichert und nur langsam mit einer Halbwertszeit von ca. 1 Jahr eliminiert. Eine akute Freisetzung erfolgt, wenn Fettgewebe, z. B. im Hunger, eingeschmolzen wird. Eine ungleichmäßige Verteilung mit Anreicherung im Knochen zeigen Schwermetalle, wie Blei, oder die Tetracycline (tiefes Kompartiment, s. S. 47).

Auch subzelluläre Partikel oder Strukturen können Verteilungsräume sein, in die sich Pharmaka verteilen. Das Antibiotikum Actinomycin hat ebenso wie das Malariamittel Chloroquin eine hohe Affinität zur DNS und wird deshalb im Zellkern angereichert.

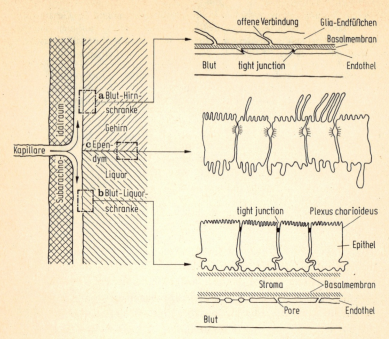

Abb. 1.10. Schematische Darstellung von Blut-Hirn- bzw. Blut-Liquor-Schranke.

1.2.3.2.1 Blut-Hirn-Schranke und Blut-Liquor-Schranke

Hinsichtlich der Verteilung nehmen das Gehirn und der umgebende Liquorraum eine Sonderstellung ein, da zwischen Blut und Gehirn bzw. Blut und Liquor nur begrenzte Stofftransporte möglich sind. Diese geringen Transportraten haben zu den Begriffen Blut-Hirn- bzw. Blut-Liquor-Schranke geführt. Sie drücken aus, daß Hindernisse den freien Stoffaustausch begrenzen.

Der Aufbau der Hirnkapillaren erklärt die wirkungsvolle Barriere der Blut-Hirn-Schranke. Während in anderen Organen das Gefäßendothel größere Poren bzw. Fenestrae bildet, sind die Gehirnkapillaren von einer kontinuierlichen Endothelschicht begrenzt. Zusätzlich sind die Membranen der Zellen durch sog. Zonulae occludentes („tight junction") fest miteinander verbunden, so daß die interzellulären Spalten verschlossen sind. Dem Endothel schließt sich eine Basalmembran an, der als weitere permeationshemmende Lipidschicht die Endfüßchen der Astroglia aufliegen (Abb. 1.10a). Der Stofftransport zwischen Blut und interstitieller Flüssigkeit des Gehirns kann wegen der „tight junction" nur durch die Endothelzellen hindurch erfolgen.

Nicht alle Hirnregionen sind durch die Blut-Hirn-Schranke geschützt. Area postrema und bestimmte Hypothalamusbereiche sind davon ausgenommen, da die Endothelien dort fenestriert sind. Die Reizung der Chemorezeptoren der Area postrema kann daher (über Dopaminrezeptoren) Erbrechen auslösen, ohne daß die Substanzen ins ZNS eindringen müssen (Schutzfunktion?).

Die Bildung des Liquors erfolgt im Plexus chorioideus (Abb. 1.10b). Der Übertritt von Substanzen aus dem Blut in den Liquor (Blut-Liquor-Schranke) wird durch ein einschichtiges, kubisches Epithel, das den Kapillarendothelien aufsitzt und über die „tight junction" miteinander verbunden ist, limitiert. Das Endothel der Kapillaren selbst ist fenestriert oder besitzt Poren. Damit eine Substanz in den Liquor gelangen kann, muß sie durch das kubische Epithel hindurch, da wegen der „tight junction" kein Weg zwischen den Zellen möglich ist (Abb. 1.10b).

Der Liquorraum ist vom Gehirn durch das Ependym getrennt (Abb. 1.10c), dessen Zellen keine „tight junction" aufweisen, so daß ein Stoffaustausch (auch größerer hydrophiler Moleküle) zwischen Liquorraum und Interstitium des ZNS durch die Interzellulärspalten möglich ist. Dieser anatomische Aufbau erklärt, warum Pharmaka bei intrathekaler Gabe (= in den Liquorraum) eine zentrale Wirkung besitzen können, die sie bei anderer Applikationsweise nicht haben.

Lipidlösliche Pharmaka können die Blut-Hirn- bzw. Blut-Liquor-Schranke durch einfache Diffusion überwinden. Für Säuren und Basen spielt zusätzlich der Dissoziationsgrad im Blut eine Rolle. So liegt z.B. der pH-Wert des Liquors bei etwa 7,35. Er ist somit etwas saurer als der Blut-pH, so daß unter physiologischen Bedingungen schwache Basen leichter in den Liquor übertreten können als Säuren. Andererseits wird der pH des ZNS auch bei Veränderungen der allgemeinen Stoffwechsellage weitgehend konstant gehalten. Deshalb kann eine Veränderung des Blut-pH die Diffusion dissoziierbarer Substanzen modifizieren, vor allem dann, wenn der pK_a-Wert der Substanzen in der Nähe des physiologischen pH-Wertes liegt. Eine Azidose begünstigt daher die Diffusion von Säuren, während eine Alkalose Basen leichter penetrieren läßt.

Für hydrophile Pharmaka mit größerem Molekulargewicht ist die Aufnahme ins ZNS und in den Liquor erschwert. Kleinere hydrophile Moleküle, wie Glucose, Aminosäuren und auch Lactat, werden wahrscheinlich über eine erleichterte Diffusion transportiert.

Die Funktion beider Schranken als Penetrationshindernis ist Schwankungen unterworfen. So besteht z.B. eine Altersabhängigkeit. Bei Neugeborenen ist die Blut-Hirn-Schranke noch nicht voll ausgebildet, so daß unter Umständen durch einen Übertritt von Bilirubin ins ZNS ein Kernikterus auftreten kann (s. S. 78). Entzündliche Prozesse der Hirnhäute (Menin-

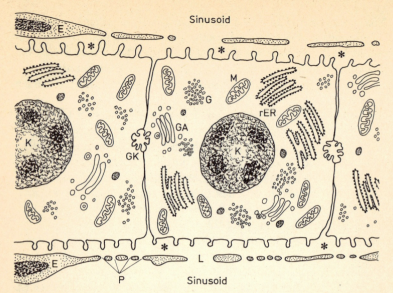

Abb. 1.11. Schema einer Leberzelle. Das Endothel der Sinusoide (E) weist Lücken (L) und Poren (P) auf und ist durch den Disse'schen Raum (*) von der Leberzelle getrennt. GK = Gallenkapillare, G = Glykogen, GA = Golgiapparat, rER = rauhes endoplasmatisches Retikulum, K = Kern, M = Mitochondrium

gitis) erhöhen die Durchlässigkeit der Blut-Liquor-Schranke. Chemotherapeutika können jetzt besser penetrieren und liegen dann in höherer Konzentration im Liquorraum vor.

1.2.3.2.2 Blut-Leber-Passage

Die Leber als Metabolisierungs- und Ausscheidungsorgan ist auf Grund der anatomischen Verhältnisse bestens für die Aufnahme hydro- und lipophiler Stoffe geeignet. Die Wand der Leberkapillaren (Sinusoide) besteht aus gefensterten Endothelzellen (E) mit interzellulären Lücken (L) und Poren (P) und ist durch den Dissé-Raum (*) von den Leberzellen getrennt. Mikrovilli vergrößern die Oberfläche der Leberzellen (Abb. 1.11). Dadurch ist ein inniger Kontakt der gelösten Blutbestandteile mit der Leberzelloberfläche gewährleistet. Das Permeationshindernis ist die Zellmembran, für die die allgemeinen Gesetze der Diffusion gelten: Sowohl lipophile als auch hydrophile Pharmaka können mit ausreichender Geschwindigkeit penetrieren. Neben der passiven Diffusion findet man auch einen aktiven Transport und die Aufnahme durch Pino- und Phagozytose.

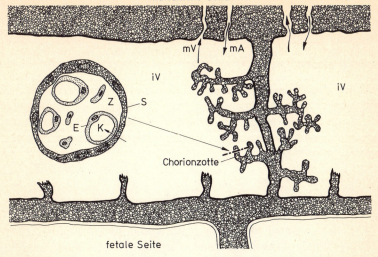

Abb. 1.12. Schema der menschlichen Plazenta mit Querschnitt durch eine Chorionzotte. Die mütterlichen Gefäße (mA = mütterliche Arterie, mV = mütterliche Vene) ergießen sich in den intervillösen Raum (iV), in den die Chorionzotten ragen. Der Stofftransport (→) erfolgt durch den Synzytiotrophoblasten (S), die Basalmembran, das lockere Zottenstroma (Z) und das Endothel der Zottengefäße (E) K = Lumen einer Zottenkapillare

1.2.3.2.3 Plazentaschranke

Die Plazenta ist das Organ, das den Stoffaustausch zwischen mütterlichem und fetalem Blut übernimmt. Die mütterlichen Arterien münden in den intervillösen Raum, in den die fetalen Chorionzotten ragen. Das Hindernis der Plazentaschranke besteht aus dem Trophoblastenüberzug der Zotten, dem lockeren Zottenstroma und dem Endothel der Zottenkapillare (Abb. 1.12). Hinsichtlich der Permeabilität verhält sich die Plazentaschranke wie andere Membranen, d. h. der Transport wird im wesentlichen durch die Gesetze der Diffusion bestimmt: Lipophile Pharmaka können leicht, hydrophile (in Abhängigkeit vom Molekulargewicht) schlechter diffundieren. Über Gefährdungen in der embryonalen und fetalen Entwicklungszeit s. S. 75.

1.2.3.2.4 *Übergang in die Milch*

Der Übertritt von Substanzen aus dem Blut in die Milch wird durch Lipidlöslichkeit, pK_a-Wert und Molekülgröße bestimmt. Da der pH der Milch niedriger als der des Blutes ist, können basische Pharmaka leichter in die

Milch übergehen. Auch kommt es zu einer gewissen Anreicherung lipophiler Pharmaka im Fett der Milch. Neutrale Substanzen, wie z. B. Äthanol, finden sich in Blut und Milch in etwa gleichen Konzentrationen.

1.2.4 Elimination

Unter dem Begriff der Elimination werden alle Prozesse zusammengefaßt, die zu einer Konzentrationsabnahme eines Pharmakons im Organismus führen. Die daran beteiligten Vorgänge — Biotransformation und Ausscheidung durch Niere, Galle etc. — führen daher letztlich zum Wirkungsverlust des Pharmakons.

1.2.4.1 Biotransformation

Biotransformation bedeutet metabolische Umwandlung körpereigener und körperfremder Substanzen durch enzymatische Reaktionen. Meistens ist diese Veränderung mit Inaktivierung gleichzusetzen, da sie häufig zu einem Verlust der Lipidlöslichkeit und damit zu erhöhter Wasserlöslichkeit führt.

Alle Reaktionen sind nicht primär darauf gerichtet, Substanzen zu inaktivieren. Da sie stets nach dem gleichen Schema ablaufen, kann in einigen Fällen durch diese unspezifischen Reaktionen eine zunächst unwirksame Substanz durch Umbau auch in eine wirksame übergeführt werden (Giftung). Dieser Giftungsreaktion kann dann eine Entgiftungsreaktion folgen.

Die Leber ist wegen der anatomischen Gegebenheiten (gut durchblutet, lockeres Endothel, porenreiche Membran) das Organ, das an diesen Metabolisierungsreaktionen am häufigsten beteiligt ist. Enzyme für diese Reaktionen sind in fast allen subzellulären Strukturen zu finden. Neben zytoplasmatischen und mitochondrialen Enzymen sind vor allem die Enzyme des glatten endoplasmatischen Retikulums zu nennen. Andere Organe, wie Niere, Lunge und Darm, sind an diesen Prozessen ebenfalls beteiligt, wenn sie auch quantitativ hinter der Leber zurückstehen. Im Blut finden sich weitere Enzyme, vor allem Esterasen, die an der Metabolisierung beteiligt sind.

Die metabolisierenden Enzyme sind mit wenigen Ausnahmen (z. B. Acetylcholinesterase) unspezifisch, d. h. unzählige Pharmaka werden über die gleichen Reaktionen metabolisiert, so daß der Organismus mit wenigen Enzymen auskommt. Voraussetzung zur Metabolisierung ist, daß die Substanz an den Ort der Metabolisierung gelangen kann und daß sie Strukturen besitzt, die durch die entsprechenden Enzyme verändert werden können.

Pharmaka können im Organismus durch zwei Typen von Reaktionen metabolisiert werden. Nichtsynthetischen Reaktionen (Phase I, Transformation) stehen synthetische Reaktionen (Phase II, Konjugation) gegenüber. Zu den Phase-I-Reaktionen gehören Oxidation, Reduktion und Hydrolyse, während Phase-II-Reaktionen zur Kopplung an körpereigene Reaktionspartner, wie z. B. Glucuronsäure oder Schwefelsäure, führen.

In sehr vielen Fällen folgt eine Phase-II-Reaktion der Phase-I-Reaktion, doch müssen beide Reaktionen nicht unbedingt miteinander verbunden sein und aufeinander folgen. Pharmaka, die primär Gruppen tragen, wie sie in einer Phase-I-Reaktion entstehen (z. B. alkoholische oder phenolische Hydroxylgruppen), können sofort in eine Phase-II-Reaktion einmünden. In der Regel führen Phase-II-Reaktionen zu einer Inaktivierung, während Phase-I-Reaktionen neben der Inaktivierung auch zu einer Aktivierung (Giftung) von Pharmaka führen können. Beispiele für einige mögliche Kombinationen von Phase-I- und Phase-II-Reaktionen gibt die folgende Übersicht.

Phenobarbital (aktiv) $\xrightarrow{\text{Phase I}}$ Hydroxyphenobarbital (inaktiv)

Chloramphenicol (aktiv) $\xrightarrow{\text{Phase II}}$ Chloramphenicolglucuronid (inaktiv)

Prontosil (inaktiv) $\xrightarrow{\text{Phase I}}$ Sulfanilamid (aktiv) $\xrightarrow{\text{Phase II}}$ Acetylsulfanilamid (inaktiv)

Phenacetin (aktiv) $\xrightarrow{\text{Phase I}}$ Paracetamol (aktiv) $\xrightarrow{\text{Phase II}}$ Paracetamolglucuronid (inaktiv)

1.2.4.1.1 Phase-I-Reaktionen

Zu den Phase-I-Reaktionen gehören Oxidation, Reduktion und Hydrolyse, wobei die oxidativen Prozesse im wesentlichen über mikrosomale Systeme ablaufen. Daneben gibt es aber auch nichtmikrosomale Oxidationen.

Oxidation durch das mikrosomale System

Die beteiligten Enzyme sind im Röhrensystem des glatten endoplasmatischen Retikulums lokalisiert. Da an diesen Reaktionen molekularer Sauerstoff und Reduktionsäquivalente ($NADPH_2$) beteiligt sind, spricht man von mischfunktionellen Oxigenasen. Dabei wird ein Sauerstoffatom auf das Substrat übertragen (Monooxigenasen), das andere zu Wasser reduziert. Die Bruttogleichung für diese Reaktionen lautet:

$$P-H + O_2 + NADPH_2 \rightarrow P-OH + H_2O + NADP+$$
(P−H Substrat, P−OH oxidiertes Substrat)

Wichtigster Bestandteil dieses Systems ist das Cytochrom P_{450}, dessen Eisen im Verlauf eines zyklischen Prozesses mehrfach seine Wertigkeit ändert (Abb. 1.13).

Der erste Schritt ist die Anlagerung des zu oxidierenden Pharmakons an das aktive Zentrum des oxidierten Cytochroms, das dadurch seine Konformation ändert. Dies erleichtert die Aufnahme eines Elektrons (von der

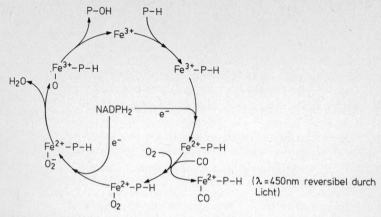

Abb. 1.13. Schematische Darstellung der mikrosomalen Oxidation von Pharmaka durch das Cytochrom P_{450}-System (P-H = zu oxidierendes Substrat, P-OH = oxidiertes Substrat)

NADPH-Cytochrom-P_{450}-Reduktase) und die Bindung von molekularem Sauerstoff.

In analoger Weise kann auch Kohlenmonoxid gebunden werden. Dieser Komplex hat ein charakteristisches Absorptionsmaximum bei 450 nm (daher der Name Cytochrom P_{450}).

Nach Aufnahme eines weiteren Elektrons (NADPH-Cytochrom-P_{450}-Reduktase oder NADPH-Cytochrom-b_5-Reduktase) kommt es zu inneren Elektronenverschiebungen. Der Komplex zerfällt über ein intermediäres Oxicytochrom P_{450} unter Wasserabspaltung in das hydroxylierte Produkt und Cytochrom P_{450}. Das freigewordene Cytochrom P_{450} kann nun ein weiteres Pharmakon binden und erneut in den Zyklus einfließen.

Oxidation von Alkylresten: Als Beispiele seien hier die Hydroxylierungen von Tolbutamid, Pentobarbital und Phenylbutazon genannt. Die Reaktion verläuft nach dem Schema

$R - CH_3 \rightarrow R - CH_2 - OH$

Hydroxylierung von Aromaten: Auf diesem Weg werden z. B. Acetanilid, Salizylsäure, Phenylbutazon, Benzol, Phenol, Anilin und andere Substanzen metabolisiert. Dabei können intermediär Arenoxide auftreten, die sich spontan umlagern bzw. enzymatisch inaktiviert werden (s. Glutathionübertragung).

N-Oxidation: Primäre und sekundäre Amine werden in Hydroxylamine, tertiäre Amine in ihre N-Oxide überführt. Als Beispiel sei die N-Oxidation von Imipramin genannt.

primäre Amine: $RNH_2 \rightarrow RNHOH$
sekundäre Amine: $R_1R_2NH \rightarrow R_1R_2NOH$
tertiäre Amine: $R_1R_2R_3N \rightarrow R_1R_2R_3NO$

S-Oxidation: Ein Beispiel für eine S-Oxidation ist die Metabolisierung von Phenothiazinen. Es entstehen Sulfoxide.

Phenothiazin   Phenothiazinsulfoxid

Oxidative Dealkylierung: Dazu gehören die O-, N- und S-Dealkylierungen. Die abgespaltenen Alkylreste werden zu den entsprechenden Aldehyden umgewandelt. Ein Beispiel für eine O-Dealkylierung ist der Metabolismus von Codein. Es entstehen Morphin und Formaldehyd. Weiteres Beispiel: Phenacetin.

$$R-O-CH_3 \rightarrow R-O-CH_2-OH \rightarrow R-OH + HCHO$$

Ephedrin wird über eine N-Dealkylierung zu Norephedrin und Formaldehyd abgebaut.

$$R-NH-CH_3 \rightarrow R-NH-CH_2-OH \rightarrow R-NH_2 + HCHO$$

Oxidative Deaminierung: Ein Beispiel ist der Stoffwechsel von Amphetamin.

$$R-CH(NH_2)-CH_3 \rightarrow R-C(OH)(NH_2)-CH_3 \rightarrow R-CO-CH_3 + NH_3$$

Nichtmikrosomale Oxidation

Das bekannteste Beispiel einer nichtmikrosomalen Oxidation ist die Dehydrierung von Alkoholen durch die Alkoholdehydrogenase zu den entsprechenden Aldehyden, die dann durch die Aldehyddehydrogenase weiter zu ihren Säuren oxidiert werden. Auch die mitochondriale Monoaminoxidase katalysiert Reaktionen dieser Gruppe. Durch sie werden vor allem Katecholamine und Serotonin abgebaut.

Reduktion

Die bekanntesten Beispiele für Substanzen, die reduktiv umgewandelt werden, sind Prontosil und Chloramphenicol. Prontosil, die inaktive Vorstufe des Sulfanilamids, wird durch eine Reduktion der Azogruppe in die aktive Verbindung übergeführt.

Chloramphenicol, ein anderes Chemotherapeutikum, wird durch eine Nitroreduktion inaktiviert, an der mikrosomale und nichtmikrosomale Enzyme beteiligt sind. Auch Darmbakterien sind in der Lage, Chloramphenicol zu reduzieren.

Hydrolyse

Ester und Säureamide werden hydrolytisch gespalten. Die dazu notwendigen Enzyme — Esterasen und Amidasen — kommen ubiquitär im Organismus vor und zeigen in einigen Fällen eine hohe Spezifität (Acetylcholinesterase). Üblicherweise sind sie jedoch unspezifisch.

Beispiele für solche hydrolytischen Reaktionen sind die Spaltung von Procain und Procainamid. Der Ester Procain wird sehr schnell durch die Cholinesterase im Plasma und auch in der Leber gespalten,

Procain → **p-Aminobenzoesäure** + HO–CH₂–CH₂–N(C₂H₅)₂

während Procainamid als Säureamid zum größten Teil langsam in der Leber hydrolysiert wird.

Allgemein erfolgt die Hydrolyse von Estern schneller als die von Amiden. Das kann pharmakologisch ausgenutzt werden, indem die Esterbindung durch eine Amidbindung ersetzt wird. Solche Substanzen zeichnen sich durch eine längere Wirkungsdauer aus.

Procainamid → **p-Aminobenzoesäure** + H₂N–CH₂–CH₂–N(C₂H₅)₂

1.2.4.1.2 Phase-II-Reaktionen

Übertragung von Glucuronsäure: Eine der wichtigsten Phase-II-Reaktionen ist die Kopplung mit Glucuronsäure, wobei Alkohole und Phenole, aber auch Amine und Carbonsäuren, die Reaktionspartner sein können.

Der erste Schritt dieser Reaktion führt zur Bildung von aktivierter Glucuronsäure. Es entsteht zunächst aus Glucose-1-phosphat und UTP Uridindiphosphatglucose (UDPG), aus der durch eine Dehydrogenase dann UDP-Glucuronsäure, die aktivierte Glucuronsäure, wird. Diese Aktivierung geschieht durch lösliche Enzyme, die in verschiedenen Organen, vor allem aber in der Leber, vorkommen.

Die aktivierte Glucuronsäure wird dann mit Hilfe der strukturgebundenen Glucuronyltransferase des glatten endoplasmatischen Retikulums auf entsprechende Substrate übertragen.

Die Reaktion mit phenolischen oder alkoholischen Hydroxylgruppen führt unter Abspaltung von UDP zur Bildung sog. „Ätherglucuronide".

UDP-Glucuronsäure + HO–⟨⟩–R ⟶ Äther Glucuronid + UDP

Die Übertragung auf Carboxylgruppen führt zur Bildung von Esterglucuroniden.

Ester-Glucuronid

Unter bestimmten Bedingungen können auch N-Glucuronide entstehen.

N-Glucuronid

Übertragung von Schwefelsäure: Phenolische und aliphatische Hydroxylgruppen sowie Aminogruppen können mit aktivierter Schwefelsäure ätherartig gekoppelt werden. Die Aktivierung des Sulfats erfolgt in 2 Schritten. Zunächst reagiert das Sulfation mit ATP. Es entsteht Adenosin-5′-phosphosulfat (APS). In einer zweiten Reaktion, an der wieder ATP beteiligt ist, wird APS in 3′-Phosphoadenosin-5′-phosphosulfat (PAPS) unter Abspaltung von ADP übergeführt.

PAPS

Das aktivierte Sulfat (PAPS) kann dann mit entsprechenden Reaktionspartnern reagieren. Katalysiert wird die Reaktion durch Sulfotransferasen, löslichen und relativ unspezifischen Enzymen, die vor allem in der Leber vorkommen.

PAPS + HO—⟨ ⟩ ⟶ ⟨ ⟩—O—S(=O)(=O)—O⁻   +3′-Phosphoadenosin-5′-phosphat

Physiologischerweise sind diese Enzyme für die Sulfatierung (= Synthese) von Polysacchariden (Chondroitinsulfat, Heparin) verantwortlich. Steroide und andere Pharmaka werden durch diese Enzyme sulfatiert und damit inaktiviert.

Acetylierung: An dieser Phase-II-Reaktion ist Coenzym A beteiligt. Zunächst wird die zu übertragende Carbonsäure mit ATP aktiviert und dann in das entsprechende CoA-Derivat übergeführt.

$$R-COOH + ATP \rightarrow R-CO-O-P-Adenosin + PP$$

$$R-CO-O-P-Adenosin + CoA-SH \rightarrow R-CO-S-CoA + AMP$$

Der Acylrest kann dann auf ein geeignetes Substrat, z. B. ein Amin, übertragen werden. Beispiele für solche Reaktionen sind die Acetylierung von Sulfonamiden und Isonicotinsäurehydrazid (INH).

$$\text{Acetyl-CoA} + H_2N-\underset{\text{Sulfanilamid}}{\bigcirc}-SO_2NH_2 \longrightarrow \underset{\text{N-Acetylsulfanilamid}}{CH_3-\overset{O}{\underset{}{C}}-NH-\bigcirc-SO_2NH_2} + CoA-SH$$

In der Regel führen Phase-II-Reaktionen zu einer Erhöhung der Wasserlöslichkeit, die die renale Elimination erleichtert. Für die Acetylierung gilt dies üblicherweise nicht. Die Wirksamkeit z. B. von Sulfonamiden geht zwar durch die Acetylierung verloren, doch sind einige acetylierte Sulfonamide noch weniger wasserlöslich als die nativen Sulfonamide und können deshalb im Tubuluslumen auskristallisieren.

Im Falle der Sulfonamide und des INH wird auf ein körperfremdes Amin eine körpereigene Säure (Essigsäure) übertragen. Das Umgekehrte – die Konjugation einer körperfremden Säure mit einem körpereigenen Amin – ist ebenfalls möglich. Beispiele sind die Bildung von Hippursäure aus Benzoesäure und Glycin sowie die der Salicylursäure aus Salicylsäure und Glycin.

Methylierung: Bei der Übertragung von Methylresten ist S-Adenosylmethionin der Methyldonator. Es sind verschiedene Methyltransferasen bekannt, die N-, O- und S-Gruppen methylieren können. Eine dieser Transferasen ist die Catechol-O-Methyltransferase, die am Abbau der Catecholamine beteiligt ist. Adrenalin und Noradrenalin werden in Meta-Stellung methyliert. Es entstehen Metanephrin bzw. Normetanephrin.

Ein Beispiel für die N-Methylierung ist die Synthese von Adrenalin aus Noradrenalin.

Konjugation mit Glutathion: Die Konjugation mit Glutathion führt über verschiedene Reaktionsschritte zur Bildung von Mercaptursäuren und spielt für die Entgiftung polyzyklischer aromatischer und halogenierter

Kohlenwasserstoffe eine große Rolle. Bei der Oxidation solcher Kohlenwasserstoffe entstehen intermediär reaktive Epoxide, die über die Glutathion-S-Epoxitransferase mit Glutathion gekoppelt werden können. In weiteren Reaktionen werden Glutaminsäure (Glutathionase) und Glycin (Peptidase) abgespalten sowie die Aminogruppe des Cysteins acetyliert. Es entsteht die sog. Prämercaptursäure, die dann unter Wasserabspaltung zur Mercaptursäure wird.

Ein interessantes Beispiel für die Bedeutung dieser Reaktion und ihre Abhängigkeit von verschiedenen Faktoren ist die Metabolisierung von Paracetamol. Der Hauptabbauweg dieser Substanz ist die Konjugation mit Glucuronsäure. Daneben findet zu einem sehr geringen Teil auch eine Cytochrom-P_{450}-abhängige N-Oxidation statt. Als anschließendes Zwischenprodukt entsteht möglicherweise ein reaktionsfähiges Chinon, das unter normalen Bedingungen vollständig an Glutathion gebunden wird.

Die Toxizität des Paracetamols hängt von der Menge des zur Verfügung stehenden Glutathions ab. Werden hohe Dosen Paracetamol z. B. in suizidaler Absicht eingenommen, so wird mehr Intermediärprodukt gebildet als durch Glutathion entgiftet werden kann. Über eine Reaktion mit zellulären Bestandteilen (z. B. Makromolekülen) kommt es zum Auftreten von Leberzellnekrosen. Im Tierexperiment läßt sich durch eine Induktion der N-Oxidation (z. B. mit Phenobarbital) die Toxizität kleiner Dosen Paracetamol erheblich verstärken, da der Gehalt der Zellen an Glutathion zur Entgiftung des vermehrt gebildeten Chinons nicht ausreicht.

1.2.4.1.3 Faktoren, die die Biotransformation beeinflussen

Neben dem Geschlecht, dem Ernährungszustand und pathologischen Zuständen (Lebererkrankungen) sind es vor allem Enzyminduktion, Enzymhemmung und Lebensalter, die die Metabolisierungsrate von Pharmaka beeinflussen.

Enzyminduktion

Das mikrosomale Cytochrom-P_{450}-System ist induzierbar. Darunter versteht man, daß die ein- oder mehrmalige Gabe bestimmter Pharmaka zu einer vermehrten Neubildung der abbauenden Enzyme führt. Die damit verbundene Steigerung der Umsatzleistung dieses Systems hat 2 wichtige Konsequenzen:
1. Wenn die induzierende Substanz selbst durch dieses System abgebaut wird, kommt es zu einer Abschwächung ihrer Wirkung und zu einer verkürzten Wirkungsdauer. Es entwickelt sich eine *pharmakokinetische Toleranz*. Um die ursprüngliche Wirkung auszulösen, müssen höhere Dosen zugeführt werden. Das „klassische" Beispiel hierfür ist die Toleranzentwicklung nach Gabe von Barbituraten.

2. Durch eine Induktion werden auch andere – körpereigene oder -fremde – Substanzen schneller metabolisiert und in der überwiegenden Zahl der Fälle in ihrer Wirkung abgeschwächt. Auch hier ist Phenobarbital als Induktor das klassische Beispiel. Substanzen, deren Abbau durch Phenobarbital beschleunigt wird, sind z. B. Cumarine, Tolbutamid, Phenytoin, Cortisol, Östradiol u. v. a.

Inzwischen sind zahlreiche Substanzen bekannt, die zu einer Induktion des arzneimittelabbauenden Enzymsystems führen. Die meisten Substanzen werden dabei dem Phenobarbitaltyp zugerechnet, d. h. das Spektrum ihrer Wirkungen entspricht weitgehend dem des Phenobarbitals (Leberwachstum, Zunahme des Cytochrom P_{450}). Zu dieser Gruppe gehören u.a. Phenylbutazon, Tolbutamid, Phenytoin, Rifampicin und auch halogenierte Kohlenwasserstoffe wie DDT und γ-Hexachlorcyclohexan.

Die zweite Gruppe von Induktoren bilden z. B. die Karzinogene 3-Methylcholanthren und 3,4-Benzpyren (sog. Methylcholanthrentyp), die zu einem geringeren Leberwachstum und einer Induktion des Cytochrom P_{448} führen.

Enzymhemmung

Eine Hemmung des Cytochrom-P_{450}-Systems durch bestimmte Substanzen kann eine Wirkungsverstärkung bzw. Wirkungsverlängerung anderer gleichzeitig gegebener metabolisierbarer Pharmaka bewirken. Zwei Hemmungstypen lassen sich unterscheiden. Eine nichtkompetitive Hemmung resultiert, wenn der Hemmstoff an der Ligandenbindungsstelle – also am Eisen – angreift. Solche Inhibitoren sind z. B. Metyrapon und auch Kohlenmonoxid.

Größere und vor allem praktische Bedeutung hat der kompetitive Antagonismus, d. h. der Hemmstoff besetzt die Substratbindungsstelle. Zu diesen Inhibitoren gehören z. B. Phenylbutazon, Cumarine und auch Chloramphenicol, das selbst nicht oxidativ metabolisiert wird, aber das aktive Zentrum besetzt.

Äthanol wirkt dualistisch. Während die chronische Alkoholzufuhr zu einer Induktion des mikrosomalen Systems führen kann (beschleunigter Abbau von z. B. Tolbutamid), wird durch die akute Gabe die Metabolisierung von z. B. Phenobarbital verlangsamt.

Metabolisierung im Neugeborenenalter

Die Metabolisierungsleistung der Leber des Neugeborenen ist in den meisten Fällen nur gering. Die nicht voll ausgebildeten Enzyme erreichen erst nach mehreren Wochen oder Monaten ihre volle Aktivität.

Bereits bei der Geburt relativ gut ausgebildet sind einige Konjugationsreaktionen wie Aminosäurekonjugation und Sulfatierung. Davon ausgenommen ist die Glucuronidierung (s. Grey-Syndrom nach Gabe von Chloramphenicol, S.78), die als werdende Funktion erst nach einiger Zeit ihre volle Kapazität erreicht. Auch die Fähigkeit zur Glutathionübertragung entwickelt sich erst im Laufe der Zeit.

Das Cytochrom-P_{450}-System ist im allgemeinen bei der Geburt unterentwickelt. Eine Ausnahme bilden die Neugeborenen, deren Mütter während der Schwangerschaft induzierende Pharmaka eingenommen haben. Bei diesen Kindern kann die Aktivität des Enzymsystems teilweise der des mütterlichen entsprechen.

Die Besonderheiten des Neugeborenenstoffwechsels sowie die ebenfalls nicht voll ausgebildete Nierenfunktion müssen bei der Therapie besonders beachtet werden. Dosis und Dosisintervall sind der eingeschränkten Eliminationsleistung anzupassen, um eine Kumulation und damit toxische Wirkungen zu vermeiden.

1.2.4.1.4 Prodrugs

In der überwiegenden Zahl der Fälle führt die Biotransformation zur Inaktivierung einer Substanz. Die ebenfalls mögliche Aktivierung von Pharmaka wird gezielt genutzt, wenn sog. Prodrugs appliziert werden, die das aktive Pharmakon in maskierter Form enthalten. Aus solchen Prodrugs wird dann mit Hilfe der Biotransformation der eigentlich wirksame Stoff freigesetzt.

Die Zielsetzung bei der Entwicklung von Prodrugs ist unterschiedlich. Wichtige Aspekte bei der Entwicklung sind die Verbesserung pharmakokinetischer Eigenschaften, Verlängerung der Wirkungsdauer und der Versuch, die Toxizität zu vermindern sowie die Selektivität zu erhöhen.

Inzwischen sind diese Prinzipien bei einigen Substanzen verwirklicht. Ampicillin wird nur unvollständig (ca. 50%) aus dem Magen-Darm-Trakt resorbiert. Der Pivaloyloxymethylester des Ampicillins = Pivampicillin wird dagegen fast vollständig resorbiert. Bereits während der Passage durch die Mukosa und vor allem im Blut wird Ampicillin dann aus dieser Bindung freigesetzt. Ein ähnliches Beispiel ist β-Acetyldigoxin, das besser als Digoxin resorbiert wird (Erhöhung der Lipophilie). In der Mukosa und im Blut entsteht durch Deacetylierung Digoxin. Chloramphenicol, das schlecht wasserlöslich ist, wird für die I.-v.-Injektion verestert. Der Monosuccinatester ist unwirksam und wird im Organismus gespalten. Ähnliches gilt für den Palmitatester, der zur Verbesserung des bitteren Geschmacks bei oraler Applikation (in Form von Säften) verwendet wird.

Die Wirkungsdauer von Pharmaka kann ebenfalls durch Esterbildung verlängert werden. Steroidhormone z. B. werden sehr schnell metabolisch inaktiviert. Durch Veresterung mit längerkettigen Fettsäuren entstehen Depotformen mit langsamer Resorption vom Injektionsort. Durch hydrolytische Spaltung wird dann das wirksame Hormon im Blut frei.

Versuche zur größeren Selektivität gehen davon aus, daß verschiedene Zellen z. B. unterschiedliche Enzymmuster bzw. -aktivitäten aufweisen. Erste Ansätze finden sich bei der Chemotherapie des Prostatakarzinoms mit Diäthylstilböstrol. Prostatagewebe enthält reichlich saure Phosphatasen. Diäthylstilböstroldiphosphat wird deshalb in diesem Gewebe vermehrt in die wirksame Verbindung Diäthylstilböstrol umgewandelt.

1.2.4.2 Renale Ausscheidung
Pharmaka können den Organismus entweder unverändert oder in metabolisierter Form verlassen. Die Regel ist, daß polare Substanzen häufiger unverändert, lipophile Substanzen dagegen erst nach Metabolisierung, also nach Überführung in polare Verbindungen ausgeschieden werden.

Als Ausscheidungsorgan nimmt die Niere eine zentrale Stellung ein. Dabei sind 3 Mechanismen von Bedeutung, die einzeln oder auch zusammen an der renalen Elimination beteiligt sind.

1.2.4.2.1 Glomeruläre Filtration
In Abhängigkeit von der Molekülgröße und der glomerulären Filtrationsrate wird im Glomerulus ein plasmaisotones Ultrafiltrat gebildet. Die Basalmembran wirkt dabei als Filter, durch den Wasser und niedermolekulare Bestandteile des Blutes hindurch können. Die Grenze für eine ungehinderte Filtration liegt bei einem Molekulargewicht von etwa 15 000. Größere Moleküle (Molekulargewicht bis etwa 50 000) sind nur bedingt filtrierbar. Der Harn ist daher normalerweise proteinfrei.

Treibende Kraft für den Filtrationsvorgang ist der Filtrationsdruck, der sich aus dem renalen Blutdruck von ca. 70 mmHg (9,3 kPa) und dem ihm entgegenwirkenden kolloidosmotischen Druck von 25 mmHg (3,3 kPa) sowie dem Kapseldruck des Glomerulus von 15 mmHg (2,0 kPa) zusammensetzt. Er beträgt 30 mmHg (4,0 kPa).

Definitionsgemäß ist die glomeruläre Filtrationsrate die Menge Ultrafiltrat, die pro min gebildet wird. Bei einem renalen Blutfluß von etwa 1200 ml/min (entspricht ca. 700 ml Plasma) werden rund 20% des Plasmas abfiltriert, so daß die Filtrationsrate durchschnittlich 120–130 ml/min beträgt. Sie läßt sich mit Hilfe der Inulinclearance bestimmen. Das Polysaccharid Inulin wird ausschließlich glomerulär filtriert, so daß unter Steady-state-Bedingungen die Inulinclearance gleich der glomerulären Filtrationsrate ist, d. h. es werden 130 ml Plasma/min vom Inulin „geklärt".

Die Filtrationsrate hängt von verschiedenen Faktoren ab. Bei Abnahme bzw. Zunahme des Blutdrucks, der zwar in der Niere üblicherweise in sehr engen Grenzen konstant gehalten wird, kann es zu einer Ab- bzw. Zunahme der Filtrationsleistung kommen. Eine Reduktion des kolloidosmotischen Drucks (z.B. Verminderung der Plasmaeiweiße, besonders Albumin) oder des Kapseldrucks im Glomerulus führen zu einer Zunahme der glomerulären Filtrationsrate. Andererseits wird eine Abnahme der Zahl funktionsfähiger Glomeruli die Filtrationsrate vermindern.

Ein wichtiger Aspekt für die renale Ausscheidung durch glomeruläre Filtration ist, daß zahlreiche Pharmaka in unterschiedlichem Ausmaß an Plasmaeiweiße gebunden sind. Für die Filtration steht jedoch nur der nichtgebundene Anteil zur Verfügung, so daß die Eiweißbindung der Elimination durch glomeruläre Filtration entgegenwirkt. Das kann bei Substanzen, die glomerulär filtriert werden und eine hohe Eiweißbindung eingehen, zu einem „Depoteffekt" führen (s. S.19).

Polare und nichtpolare Pharmaka werden gleich gut filtriert. Nicht das physikalisch-chemische Verhalten, sondern nur die Molekülgröße ist ausschlaggebend.

1.2.4.2.2 Tubuläre Rückresorption

Das plasmaisotone Ultrafiltrat des Glomerulus gelangt nach Verlassen der Bowman-Kapsel zunächst in den proximalen Tubulus des Nephrons und von dort über die Henle-Schleife und den distalen Tubulus zum Sammelrohr. Im Verlaufe der Passage durch das Nephron werden vom ursprünglichen Primärharn (120–130 ml/min) etwas mehr als 99% rückresorbiert. Das isotone Ultrafiltrat wird so konzentriert. Für die filtrierten Pharmaka entsteht auf diese Weise ein Konzentrationsgefälle zwischen Tubuluslumen und dem die Tubuluszellen umgebenden peritubulären Kapillarsystem. Dieser Gradient ist die Ursache für die Rückresorption gelöster Pharmaka. Damit Substanzen aus dem Tubuluslumen in die peritubulären Kapillaren gelangen, müssen Lipidbarrieren überwunden werden. Es bestehen also Verhältnisse, wie sie z.B. auch bei der Resorption von Pharmaka aus dem Magen-Darm-Trakt vorliegen.

Pharmaka, die Lipidmembranen durchdringen können, müssen neben einer gewissen Wasserlöslichkeit auch gut lipidlöslich sein. Vorwiegend wasserlösliche Substanzen werden daher im Tubulus nicht, lipidlösliche dagegen rückresorbiert.

Dies Verhalten hat Konsequenzen für die Verweildauer von lipophilen Pharmaka im Organismus, da sie nach der glomerulären Filtration wieder rückresorbiert werden können und so der Ausscheidung entgehen, wenn sie nicht in der Leber zu wasserlöslichen Verbindungen metabolisiert werden.

Zahlreiche Pharmaka sind schwache Säuren oder Basen, d.h. ihre Lipid- bzw. Wasserlöslichkeit ist vom Ionisationsgrad und damit von ihrem pK_a-Wert und dem pH-Wert der umgebenden Flüssigkeit abhängig.

```
sauer  ←  pH  →  alkalisch
−COOH     Säure    COO⁻
−N⁺H₃     Base     −NH₂
```

Die jeweils geladenen Formen sind wasserlöslich. Dieses Verhalten kann zur beschleunigten renalen Elimination von Pharmaka genutzt werden. Alkalisieren (z. B. mit Bicarbonat) des Harns vermehrt die Ausscheidung saurer Pharmaka, während eine beschleunigte Elimination von Basen durch Ansäuern (z. B. mit NH_4Cl) erreicht wird.

Wenn eine Substanz glomerulär filtriert und tubulär rückresorbiert wird, so kann aus Clearanceuntersuchungen geschlossen werden, wie groß das Ausmaß der Rückresorption ist. Bei ausschließlicher Filtration beträgt die Clearance 130 ml/min. Wird zusätzlich rückresorbiert, so kann die Clearance − je nach Ausmaß der Rückresorption − zwischen 130 und 0 ml/min schwanken.

1.2.4.2.3 Tubuläre Sekretion

Neben der Rückresorption besitzt die aktive, energieabhängige Sekretion große pharmakologische Bedeutung. Es existieren 2 von einander unabhängige Transportmechanismen für organische Säuren und Basen.

Am besten ist der Transportmechanismus für organische Säuren untersucht. Neben körpereigenen Stoffwechselprodukten (z. B. Harnsäure) können auch Fremdstoffe, sofern sie Säuren sind (Penicilline, Thiaziddiuretika, Sulfonamide), über diesen Weg eliminiert werden. Da der Carrier relativ unspezifisch ist, sind Konkurrenzen um den aktiven Transport möglich. In der Anfangsära der Penicillintherapie wurde deshalb Probenecid mit Penicillin kombiniert, um durch Konkurrenz am Carrier die Elimination von Penicillin zu reduzieren. Das Auftreten eines akuten Gichtanfalles bei entsprechend disponierten Patienten während einer Therapie mit Thiaziddiuretika beruht ebenfalls auf einer Konkurrenz (Harnsäure − Thiazide).

Eindrucksvoll ist vor allem die Geschwindigkeit, mit der Substanzen aktiv eliminiert werden, da die Plasmaeiweißbindung keine Rolle für den aktiven Transport spielt, sofern die Bindung reversibel ist. Penicillin G mit einer Eiweißbindung von etwa 50% wird zu 80% durch aktiven Transport renal eliminiert. Die Halbwertszeit ist entsprechend kurz und beträgt nur 30–45 min. Eine vergleichbare Halbwertszeit besitzt Dicloxacillin trotz einer Eiweißbindung von 96%.

Wesentlich schlechter untersucht ist der carriervermittelte Transport von organischen Basen.

Die renale Ausscheidung von Pharmaka ist ein Zusammenspiel von glomerulärer Filtration, passiver Rückresorption und aktiver Sekretion. Durch Clearanceuntersuchungen läßt sich feststellen, welche Wege bei der rena-

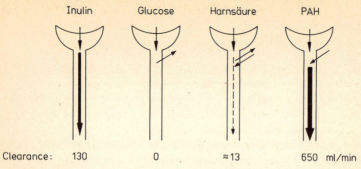

Abb. 1.14. Schematische Darstellung der renalen Ausscheidung von Substanzen mit unterschiedlicher Clearance (PAH = p-Aminohippursäure)

len Ausscheidung von Pharmaka beschritten werden. Für Substanzen, die nur glomerulär filtriert werden, wird die renale Clearance 130 ml/min betragen, also der Inulinclearance entsprechen. Bei zusätzlicher Rückresorption wird die Clearance vom Ausmaß der Rückresorption abhängen, so daß sie zwischen 0 und 130 ml/min liegen kann. Glucose z. B. wird glomerulär filtriert und normalerweise vollständig rückresorbiert, so daß der Endharn glucosefrei ist. Die Clearance beträgt also 0 ml/min.

Harnsäure wird glomerulär filtriert, fast vollständig rückresorbiert und aktiv sezerniert. Diese 3 Prozesse führen dazu, daß die renale Clearance nur etwa 10% der Inulinclearance beträgt.

Die höchsten Clearancewerte findet man, wenn eine Substanz glomerulär filtriert und aktiv sezerniert wird. Die Clearance muß hier über 130 ml/min liegen und kann bis zu 650 ml/min betragen. Eine Clearance von 650 ml/min (z. B. p-Aminohippursäure) entspricht damit dem renalen Plasmafluß (Abb. 1.14).

1.2.4.3 Biliäre Ausscheidung und enterohepatischer Kreislauf

Die Ausscheidung von Pharmaka mit der Galle verläuft nicht über einen der Niere analogen Filtrationsmechanismus. Es handelt sich vielmehr um einen aktiven Transport mit typischen Charakteristika (z. B. Sättigungskinetik, Konkurrenz, Hemmbarkeit durch Stoffwechselgifte).

Stoffe, die biliär ausgeschieden werden, müssen bestimmte Eigenschaften besitzen. So ist die Ausscheidung z. B. abhängig vom Molekulargewicht. Substanzen mit Molekulargewichten unter 300 werden nicht oder nur gering ausgeschieden, während eine Zunahme des Molekulargewichts (über 300–400) die biliäre Ausscheidung erleichtert. Glucuronide sind deshalb besser gallengängig als die unveränderte Ausgangssubstanz (Zunah-

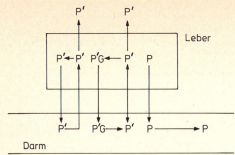

Abb. 1.15. Schematische Darstellung der Vorgänge bei der biliären Ausscheidung von Pharmaka (P' = lipophiles Pharmakon, P = hydrophiles Pharmakon, P'G = glucuronidiertes Pharmakon)

me des Molekulargewichts um 177). Weiter wird die biliäre Ausscheidung durch polare Gruppen gefördert, die in Glucuroniden (−COOH) bereits enthalten sind.

Beide Faktoren, hohes Molekulargewicht und polare Gruppierung, können zusammen vorhanden, müssen aber nicht verknüpft sein. Lipophile Substanzen mit größerem Molekulargewicht werden deshalb ebenfalls biliar ausgeschieden.

Die biliäre Ausscheidung bedeutet nicht immer eine endgültige Elimination. Wenn lipophile Substanzen über diesen Weg ausgeschieden werden, können sie im Darm rückresorbiert werden. Über die Pfortader erreichen sie von neuem die Leber. Von dort kann ein Teil wieder mit der Galle in den Darm gelangen, während ein anderer Teil den großen Kreislauf erreicht und wieder wirken kann.

Ein solcher zyklischer Prozeß — Abgabe mit der Galle und Wiederaufnahme in den Organismus — wird als *enterohepatischer Kreislauf* bezeichnet. Seine Bedeutung liegt darin, daß die Konzentration eines Pharmakons im Organismus nur langsam reduziert wird und die Wirkungsdauer daher verlängert ist. Diese Verhältnisse sind in Abb. 1.15 schematisch zusammengefaßt.

Hydrophile Substanzen verhalten sich anders. Nach der biliären Ausscheidung in den Darm werden sie von dort kaum resorbiert und endgültig ausgeschieden. Interessant ist das Verhalten biliär ausgeschiedener Metaboliten, z. B. von Glucuroniden. Sie können im Darm durch bakterielle Enzyme (β-Glucuronidasen) gespalten werden. Die freigesetzte Ausgangssubstanz kann erneut in den Organismus aufgenommen werden und zur Wirkung gelangen.

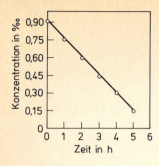

Abb. 1.16. Lineare Abnahme der Äthanolkonzentration im Blut (Kinetik 0. Ordnung)

1.2.5 Zusammenwirken von Invasion und Evasion

Bei der bisherigen Besprechung der Pharmakokinetik wurden Resorption, Verteilung (Invasion) und Elimination (Evasion) eines Pharmakons getrennt betrachtet. Im Organismus laufen jedoch beide Prozesse nebeneinander ab: Mit der Invasion beginnt gleichzeitig auch die Evasion, so daß die meßbare Blutkonzentration die Resultante beider Verläufe ist. Die graphische Darstellung führt zu unterschiedlichen Kurvenverläufen, deren Aussehen von der jeweiligen Kinetik der Invasions- und Evasionsvorgänge abhängig ist.

Die *Kinetik 0. Ordnung* ist konzentrationsunabhängig: Pro Zeiteinheit wird jeweils eine konstante Menge eines Pharmakons resorbiert oder eliminiert. Einer solchen Kinetik folgt z. B. der Äthanolabbau, da die vergleichsweise geringe Menge Alkoholdehydrogenase unter Sättigungsbedingungen arbeitet, also die Höhe des Substratangebots die Bindungsfähigkeit des Enzyms überschreitet. Die lineare Auftragung der Konzentrationsänderung gegen die Zeit ergibt daher eine Gerade (Abb. 1.16). Wenn jedoch die Substratkonzentration so weit abgefallen ist, daß nicht mehr alle Zentren des Enzyms besetzt werden, dann folgt auch der Äthanolabbau einer Kinetik 1. Ordnung, wird also konzentrationsabhängig.

Weitere Beispiele für eine Kinetik 0. Ordnung sind der aktive Transport unter Sättigungsbedingungen und auch die Dauerinfusion.

In den meisten Fällen folgen Invasion und Evasion jedoch einer *Kinetik 1. Ordnung,* sind also konzentrationsabhängig. Die Menge eines Pharmakons, die resorbiert oder eliminiert wird, ist jeweils proportional der angebotenen Menge und folgt damit einer Exponentialfunktion.

1.2.5.1 Kompartimentmodelle

Die Gesamtpharmakokinetik beschreibt die zeitlichen Konzentrationsveränderungen eines Pharmakons im Organismus. Nach der Resorption verteilt sich ein Wirkstoff in bestimmten Räumen oder Kompartimenten mit

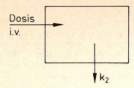

Abb. 1.17. Blockschema des offenen Einkompartimentsystems bei intravenöser Injektion. k_2 = Eliminationskonstante

unterschiedlicher Geschwindigkeit und unterschiedlichem Ausmaß. Kompartimente sind abstrakte Räume, in denen sich eine Substanz verteilt, kinetisch einheitlich verhält und die sehr selten eine Verbindung zu anatomisch definierten Räumen haben. Da nur Blut, Urin und die Fäzes im allgemeinen einer Konzentrationsbestimmung zugänglich sind, gründen sich die Verteilungsvorstellungen und pharmakokinetische Beurteilungen auf Modelle, die die komplizierten In-vivo-Verhältnisse vereinfachen und einer mathematischen Beschreibung zugänglich machen.

Zahlreiche pharmakokinetische Modelle wurden entwickelt, um dem unterschiedlichen pharmakokinetischen Verhalten der verschiedenen Substanzen gerecht zu werden. Aus den gemessenen pharmakokinetischen Daten einer Substanz lassen sich weitere (nicht gemessene oder nicht meßbare) Werte bestimmen, denen dann entnommen werden kann, welches Modell die pharmakokinetischen Besonderheiten dieser Substanz am besten wieder gibt.

1.2.5.1.1 *Offenes Einkompartimentsystem bei intravenöser Applikation*

Dies ist das einfachste Kompartimentsystem: Der gesamte Organismus wird als ein Verteilungsraum betrachtet, in dem sich eine Substanz gleichmäßig verteilt (Abb. 1.17). Offen bedeutet in diesem Zusammenhang, daß die Substanz (unverändert oder metabolisiert) wieder nach außen abgegeben wird.

An diesem System lassen sich einige Grundbegriffe der Pharmakokinetik erläutern, die, streng genommen, auch nur für dieses Modell zutreffen.

Halbwertszeit und Eliminationskonstante

Wenn die Elimination einer Substanz aus einem Einkompartimentsystem einer Kinetik 1. Ordnung folgt, so ergibt die lineare Auftragung der Konzentration gegen die Zeit eine exponentiell abfallende Kurve, (Abb. 1.18a) die durch eine halblogarithmische Darstellung in eine Gerade umgewandelt wird (Abb. 1.18b). Der Vorteil der halblogarithmischen Auftragung besteht darin, daß 2 Meßpunkte für die Definition der Geraden ausreichend sind. Außerdem erlaubt sie eindeutig, die Zeitspanne festzustellen, nach der eine bestimmte Konzentration gerade auf die Hälfte abgesunken ist.

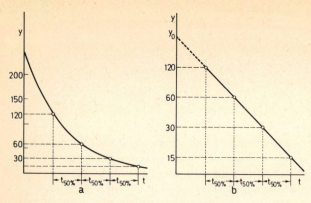

Abb. 1.18a und b. Abnahme der Plasmakonzentration nach einer Kinetik 1. Ordnung. **a** = Darstellung im linearen Maßstab; **b** = Darstellung im halblogarithmischen Maßstab; $t_{50\%}$ = Eliminationshalbwertszeit; (Gladtke und v. Hattingberg, Springer 1977)

Die Abnahme der Konzentration mit der Zeit ergibt sich nach

$$-\frac{dy}{dt} = y\, k_2$$

Diese Differentialgleichung läßt sich integrieren:

$$y = y_0\, e^{-k_2 t}$$

Dabei ist y die Konzentration zu jedem beliebigen Zeitpunkt t, y_0 die fiktive Anfangskonzentration zum Zeitpunkt $t = 0$ und k_2 die Eliminationskonstante.

Wenn $y = y_0/2$ beträgt, also die Konzentration ist, die der Hälfte der Anfangskonzentration entspricht, dann ist $t = T_{1/2}$, also die Halbwertszeit.

$$\frac{y_0}{2} = y_0\, e^{-k_2 T_{1/2}}$$

$$\frac{1}{2} = e^{-k_2 T_{1/2}}$$

$$\ln 2 = k_2\, T_{1/2}$$

$$T_{1/2} = \frac{\ln 2}{k_2}$$

$$k_2 = \frac{\ln 2}{T_{1/2}}$$

Halbwertszeit und Eliminationskonstante stehen in einem reziproken Verhältnis zueinander. Die *Eliminationshalbwertszeit* ist die Zeit, nach der die

Ausgangskonzentration auf die Hälfte gesunken ist. Die *Eliminationskonstante* dagegen gibt die Steilheit der Eliminationsgeraden wieder und sagt etwas über die Geschwindigkeit der Elimination aus. Ihre Dimension ist min^{-1}. Eine Eliminationskonstante von 0,5 min^{-1} bedeutet, daß pro min die Hälfte der Substanz eliminiert wird, während bei einer Eliminationskonstanten von 0,1 min^{-1} nur 1/10 pro min eliminiert wird.

Beide Parameter werden üblicherweise im Plasma bestimmt, obwohl sie grundsätzlich auch in anderen Verteilungsräumen gemessen werden können. Angaben zur Halbwertszeit einer Substanz beziehen sich daher — wenn nicht anderes vermerkt ist — auf die Plasmahalbwertszeit.

Fiktive Anfangskonzentration

Der halblogarithmischen Auftragung der Abb. 1.18b kann ein weiterer Wert entnommen werden. Wird die Gerade zur Ordinate hin verlängert, so schneidet sie diese zum Zeitpunkt t = 0. Die Konzentration, die abgelesen werden kann, ist die sog. *fiktive Anfangskonzentration* (y_0). Es ist die Konzentration im Verteilungsraum, die sich einstellen würde, wenn sich die Substanz sofort — im Augenblick der Injektion — im Verteilungsraum verteilt. Sie läßt sich im Organismus natürlich nicht messen, kann aber durch Extrapolation der Eliminationsgeraden bestimmt werden.

Verteilungsvolumen

Das Verteilungsvolumen ist ein virtuelles Volumen, in dem sich eine Substanz zu verteilen scheint. Es kann aus der applizierten Dosis und der fiktiven Anfangskonzentration berechnet werden. Die Konzentration einer Substanz ist direkt proportional der Dosis (D) und indirekt proportional dem Volumen (V). Daraus ergibt sich:

$$y_0 = \frac{D}{V}$$

oder $\quad V = \dfrac{D}{y_0}$

Beispiel: Eine Substanz wird in einer Dosis D = 1,0 g appliziert. Aus der Eliminationsgeraden ergibt sich die fiktive Anfangskonzentration durch Extrapolation mit $y_0 = 0{,}08$ g/l. Daraus errechnet sich ein Verteilungsvolumen von

$$V = \frac{1}{0{,}08}$$
$$= 12{,}5 \text{ l}$$

Dieser Wert sagt, daß sich die Substanz in 12,5 l der Körperflüssigkeit, also im Extrazellulärraum, zu verteilen scheint.

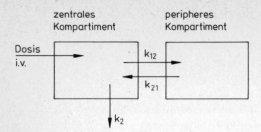

Abb. 1.19. Blockschema des offenen Zweikompartimentsystems bei intravenöser Applikation. Zentrales und peripheres Kompartiment stehen im Gleichgewicht. Die Geschwindigkeit des Stoffaustausches zwischen den Kompartimenten wird durch die Geschwindigkeitskonstanten k_{12} und k_{21} bestimmt. k_2 = Eliminationskonstante

Wird das Verteilungsvolumen auf das Körpergewicht bezogen, so erhält man den *Verteilungskoeffizienten:* In Fortführung des Beispiels errechnet er sich bei einem 70 kg schweren Menschen auf 0,178 l/kg.

Es gibt Substanzen, deren Verteilungskoeffizient größer als 1 ist. Das würde bedeuten, daß das Verteilungsvolumen dieser Substanz größer als das gesamte Körpervolumen ist. Der scheinbare Widerspruch erklärt sich dadurch, daß sich Substanzen mit solchen Verteilungskoeffizienten in bestimmten (aber zunächst unbekannten) Kompartimenten (z. B. Gehirn oder Fettgewebe) anreichern.

Totale Clearance

Multipliziert man das Verteilungsvolumen mit der Eliminationskonstanten, so erhält man die *totale Clearance,* die die gesamte Elimination umfaßt.

$$Cl_{tot} = V \times k_2$$

oder $\quad Cl_{tot} = \dfrac{V \times \ln 2}{T_{1/2}}$

1.2.5.1.2 Offenes Zweikompartimentsystem bei intravenöser Applikation

Einkompartimentsysteme sind in der Pharmakologie sehr selten. Viel häufiger wird die Kinetik einer Substanz durch ein Zweikompartimentsystem beschrieben. Die Vereinfachung dieses Modells besteht z. B. darin, daß Blut und gut durchblutete Organe (ZNS, Leber, Niere) als ein Kompartiment zusammengefaßt werden (zentrales Kompartiment). Die übrigen, schlechter durchbluteten Organe sind das periphere Kompartiment (Abb. 1.19). Die Verteilung erfolgt jetzt in Abhängigkeit von der Durchblutung der verschiedenen Organe. Aus dem zentralen Kompartiment, das auch das zugängliche Meßkompartiment ist, wird die Substanz eliminiert.

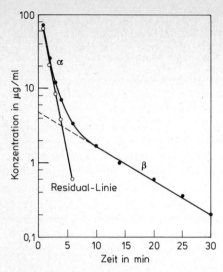

Abb. 1.20. Halblogarithmische Darstellung der Konzentrationsabnahme im Blut in einem Zweikompartimentsystem. Die Residual-Linie ergibt sich aus der Differenz zwischen den gemessenen Konzentrationen des α-Teils und den entsprechenden extrapolierten Konzentrationen des β-Teils

Wenn die Plasmakonzentration halblogarithmisch gegen die Zeit aufgetragen wird (Abb. 1.20), so zeigt sich ein biphasischer Kurvenverlauf, bei dem die α-Phase der Verteilung und die β-Phase der Elimination entspricht. Für jeden Teilprozeß der sich überschneidenden Abläufe (Verteilung und Elimination) kann die Halbwertszeit berechnet werden:

$$T_{1/2(\alpha)} = \frac{\ln 2}{\alpha} \quad \text{und} \quad T_{1/2(\beta)} = \frac{\ln 2}{\beta}$$

Dabei sind α und β die sog. *Dispositionskonstanten,* die sich aus der Steigung der jeweiligen Tangente bzw. der Residuallinie ermitteln lassen.

1.2.5.1.3 *Offenes Dreikompartimentsystem*

Die Weiterführung des Zweikompartimentsystems ist das offene Dreikompartimentsystem, in dem das periphere Kompartiment des Zweikompartimentmodells aufgrund von Äquilibrierungsunterschieden weiter unterteilt wird. Einem „flachen" Kompartiment, das sich relativ schnell mit der Blutkonzentration ins Gleichgewicht setzt, steht das *„tiefe" Kompartiment* gegenüber, das nur langsam aufgefüllt und entleert wird. Beispiele für Substanzen, die sich nach einem Dreikompartimentsystem verteilen, sind z.B. die Tetracycline, für die Knochen und Zähne ein tiefes Kompartiment darstellen. Aminoglykosidantibiotika reichern sich in der Endo- bzw. Perilymphe des Innenohres als tiefem Kompartiment an.

1.2.5.2 Einfluß der Invasionskinetik auf den Verlauf der Blutkonzentrationskurve

Bei der bisherigen Betrachtung der Konzentrationsverläufe im Blut wurde die Substanz jeweils durch eine I.-v.-Bolusinjektion appliziert. Der Verlauf der Blutkonzentration ist durch die Höhe der Dosis und die Größe der Eliminationskonstanten bestimmt. Wenn die Invasion so geändert wird, daß sie einer Kinetik 0. oder 1. Ordnung folgt, so ergeben sich durch das Zusammenwirken mit einer Evasion 1. Ordnung unterschiedliche Konzentrations-Zeit-Kurven, deren Verlauf von der Höhe der Dosis und der Größe der Invasions- und Evasionskonstanten abhängt.

Der häufigste Fall ist eine Invasionskinetik 1. Ordnung bei einer Evasionskinetik 1. Ordnung: Eine Substanz wird p. o. oder i. m. appliziert. Die Verhältnisse zeigt das Blockschema der Abb. 1.21. Der Verlauf der Konzen-

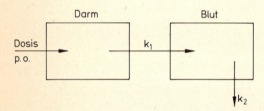

Abb. 1.21. Blockschema eines offenen Zweikompartimentsystems bei oraler Gabe. (k_1 = Invasionskonstante, k_2 = Eliminationskonstante)

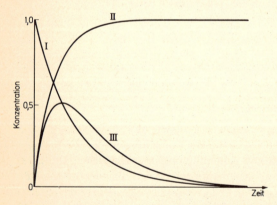

Abb. 1.22. Bateman-Funktion im linearen Maßstab. I = reine Elimination (bei i. v.-Gabe), II = reine Invasion, III = Kurvenverlauf bei gleichzeitiger Invasion und Evasion. $k_1 : k_2 = 2 : 1$. (Gladtke und v. Hattingberg, Springer 1977)

trations-Zeit-Kurve im Blut setzt sich aus den nebeneinander ablaufenden Prozessen der Invasion und Evasion zusammen und entspricht einer *Bateman-Funktion*, die ursprünglich entwickelt wurde, um den Zerfall einer radioaktiven Substanz in eine ebenfalls zerfallende radioaktive Tochtersubstanz mathematisch zu beschreiben (Abb. 1.22). Das Verhältnis der Invasions- und Evasionskonstanten zueinander bestimmt zusammen mit der Do-

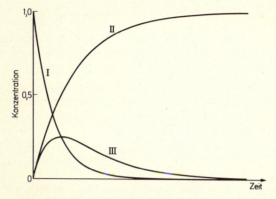

Abb. 1.23. Bateman-Funktion im linearen Maßstab. Bedingungen wie in Abb. 1.22., jedoch $k_1 : k_2 = 1 : 2$. (Gladtke und v. Hattingberg, Springer 1977)

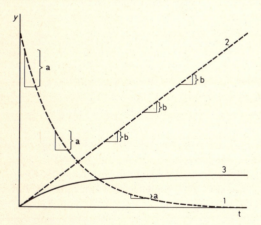

Abb. 1.24. Fließgleichgewicht bei i. v.-Dauerinfusion. Kurve 1 = Elimination. Die pro Zeiteinheit eliminierte Substanzmenge (a) ist abhängig von der jeweiligen Konzentration (Kinetik 1. Ordnung). Kurve 2 = Zustrom. Die pro Zeiteinheit zuströmende Substanzmenge (b) ist stets gleich (Kinetik 0. Ordnung). Kurve 3 = Fließgleichgewicht. Zustrom und Elimination ergeben das Fließgleichgewicht. (Gladtke und v. Hattingberg, Springer 1977)

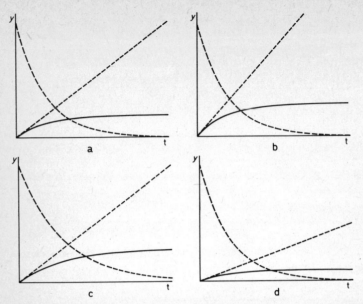

Abb. 1.25 a–d. Fließgleichgewicht bei veränderten Invasions- und Evasionskonstanten. Kurve **a** = Ausgangszustand. Ein vermehrter Zufluß (**b**) läßt die Konzentration im Fließgleichgewicht ebenso ansteigen wie ein verlangsamter Abfluß (**c**). Ein verminderter Zufluß (**d**) oder ein beschleunigter Abfluß werden die Konzentration im Gleichgewicht vermindern. (Gladtke und v. Hattingberg, Springer 1977)

sis den Verlauf der Kurve. Bei konstanter Dosis ist die maximal erreichbare Blutkonzentration umso höher, je größer die Invasionskonstante im Vergleich zur Evasionskonstanten ist (Abb. 1.22). Wenn jedoch die Evasion rascher als die Invasion erfolgt, wird die erreichbare Blutkonzentration niedriger sein (Abb. 1.23).

Wird dagegen eine Substanz mit konstanter Geschwindigkeit als Dauerinfusion (Kinetik 0. Ordnung) zugeführt und durch eine Kinetik 1. Ordnung eliminiert, so nimmt mit zunehmender Dauer der Infusion die Konzentration immer mehr zu, bis sich ein Fließgleichgewicht einstellt, ein Punkt also, an dem die Geschwindigkeiten der Invasion und Evasion gleich sind (Abb. 1.24).

Dieses Gleichgewicht (Ausgangsverhältnisse: Abb. 1.25a) kann gestört werden, wenn sich die Geschwindigkeitskonstanten ändern. Bei erhöhtem Zufluß (Abb. 1.25b) bzw. bei verlangsamtem Abfluß (Abb. 1.25c) wird die Konzentration im Gleichgewicht zunehmen, während sie bei reduziertem Zufluß (Abb. 1.25d) oder vermehrtem Abfluß niedriger wird.

1.2.5.3 Therapeutisch wirksame Konzentration

Entscheidend für die Wirkung eines Pharmakons ist seine Konzentration am Rezeptor. Nun ist der Rezeptor in den seltensten Fällen für Konzentrationsbestimmungen zugänglich, so daß die Bestimmung der Plasmakonzentration wichtige Hinweise gibt. Sie stimmt zwar nicht mit der Konzentration am Rezeptor überein, steht aber im allgemeinen doch in einem festen Verhältnis zur dort herrschenden Konzentration. Höhe und Dauer der Plasmakonzentration entsprechen daher (in vielen Fällen) Ausmaß und Dauer der Wirkung.

Wenn die Konzentration eines Pharmakons von Null an gesteigert wird, so beginnt ab einer bestimmten Konzentration die Wirkung. Diese Konzentration ist die *minimale Wirkkonzentration*. Bei weiterer Erhöhung gelangt man zunächst in den *optimalen therapeutischen Bereich,* bis schließlich der *minimale toxische Bereich* erreicht wird, in dem Nebenwirkungen übermäßig zunehmen. Der Bereich zwischen minimaler Wirkkonzentration und minimaler toxischer Konzentration bildet den *therapeutischen Bereich,* der individuellen Schwankungen unterliegt.

Ziel der Therapie ist, die Konzentration über eine ausreichend lange Zeit zwischen minimaler Wirk- und minimaler toxischer Konzentration zu halten. Dies kann durch Variation von Dosis, Dosisintervall, Invasions- und Evasionsgeschwindigkeit erreicht werden.

1.2.5.3.1 *Variation von Dosis und Dosisintervall*

Eine zeitliche Verlängerung der wirksamen Konzentration kann prinzipiell durch eine *Erhöhung der Dosis* erreicht werden. Dieses Vorgehen ist jedoch nicht immer anwendbar, da zwar die Zeit mit wirksamen Konzentrationen verlängert wird, gleichzeitig jedoch die Gefahr besteht, daß die minimale toxische Konzentration erheblich überschritten wird, so daß mit toxischen Wirkungen gerechnet werden muß.

Der bessere Weg ist eine *Änderung des Dosisintervalls*. Die häufigste Art der Arzneimittelapplikation ist die mehrmalige tägliche orale Gabe. Dabei wird sich in Abhängigkeit von Dosis, Halbwertszeit und Dosierungsintervall unterschiedlich schnell ein mittleres Gleichgewicht einstellen, das nach oben und unten fluktuiert.

Jede Einzelgabe läßt sich durch eine Bateman-Funktion beschreiben, so daß es zu einer Folge zeitlich versetzter Bateman-Funktionen kommt. Wenn das Dosierungsintervall so gewählt wird, daß die neue Dosis noch in die nicht abgeschlossene Eliminationsphase der vorhergehenden fällt, so entsteht eine oszillierende, ansteigende Kurve, die dann ein Gleichgewicht erreicht, wenn sich Invasion und Evasion entsprechen.

Einige Beispiele sollen das verdeutlichen.

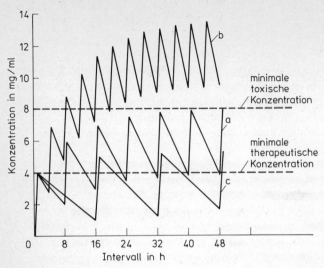

Abb. 1.26. Einfluß des Dosierungsintervalls auf die Höhe der mittleren Steady-state-Konzentration. a = Dosierungsintervall = $t_{½}$; b = Dosierungsintervall = $0.5 \times t_{½}$; c = Dosierungsintervall = $2 \times t_{½}$

Eine Substanz ($T_{½} = 8$ h) wird in einem Dosierungsintervall von 8 h i.v. appliziert. Jede Dosis soll die Plasmakonzentration um 4 mg/ml erhöhen. Nach etwa 5 Halbwertszeiten ist eine mittlere Steady-state-Konzentration von 6 mg/ml erreicht, die jeweils um 2 mg/ml nach oben und unten fluktuiert (Abb. 1.26 a).

Bei sonst identischen Bedingungen wie im ersten Beispiel wird das Dosierungsintervall auf 4 h verkürzt. Die jetzt erreichte mittlere Steady-state-Konzentration ist jedoch doppelt so hoch und die minimale toxische Konzentration wird erheblich überschritten (Abb. 1.26 b).

Wird das Dosierungsintervall auf $2 \times T_{½}$ verlängert, so resultiert eine nur etwa halb so hohe mittlere Steady-state-Konzentration wie in Abb. 1.26 a. Dabei wird die minimale Wirkkonzentration nur kurzfristig überschritten (Abb. 1.26 c).

In den bisherigen Beispielen fällt auf, daß die mittlere Steady-state-Konzentration relativ stark nach oben und unten fluktuiert. Diese Fluktuationen können bei identischen Steady-state-Konzentrationen (wie in Abb. 1.26 a) vermindert werden, wenn die Hälfte der Dosis jeweils nach einer halben Halbwertszeit gegeben wird (Abb. 1.27 a).

Im Beispiel der Abb. 1.27 a wird die minimale Wirkkonzentration erst nach der 3. Einzeldosis überschritten. Wenn aber sofort eine volle Wirkung erzielt werden muß, so kann sie dadurch erreicht werden, daß initial eine

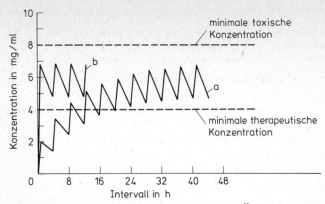

Abb. 1.27. Verlauf der Blutkonzentrationskurve bei Änderung von Dosis und Dosisintervall. a = Verminderung der Fluktuationen der Steady-state-Konzentration durch Halbierung der Dosis und gleichzeitige Verkürzung des Dosierungsintervalls auf $0.5 \times t_{1/2}$; b = Einfluß einer höheren Initialdosis auf die Geschwindigkeit der Gleichgewichtseinstellung

höhere Dosis *(Initialdosis)* gegeben wird, die dann von *Erhaltungsdosen* abgelöst wird. Die Erhaltungsdosis muß so bemessen sein, daß sie die pro Dosierungsintervall eliminierte Menge ersetzt (Abb. 1.27b).

Die Beispiele zeigen, daß die Höhe der erreichbaren mittleren Steady-state-Konzentration von der Eliminationsgeschwindigkeit und vom Dosierungsintervall abhängig ist. Je kleiner das Dosierungsintervall im Verhältnis zur Halbwertszeit ist, um so höher wird die mittlere Steady-state-Konzentration sein.

Im Beispiel der Abb. 1.26 b kommt es zur *Kumulation*. Darunter versteht man den Vorgang, daß bei wiederholter Applikation die Konzentration einer Substanz im Organismus immer mehr zunimmt und in der Regel einem Grenzwert zustrebt, der im toxischen Bereich liegt. Sie tritt dann auf, wenn Substanzen mit langer Halbwertszeit in kurzen Abständen und hohen Dosen gegeben werden. Sie ist also vor allem die Folge einer falschen Dosierung und nicht unbedingt der Eigenart der Substanz zuzuschreiben.

1.2.5.3.2 *Variation von Invasions- und Evasionsgeschwindigkeit*

Neben der Variation von Dosis und Dosisintervall kann auch eine Einflußnahme auf die Invasions- bzw. Evasionsgeschwindigkeit zu einer Verlängerung therapeutisch wirksamer Konzentrationen führen.

Bei Depotpräparaten ist die Invasionsgeschwindigkeit durch die verzögerte Wirkstoffabgabe herabgesetzt. Mit ausreichend hoch dosierten Zubereitungen lassen sich jedoch langanhaltende wirksame Konzentrationen erreichen, wenn auch wegen der langsamen Freisetzung die wirksamen Konzentrationen erst nach einer Latenzzeit erreicht werden. Dieser Nachteil läßt sich durch die gleichzeitige Gabe einer sofort wirkenden Dosis aufheben (z. B. Depotpenicillin G + Penicillin G).

Über eine Verlangsamung der Evasion lassen sich ebenfalls länger persistierende Konzentrationen erreichen. Eine Möglichkeit hierzu ist die Ausnutzung des kompetitiven Antagonismus zwischen Probenecid und Penicillin G bei der aktiven tubulären Sekretion. Penicillin G wird verzögert ausgeschieden.

Ein anderer Weg der Eliminationsverzögerung besteht darin, durch geeignete chemische Modifikationen die Lipophilie einer Substanz zu erhöhen. Dadurch kann ihre renale Ausscheidung vermindert werden (z. B. Förderung der tubulären Rückresorption z. B. bei Sulfonamiden).

1.3 Pharmakodynamik

1.3.1 Rezeptor

Agonisten sind Substanzen, die mit dem Rezeptor reagieren und zu qualitativ vergleichbaren Wirkungen führen. Das Ausmaß der Wirkung kann dabei jedoch unterschiedlich sein.

Antagonisten sind Substanzen, die die Wirkung eines Agonisten abschwächen oder aufheben können.

Die Definition des Agonisten bzw. Antagonisten durch die verschiedenen Rezeptortheorien und die verschiedenen Formen des Antagonismus und ihre Unterscheidung an Hand von Dosis-Wirkungs-Kurven werden später besprochen.

Die Wirkungen eines Pharmakons werden in den meisten Fällen durch Wechselwirkungen zwischen Substanz und spezifischen Strukturen des Biosystems ausgelöst. Diese biologischen Reaktionspartner werden als *Rezeptoren* bezeichnet. Es sind meist umschriebene Areale auf Makromolekülen (z. B. Proteine), die sich durch hohe Bindungsaffinität für Wirkstoffe auszeichnen.

Das Rezeptorkonzept der Pharmakologie, das auf Paul Ehrlich zurückgeht (corpora non agunt nisi fixata), verlangt, daß zur Auslösung einer Wirkung das Pharmakon mit dem Rezeptor reagieren, an ihn gebunden werden muß. Diese Bindung setzt voraus, daß Wirkstoff und Rezeptor Strukturen aufweisen, die zur Bindung fähig sind und die sich in bestimmten Abschnitten komplementär zueinander verhalten (Stereospezifität). Die Bindung des Pharmakons an den Rezeptor führt dann zu lokalen Veränderungen des Rezeptorareals (Konformationsänderung), die zu einer Funktionsänderung des Biosystems und damit zur Wirkung führen.

Weitere Charakteristika eines Rezeptors sind in der Tabelle 1.5 aufgeführt.

Tabelle 1.5. Charakteristische Eigenschaften eines Rezeptors

Hohe Bindungsaffinität
Korrelation zwischen Bindung und Wirkung
Stereospezifität
Sättigungskinetik
Möglichkeit des kompetitiven Antagonismus

Wirkstoffe können auch an allosterische Zentren gebunden werden, die sich in unmittelbarer oder entfernterer Nachbarschaft zum aktiven Rezeptorzentrum befinden. Durch die Bindung kann der eigentliche Rezeptor so verändert werden, daß andere Substanzen mit dem Rezeptor reagieren können *(allosterische Aktivierung)* bzw. ihre Anlagerung an den Rezeptor erschwert oder sogar verhindert wird *(allosterische Hemmung)*.

Akzeptoren sind unspezifische Bindungsstellen auf Makromolekülen. Die Bindung eines Pharmakons führt daher nicht zur Wirkung.

Nach der Anlagerung des Pharmakons an den Rezeptor wird der Pharmakon-Rezeptor-Komplex durch unterschiedliche Bindungen stabilisiert. Bevorzugte Bindungsarten sind Ionenbindungen, Wasserstoffbrücken und hydrophobe Bindungen. Mit Ausnahme der kovalenten Bindung handelt es sich dabei jedoch um reversible Bindungen, aus denen die Substanz (nach dem Massenwirkungsgesetz) wieder freigesetzt wird. Im Gegensatz zur enzymatischen Reaktion gehen Pharmakon und Rezeptor – mit wenigen Ausnahmen – daher unverändert aus der Reaktion hervor.

Über die chemische Struktur und räumliche Anordnung von Rezeptoren ist nur wenig bekannt. Besonders eingehend und gut sind jedoch die physiologischen Rezeptoren (Acetylcholinrezeptor, Histaminrezeptor, β-adrenerger Rezeptor) untersucht. In den letzten Jahren haben die Opiat- und Benzodiazepinrezeptoren besonderes Interesse gefunden. Hier handelt es sich um Rezeptoren für körpereigene Substanzen (z. B. Enkephaline), die auch exogene Liganden (Morphin) spezifisch binden können.

Es sei noch erwähnt, daß die Zahl der Rezeptoren nicht konstant sein muß und vom Funktionszustand eines Organs abhängig sein kann.

1.3.2 Rezeptortheorien

Die verschiedenen Rezeptortheorien versuchen zu erklären, wovon das Ausmaß einer Wirkung abhängig ist.

Okkupationstheorie

Die Okkupationstheorie geht davon aus, daß die Wirkung eines Pharmakons von der Anzahl der besetzten Rezeptoren abhängig ist: Je mehr Rezeptoren besetzt sind, um so größer ist die Wirkung.

Eine Pharmakon-Rezeptor-Wechselwirkung, die zu einer Wirkung führt, umfaßt 2 Prozesse: Die Bindung des Pharmakons (P) an den Rezeptor (R) mit der Bildung eines Pharmakon-Rezeptor-Komplexes (PR) und die Auslösung der Wirkung (W).

$$(P) + (R) \rightarrow (PR) \rightarrow W$$

Das Ausmaß des ersten Prozesses hängt von der *Affinität* des Pharmakons zum Rezeptor ab. Je größer die Affinität einer Substanz, umso mehr Rezeptoren werden bei einer bestimmten Substratkonzentration besetzt.

Nach der Okkupationstheorie gilt

$$(P) + (R) \underset{k_2}{\overset{k_1}{\rightleftharpoons}} (PR)$$

Im Gleichgewicht ist die Geschwindigkeit der Assoziation gleich der Geschwindigkeit der Dissoziation

$$(P) \cdot (R) \cdot k_1 = (PR) \cdot k_2$$

oder

$$\frac{(P) \cdot (R)}{(PR)} = \frac{k_2}{k_1} = K_D \tag{1}$$

mit K_D als Dissoziationskonstante und $\frac{1}{K_D}$ als Assoziationskonstante.

Wenn alle Rezeptoren besetzt sind, resultiert eine maximale Wirkung, bei 50%iger Besetzung der Rezeptoren eine 50%ige der maximal möglichen.

Wenn 50% der Rezeptoren besetzt sind, dann ist

$$(R) = (PR) = \frac{(R_t)}{2},$$

d.h. die Anzahl der freien Rezeptoren (R) ist gleich der Anzahl an gebundenen Rezeptoren (PR) oder gleich der Hälfte aller Rezeptoren (R_t). Mit einer Pharmakonkonzentration ($P_{50\%}$) sollen 50% der Rezeptoren besetzt sein. Da dann (R) = (PR) ist, ergibt sich nach Gleichung (1)

$$(P_{50\%}) = K_D \tag{2}$$

d.h. die Konzentration eines Pharmakons, die 50% der Rezeptoren besetzt — also 50% der maximalen Wirkung hervorruft —, ist gleich der Dissoziationskonstanten. Diese Konzentration oder Dosis wird als ED 50 (s. später) bezeichnet.

Bildet man den negativen Logarithmus der Gleichung (2), so erhält man

$$-\log (P_{50\%} = ED\ 50) = -\log K_D = \log \frac{1}{K_D}$$

Da die Bindungs- oder Assoziationskonstante der Kehrwert der Dissoziationskonstanten ist, stellt die ED 50 ein Maß für die Affinität eines Pharmakons zum Rezeptor dar.

Die Affinität ist mit Einschränkungen der Michaelis-Konstanten (K_m) der Enzymkinetik vergleichbar, die die Substratkonzentration angibt, bei der 50% der Enzymmoleküle mit Substrat gesättigt sind und sich daher eine halbmaximale Reaktionsgeschwindigkeit ergibt. Niedrige K_m-Werte entsprechen einer großen Affinität. Analog hierzu läßt sich die Affinität eines Pharmakons zum Rezeptor durch die Bestimmung der Dosis oder Konzentration ermitteln, die 50% der maximal möglichen Wirkung auslöst. Je kleiner die ED 50 ist, umso größer ist die Assoziationskonstante und umso größer die Affinität.

Die Bindung einer Substanz an einen Rezeptor führt aber nicht in jedem Fall zu einer Wirkung. Es gibt Substanzen, die eine hohe Affinität zum Rezeptor besitzen, und dennoch keine Wirkung auslösen. Bei einem Agonisten muß noch etwas hinzukommen, das als „*intrinsic activity*" („*efficacy*", Wirkaktivität) bezeichnet wird. Sie gibt das Ausmaß der Wirkung eines Pharmakon-Rezeptor-Komplexes an und beschreibt die individuelle Wirkungsstärke eines Pharmakons im Vergleich zu einer Bezugssubstanz mit maximaler Wirkaktivität. Wenn eine Substanz A in einem definierten System eine maximale Wirkung (=100%) erreicht, eine Substanz B aber nur 80% der maximal möglichen, so hat B im Vergleich mit A eine „intrinsic activity" von 0,8.

Die meisten Pharmakonwirkungen lassen sich hinreichend durch das Okkupationsmodell erklären, das durch die Gleichung

$$\frac{E_P}{E_m} = f \frac{\alpha \cdot (PR)}{R_t}$$

beschrieben wird. Dabei bedeuten: E_P der vom Pharmakon P ausgelöste Effekt, E_m der in diesem System maximal mögliche Effekt, α intrinsic activity, (PR) Konzentration der durch das Pharmakon P besetzten Rezeptoren, R_t Konzentration aller Rezeptoren. Das Ausmaß der Wirkung wird also durch das Verhältnis der besetzten Rezeptoren zur Zahl aller Rezeptoren und durch die Größe von α bestimmt. Je mehr Rezeptoren besetzt sind, um so größer ist die Wirkung. Bei $\alpha = 0$ wird keine Wirkung ausgelöst, $\alpha \leq 1$ führt dagegen zu einem Effekt.

Nach der Okkupationstheorie haben *Agonisten* und *Antagonisten* eine große Affinität zum Rezeptor, aber nur Agonisten lösen eine Wirkung aus, da sie über „intrinsic activity" ($\alpha = 1$) verfügen. Substanzen, deren „intrinsic activity" zwischen 0 und 1 liegt, werden als *partielle Agonisten* bezeichnet; sie besitzen sowohl agonistische als auch antagonistische Eigenschaften. Affinität und „intrinsic activity" sind (mit Einschränkungen) der Michaelis-Konstanten K_m (Affinität) bzw. der maximalen Reaktionsgeschwindigkeit V_{max} („intrinsic activity") der Enzymkinetik vergleichbar.

Rate-Theorie

Die Rate-Theorie geht davon aus, daß nicht die Anzahl der besetzten Rezeptoren für die Wirkungsstärke eines Pharmakons entscheidend ist, sondern die Anzahl der Zusammenstöße zwischen Pharmakon und Rezeptor pro Zeiteinheit und die Geschwindigkeit, mit der dieser Komplex wieder dissoziieren kann.

Nach dieser Theorie zeichnen sich *Agonisten* durch hohe Assoziations- und noch größere Dissoziationsgeschwindigkeit aus. *Antagonisten* haben bei hoher Assoziationsgeschwindigkeit nur eine geringe Dissoziationsgeschwindigkeit. Mittlere Dissoziationsgeschwindigkeiten sind dann für *partielle Agonisten* typisch.

Induced-fit-Theorie

Diese Theorien sagen jedoch nichts darüber aus, wie die Wirkung zustande kommt. Eine Theorie, die dies zu erklären versucht, ist die Induced-fit-Theorie (Theorie der induzierten Anpassung). Danach ist der Rezeptor nicht starr, sondern wird durch das Pharmakon in eine geeignete Konfiguration gebracht. Diese Konformationsänderung des Rezeptors löst die biologische Wirkung, z. B. das Öffnen von Ionenkanälen, aus. *Agonisten* bewirken also während ihrer Bindung eine optimale Konformationsänderung des Rezeptors; *Antagonisten* führen nicht zu einer optimalen Konformationsänderung bzw. verändern die Konformation überhaupt nicht.

1.3.3 Dosis und Dosis-Wirkungs-Beziehung

1.3.3.1 Dosis

Die Dosis ist die applizierte Menge eines Pharmakons. Bei den als therapeutisch wirksam angegebenen Dosen handelt es sich um empirisch ermittelte Erfahrungswerte, die individuell variieren können und sich üblicherweise auf einen erwachsenen Mitteleuropäer von 70 kg Körpergewicht beziehen. Die Einzeldosis (ED) ist die bei einer einmaligen Gabe wirksame Dosis. Über den Tag verteilte Einzeldosen summieren sich zur Tagesdosis (TD).

Tabelle 1.6. Vergleich der verschiedenen Dosen von Morphin und Atropin [g]

	Morphin	Atropin
ED	0,01	0,0005
TD	0,03	0,002
MED	0,03	0,001
MTD	0,1	0,003
Höchstmenge	0,2	

Maximale Einzeldosis (MED) und maximale Tagesdosis (MTD) sind die vom Gesetzgeber festgelegten Höchstmengen einer Einzel- bzw. Tagesdosis stark wirkender Arzneimittel. Sie sind im Deutschen Arzneibuch (DAB) niedergelegt und dürfen nur überschritten werden, wenn ihre Überschreitung auf dem Rezept besonders hervorgehoben wird (Ausrufungszeichen (!) und wörtliche Angabe der Menge). Ohne diese Zusätze darf ein Apotheker ein Rezept mit überschrittenen Maximaldosen nicht beliefern.

Von den Maximaldosen zu trennen ist die Höchstmenge eines „Betäubungsmittels", die pro Tag für einen Patienten verschrieben werden darf. Sie steht in der Betäubungsmittel-Verschreibungs-Verordnung (BtmVV). Beispiele für die verschiedenen Dosen und die Höchstmenge gibt die Tabelle 1.6.

Die Dosierung im Säuglings- und Kindesalter hat auf pharmakokinetische Besonderheiten dieser Lebensabschnitte Rücksicht zu nehmen. So ist das Verteilungsvolumen einer Substanz bei Säuglingen in der Regel größer als bei älteren Kindern oder Erwachsenen. Wenn die Dosis auf das Körpergewicht bezogen wird, muß die erste Dosis (bei Beginn der Therapie) bei einem jungen Säugling größer als bei einem Erwachsenen sein, um eine gleiche Arzneimittelkonzentration im Organismus zu erreichen. Da andererseits auch die Elimination in diesem Lebensabschnitt eingeschränkt ist, sind bei längerer Therapie die folgenden Dosen geringer zu wählen bzw. das Dosisintervall ist zu verlängern.

Anhaltspunkte für die Dosierung im Kindesalter gibt die von *von Harnack* empirisch gewonnene Tabelle, bei der die Dosierung in Abhängigkeit von der Körperoberfläche dargestellt ist, auch wenn sie formal dem Lebensalter folgt (Tab. 1.7).

Annäherungswerte, die mit den Werten der Tabelle gut übereinstimmen, lassen sich durch die beiden folgenden Formeln errechnen, die das Alter bzw. das Körpergewicht für die Berechnung der Kinderdosen zugrunde legen.

4 · Jahre + 20 = % der Erwachsenendosis
1,5 · Körpergewicht (kg) + 10 = % der Erwachsenendosis

Tabelle 1.7. Relative Dosen im Kindesalter. (Nach von Harnack)

Alter (Jahre)	Teil der Erwachsenendosis
2/12	1/6
6/12	1/5
1	1/4
3	1/3
7	1/2
12	2/3

1.3.3.2 Dosis-Wirkungs-Beziehung am Individuum

Nach der Okkupationstheorie ist die Wirkung eines Pharmakons von der Anzahl der besetzten Rezeptoren abhängig, so daß mit steigender Dosis bzw. Konzentration die Wirkung im allgemeinen zunimmt. Dabei besteht aber nur in seltenen Fällen eine lineare Beziehung zwischen der Dosis und der Wirkung, d.h. üblicherweise führt die Verdopplung der Dosis nicht zu einer Verdopplung der Wirkung. Bei linearer graphischer Auftragung der Wirkung gegen die Dosis resultiert daher eine hyperbole Kurve, die bei halblogarithmischer Darstellung in eine sigmoide Kurve mit annähernd linearem Mittelteil transformiert wird. In diesem Mittelteil besteht eine direkte Proportionalität zwischen der Wirkung und dem log der Dosis (Abb. 1.28).

Verfolgt man eine solche Dosis-Wirkungs-Kurve, so erkennt man, daß in einem niedrigen Dosisbereich zunächst keine Wirkung ausgelöst wird. Mit zunehmender Dosis wird eine Schwellendosis erreicht, die gerade zu einer Wirkung führt. Der Wendepunkt der sigmoiden Kurve liegt bei einer Dosis, die 50% der maximalen Wirkung hervorruft. Eine weitere Erhöhung der Dosis führt schließlich zur maximalen Wirkung, die auch durch eine weitere Steigerung der Dosis nicht übertroffen werden kann (maximale Wirkdosis).

Die Dosis-Wirkungs-Kurve ist für jedes Pharmakon charakteristisch und erlaubt einen Vergleich verschiedener Pharmaka. Aussagen über Affinität, „intrinsic activity", Wirksamkeit und möglicherweise andere Wirkungsmechanismen können bei Agonisten über Lage und Steilheit der Dosis-Wirkungs-Kurven sowie die maximal auslösbaren Effekte getroffen werden.

In der Abb. 1.29 werden verschiedene Pharmaka anhand ihrer Dosis-Wirkungs-Kurven miteinander verglichen. Im Falle der Pharmaka 1 und 2 ergibt sich, daß bei identischer „intrinsic activity" Pharmakon 1 wirksamer als Pharmakon 2 ist, da die Dosen, die zu vergleichbaren Effekten führen, um den Faktor 10 niedriger sind. Da die Dosis-Wirkungs-Kurven parallel verlaufen, sind über die ED 50 Aussagen zur Affinität möglich. Die ED 50

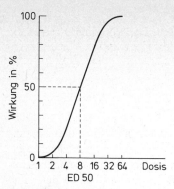

Abb. 1.28. Dosis-Wirkungs-Kurve in halblogarithmischer Darstellung

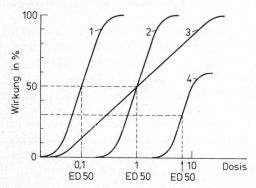

Abb. 1.29. Vergleich verschiedener Agonisten durch ihre Dosis-Wirkungskurve (s. Text)

ist eine wichtige Größe einer Dosis-Wirkungs-Beziehung und gibt die Dosis oder Konzentration an, die zu einer halbmaximalen Wirkung führt. Zum Zusammenhang zwischen ED 50 und Affinität s. S. 56. Pharmakon 1 besitzt höhere Affinität zum Rezeptor als Pharmakon 2 (kleinere ED 50).

Die Dosis-Wirkungs-Kurven der Pharmaka 2 und 3 sind unterschiedlich steil. Trotz identischer ED 50 und „intrinsic activity" kann nicht auf gleiche Wirksamkeit geschlossen werden: Im Konzentrationsbereich unterhalb der ED 50 ist Pharmakon 3 wirksamer, im Bereich oberhalb der ED 50 jedoch weniger wirksam als Pharmakon 2. Zwei Substanzen können also nur dann sinnvoll über die ED 50 verglichen werden, wenn ihre Dosis-Wirkungs-Kurven annähernd parallel verlaufen. Ist dies nicht der Fall, muß der gesamte Kurvenverlauf berücksichtigt und analysiert werden. Der unterschiedliche Kurvenverlauf hinsichtlich der Steigung spricht zusätzlich dafür, daß der Wirkungsmechanismus der Pharmaka 2 und 3 different ist.

Pharmakon 4 schließlich hat im Vergleich mit den Pharmaka 1 und 2 eine geringere Affinität und löst auch nicht die maximal mögliche Wirkung aus (kleinere „intrinsic activity"). Solche Substanzen, die zwar eine biologische Wirkung, jedoch nicht die maximal mögliche auslösen, werden als partielle Agonisten bezeichnet (s. S. 58).

1.3.3.3 Dosis-Wirkungs-Beziehung am Kollektiv

Es ist bekannt, daß unter gleichen Bedingungen und unter Berücksichtigung des Körpergewichts ein Individuum nicht immer mit der gleichen Intensität auf ein Pharmakon reagiert wie ein anderes Individuum. Diese *individuelle Variation der Wirkung* hat verschiedene Ursachen. Zu den wichtigsten gehören Alter, Geschlecht, Ernährungszustand, pathologische Zustände und genetische Faktoren. Über Ursachen der Wirkungsabweichung s. S. 68 f.

Die statistische Verteilung der Empfindlichkeit eines Kollektivs gegenüber einem Pharmakon entspricht häufig einer Normalverteilung. Einige Individuen reagieren bereits bei einer kleinen Dosis, andere benötigen für den gewünschten Effekt höhere Dosen. Bei genügend hoher Dosis zeigen schließlich alle Individuen des Kollektivs die definierte Wirkung. Wird dieses Verhalten graphisch in halblogarithmischem Maßstab aufgetragen (Abszisse: Logarithmus der Dosis, Ordinate: % der reagierenden Individuen), so erhält man eine sog. Summenhäufigkeitskurve (Abb. 1.30), der wichtige pharmakologische Kenngrößen entnommen werden können. Als ED 50 wird die Dosis bezeichnet, bei der 50% des Kollektivs die gewünschte Wirkung zeigen. Analog sind ED 25 und ED 95 definiert.

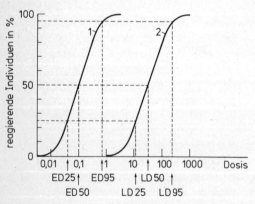

Abb. 1.30. Summenhäufigkeitskurven für die therapeutische Hauptwirkung (1) und die letale Wirkung (2) einer Substanz

In gleicher Weise kann eine Summenhäufigkeitskurve im Tierexperiment auch für die letale Wirkung einer Substanz aufgestellt werden. Die LD 50 (letale Dosis) entspricht dann der Dosis, bei der 50% des Kollektivs sterben. Entsprechendes gilt für die LD 25 bzw. LD 95.

1.3.3.4 Therapeutische Breite

Die therapeutische Breite eines Pharmakons ist die Relation zwischen erwünschter und toxischer bzw. letaler Wirkung. Sie kennzeichnet damit die Sicherheit eines Arzneimittels bei der therapeutischen Anwendung und wird durch den Vergleich entsprechender Dosis-Wirkungs-Kurven bestimmt. Je größer deren Abstand, um so größer ist die therapeutische Breite. Im Tierexperiment wird sie durch den Quotienten

$$\frac{LD\,50}{ED\,50} = \text{therapeutische Breite}$$

bestimmt.

Dies gilt jedoch nur, wenn die Dosis-Wirkungs-Kurve und die Dosis-Letalitäts-Kurve parallel verlaufen oder zumindest weit auseinander liegen. Bei nicht parallelen und sich überlappenden Dosis-Wirkungs-Kurven führt die einfache Bildung dieses Quotienten zu falschen Aussagen.

In der Abb. 1.31 sind die Dosis-Wirkungs-Kurven zweier Pharmaka A und B den entsprechenden Letalitätskurven gegenübergestellt. Unter Zugrundelegung des Quotienten LD 50/ED 50 wäre die therapeutische Breite bei beiden Pharmaka identisch. Daß dies nicht so ist, ergibt sich aus einer genaueren Analyse. Während beim Pharmakon B auch bei maximaler Wirkung keine Tiere sterben, entspricht bei Pharmakon A eine maximale Wirkung bereits einer LD 30.

In solchen Fällen mit nichtparallelem Kurvenverlauf ist der Quotient

$$\frac{LD\,25}{ED\,75}$$

aussagekräftiger.

Das Beispiel zeigt, daß es zur Feststellung der therapeutischen Breite eines Pharmakons nicht genügt, nur einen Quotienten zu bilden, sondern daß stets der Verlauf der Dosis-Wirkungs-Kurve berücksichtigt werden muß.

Da eine LD nur im Tierexperiment bestimmt werden kann, müssen für die Beurteilung der therapeutischen Breite eines Pharmakons am Menschen andere Kriterien dienen. So wird an Stelle der Letalität das Auftreten von Nebenwirkungen zur Bestimmung herangezogen.

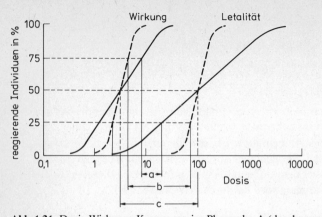

Abb. 1.31. Dosis-Wirkungs-Kurven zweier Pharmaka A (durchgezogene Linie) und B (gestrichelte Linie) zur Bestimmung der therapeutischen Breite. Unter Zugrundelegung des Quotienten $\frac{LD50}{ED50}$ ergäbe sich für beide Substanzen ein Quotient von $\frac{100}{5} = 20$. Wird jedoch der Quotient $\frac{LD25}{ED75}$ gewählt, so wird deutlich, daß Substanz B besser für die Therapie geeignet ist. Für B errechnet sich der Quotient mit $90:6 = 15$ und für A mit $20:9 = 2.2$. Für B bedeutet das, daß die Dosis, die bei 75% des Kollektivs zur erwünschten Wirkung führt 15mal kleiner ist als die Dosis, bei der 25% des Kollektivs sterben. Im Falle der Substanz A differieren ED75 und LD25 nur um den Faktor 2.2. a = Abstand $\frac{LD25}{ED75}$ für die Substanz A, b = Abstand $\frac{LD25}{ED75}$ für die Substanz B und c = Abstand $\frac{LD50}{ED50}$ für beide Substanzen. (Nach: Drews, Springer, Wien 1979)

1.3.4 Synergismus

Das gleichsinnige Zusammenwirken einer Kombination zweier Agonisten wird als Synergismus bezeichnet.

Eine Substanz A soll mit einer Dosis A' eine maximale Wirkung (= 100%) auslösen. Eine andere Substanz B hat im gleichen System mit einer Dosis B' ebenfalls 100% Wirkung. Wenn in einer Kombination beider Substanzen die halbe Dosis A' und die halbe Dosis B' zu ebenfalls 100% Wirkung führen, so spricht man von einem *additiven Synergismus*. Führt jedoch in einer Kombination von A und B die Dosis 0,5 A' zusammen mit der Dosis 0,25 B' ebenfalls zu 100% Wirkung, so entspricht dies einem *überadditiven Synergismus*.

Der überadditive Synergismus darf nicht mit Potenzierung verwechselt werden. Eine echte *Potenzierung* läge vor, wenn B in dem betrachteten System keine Wirkung hätte, aber in der Kombination mit z. B. 0,5 A' 100% Wirkung auslösen würde.

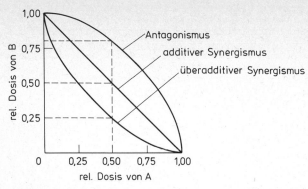

Abb. 1.32. Loewesches Kombinationsquadrat zur Darstellung des Synergismus und Antagonismus. Jeder Punkt auf den Isobolen entspricht 100% Wirkung

Eine anschauliche Darstellung des Synergismus und auch des Antagonismus zweier Pharmaka ist das Loewe-Kombinationsquadrat. Auf Ordinate und Abszisse werden relative oder absolute Dosen der Kombinationspartner aufgetragen. Jeder Punkt auf den Isobolen entspricht einer definierten Wirkung (z. B. 100%) und ist jeweils durch ein Dosenpaar von A und B festgelegt (Abb. 1.32).

Bei der Geraden handelt es sich um die Darstellung eines additiven Synergismus: A und B führen jeweils in voller Dosis (=1) zu 100% Wirkung. Die gleiche Wirkung wird durch 0,5 A' und 0,5 B' erreicht.

Die durchhängende Kurve spricht für einen überadditiven Synergismus: Die Kombination von 0,5 A' und 0,25 B' ergibt die volle Wirkung.

Der Antagonismus schließlich wird durch die gebauchte Kurve dargestellt. Eine Dosis von 0,5 A' führt erst zusammen mit einer Dosis von 0,8 B' zu 100% Wirkung.

1.3.5 Antagonismus

Kompetitiver Antagonismus

Kompetitive Antagonisten besitzen strukturelle Ähnlichkeit mit dem Agonisten und haben wie er eine große Affinität zum Rezeptor, lösen jedoch wegen fehlender „intrinsic activity" keine Wirkung aus. Die Anlagerung des Antagonisten an den Rezeptor verhindert die Bindung des Agonisten. Agonist und Antagonist konkurrieren um den nichtbesetzten Rezeptor. Nach dem Massenwirkungsgesetz wird daher eine Konzentrationserhöhung des Agonisten die Bindung des Gegenspielers verhindern und die Hemmung aufheben.

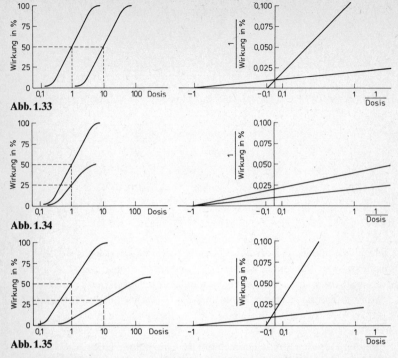

Abb. 1.33. Darstellung des kompetitiven Antagonismus anhand der halblogarithmisch aufgetragenen Dosis-Wirkungs-Kurve bzw. der Umformung nach Lineweaver-Burk (doppelt reziprok und linear)

Abb. 1.34. Darstellung des nichtkompetitiven Antagonismus anhand der halblogarithmisch aufgetragenen Dosis-Wirkungs-Kurve bzw. der Umformung nach Lineweaver-Burk.

Abb. 1.35. Darstellung des kompetitiv nichtkompetitiven Antagonismus anhand der halblogarithmisch aufgetragenen Dosis-Wirkungs-Kurve bzw. der Umformung nach Lineweaver-Burk

In der Dosis-Wirkungs-Kurve (Abb. 1.33) ist die Dosis-Wirkungs-Beziehung des Agonisten in Gegenwart des Antagonisten nach rechts verschoben. Die maximal auslösbare Wirkung bleibt erhalten, wenn auch höhere Konzentrationen dazu benötigt werden. Die Affinität des Agonisten scheint sich zu verringern (höhere ED 50 in Gegenwart des Antagonisten). Durch Transformation der Dosis-Wirkungs-Kurven nach Lineweaver-Burk (doppelt reziprok und linear) erhält man 2 Geraden, die einen gemeinsamen Schnittpunkt auf der Ordinate haben. Dieser Punkt entspricht

$1/V_{max}$ der Enzymkinetik und gibt die maximale Wirkungsstärke wieder. Die unterschiedlichen Schnittpunkte auf der Abszisse sind ein Maß für die Affinität ($-1/K_m$ der Enzymkinetik).

Nichtkompetitiver Antagonismus

Diese Art des Antagonismus ist dadurch gekennzeichnet, daß der Antagonist nicht am aktiven Zentrum des Rezeptors angreift, sondern z. B. an ein allosterisches Zentrum in der Umgebung des Rezeptormoleküls gebunden wird. Dadurch wird der Rezeptor so verändert, daß keine optimalen Bedingungen für den Agonisten herrschen. Die Bindungsverhältnisse zwischen Agonist und Rezeptor bleiben davon jedoch unberührt. Die Dosis-Wirkungs-Kurve (Abb. 1.34) zeigt, daß selbst hohe Dosen des Agonisten nicht in der Lage sind, die Hemmwirkung des Antagonisten vollständig aufzuheben. Die maximal mögliche Wirkung wird reduziert, während sich die Affinität des Agonisten dabei nicht ändert.

Im Lineweaver-Burk-Plot schneiden beide Geraden die Ordinate in unterschiedlichen Punkten (maximale Wirkungsstärke), treffen sich aber in einem gemeinsamen Punkt auf der Abszisse (Affinität).

Solch ein rein nichtkompetitiver Antagonismus ist in der Pharmakologie selten. Meist handelt es sich um Mischformen aus kompetitivem und nichtkompetitivem Antagonismus.

Kompetitiv-nichtkompetitiver Antagonismus

Wie die Dosis-Wirkungs-Kurve (Abb. 1.35) zeigt, wird in der gehemmten Reaktion die maximale Wirkung nicht mehr erreicht. Zusätzlich ist auch die Affinität des Agonisten vermindert.

Im Lineweaver-Burk-Diagramm schneiden beide Geraden Ordinate und Abszisse an unterschiedlichen Punkten. Der gemeinsame Schnittpunkt liegt links neben der Ordinate.

Funktioneller Antagonismus

Funktioneller Antagonismus besteht, wenn sich 2 Substanzen, die am gleichen Organ über unterschiedliche Angriffspunkte entgegengesetzte Effekte auslösen, in ihrer Wirkung aufheben. Ein bekanntes Beispiel ist das Paar Histamin-Noradrenalin. Die durch Histamin ausgelöste Vasodilatation wird durch Noradrenalin aufgehoben. Die Dosis-Wirkungs-Kurve eines funktionellen Antagonismus entspricht häufig der eines nichtkompetitiven Antagonismus.

Chemischer Antagonismus

Beim chemischen Antagonismus gehen 2 Substanzen (auch außerhalb des Organismus) eine Reaktion miteinander ein und inaktivieren sich gegenseitig. Ein Beispiel ist die antagonistische Wirkung von Protaminsulfat gegenüber Heparin. Die graphische Darstellung sieht wie ein kompetitiver Antagonismus aus.

1.4 Nebenwirkungen und Wirkungsabweichungen

Die Wirkungen eines Pharmakons ergeben sich aus der Summe aller ausgelösten Veränderungen des biologischen Systems. Fast kein Pharmakon hat jedoch nur eine Wirkung, sondern beeinflußt meist mehrere Körperfunktionen gleichzeitig. Von den möglichen Reaktionen ist nur die erwünscht, die zum therapeutischen Ziel führt, also die Wirksamkeit der Substanz bestimmt. Dies ist die *Hauptwirkung*. Die anderen sind zusätzliche Wirkungen neben der Hauptwirkung und tragen nur selten zum Therapieziel bei *(Nebenwirkungen)*. Sie können manchmal erwünscht sein und zur Unterstützung der Hauptwirkung führen (z. B. sedierende Wirkung einiger Antihypertensiva), sind aber in den meisten Fällen unerwünscht und schädlich für den Organismus. Nebenwirkung und unerwünschte Wirkung werden im allgemeinen Sprachgebrauch meist synonym verwendet, obwohl der Begriff der Nebenwirkung unscharf ist, da einmal das schädliche dieser Wirkungen nicht zum Ausdruck kommt und andererseits bei einer anderen Indikation eine „Nebenwirkung" zur Hauptwirkung werden kann. Ein Beispiel hierfür ist das Parasympatholytikum Atropin. Bei seiner Anwendung als Spasmolytikum sind Mundtrockenheit und Tachykardie unerwünschte Zusatzwirkungen, die jedoch zur Hauptwirkung werden, wenn Atropin zur Narkoseprämedikation bzw. zur Behandlung einer Sinusbradykardie verwendet wird. Sinnvoller und zweckmäßiger ist daher der Begriff der *unerwünschten Arzneimittelwirkung*. Er kennzeichnet die schädlichen Zusatzwirkungen einer Substanz, die unbeabsichtigt in therapeutischer Dosierung auftreten und nicht zum therapeutischen Erfolg beitragen.

Die Zunahme des Arzneimittelkonsums und die Entwicklung neuer Pharmaka führt zwangsläufig auch zu einer Zunahme von unerwünschten Arzneimittelwirkungen. Es gibt kein wirksames Pharmakon — von wenigen Ausnahmen, die dem Ideal sehr nahe kommen, abgesehen — das frei von unerwünschten Zusatzwirkungen ist. Nebenwirkungen sind zusammen mit der Wirksamkeit einer Substanz die wichtigen Kriterien zur Beurteilung des therapeutischen Wertes und der Sicherheit eines Arzneimittels. Eine absolute Sicherheit kann es nicht geben, da fast alle Arzneimittel über mehrere Angriffspunkte ihre Wirkungen entfalten, also wenig spezifisch und selektiv sind. Nutzen und Risiko müssen daher sorgfältig gegeneinander abgewogen werden. Die Unbedenklichkeit eines Arzneimittels bei einer bestimmten Indikation ergibt sich deshalb aus der Nutzen-Risiko-

Tabelle 1.8. Ursachen von Nebenwirkungen

Verstärkung der erwünschten Hauptwirkung (relative Überdosierung)
Haupt- und Nebenwirkung werden durch die Mitreaktion gleicher Rezeptoren in verschiedenen Organen ausgelöst
Haupt- und Nebenwirkung sind von einander unabhängig und werden durch verschiedene Rezeptoren am gleichen oder an anderen Organen ausgelöst
Allergische Reaktionen
Besondere Empfindlichkeit in der embryonalen, fetalen und postnatalen Entwicklungszeit
Besonderheiten des jeweiligen Lebensalters
Besondere Krankheitszustände
Genetische Faktoren
Arzneimittelinteraktionen
Mutagene und karzinogene Wirkungen

Abwägung, bei der mögliche Nebenwirkungen in Bezug zum erwarteten Therapieziel gesehen und bewertet werden. Im Vergleich zum therapeutischen Nutzen müssen die Nebenwirkungen vertretbar und angemessen sein. Bei einem Analgetikum, das zur Leukopenie führt, stehen Nutzen und Risiko in keinem Verhältnis. Andererseits ist bei der Therapie von Karzinomen mit einem Zytostatikum das Risiko einer Leukopenie anders zu beurteilen und unvermeidlich.

Die Ursachen von Nebenwirkungen sind vielfältig und in ihrem Mechanismus zum großen Teil unbekannt. Wichtige Ursachen von Nebenwirkungen sind in der Tabelle 1.8 zusammengestellt.

Vorhersehbar und häufig vermeidbar sind Nebenwirkungen, die sich von der Hauptwirkung herleiten. Eine relative Überdosierung von z. B. Digoxin, die sich aus einer gesteigerten Empfindlichkeit der Rezeptoren bei Hypokaliämie oder aus einer eingeschränkten renalen Elimination ergibt, wird wegen der geringen therapeutischen Breite herzwirksamer Glykoside leicht zu kardialen Nebenwirkungen (Arrythmien, Überleitungsstörungen) führen, denen bei Kenntnis der Situation durch Dosisreduktion begegnet werden kann. Vorhersehbar, aber nicht immer vermeidbar sind Nebenwirkungen, die zusammen mit der Hauptwirkung über spezifische Rezeptoren, aber unterschiedlicher Lokalisation, ausgelöst werden. Zur Therapie des Asthma bronchiale verwendete β-Sympathomimetika reagieren nicht nur mit den β-Rezeptoren des Bronchialsystems, sondern auch mit den kardialen β-Rezeptoren, so daß neben der erwünschten Bronchodilatation auch unerwünschte kardiale Wirkungen (Tachykardien) auftreten können. Die Gabe selektiver wirkender β_2-Sympathomimetika und die lokale Applikation als Aerosol vermindern Häufigkeit und Schwere der kardialen Nebenwirkungen.

Ein großer Teil der Nebenwirkungen wird über unspezifische Rezeptoren ausgelöst und steht nicht im Zusammenhang mit der Hauptwirkung. Sie lassen sich, wenn es sich um häufige Nebenwirkungen handelt, mit einer gewissen Wahrscheinlichkeit vorhersehen, sind aber meist nur schwer zu vermeiden. Noch komplizierter wird die Beurteilung, wenn es sich um sehr seltene Nebenwirkungen handelt, die nur dann aufgedeckt werden, wenn eine entsprechend große Anzahl von Patienten behandelt ist. Manchmal treten Nebenwirkungen erst mit einer Latenzzeit nach Beendigung einer Therapie auf (z. B. Knochenmarksaplasie nach Chloramphenicol) oder manifestieren sich nur bei chronischer Anwendung (z. B. interstitielle Nephritis bei Phenacetinabusus).

Von den unerwünschten Wirkungen, die in therapeutischer Dosierung auftreten, sind die toxischen Nebenwirkungen zu trennen, die bei absoluter Überdosierung auftreten. Sie können bei jedem Individuum ausgelöst werden, wenn die Dosis hoch genug ist.

Weitere Ursachen und Mechanismen unerwünschter Arzneimittelwirkungen sind in den folgenden Kapiteln besprochen.

1.4.1 Allergische Nebenwirkungen

Grundbegriffe der Immunologie

Antigene	Substanzen mit charakteristischen Gruppierungen und einem Mindestmolekulargewicht, die vom Organismus als fremd angesehen werden und eine Immunantwort auslösen können
Allergen	Zur Allergie führendes Antigen
Hapten	Niedermolekulare Substanz mit charakteristischen Gruppierungen, die erst nach Kopplung an ein größeres Molekül eine Immunantwort auslösen kann
Antikörper	Proteine (Gammaglobuline), die unter dem Einfluß eines Antigens gebildet werden und mit ihm reagieren können
Reagin	Zellständiger Antikörper (IgE) auf Mastzellen

Das Immunsystem ist ein Schutzsystem, mit dem sich der Organismus gegen eingedrungene Mikroorganismen (Infektionserreger), fremde Gewebe oder Zellen und Makromoleküle schützt. Auch Pharmaka können im Organismus Immunreaktionen auslösen, wenn sie selbst als Antigen wirken bzw. nach der Bindung an ein großes Molekül antigen werden. Die so ausgelösten Immunantworten werden als allergische Reaktion bezeichnet.

Antigene müssen ein Mindestmolekulargewicht aufweisen. Die meisten Pharmaka sind jedoch erheblich kleiner, so daß sie als Hapten fungieren und erst durch irreversible Bindung an Makromoleküle (z. B. Proteine) zum Vollantigen werden.

Die Hauptträger des Immunsystems sind kleine Lymphozyten aus den Stammzellen des Knochenmarks. Nach dem Ort ihrer Prägung zu immunkompetenten Zellen werden sie als *B-Lymphozyten* (*B*ursa fabricii bei Vögeln bzw. Knochenmark = „*b*one marrow" bei Säugern) und *T-Lymphozyten* (*T*hymus) klassifiziert. Dabei sind B-Zellen für die humorale und T-Zellen für die zelluläre Immunreaktion verantwortlich.

Ein in den Organismus eingedrungenes Antigen wird zunächst durch Makrophagen aufgenommen und verarbeitet. Dieser Vorgang steigert die Antigenität und ermöglicht die Antigenerkennung durch immunkompetente Zellen. Der von den Makrophagen an die Lymphozyten weitergegebene antigene Reiz führt unter Differenzierung und Proliferation zur Bildung von *Effektor- und Gedächtniszellen* (Abb. 1.36).

Humorale Immunität: Durch den Erstkontakt eines Antigens mit einer B-Zelle wandelt sich diese unter Beteiligung spezieller T-Zellen (sog. *T-Helferzellen*) in eine antigengeprägte Zelle um. Durch Differenzierung und Proliferation entsteht ein Klon (in einem Klon stammen alle Zellen von ei-

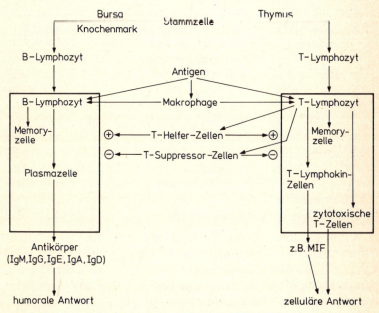

Abb. 1.36. Schematische Darstellung der Vorgänge bei der humoralen und zellulären Immunreaktion (s. Text)

ner Zelle ab) von Plasmazellen, die spezifische, gegen das die Immunantwort auslösende Antigen gerichtete Antikörper bilden. Diese primäre Immunreaktion führt nach 2- bis 4tägiger Latenzzeit zunächst zur Bildung von IgM-Antikörpern. Etwas später treten dann IgG hinzu.

Bei einem Zweitkontakt (sekundäre Immunreaktion) werden von Anfang an bevorzugt IgG gebildet. Die Antikörperbildung ist nun beschleunigt, da die zur Latenz führenden Vorgänge wie Antigenverarbeitung und Antigenerkennung wegen der noch vorhandenen *Gedächtniszellen* entfallen.

Antikörper gehen mit dem Antigen eine reversible Bindung ein (Antigen-Antikörper-Reaktion), die zur Neutralisation und Elimination des Antigens führt. An der Elimination des Antigens sind Phagozyten und das Komplementsystem beteiligt, das an den Antigen-Antikörper-Komplex angelagert und kaskadenartig aktiviert wird. Wenn das Antigen eine Zelle ist (z. B. Bakterium), kommt es zur Schädigung der Membran (es bilden sich Löcher, durch die Zellbestandteile austreten können), die Zelle stirbt ab und wird phagozytiert. Ist das Antigen ein Makromolekül, so wird durch das aktivierte Komplement die Phagozytose beschleunigt.

Zelluläre Immunität: Die Stimulierung eines T-Lymphozyten durch ein Antigen führt ebenfalls über eine Differenzierung und Proliferation zu einem Klon von Effektorzellen. Im Gegensatz zu den B-Zellen, bei denen nur eine Effektorzelle = Plasmazelle entsteht, entwickeln sich bei den T-Zellen verschiedene Typen von Effektorzellen. *Zytotoxische T-Zellen* (Killerzellen) können fremde Zellen vernichten. Andere sensibilisierte T-Zellen setzen Mediatoren frei, die in ihrer Gesamtheit als Lymphokine bezeichnet werden *(lymphokinbildende T-Zellen).* Solche Lymphokine können z. B. die Gefäßpermeabilität erhöhen („skin reactiv factor", SRF) oder Makrophagen in ihrer Beweglichkeit hemmen („migration inhibition factor", MIF). *T-Helferzellen* haben einen fördernden Einfluß auf die B-Zellen und unterstützen auch die Funktion der zytotoxischen und lymphokinbildenden T-Zellen. Eine 4. Gruppe von T-Effektorzellen sind die *T-Suppressorzellen,* die als regulierende Zellen die zellvermittelte und auch die humorale Immunantwort unterdrücken bzw. abschalten können. Memoryzellen sind auch hier das immunologische Gedächtnis.

Allergie: Der Begriff der Allergie bezeichnet eine veränderte Reaktionslage des Organismus, die sich bei wiederholtem Kontakt mit einem Allergen (Pharmakon) ausbildet. Dabei kann die Reaktion gegenüber der Substanz aufgehoben, abgeschwächt oder verstärkt sein. Wenn im allgemeinen Sprachgebrauch von Allergie gesprochen wird, so meint man die verstärkte, andersartige Reaktion, die in einem sensibilisierten Organismus durch wiederholte Gabe einer Substanz ausgelöst wird.

Das Charakteristische allergischer Reaktionen ist die weitgehende Dosisunabhängigkeit. Wenn ein Organismus sensibilisiert ist, genügt häufig schon eine geringe Dosis, um eine allergische Reaktion hervorzurufen.

Einen großen Einfluß auf das Risiko einer Sensibilisierung hat die Applikationsweise. Am größten ist es bei topischer Applikation einer Substanz auf Haut und Schleimhäute, während die enterale Applikation mit geringerem Risiko behaftet ist. Auch die Art der allergischen Reaktion ist häufig von der Applikationsweise abhängig. Anaphylaktische Reaktionen treten meist nach parenteraler Applikation auf, während Reaktionen vom Spättyp durch lokale Applikation begünstigt werden.

Neben einer individuellen Veranlagung zur Allergie spielen substanzspezifische Eigenschaften eine Rolle für ihre Entstehung. Da sich die Antikörperbildung nicht gegen das gesamte Antigenmolekül richtet, sondern durch eine bestimmte Konfiguration (determinante Gruppe) hervorgerufen wird, spricht man von Gruppenantigenität, wenn sensibilisierendes und auslösendes Antigen nicht identisch sind, d.h. Substanzen aus unterschiedlichen chemischen Gruppen, aber gemeinsamen Strukturmerkmalen, können die gleichen allergischen Reaktionen auslösen. Ein wichtiges Beispiel ist die sog. Para-Gruppe, denen eine NH_2-Gruppe in Para-Stellung des Benzolringes gemeinsam ist. In diese Gruppe gehören z.B. Sulfonamide, orale Antidiabetika vom Sulfonylharnstofftyp, Procain und p-Aminosalicylsäure, zwischen denen eine *Kreuzallergie* auftreten kann.

Allergische Reaktionen werden in Reaktionen vom Sofort- oder Frühtyp (humorale Sensibilisierung) und Reaktionen vom Spät- oder verzögerten Typ (zelluläre Sensibilisierung) eingeteilt.

1.4.1.1 Allergische Sofortreaktionen

Allergische Sofortreaktionen, bei denen immer Antikörper im Blut nachweisbar sind, werden durch eine Antigen-Antikörper-Reaktion hervorgerufen und treten in Sekunden bis Minuten (bis maximal eine Stunde) in einem sensibilisierten Organismus bei wiederholtem Kontakt mit dem Antigen auf *(anaphylaktische Reaktion)*. An ihrer Entstehung sind an Mastzellen gebundene Antikörper (Reagine) verantwortlich. Die Reaktion mit dem Antigen führt zur Mastzelldegranulation mit der Freisetzung von Histamin und anderen Mediatoren wie Serotonin, Bradykinin und SRS-A („slow reaction substance A").

Anaphylaktische Reaktionen können lokal oder generalisiert auftreten. Symptome einer lokalen Reaktion sind Urticaria, Quincke-Ödem, Asthma bronchiale oder Rhinitis. Die schwerste Form der anaphylaktischen Reaktion ist der *anaphylaktische* Schock mit Blutdruckabfall (Vasodilatation), Tachykardie und akutem Asthmaanfall (Bronchokonstriktion).

Überempfindlichkeitsreaktionen vom *zytotoxischen oder zytolytischen Typ* sind vor allem an Blutkörperchen gut untersucht. Es kommt zu Antigen-Antikörper-Reaktionen an der Oberfläche von Blutzellen, die zu einer Lyse oder Agglutination der beteiligten Zellen führen. Verschiedene Formen lassen sich differenzieren. Antigene können an die Oberfläche von Zellen gebunden werden. Die entsprechenden Antikörper reagieren unter Mitwirkung und Aktivierung von Komplement mit dem zellständigen (auf der Zelle fixierten) Antikörper und führen zur Lyse der Zelle.

Eine andere Möglichkeit der Auslösung einer zytotoxischen Reaktion besteht darin, daß Antigen und Antikörper bereits im Blut miteinander reagieren und dieser Komplex dann sekundär an die Zelloberfläche fixiert wird. Unter Beteiligung von Komplement wird die Zelle ebenfalls lysiert.

Je nach der betroffenen Zellreihe können isoliert oder kombiniert eine hämolytische Anämie, Leukopenie, Thrombozytopenie oder im schlimmsten Fall eine lebensbedrohende Agranulozytose auftreten.

Zu den Frühreaktionen gehören auch die *Immunkomplexreaktionen,* bei denen sich Antigen und Antikörper in Lösung zu Immunkomplexen verbinden. Die Auswirkungen dieser Komplexbildung hängen vor allem von den Mengenverhältnissen zwischen Antigen und Antikörper ab. Das *Arthus-Phänomen* — die lokalisierte Form der Immunkomplexreaktion — bildet sich bei lokalem Antikörperüberschuß. Es tritt z. B. auf, wenn einem sensibilisierten Individuum erneut das sensibilisierende Antigen (z. B. ein heterologes Serum) lokal injiziert wird. Unter Komplementbeteiligung präzipitieren die entstehenden Immunkomplexe und führen zu umschriebener Entzündung mit Nekrosen. Ein Antigenüberschuß im Blut verursacht eine generalisierte Überempfindlichkeitsreaktion, die sog. *Serumkrankheit,* mit den Symptomen Fieber, Übelkeit, Erbrechen, Lymphadenopathie, Nephritis, Gelenkschmerzen.

1.4.1.2 Allergische Reaktionen vom verzögerten Typ

Das Typische dieser Reaktionen ist die Latenzzeit (bis zu einem Tag) und die fehlende Antigen-Antikörper-Reaktion. Ausgelöst werden sie durch die Reaktion sensibilisierter T-Lymphozyten mit einem entsprechenden Antigen. Ein Beispiel einer solchen zellbedingten Immunreaktion ist die akute *Transplantatabstoßung* durch Killerzellen.

Die klassische Form dieser Reaktion vom verzögerten Typ ist die *Tuberkulinreaktion.* Die intrakutane Applikation von Tuberkulin (gelöste Bestandteile von Mykobakterien) führt nach einem Intervall von etwa 24 h zu einer Hautreaktion an der Injektionsstelle, wenn das betreffende Individuum früher schon eine Infektion mit Mykobakterien durchgemacht hat. Eine positive Tuberkulinreaktion zeigt lediglich an, daß eine Infektion

Tabelle 1.9. Übersicht allergischer Reaktionen

Typ	Antikörper	Mediatoren	Auslösende Pharmaka	Krankheitsbild
Anaphylaktische Reaktion	IgE	Histamin Serotonin Bradykinin SRS-A	Penicillin Acetylsalicylsäure Weitere Antibiotika	Urticaria Rhinitis Asthma Anaphylaktischer Schock
Zytotoxische und zytolytische Reaktionen	IgG/IgM	Komplement	Phenacetin Penicillin INH Acetylsalicylsäure Chloramphenicol	Hämolytische Anämie Thrombozytopenie Leukopenie Agranulozytose
Immunkomplexreaktion	IgG/IgM	Komplement	Heterologes Serum Streptokinase Hydralazin Procain Penicillin Streptomycin	Serumkrankheit Lupus erythematodes Erythema nodosum Nephritis Periarthritis
Verzögerte Reaktion	T-Lymphozyten	Lymphokine	Procain Penicillin Streptomycin Insulin Phenothiazine	Transplantatabstoßung Kontaktekzem

stattgefunden hat, über die Aktivität einer aktuellen Infektion sagt sie jedoch nichts aus.

In ähnlicher Weise entwickelt sich eine Kontaktallergie gegen Metalle oder auch Pharmaka, die nach Komplettierung zum Vollantigen T-Lymphozyten sensibilisieren. Der wiederholte Kontakt führt zu einer Freisetzung von Lymphokinen aus entsprechenden T-Zellen und ruft eine Entzündungsreaktion (Ekzem) hervor. Eine Zusammenfassung möglicher allergischer Reaktionen und häufig daran beteiligter Pharmaka gibt die Tabelle 1.9.

1.4.2 Nebenwirkungen in der embryonalen und fetalen Entwicklungszeit

Fast alle Arzneimittel und Umweltstoffe bzw. ihre Metaboliten erreichen Embryo und Fetus, da die Plazenta für diese meist nicht sehr hochmolekularen Substanzen keine wirkungsvolle Barriere ist. Embryo, Fetus und Plazenta sind zusätzliche Verteilungsräume, die sich unterschiedlich schnell mit dem mütterlichen Organismus ins Gleichgewicht setzen. Die Höhe der Konzentration eines Pharmakons oder seiner Metaboliten in den sich differenzierenden Zellen des wachsenden Organismus hängt von zahlreichen Faktoren ab: Pharmakokinetik und Metabolismus in der Mutter, plazentarer Metabolismus und Übergang auf den Embryo, Verteilung und Stoffwechsel (sehr gering) im Embryo, Elimination durch Embryo und Mutter.

Im Anschluß an die Thalidomidkatastrophe wurde die Wirkung von Pharmaka in der Schwangerschaft intensiver untersucht. Dabei fanden sich Gesetzmäßigkeiten, die im Tierversuch genauso wie für die menschliche Schwangerschaft gelten.

Die wichtigste Erkenntnis ist, daß die Empfindlichkeit des Embryo gegenüber Noxen von seinem Entwicklungsstadium abhängig ist. Entsprechend lassen sich Blasto-, Embryo- und Fetopathien (Abb. 1.37) unterscheiden, deren Manifestationsformen unterschiedlich sein können. In allen Stadien kann ein Übermaß der Schädigung zum Absterben der Frucht führen. Mißbildungen sind bei Überleben möglich.

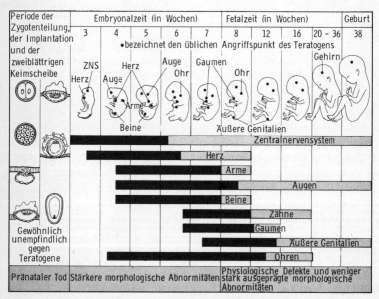

Abb. 1.37. Schematische Darstellung der Entwicklungsperioden, in denen der menschliche Embryo bzw. Fetus durch Teratogene gefährdet ist. Schwarze Felder bezeichnen Perioden hoher Gefährdung, graue Felder Perioden weniger starker Empfindlichkeit. (E. J. Ariëns, E. Mutschler und A. M. Simonis: Allgemeine Toxikologie, G. Thieme, Stuttgart, 1978)

Während der *Blastogenese (Vorkeimblattstadium)* − und vor allem vor der Implantation − sind die Zellen relativ unempfindlich. Die Folgen einer Schädigung hängen vom Ausmaß der Schädigung ab: Ist sie sehr stark, so kommt es zum Fruchttod, während geringere durch die omnipotenten Zellen noch kompensiert werden können.

Am empfindlichsten ist die sich anschließende Phase der *Embryogenese (Organogenese),* in der zeitlich versetzt die verschiedenen Organe ausgebildet werden. Diese Phase liegt beim Menschen zwischen dem 15. und 50. Schwangerschaftstag und ist durch ausgeprägtes Zellwachstum und Zellvermehrung gekennzeichnet. Schädigungen während dieser Periode führen zu schweren Mißbildungen und Funktionsstörungen verschiedener Organe, deren Lokalisation von der Organotropie des Pharmakons und dem Zeitpunkt der Einwirkung abhängt.

Organspezifisch wirkende Substanzen führen zu bevorzugter Schädigung einzelner Organe, wenn das Pharmakon zum Zeitpunkt der entsprechenden Organanlage eingenommen wird. So werden z. B. die Extremitäten zwischen Tag 24 und 40 der Schwangerschaft angelegt. Thalidomid wirkt organspezifisch auf die Extremitätenanlage und führte daher bei Einnahme in der sensiblen Phase zu Phokomelien.

Zytostatika dagegen wirken phasenspezifisch: Die Schädigung erstreckt sich nicht auf eine bestimmte Organanlage, sondern jedes Gewebe, das zum Zeitpunkt der Gabe angelegt wird oder proliferiert, kann geschädigt werden. Deshalb resultiert kein typisches Mißbildungsmuster; die unterschiedlichsten Mißbildungen, Funktionsstörungen oder Fruchttod sind möglich.

Der letzte Teil der Schwangerschaft ist die *Fetogenese.* Die Organe sind angelegt, aber noch nicht ausgereift. Noxen während dieser Periode werden daher zu funktionellen Schäden einzelner Organe führen. Einige Befunde sprechen dafür, daß geringgradige Schädigungen (Wachstumshemmung oder leichte Funktionsstörungen einzelner Organe) kompensiert werden können und bald nach der Geburt nicht mehr feststellbar sind. Besonders empfindlich ist jedoch das ZNS, dessen Reifung auch bei der Geburt noch nicht abgeschlossen ist.

Ein Arzneimittel ist dann verdächtig, teratogen zu sein, wenn plötzlich eine bestimmte Mißbildungsform gehäuft auftritt und dabei ein Zusammenhang mit der vermehrten Einnahme eines Medikaments besteht, wie dies beim Thalidomid der Fall war. Als sicher teratogen gelten für den Menschen z. B. Zytostatika und Androgene. Die Bedeutung des Alkohols wurde lange unterschätzt. Heute ist jedoch unumstritten, daß größere Mengen Alkohol während der Schwangerschaft zu einem charakteristischen Mißbildungssyndrom (fetales Alkoholsyndrom) führen, das durch Mikrozephalie mit Lern- und Entwicklungsstörungen gekennzeichnet ist.

Zahlreiche Arzneimittel stehen in dem Verdacht, teratogen zu sein. Als Beispiel seien die Antiepileptika genannt, die die Mißbildungsrate gering erhöhen. Andererseits scheint auch bei einer unbehandelten Epilepsie das teratogene Risiko vergrößert, so daß schwer zu entscheiden ist, ob die Gabe von Antiepileptika das Risiko noch zusätzlich vergrößert.

Noch nicht zu übersehen ist das Problem der transplazentaren Karzinogenese, die erstmals nach Gabe von Diäthylstilböstrol beschrieben wurde. Bei Mädchen, deren Mütter in der Schwangerschaft wegen einer drohenden Fehlgeburt diese Substanz erhielten, entwickelten sich in einem hohen Prozentsatz Vaginalkarzinome.

Bei der Behandlung mit Medikamenten in der Schwangerschaft muß im Einzelfall das Risiko für Mutter und Embryo abgewogen werden. Folgende Punkte sollten beachtet werden: Bei strenger Indikationsstellung dürfen nur solche Substanzen angewandt werden, die nach dem jeweiligen Wissensstand das geringste Risiko tragen. Das wird vor allem für Substanzen zutreffen, die seit langer Zeit therapeutisch genutzt werden und in ihrem Risiko abschätzbar sind. Da auch teratogene Wirkungen dosisabhängig sind, sollte stets die kleinste wirksame Dosis gewählt werden. Kombinationen sind ebenso wie neue Arzneimittel zu vermeiden.

1.4.3 Nebenwirkungen in der Postnatalperiode

Besonderheiten des kindlichen Stoffwechsels in der Neugeborenenperiode können die Ursache typischer Nebenwirkungen in diesem Lebensabschnitt sein. In dieser Zeit ist z.B. die Bindungsfähigkeit der Plasmaeiweiße für Pharmaka und auch körpereigene Substanzen noch herabgesetzt. Wenn in dieser Periode z.B. Sulfonamide gegeben werden, so können sie Bilirubin aus der Eiweißbindung verdrängen und wegen der nicht voll ausgebildeten Blut-Hirn-Schranke die Entstehung eines Kernikterus begünstigen.

Eine andere Nebenwirkung, die in Unkenntnis der Besonderheiten des Neugeborenenstoffwechsels auftrat, ist das häufig tödlich verlaufende Grey-Syndrom nach Gabe von Chloramphenicol. Wegen der physiologischen Glucuronidierungsschwäche des Neugeborenen und seiner eingeschränkten renalen Eliminationsmechanismen ist die Halbwertszeit des Chloramphenicol auf über 24 h verlängert. Die Folge ist eine Kumulation mit verstärkter Toxizität (Herz-Kreislauf-Versagen). Deshalb muß bei Gabe von Chloramphenicol im Neugeborenenalter die Dosis entsprechend reduziert werden.

1.4.4 Sekundäre Nebenwirkungen

Sekundäre Nebenwirkungen sind nicht auf die direkten Wirkungen einer Substanz zurückzuführen, sondern entstehen indirekt als Folge der Hauptwirkung. Ein bekanntes Beispiel ist die *Jarisch-Herxheimer-Reaktion,* die bei der Therapie des Typhus oder der Syphilis auftreten kann. Wird die Behandlung dieser Infektionskrankheiten mit zu hohen Dosen Chloramphenicol bzw. Penicillin durchgeführt, so werden durch die Schädigung der Erreger Endotoxine freigesetzt, die zu Fieber, Kopfschmerzen, Hautreaktionen und einer Verstärkung des allgemeinen Krankheitsgefühls führen. Mit einer einschleichenden Therapie kann die Reaktion gemildert werden.

Die *Superinfektion* im Verlauf einer Chemotherapie ist ein weiteres Beispiel einer sekundären Nebenwirkung. So führt die Therapie mit sog. Breitbandantibiotika, wie z. B. Tetracyclinen, bei oraler Gabe auch zu einer Schädigung der physiologischen Darmflora. Resistente, pathogene Keime (z. B. Staphylokokken, Pseudomonas, Proteus, Hefen) können dadurch in ihrem Wachstum begünstigt werden und zu Superinfektionen im Bereich des Magen-Darm-Traktes führen. Ein besonders gravierendes und lebensbedrohliches Krankheitsbild ist die sog. postantibiotische Enterokolitis (pseudomembranöse Colitis), die durch ein Überwuchern resistenter, enterotoxinbildender Staphylokokken ausgelöst wird.

1.4.5 Pharmakogenetik

Neben der genetisch festgelegten Empfindlichkeit des Einzelnen gegenüber der Wirkung eines Pharmakons können auch Abweichungen vom Normal- oder Kollektivverhalten gehäuft bei Familien, Völkern und Rassen auftreten. Der Zweig der Pharmakologie, der sich mit den erblich bedingten Wirkungsunterschieden von Pharmaka beschäftigt, wird als *Pharmakogenetik* bezeichnet.

Ein gut untersuchtes Beispiel ist die Wirkung von Primaquin auf menschliche Erythrozyten. Vor allem Mittelmeeranrainer und Neger Afrikas reagieren auf dieses Chemotherapeutikum (Malariabehandlung) mit einer abnorm starken Methämoglobinbildung und Hämolyse. Die Ursache ist ein erythrozytärer Mangel an *Glucose-6-phosphat-Dehydrogenase*. Dieses Enzym des Pentosephosphatweges liefert Reduktionsäquivalente ($NADPH_2$), die teilweise zur Reduktion von Methämoglobin und Glutathion benötigt werden. Ein Enzymmangel führt daher zu einer eingeschränkten Reduktion von Methämoglobin und Glutathion. (Glutathion ist zur Stabilität und Integrität der Erythrozytenmembran notwendig.)

Auch die Geschwindigkeit, mit der Fremdstoffe metabolisiert werden, ist genetisch fixiert. So wird z. B. INH unterschiedlich schnell acetyliert. Die

Halbwertszeit dieser Substanz schwankt daher zwischen 1 h (Schnellacetylierer) und ca. 2,5 h (Langsamacetylierer), da die *Acetyltransferase* in 2 verschieden aktiven Formen vorkommt. Die Europäer verteilen sich etwa gleichmäßig auf die beiden Gruppen, während Eskimos zu ca. 98% Schnellacetylierer sind. Diesem unterschiedlichen Verhalten muß die Dosierung Rechnung tragen, da bei gleicher Dosis Nebenwirkungen in der Gruppe der Langsamacetylierer häufiger sind.

Ein weiteres Beispiel für genetisch bedingte Wirkungsunterschiede ist der Polymorphismus der *Cholinesterase*. Succinylbischolin, ein kurzwirkendes peripheres Muskelrelaxans, wird durch dieses Enzym normalerweise rasch inaktiviert. Bei einzelnen Individuen kann Succinylbischolin jedoch eine langanhaltende Wirkung von mehreren Stunden haben. Der Grund hierfür ist eine atypische Cholinesterase, die Succinylbischolin nur langsam spaltet.

1.4.6 Wirkstoffinteraktionen

Wenn sich 2 oder mehrere Pharmaka gegenseitig beeinflussen und qualitative und/oder quantitative Wirkungsänderungen resultieren, dann spricht man von *Wechselwirkung* oder *Interaktion*. Die Folgen einer Interaktion können sein:

1. Die Wirkung eines Erstpharmakons wird durch eine zweite Substanz verstärkt oder abgeschwächt.
2. Die Wirkungsqualität des Erstpharmakons wird verändert. Es treten zusätzliche Wirkungen auf bzw. die unerwünschten Wirkungen nehmen zu.

Wechselwirkungen sind ein ständig wachsendes Problem, das mit dem steigenden Arzneimittelverbrauch und der (immer häufigeren) kombinierten Anwendung mehrerer Arzneimittel verbunden ist. Auch die zunehmende Selbstmedikation mit rezeptfreien Arzneimitteln (Laxantien, Antacida, Analgetika) fördert die Möglichkeit einer Interaktion und führt zu unbeabsichtigten Kombinationseffekten.

Abgesehen von den wenigen Fällen, in denen eine begründete und sinnvolle Kombination zu einer erwünschten Verstärkung der Hauptwirkung (z. B. Co-Trimoxazol, Antihypertensiva) oder zu einer Abschwächung von Nebenwirkungen führt, sind Arzneimittelinteraktionen meist unerwünscht und nachteilig für den Patienten. Trotz der großen Anzahl von möglichen Interaktionen beschränken sich klinisch relevante Wechselwirkungen doch nur auf relativ wenige Substanzgruppen. Es handelt sich meist um Substanzen mit geringer therapeutischer Breite und steiler Dosis-Wirkungs-Beziehung, d.h. geringfügige Konzentrationsänderungen können das Ausmaß der Wirkung beträchtlich verändern.

Interaktionen können auf allen Stufen der Pharmakokinetik und Pharmakodynamik auftreten. Wechselwirkungen in der pharmazeutischen Phase (Inkompatibilität zwischen den Wirkstoffen bzw. zwischen Wirk- und Hilfsstoff) sollen hier nicht besprochen werden.

Pharmakokinetische Interaktionen

Pharmakokinetische Interaktionen sind bei der Resorption, der Verteilung, der Plasmaeiweißbindung, der Biotransformation und der renalen Ausscheidung möglich. Aus der Vielzahl sich ergebender Interaktionen sollen nur einige Beispiele angeführt werden. Die *Resorption* eines Pharmakons aus dem Magen-Darm-Trakt kann über verschiedene Mechanismen durch ein Zweitpharmakon beeinflußt werden. Tetracycline z. B. bilden mit zwei- oder dreiwertigen Kationen schwer resorbierbare Chelate, so daß die begleitende Einnahme von Milch (Calcium) oder Antacida (Aluminium, Magnesium) die Resorption von Tetracyclinen vermindert. Die gleichzeitige Einnahme von Tetracyclinen und Eisenpräparaten wird sowohl die Resorption der Tetracycline als auch die des Eisens reduzieren.

Der Ionenaustauscher Cholestyramin (zur Therapie der Hypercholesterinämie) bindet nicht nur Gallensäuren und Cholesterin, sondern auch herzwirksame Glykoside, Schilddrüsenhormone oder Cumarine, so daß bei gleichzeitiger Gabe die Resorption des Zweitpharmakons verhindert werden kann. Andererseits kann dieses Verhalten bei Intoxikationen mit Digitoxin therapeutisch genutzt werden, da Cholestyramin durch die Bindung von Digitoxin dessen enterohepatischen Kreislauf unterbricht und damit die Plasmakonzentration senkt.

Antacida können durch eine Änderung des pH der oberen Darmabschnitte die Resorption saurer oder basischer Pharmaka modifizieren (s. S. 8).

Eine Beschleunigung der Darmpassage durch Laxantien beispielsweise kann die Resorption eines Zweitpharmakons vermindern, während die Ruhigstellung des Magen-Darm-Traktes durch Spasmolytika wie Atropin die Resorptionsquote verbessern kann.

Die Probleme der Konkurrenz um die *Plasmaeiweißbindung* sind auf S. 20 besprochen. Hier sei nur daran erinnert, daß diese Wechselwirkung dann bedeutungsvoll wird, wenn Pharmaka über 95% an Eiweiß gebunden sind.

Eine überraschende Arzneimittelinteraktion mit klinischer Bedeutung, die auf einer Änderung des *Verteilungsvolumens* beruht, wurde bei der gleichzeitigen Gabe von Digoxin und Chinidin beobachtet. Die kombinierte Gabe beider Substanzen führt zu einer Erhöhung der Glykosidkonzentration. Obwohl der Mechanismus dieser Interaktion noch nicht vollständig geklärt ist, deuten einige Befunde darauf hin, daß das Verteilungsvolumen für Digoxin durch Chinidin verkleinert wird. Zusätzlich scheint auch die renale Ausscheidung von Digoxin eingeschränkt zu sein.

Induktion und Hemmung des mikrosomalen Cytochrom-P_{450}-Systems sind die Ursachen von Interaktionen bei der *Biotransformation*. Bedeutsame Induktoren wie Barbiturate oder Rifampicin beschleunigen nicht nur ihren eigenen Abbau, sondern führen auch zu einer Wirkungsabnahme anderer Pharmaka, die über dieses System metabolisiert werden (z. B. Cumarine, Steroidhormone).

Pharmaka können auch auf Grund größerer Affinität oder höherer Konzentration das P_{450}-System für andere Pharmaka blockieren und deren Abbau hemmen. Ein Beispiel hierfür ist Chloramphenicol, das, obwohl es selbst nicht durch dieses System metabolisiert wird, den Abbau von Phenytoin, Cumarinen oder Tolbutamid hemmt. Weitere Beispiele für Interaktionen auf der Ebene der Biotransformation sind auf S. 34f. aufgeführt.

Arzneimittelinteraktionen bei der *renalen Ausscheidung* sind einmal durch Konkurrenz um die aktive tubuläre Sekretion und zum anderen durch Änderungen des Harn-pH möglich. Ein Beispiel für den ersten Fall ist die Konkurrenz zwischen Penicillinen und Probenecid mit der daraus resultierenden Eliminationsverzögerung des Antibiotikums. Daneben können Pharmaka auch die Ausscheidung körpereigener Substanzen beeinflussen. Thiaziddiuretika konkurrieren mit der Harnsäure um die aktive Sekretion und führen bei disponierten Patienten zu einem akuten Gichtanfall.

Eine Änderung des Harn-pH beeinflußt die pH-abhängige passive Rückdiffusion schwacher Basen oder Säuren. Ein alkalischer Harn führt zu einer vermehrten Rückresorption von Basen (z. B. Amphetamin) und beschleunigt andererseits die Ausscheidung von Säuren (z. B. Barbiturate), während in einem sauren Harn Basen besser ausgeschieden werden und Säuren vermehrt rückresorbiert werden (s. S. 39).

Pharmakodynamische Interaktionen

Pharmakodynamische Interaktionen betreffen Probleme des Synergismus und Antagonismus auf der Ebene des Rezeptors oder eines Regelkreises. Auch hier sollen aus der Vielzahl möglicher Interaktionen nur einige Beispiele genannt werden.

Ein bekanntes Beispiel ist die Wirkungsverstärkung zentral wirksamer Pharmaka durch die gleichzeitige Einnahme von Alkohol. Die Sensibilisierung des Herzens gegen Katecholamine durch halogenierte Kohlenwasserstoffe wie z. B. Halothan und das Auftreten von Extrasystolen bei der Gabe von β-Sympathomimetika ist ebenfalls eine pharmakodynamische Wirkungsverstärkung.

Zu einer Abschwächung der Wirkung führt z. B. die Kombination von Penicillinen und bakteriostatisch wirkenden Chemotherapeutika wie Sulfonamide, da die Wirkung der Penicilline an proliferierende Keime gebunden ist. Die Kombination antihypertensiv wirkender Pharmaka (z. B. Guanethidin, Clonidin) mit trizyklischen Antidepressiva wie Imipramin führt zu einer Abschwächung der antihypertensiven Wirkung, da durch trizyklische Antidepressiva der sympathische Tonus (Hemmung der neuronalen Wiederaufnahme von Katecholaminen) erhöht wird. Die Verringerung der blutzuckersenkenden Wirkung von Insulin oder Sulfonylharnstoffen bei Diabetikern durch gleichzeitige Gabe von Glucocorticoiden (Steigerung der Gluconeogenese) ist ebenfalls eine pharmakodynamische Interaktion. Vermehrte Kaliumausscheidung durch Diuretika oder Kaliumverlust durch Laxantien führen zu einer Wirkungsverstärkung herzwirksamer Glykoside.

Interaktion mit Nahrungsbestandteilen

Pharmaka können auch mit Nahrungsbestandteilen zu Interaktionen führen, die sowohl auf der Ebene der Pharmakokinetik als auch auf der Ebene der Pharmakodynamik auftreten können.

Tetracycline werden bei gleichzeitiger Einnahme mit Milch (Ca^{2+}!) kaum noch resorbiert. Die Resorption von Griseofulvin dagegen wird durch eine fettreiche Mahlzeit verbessert. Antikoagulantien von Cumarintyp sind kompetitive Antagonisten des Vitamin K bei der Synthese einiger Gerinnungsfaktoren in der Leber. Eine Vitamin-K-reiche Kost kann daher die Wirkung der Cumarine abschwächen.

Akute Blutdruckkrisen sind möglich, wenn während einer Therapie mit Monoaminoxidasehemmstoffen tyraminhaltige Nahrungsmittel (z. B. Käse) aufgenommen werden. Wegen des gehemmten Katecholaminabbaus setzt Tyramin als indirektes Sympathomimetikum vermehrt Katecholamine frei, die dann zu einer überschießenden Reaktion führen.

Tertiäre und sekundäre Amine werden in Gegenwart von Nitrit und Säure mit unterschiedlicher Geschwindigkeit in karzinogene Nitrosamine umgewandelt. Ein Beispiel hierfür ist Aminophenazon: Im sauren Milieu des Magens entsteht mit Nitriten (z. B. aus Fleischprodukten) Dimethylnitrosamin. Aminophenazon wurde deshalb aus dem Handel genommen.

1.4.7 Arzneimittelmißbrauch und Abhängigkeit

Arzneimittelmißbrauch ist die indikationslose, ärztlich unbegründete Einnahme von Arzneimitteln. Eine Reihe von Pharmaka beeinflussen psychische und physische Leistungen. Wenn die Wirkungen dieser Substanzen als angenehm und stimulierend empfunden werden, besteht die Gefahr des Mißbrauchs, da die Einnahme nur den Zweck verfolgt, die als angenehm empfundenen Effekte zu erleben. Häufig ist es die euphorisierende Wirkung, die dazu führt, daß die Substanzen zunächst wiederholt und schließlich kontinuierlich eingenommen werden: Es entwickelt sich eine *Abhängigkeit*.

Der Begriff der Abhängigkeit wurde von der WHO eingeführt, um den unscharfen Begriff der „Sucht" zu vermeiden. Abhängigkeit ist definiert als: ein Zustand, psychischer und manchmal auch physischer Art, der sich aus der Wechselwirkung eines lebenden Organismus mit einem Pharmakon ergibt und durch Verhaltens- und andere Reaktionen gekennzeichnet ist, die immer den Zwang einschließen, das Pharmakon kontinuierlich oder periodisch einzunehmen, um dessen psychische Effekte zu erleben und manchmal auch, um das Unangenehme seines Fehlens zu vermeiden.

In dieser Definition werden psychische und physische Abhängigkeit unterschieden.

Psychische Abhängigkeit beinhaltet das Verlangen, eine Substanz kontinuierlich wegen der Wirkungen einzunehmen. Dabei tritt keine oder nur eine geringe Toleranzentwicklung auf und Entzugssymptome fehlen in der Regel.

Physische oder körperliche Abhängigkeit ist gekennzeichnet durch zwanghaftes Verlangen nach der Substanz, dem Auftreten von Entzugssymptomen bei Unterbrechung der Zufuhr und der Tendenz zur Dosissteigerung (Toleranzentwicklung).

Toleranz, psychische und physische Abhängigkeit müssen nicht immer gemeinsam vorhanden sein. Während beim Morphin alle 3 Phänomene auftreten, führt Cocain zu ausgeprägter psychischer Abhängigkeit ohne Toleranz und physischer Abhängigkeit. Halluzinogene vom LSD-Typ lösen im Vergleich zu Morphin eine geringere psychische Abhängigkeit aus, jedoch entwickelt sich bei schneller Toleranzentwicklung keine physische Abhängigkeit.

Physische Abhängigkeit ist immer mit Toleranzentwicklung verbunden, während Toleranzentwicklung nicht unbedingt an physische Abhängigkeit gekoppelt ist.

Auf Grund der unterschiedlichen Merkmale unterscheidet die WHO die in der Tabelle 1.10 zusammengefaßten Abhängigkeitstypen.

Das wichtigste Kriterium der physischen Abhängigkeit ist das Auftreten von Entzugssymptomen bei Unterbrechung der Zufuhr. Diese Symptome beginnen beim Morphinentzug etwa 10 h nach der letzten Gabe. Sie verstärken sich in ihrer Intensität und sind zwischen 48 und 72 h voll ausgebildet. Im Verlauf mehrerer Tage (ca. 10–14) klingen sie dann langsam ab. Toleranz und physische Abhängigkeit sind danach nicht mehr vorhanden.

Zu den wichtigsten Symptomen, die selten so schwer sind, daß sie das Leben des Abhängigen bedrohen, gehören körperliche und innere Unruhe, Schlaflosigkeit, Tränenfluß, Nasenlaufen, Schwitzen und Hyperthermie,

Tabelle 1.10. Abhängigkeitstypen nach der WHO-Klassifikation

Typ	Psychisch	Physisch	Toleranz
Morphin	+++	+++	+++
Alkohol/Barbiturate	++	++	++
Cocain	+++	(+)	(+)
Amphetamin	++	(+)	+++
LSD	+	0	+++
Cannabis	+	0	(+)

Gänsehaut, Mydriasis, Erhöhung von Blutdruck und Pulsfrequenz, Übelkeit, Erbrechen, Durchfälle, abdominelle Schmerzen und Krämpfe in den Beinen. Einzelne Symptome, vor allem die Schlaflosigkeit, können auch über Monate weiterbestehen.

1.4.8 Gewöhnung und Tachyphylaxie

Die wiederholte Applikation eines Pharmakons kann zu einem Wirkungsverlust führen, der als *Gewöhnung* oder *Toleranz* bezeichnet wird. Um die ursprüngliche Wirkung zu erzielen, müssen immer höhere Dosen appliziert werden. Als Ursache der Toleranz werden pharmakokinetische oder metabolische bzw. pharmakodynamische oder zelluläre Prozesse angesehen.

Ein Beispiel einer pharmakokinetischen Toleranzentwicklung ist die Gewöhnung gegenüber bestimmten Barbituraten. Diese Barbiturate führen zu einer Induktion des arzneimittelabbauenden Enzymsystems der Leber. Da diese Substanzen selbst in der Leber metabolisiert werden, beschleunigen sie durch die Induktion ihre eigene Elimination. Bei der Toleranz gegenüber Morphin dominieren pharmakodynamische Prozesse, da die Elimination nicht wesentlich beschleunigt ist. Der genaue Mechanismus dieser Toleranzentwicklung ist unbekannt. Interessanterweise unterliegen nicht alle Wirkungen des Morphins der Toleranzentwicklung: Die erregenden Wirkungen (Auge, Magen-Darm-Trakt) sind nur wenig von diesem Phänomen betroffen.

Beide Formen der Toleranzentwicklung sind reversibel. Nach einem dosisfreien Intervall kehrt die ursprüngliche Empfindlichkeit zurück.

Eine besonders schnell einsetzende und schnell sich erholende Gewöhnung ist die *Tachyphylaxie*. Ein Beispiel ist der Wirkungsverlust indirekter Sympathomimetika wie z.B. Ephedrin. Diese Substanz wirkt über eine Freisetzung von präsynaptisch gespeichertem Noradrenalin. Durch die wiederholte Gabe werden die Speicher entleert und die Wirkung nimmt ab. Nach erneuter Auffüllung der Speicher (Applikationspause) hat Ephedrin wieder volle Wirksamkeit. Der Unterschied zur Toleranz besteht darin, daß der Wirkungsverlust in kürzester Zeit auftritt und nicht durch steigende Dosen kompensiert werden kann.

1.5 Präklinische und klinische Prüfung von Arzneimitteln

Im Rahmen dieses Buches kann nur ein kursorischer Überblick über die verschiedenen Phasen der Arzneimittelprüfung gegeben werden, ohne daß auf die besondere Problematik und die Würdigung ethischer und rechtlicher Grundsätze näher eingegangen wird.

Ziel der Prüfungen ist der Nachweis der *Wirksamkeit* und *Unbedenklichkeit* eines Arzneimittels. Sie werden durch das Arzneimittelgesetz von 1978 geregelt, das vorschreibt, welche Untersuchungen im präklinischen und klinischen Teil der Prüfungen durchgeführt werden müssen.

Wirksamkeit im Sinne des Gesetzes ist der Nachweis, daß die beabsichtigte therapeutische Wirkung bei einer bestimmten Erkrankung zuverlässig reproduzierbar ist, und führt damit zur Beurteilung des therapeutischen Wertes eines Arzneimittels. Ein Beispiel soll das verdeutlichen. Wenn eine Substanz zur Erschlaffung der glatten Muskulatur der Gefäße führt und dadurch der Blutdruck gesenkt wird, so entspricht dies der Wirkung der Substanz. Wirksamkeit besteht jedoch erst dann, wenn diese Substanz bei einer größeren Anzahl von Patienten mit einem Bluthochdruck diesen zuverlässig senkt. Wirksamkeit bedeutet also therapeutische Wirkung in Bezug auf eine bestimmte Indikation.

Die Unbedenklichkeit ergibt sich aus der Nutzen-Risiko-Abwägung. Die möglichen Nebenwirkungen werden in bezug zum erwarteten Therapieziel gesehen und bewertet. Im Vergleich zum therapeutischen Nutzen müssen die Nebenwirkungen vertretbar sein (s. auch S. 68).

1.5.1 Präklinische Prüfung

In dieser Phase stehen pharmakologische und toxikologische Untersuchungen an gesunden Tieren oder tierexperimentellen Krankheitsäquivalenten im Vordergrund.

Nach der Synthese einer Substanz wird zunächst im Screeningverfahren versucht, pharmakologische Effekte aufzudecken und den Rahmen der Toxizität abzustecken. Diesem orientierenden Überblick folgen dann spezielle pharmakologische und toxikologische Untersuchungen, die eine genaue Analyse der Einzeleffekte zum Inhalt haben. Fragen der Pharmakodynamik werden am Ganztier, isolierten Organen, Zellen, subzellulären Strukturen und Enzympräparationen studiert, um den Wirkungsmechanismus aufzuklären. Dabei gilt das Augenmerk nicht nur der Hauptwirkung, sondern auch den Einflüssen auf andere Körperfunktionen wie Kreislauf, Atmung oder ZNS.

Der Vergleich mit bekannten Substanzen erlaubt eine erste Abschätzung, ob die zu prüfende Substanz Vorteile bringt. Fragen nach der Dosis und der Wirkungsdauer müssen in dieser frühen Phase schon beantwortet werden. Geklärt werden muß auch, ob die repetierte Anwendung zu qualitativen und quantitativen Änderungen des Wirkungsbildes führt.

Parallel zu den pharmakodynamischen Analysen werden pharmakokinetische Untersuchungen bei einmaliger und wiederholter Gabe durch unterschiedliche Applikationsweisen durchgeführt. Die Bioverfügbarkeit wird geprüft und galenische Fragestellungen bearbeitet.

Eng verknüpft mit den pharmakologischen Untersuchungen wird die Toxizität an verschiedenen Tierspezies bestimmt. Sie erlaubt eine erste Risikoabschätzung möglicher toxischer Wirkungen für die Anwendung am Menschen. Bei der Prüfung der akuten Toxizität wird die LD 50 bestimmt, doch muß man sich darüber im klaren sein, daß die letale Wirkung nur ein Teil der Toxizität ist und sie stets im Zusammenhang mit der Schädigung bestimmter Organe und der Todesursache zu sehen ist. Die chronische Toxizitätsprüfung umfaßt die wiederholte Anwendung mit Dosen, die sicher toxisch sind, aber bei den meisten Tieren nicht zum Tode führen. Während der gesamten Zeit werden die Tiere überwacht und klinisch-chemische Untersuchungen durchgeführt. Am Ende des Versuchs steht eine histologische Untersuchung einzelner Organe. Spezielle toxikologische Untersuchungen befassen sich mit Fragen der Karzinogenität, Mutagenität und Teratogenität.

Nach Abschluß der präklinischen Prüfung entscheidet sich, ob eine klinische Prüfung gerechtfertigt ist. Aus den gewonnenen pharmakologischen und toxikologischen Daten wird das Risiko einer Anwendung am Menschen abgeschätzt. Wenn es vertretbar und dem geplanten Anwendungszweck angemessen ist, kann die Substanz klinisch geprüft werden.

1.5.2 Klinische Prüfung

In dieser Prüfung wird der Nachweis der Wirksamkeit und Unbedenklichkeit am Menschen geführt. Der klinische Prüfer muß umfassend über die Ergebnisse der präklinischen Untersuchungen unterrichtet sein und begründen, warum die Substanz am Menschen geprüft werden soll.

Die klinische Prüfung wird gewöhnlich in 4 Phasen durchgeführt. Sie setzt selbstverständlich Information und Einverständnis der Probanden voraus.

Phase I

Untersuchungen in dieser Phase werden gewöhnlich an gesunden Probanden durchgeführt, obwohl in dieser Phase auch schon Kranke beteiligt werden können, wenn z. B. die Prüfung am Gesunden wegen des damit verbundenen Risikos nicht vertretbar ist (z. B. Prüfung von Zytostatika) oder wenn die pharmakodynamischen Wirkungen dieser Substanz am Gesunden nicht nachweisbar sind (z. B. Antiparkinsonmittel).

Ziele der Phase-I-Prüfung sind neben der Feststellung der Verträglichkeit der Testsubstanz bei verschiedenen Dosierungen auch die Ermittlung pharmakokinetischer Daten wie Resorption, Bioverfügbarkeit, erreichbare Blutkonzentration, Ausscheidung und Metabolismus, aus denen sich dann Hinweise auf Dosis, Dosisintervall und Applikationsweise für weitere Untersuchungen ergeben. Ein weiterer wichtiger Untersuchungspunkt der Phase I gilt der Überprüfung, ob die im Tierexperiment beobachtete Wirkung auch beim Menschen nachweisbar ist oder ob beim Menschen zusätzliche, im Tierversuch nicht nachgewiesene pharmakodynamische Effekte auftreten, die nachträglich möglicherweise eine Änderung der Indikation erforderlich machen. Die kritische Wertung der in der Phase I erhaltenen Ergebnisse entscheidet, ob der Versuch abgebrochen oder weitergeführt wird.

Phase II

In dieser Phase soll der erste Nachweis von Wirksamkeit und Unbedenklichkeit an Patienten mit der entsprechenden Krankheit geführt werden. Diese kontrollierten (vergleichenden) Studien werden an einem kleinen Kollektiv von etwa 100–300 Patienten durchgeführt und können als Gruppen- oder Individualvergleich angelegt sein. Der Vergleich kann gegen ein Plazebo oder, wenn dies aus ethischen oder anderen Gründen nicht möglich ist, gegen eine eingeführte Standardtherapie durchgeführt werden. Die Verteilung der Patienten auf die verschiedenen Gruppen erfolgt streng zufällig (Randomisierung) nach strengen Zuordnungskriterien; die Fragestellung muß exakt formuliert werden. Wichtigste Voraussetzung des kontrollierten Versuchs ist eine genaue Versuchsplanung.

Die Untersuchung kann als offene Studie, als einfacher Blindversuch, als Doppelblindversuch und zusätzlich im Cross-over-Verfahren durchgeführt werden.

Häufiger vorkommende Nebenwirkungen werden verifiziert und nach Art und Schwere gegen den therapeutischen Nutzen abgewogen. Eine erneute Überprüfung der bisherigen Daten entscheidet über den Fortgang des Prüfverfahrens.

Phase III

Diese Phase ist der eigentliche therapeutische „Großversuch", der häufig multizentrisch (gleichzeitig, nach einheitlichem Plan an verschiedenen Orten und Krankenhäusern, auch unter Einschluß niedergelassener Ärzte) durchgeführt wird. Er ist zur statistischen Absicherung von Wirksamkeit und Unbedenklichkeit erforderlich. Auch seltenere Nebenwirkungen, die bei den kleinen Kollektiven der Phase II nicht beobachtet werden, können hier entdeckt werden, da an der Phase III mehrere 1000 Patienten teilnehmen.

Die kontrollierten Versuche der Phasen II und III sollen exakte Angaben über Indikationen, Kontraindikationen, Nebenwirkungen, Applikationsweise und Dosierung ermöglichen.

Alle Befunde aus präklinischer und klinischer Prüfung werden nach Abschluß der Phase III dem Bundesgesundheitsamt übergeben, das nach Anhörung einer Expertenkommission in einem Zulassungsverfahren entscheidet, ob die Substanz zugelassen werden kann.

Phase IV

Diese Phase dient der weiteren wissenschaftlichen Überwachung eines Arzneimittels nach seiner Zulassung. Die in den Phasen II und III gewonnenen Erkenntnisse reichen häufig nicht aus, um die Stellung eines neuen Arzneimittels „endgültig" beurteilen zu können. Erst der Langzeitversuch und die Langzeiterfahrung in der angewandten Therapie (Phase IV) erlauben eine sichere Einordnung von Wirksamkeit und Unbedenklichkeit. Sehr seltene Nebenwirkungen können nur erfaßt werden, wenn große Patientenkollektive behandelt werden (z. B. Chloramphenicoltoxizität). Auch die Frage der Wirksamkeit kann manchmal erst nach langer Anwendungsdauer beantwortet werden (z. B. Minderung des Arterioskleroserisikos durch cholesterinsenkende Substanzen). U. U. kann sich auch während der Phase IV eine Erweiterung des Indikationsbereiches ergeben, oder eine Substanz erweist sich für die angegebene Indikation als wirkungslos. Wechselwirkungen mit anderen Pharmaka sowie das Auftreten von Toleranz und Abhängigkeit können in der Phase IV ebenfalls aufgedeckt werden.

1.5.3 Methoden zur klinischen Prüfung

Studien zur Arzneimittelprüfung können retrospektiv oder prospektiv angelegt sein.

Bei *retrospektiven Untersuchungen* vergleicht man eine Gruppe von Behandelten, die z. B. eine bestimmte Nebenwirkung zeigt, mit einer bis auf dieses Merkmal sonst weitgehend gleichen Kontrollgruppe und prüft *nach-*

träglich aus Krankenblättern, Gesprächen und Nachuntersuchungen, ob ein Zusammenhang zwischen dem Auftreten dieser Nebenwirkung und der Einnahme des Medikaments besteht. Retrospektive Untersuchungen sind daher im allgemeinen weniger aussagekräftig.

Bei der *prospektiven Studie* wird der Versuch in die Zukunft geplant und *von Anfang an* festgelegt, welche Merkmale bis zum Versuchsende beobachtet und verfolgt werden. Der Vorteil der prospektiven Studie besteht darin, daß er als kontrollierter Versuch geplant und durchgeführt wird. Die Versuchsteilnehmer werden durch zufällige (randomisierte) Verteilung auf 2 oder mehrere ausreichend große und homogene Gruppen verteilt.

In der *offenen Studie* sind alle am Versuch Beteiligten (Arzt und Patient) über das therapeutische Vorgehen informiert, beide wissen, ob der Patient ein Plazebo, eine Vergleichssubstanz oder die zu prüfende Verbindung erhält.

Beim *einfachen Blindversuch* wird die Voreingenommenheit des Patienten dadurch ausgeschaltet, daß nur der Arzt die Therapie kennt und der Patient nicht weiß, welcher Gruppe er angehört.

Die größte Aussagekraft hat der *Doppelblindversuch,* da hier die Einflüsse des Arztes und des Patienten auf die Therapie weitgehend ausgeschaltet sind. Beide wissen nicht, welche Therapie durchgeführt wird.

Alle Verfahren haben Vor- und Nachteile und müssen der jeweiligen Fragestellung angepaßt sein.

Bei der *Cross-over-Technik* erhalten die Angehörigen eines Kollektivs zunächst die zu prüfende Substanz, die Teilnehmer des Vergleichskollektivs eine Vergleichssubstanz oder ein Plazebo. Nach einem ausreichend langen medikamentenfreien Intervall (Wash-out-Periode) wird das Behandlungsschema umgekehrt. Diese Art der Studie erlaubt sowohl einen intraindividuellen Vergleich (jeder Patient ist seine eigene Kontrolle) als auch einen Gruppenvergleich. Die Cross-over-Technik kann auch als Doppelblindversuch durchgeführt werden.

2 Chemotherapie

2.1 Substanzen zur Therapie von Infektionskrankheiten

Der Begriff der Chemotherapie geht auf Paul Ehrlich zurück, der sie als eine spezifische, gegen Krankheitserreger gerichtete Therapie den körpereigenen Abwehrkräften gegenüberstellte. Seine „Chemotherapia specifica" ist die Anwendung von Substanzen, die für Krankheitserreger tödlich sind und in den verwendeten Dosen den Warmblüter nicht schädigen. Diese Forderung beinhaltet die Feststellung der therapeutischen Breite eines Pharmakons, die durch das Verhältnis von Dosis tolerata zur Dosis curativa beschrieben wird und in dieser Definition noch heute gültig ist.

Unter Chemotherapeutika versteht man alle Substanzen, die geeignet sind, Krankheitserreger (Bakterien, Pilze, Viren, Protozoen) oder Tumorzellen zu schädigen. Ursprünglich galt der Begriff nur für synthetische Stoffe, um sie gegenüber Stoffen biologischen Ursprungs, den sog. Antibiotika, abzugrenzen. Inzwischen haben sich die Grenzen verwischt. Viele Stoffwechselprodukte von Mikroorganismen sind aufgrund ihrer relativ einfachen Struktur vollsynthetisch darstellbar. Während bei der üblichen Pharmakotherapie nur die Beziehungen zwischen Pharmakon und Makroorganismus beschrieben und untersucht werden, ist das Besondere der Chemotherapie eine Wechselwirkung des Pharmakons sowohl mit dem Makroorganismus als auch mit dem Mikroorganismus (Krankheitserreger). Zusätzlich beeinflussen sich Mikro- und Makroorganismus auch gegenseitig. Diese Verhältnisse sind in der Abb. 2.1 zusammengefaßt.

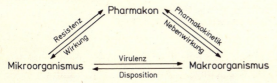

Abb. 2.1. Wechselwirkungen zwischen Pharmakon und Mikro- bzw. Makroorganismus sowie zwischen Mikro- und Makroorganismus

Tabelle 2.1. Angriffspunkte von Chemotherapeutika (ohne Zytostatika)

1. *Zellwand*
   Penicilline, Cephalosporine

2. *Zytoplasmamembran*
   Polymyxine

3. *Intermediärstoffwechsel*
   a) *Proteinsynthese*
      Tetracycline, Chloramphenicol, Aminoglykoside, Erythromycin
   b) *RNS-Synthese*
      Rifampicin, Ethambutol?
   c) *DNS-Synthese*
      Nalidixinsäure
   d) *Antimetaboliten*
      Sulfonamide, PAS, Trimethoprim
   e) *Sonstige (Mucolsäuresynthese)*
      INH

Die Beziehungen zwischen Mikroorganismus und Makroorganismus werden durch die Begriffe *Virulenz* und *Disposition* gekennzeichnet, d. h. durch den Grad der Pathogenität eines Erregers und den Grad der Krankheitsbereitschaft des Makroorganismus.

Die Wechselwirkungen zwischen Pharmakon und Makroorganismus sind durch die *Pharmakokinetik* der Substanz und durch das Auftreten von *unerwünschten Wirkungen* charakterisiert.

Die Interaktion zwischen Pharmakon und Mikroorganismus, das eigentliche therapeutische Ziel, wird durch *Wirkungsmechanismus, Wirkungsspektrum, Wirkungstyp* und *Wirkungsintensität* des Pharmakons und der *Resistenz* des Mikroorganismus beschrieben.

Wirkungsmechanismus

Im Sinne der „Chemotherapia specifica" (Ehrlich) sollte ein Chemotherapeutikum seine Wirkung entfalten, ohne den Wirt nennenswert zu schädigen. Der Idealfall setzt daher voraus, daß Zellkomponenten oder Stoffwechselwege geschädigt werden, die typisch für den Mikroorganismus sind oder sich zumindest in entscheidenden Einzelheiten von entsprechenden Zellstrukturen bzw. Zelleistungen des Warmblüters unterscheiden.

Die möglichen Wirkungsorte der Chemotherapeutika sind in Tabelle 2.1 aufgeführt.

Aus der Tabelle geht hervor, daß eine selektive Schädigung nur bei den Penicillinen/Cephalosporinen, einigen Antimetaboliten (Sulfonamide) und beim INH zu erwarten ist. Alle anderen Substanzen schädigen vitale Prozesse oder Strukturen, die auch beim Warmblüter von Bedeutung sind.

Tabelle 2.2. Empfindlichkeit der Folsäurereduktase aus verschiedenen Quellen gegenüber Folsäureantagonisten. Angegeben ist die Konzentration in nmol/l für eine 50%ige Hemmung

Enzym	Humanleber	E. coli	Plasmodium berghei
Methotrexat	2,0	1,0	0,7
Pyrimethamin	1 800	2 500	0,5
Trimethoprim	300 000	5,0	70,0

Daß diese Pharmaka dennoch therapeutisch genutzt werden können, liegt daran, daß trotz prinzipieller Gleichheit aller Stoffwechselreaktionen wichtige Unterschiede bestehen. So unterscheiden sich z. B. die Ribosomen, der Ort der Proteinsynthese, in Bakterien (70-S mit 50-S- und 30-S-Untereinheiten) und Warmblütern (80-S-Ribosomen mit 60-S- und 40-S-Untereinheiten). Dieser Unterschied findet seinen Ausdruck in einer geringeren Affinität von Hemmstoffen der Proteinsynthese zu eukaryonten Ribosomen. Bakterielle proteinsynthetisierende Systeme lassen sich daher durch geringere Konzentrationen hemmen.

Antimetaboliten zeigen unterschiedliche Affinität zu einem bestimmten Enzym. So sind z. B. von Trimethoprim − einem Folsäureantagonisten − zur vergleichbaren Hemmung eines bakteriellen Enzyms wesentlich geringere Konzentrationen als zur Hemmung des Warmblüterenzyms notwendig (Tab. 2.2). Auch die Permeation eines Chemotherapeutikums kann in die Bakterienzelle besser als in die Warmblüterzelle sein (z. B. Aminoglykoside).

Die Kenntnis des Wirkungsmechanismus und damit des Angriffspunktes der Chemotherapeutika hat nicht nur akademische Bedeutung. Eine optimale Therapie (Kenntnis möglicher Kreuzresistenz, Verstärkung der Toxizität oder der antagonistischen Beeinflussung) und die Suche nach neuen Chemotherapeutika setzen Kenntnisse über den Wirkungsmechanismus voraus.

Wirkungstyp

Der Wirkungstyp kennzeichnet die Art der Vitalitätsschädigung von Zellen durch Chemotherapeutika. Er kann bakteriostatisch oder bakterizid sein. *Bakteriostatisch* bedeutet, daß es nach einer kurzen Latenzzeit lediglich zur Proliferationshemmung einer Zellpopulation kommt (Abb. 2.2). Der Effekt ist reversibel. Wenn die Konzentration eines bakteriostatisch wirkenden Chemotherapeutikums unter die wirksame Konzentration absinkt, setzt erneut eine Zellvermehrung ein. Es müssen also in vivo ausreichende bakteriostatische Konzentrationen aufrecht erhalten werden, um den Organismus bei der körpereigenen Infektabwehr zu unterstützen. Durch sehr hohe

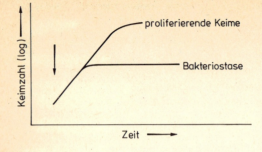

Abb. 2.2. Schematische Darstellung der Bakteriostase. Zugabe des Chemotherapeutikums bei ↓

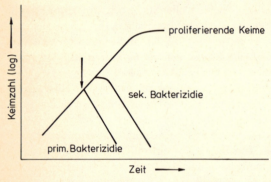

Abb. 2.3. Schematische Darstellung der Bakterizidie. Zugabe des Chemotherapeutikums bei ↓

Konzentrationen eines bakteriostatisch wirkenden Pharmakons ist auch ein Absterben von Zellen zu erreichen. Dies gilt jedoch nur für In-vitro-Bedingungen und ist für klinisch-therapeutische Belange nicht relevant.

Eine bakterizide Wirkung (Abb. 2.3) ist dadurch gekennzeichnet, daß die Bakterien abgetötet werden. Es lassen sich 2 Formen unterscheiden. Die häufigere ist die sog. *sekundär-bakterizide:* Die bakterizide Wirkung ist an proliferierende Keime gebunden. Nach einer Latenzzeit werden die Keime irreversibel geschädigt und sterben ab. Ruhende Keime werden nicht beeinflußt.

Sehr viel seltener ist der sog. *primär-bakterizide* Wirkungstyp. Die Wirkung setzt sofort ohne Latenzphase ein und ist auch nicht an proliferierende Keime gebunden. Dieser Typ ist charakteristisch für Desinfektionsmittel sowie für Polypeptidantibiotika.

Wirkungsspektrum

Das Wirkungsspektrum eines Chemotherapeutikums umfaßt die Erreger, die durch diese Substanz geschädigt werden können. Es kann sehr eng sein und nur wenige Erreger umfassen (z. B. Penicilline). Chemotherapeutika mit größerem Spektrum (im grampositiven und gramnegativen Bereich) werden als Breitspektrum- oder Breitbandantibiotika bezeichnet (z. B. Tetracycline, Chloramphenicol).

Aus dem Wirkungsspektrum lassen sich nicht ohne weiteres Hinweise auf die klinische Verwendbarkeit einer Substanz ableiten. Der eine oder andere Erregerstamm kann zwar in das Spektrum eines Chemotherapeutikums fallen, inzwischen aber resistent geworden sein, so daß sich die therapeutische Anwendung verbietet. Andererseits läßt sich aus dem Spektrum definitiv ablesen, bei welchen Erregern ein Chemotherapeutikum nicht indiziert ist.

Wirkungsintensität

Ein Maß für die Wirkungsintensität eines Chemotherapeutikums ist die *minimale Hemmkonzentration* (MHK). Es ist die Konzentration, die in vitro unter standardisierten Bedingungen gerade noch zu einer Hemmung des Erregerwachstums führt.

Resistenz

Resistenz ist die Unempfindlichkeit eines Erregers gegenüber einem Chemotherapeutikum. Sie besteht, wenn die MHK, die in vitro ermittelt wird, in vivo, am Ort der Infektion, nicht erreicht werden kann.

Resistenz ist angeboren = natürlich oder erworben. Bei der *natürlichen Resistenz* sind alle Stämme einer Spezies resistent gegen ein Chemotherapeutikum. Sie liegen außerhalb des Wirkungsspektrums.

Die *erworbene Resistenz,* die immer Folge einer Selektion ist, kann primär sein, wenn sie vor der Behandlung mit einem Chemotherapeutikum auftritt; sie ist sekundär, wenn sie sich während der Behandlung entwickelt.

Die Geschwindigkeit der sekundären Resistenzentwicklung ist unterschiedlich. Beim sog. Streptomycintyp der Resistenzentwicklung genügt ein einmaliger Kontakt mit dem Antibiotikum, um eine Resistenz auszulösen (Einschrittmuster). Demgegenüber entwickelt sich beim Penicillintyp die Resistenz langsam und stufenweise durch wiederholten Kontakt mit dem Antibiotikum während der Therapie (Mehrschrittmuster).

Die erworbene Resistenz kann auf 2 Wegen entstehen.

1. *Spontane Mutation = chromosomale Resistenz:* In einer empfindlichen Bakterienpopulation können einzelne Bakterien (mit einer Mutationsrate von 10^{-7}–10^{-10}) spontan mutieren und Eigenschaften annehmen, die ehemals wirksame Chemotherapeutika unwirksam werden lassen. Durch den Selektionsdruck des Chemotherapeutikums (die noch empfindlichen Bakterien werden eliminiert) entsteht schließlich eine resistente Population.

Diese Art der Resistenz ist chromosomal verankert und wird nur bei der Zellteilung auf die Tochterzellen weitergegeben.

2. *Extrachromosomale oder infektiöse Resistenz:* Neben der chromosomalen DNS können Bakterien auch extrachromosomale, zirkuläre DNS (Plasmide) enthalten, die Informationen für eine Resistenz tragen (Resistenz(R)-Faktoren). Daneben enthalten die Plasmide auch die Information für die sog. Resistenztransferfaktoren. Diese Resistenztransferfaktoren ermöglichen einen Zell-zu-Zell-Kontakt verschiedener Bakterien unter Ausbildung eines sog. Pilus (tubulärer Proteinfaden), über den R-Faktoren weitergegeben werden. Diese Art der Resistenzweitergabe wird als *Konjugation* bezeichnet. Bei der *Transduktion* wird R-Faktoren tragendes genetisches Material durch Phagen auf weitere Bakterien übertragen. Die Aufnahme von „infektiöser" DNS aus einer Donorzelle durch eine Akzeptorzelle wird als *Transformation* bezeichnet.

Die größte Bedeutung für die infektiöse Resistenz hat die Übertragung von R-Faktoren durch Konjugation. Das Besondere dieser Art der Resistenzerwerbung ist, daß

— die Verbreitung der Resistenz sehr viel schneller vor sich geht als bei der chromosomalen. Dies liegt daran, daß sich Plasmide autonom replizieren können und sowohl bei der Zellteilung als auch durch Konjugation weitergegeben werden können;
— häufig Mehrfachresistenzen übertragen werden;
— die Übertragung nicht speziesspezifisch ist. Die Resistenz kann sowohl innerhalb einer Spezies (z. B. von E. coli auf E. coli) als auch zwischen verschiedenen Spezies (von E. coli auf Shigellen, Salmonellen, Proteus) übertragen werden;
— diese Art der Resistenz reversibel sein kann, da die Fähigkeit zur Bildung von Resistenzfaktoren verlorengehen kann. Ein Einbau der Plasmide in die Chromosomen ist extrem selten.

Die häufigsten biochemischen Mechanismen, die zur Resistenz führen, sind:
— enzymatische Inaktivierung des Chemotherapeutikums,
— reduzierte Aufnahme des Chemotherapeutikums in die Bakterienzelle,
— Veränderung des bakteriellen „Rezeptors",
— Entwicklung eines alternativen Stoffwechselweges, der eine gehemmte Reaktion umgeht.

Am besten untersucht ist die enzymatische Inaktivierung von Penicillin G durch die Penicillinase. Diese β-Lactamase (vor allem von Staphylokokken und auch von gramnegativen Keimen gebildet) hydrolysiert den β-Lactamring. Weitere Beispiele für eine enzymatische Inaktivierung sind die Acetylierung von Chloramphenicol und Streptomycin sowie dessen zusätzliche Phosphorylierung oder Adenylierung. Gegen Tetracycline resistente

Stämme haben eine reduzierte Zellpermeabilität für diese Antibiotika, so daß keine ausreichenden intrabakteriellen Konzentrationen erreicht werden. Eine Veränderung des „Rezeptors" zeigen rifampicin- und streptomycinresistente Stämme. Im Falle des Rifampicins kommt es zu einer Veränderung der RNS-Polymerase – der Bindungsstelle des Rifampicins – mit verminderter Bindungsaffinität. Streptomycin bindet an ein definiertes Protein der kleinen ribosomalen Untereinheit, das in resistenten Stämmen atypisch verändert ist und keine Bindung mit Streptomycin erlaubt.

Gelegentlich können trotz richtig durchgeführter bakterizider Chemotherapie Keime überleben, obwohl sie empfindlich, also nicht resistent, sind. Diese Keime sind während des Kontaktes mit dem Chemotherapeutikum teilungsinaktiv. Nach Beendigung der Therapie können sie sich wieder vermehren und die Ursache von Rückfällen sein. Solche Keime werden als *Persister* bezeichnet.

Gegenüber einem Chemotherapeutikum resistente Mikroorganismen sind häufig auch gegenüber anderen Substanzen resistent, die eine ähnliche chemische Struktur oder einen ähnlichen Wirkungsmechanismus haben. Dieses Verhalten wird als *Kreuz-* oder *Parallelresistenz* bezeichnet. *Komplette Kreuzresistenz* besteht z. B. zwischen den Tetracyclinen. Wenn ein Erreger gegenüber einem Tetracyclin resistent ist, ist er auch gegenüber allen anderen Tetracyclinen resistent.

Partielle Kreuzresistenz entwickelt sich z. B. gegenüber einigen Aminoglykosiden: Ein gentamicinresistenter Keim ist auch streptomycinresistent, während ein streptomycinresistenter noch gentamicinempfindlich sein kann.

Eine Folge der Resistenzbildung durch Selektion in Krankenhäusern ist der sog. *Hospitalismus.* Darunter versteht man die Zunahme resistenter Stämme (vor allem Staphylococcus aureus und Pseudomonas aeruginosa) und die Infektion von Patienten während des Krankenhausaufenthaltes. Der Hospitalismus ist vor allem durch die unsachgemäße Anwendung von Chemotherapeutika entstanden. Er stellt ein großes Problem dar, dem nur durch eine kritische Anwendung der Chemotherapeutika begegnet werden kann (keine prophylaktische Gabe, Erregernachweis, Empfindlichkeitsnachweis, ausreichend hohe, lange und gezielte Therapie).

Kombination von Chemotherapeutika

Die Kombination mehrerer Chemotherapeutika zur Therapie einer Infektion ist nur in sehr seltenen Fällen begründet und sinnvoll.

Zunächst ist darauf zu achten, daß sich die Kombinationspartner nicht gegenseitig in ihrer Wirkung abschwächen. So würde z. B. eine Kombination des bakterizid wirkenden Penicillins mit bakteriostatisch wirkenden Tetracyclinen die Wirkung des Penicillins aufheben, da Penicillin nur auf prolifierierende Keime bakterizid wirkt. Die Kombination bakterizid wirkender Antibiotika kann dagegen synergistisch wirken, wie die Beispiele Penicillin und Gentamicin bei der Streptokokkenendokarditis bzw. Carbenicillin und Gentamicin bei Infektionen mit Pseudomonas aeruginosa belegen.

Mischinfektionen (sehr selten) oder schwere lebensbedrohliche Infektionen (Sepsis), bei denen zunächst der oder die Erreger nicht identifiziert sind, sind Indikationen für eine Kombination, die allerdings so ausgewählt werden muß, daß ihr Spektrum alle in Frage kommenden Erreger einschließt.

Zur Therapie der Malaria ist ebenfalls eine Kombinationsbehandlung sinnvoll, da die verschiedenen Entwicklungsstadien der Plasmodien nicht durch *ein* Chemotherapeutikum zu schädigen sind. Die Chemotherapie der Tuberkulose stellt einen Sonderfall dar. Hier soll durch die Kombination verschiedener Substanzen die Resistenzentwicklung verzögert werden. Wegen der langen Dauer der Tuberkulosebehandlung würde bei einer Monotherapie die Resistenzentwicklung noch im Verlauf der Therapie einsetzen und den therapeutischen Erfolg in Frage stellen.

Chemoprophylaxe

Auch die Chemoprophylaxe ist nur in wenigen Fällen indiziert. Meist sind die Risiken größer als der Nutzen (Resistenzentwicklung, Superinfektion). Gesichert ist der Wert der Chemoprophylaxe, wenn eine Infektion nahezu zwangsläufig ist. Dazu gehört z. B. der Aufenthalt in einem malariaverseuchten Gebiet oder das Auftreten einer Meningokokkenmeningitis unter Kasernierungsbedingungen (z. B. Kindergarten, Schule).

2.1.1 Sulfonamide

Im Jahre 1932 entdeckte Domagk die antibakterielle Wirksamkeit des Azofarbstoffs Prontosil rubrum. Wenige Jahre später (1935) zeigten Tréfuel et al., daß erst nach Spaltung der Azobrücke der eigentliche Wirkstoff, Sulfanilamid, entsteht. Prontosil muß also im Organismus gegiftet werden und hat daher in vitro nur eine geringe Wirksamkeit.

Struktur-Wirkungs-Beziehungen: Im Laufe der Jahre sind unzählige Derivate des Sulfanilamids synthetisiert worden, um Wirksamkeit und Verträglichkeit zu verbessern. Dabei haben sich folgende Prinzipien herausgestellt:
1. Essentiell für die antibakterielle Wirksamkeit ist die freie NH_2-Gruppe in Para-Stellung. Wird sie substituiert, so geht die Wirksamkeit verloren, es sei denn, der Substituent kann im Organismus abgespalten werden.
2. Pharmakokinetische und pharmakodynamische Eigenschaften werden durch Substitution des Amidstickstoffs verändert. Günstig wirken sich Substitutionen mit heterozyklischen aromatischen Ringen, besonders Pyrimidin, aus (Tab. 2.4).

Eine Reihe anderer Pharmaka leiten sich von den Sulfonamiden ab: orale Antidiabetika vom Typ der Sulfonylharnstoffe, Carboanhydrasehemmstoffe und Thiaziddiuretika. Die gemeinsamen Strukturmerkmale erklären das Auftreten von Kreuzallergien zwischen diesen Gruppen.

Wirkungsmechanismus: Der Wirkungsmechanismus der Sulfonamide ist an den Folsäurestoffwechsel der Bakterien geknüpft. Die meisten Bakterien müssen Folsäure aus kleinen Bausteinen selbst synthetisieren, da Folsäure nicht von außen aufgenommen werden kann. Aus Dihydropteridin und p-Aminobenzoesäure (PABA) entsteht zunächst mit Hilfe der Pteroinsäuresynthetase Dihydropteroinsäure, aus der durch Anlagerung von Glutaminsäure Dihydrofolsäure wird. In einer weiteren Reaktion wird Dihydrofolsäure in einem $NADPH_2$-abhängigen Schritt durch die Folsäurereduktase zur Tetrahydrofolsäure reduziert. Diese „aktivierte" Folsäure überträgt als Cofaktor C_1-Bruchstücke bei der Synthese von Purinen und Pyrimidinen. Im Gegensatz zum bakteriellen Folsäurestoffwechsel ist Folsäure für den Warmblüter ein Vitamin, das mit der Nahrung aufgenommen werden muß und in einer Zweistufenreaktion über Dihydrofolsäure zur Tetrahydrofolsäure mit Hilfe der Folsäurereduktase reduziert wird (Abb. 2.4).

Sulfonamide sind auf Grund ihrer großen strukturellen Ähnlichkeit mit dem Bakterienwuchsstoff p-Aminobenzoesäure kompetitive Hemmstoffe der Pteroinsäuresynthetase. Die Hemmung dieses Enzyms führt zu einer verminderten Bildung von Dihydropteroinsäure und damit auch von Folsäure. Sulfonamide sind also Antagonisten der PABA. Neben dieser klassischen Erklärung des Wirkungsmechanismus wird in den letzten Jahren ein zusätzlicher Mechanismus diskutiert. Einbaustudien mit ^{35}S-markierten Sulfonamiden zeigen, daß unter Umständen auch eine abnorm strukturierte Folsäure entstehen kann, da die Sulfonamide offenbar nicht als Strukturanaloge der PABA erkannt werden.

Durch Sulfonamide wird letztlich die Bildung der Tetrahydrofolsäure reduziert, die damit als C_1-Donator bei der Nucleinsäuresynthese ausfällt. Da die Synthese von Nucleinsäuren – vor allem die der DNS – an die

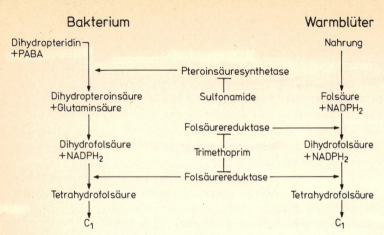

Abb. 2.4. Schema der Tetrahydrofolsäuresynthese mit den Angriffspunkten von Sulfonamiden und Folsäureantagonisten

Zellteilung gebunden ist, wird verständlich, daß Sulfonamide bei proliferierenden Keimen eine Hemmung des Wachstums hervorrufen. Sulfonamide wirken also bakteriostatisch.

Die Unterschiede im Folsäurestoffwechsel von Bakterien und Warmblüter erklären schließlich auch, warum Sulfonamide, vom Wirkungsmechanismus her gesehen, für den Menschen wenig toxisch sind.

Wirkungsspektrum und Resistenz: Alle Sulfonamide zeigen prinzipiell das gleiche Wirkungsspektrum, wenn auch die Wirkungsintensität unterschiedlich ist. Das ehemals breite Spektrum (Tabelle 2.3) ist heute wegen der zunehmenden Resistenz sehr eingeengt. Im gesamten Spektrum muß mit einem beträchtlichen Prozentsatz primär resistenter Keime gerechnet werden. Die Mechanismen der Resistenzentwicklung sind noch weitgehend ungeklärt. Diskutiert werden sowohl Veränderungen der Pteroinsäuresynthetase mit verminderter Bindungsfähigkeit für Sulfonamide als auch eine gesteigerte bakterielle Synthese von PABA, die bei einem kompetitiven Antagonismus zu einer Verdrängung der Sulfonamide vom Wirkort führen muß.

Die Resistenz wird sowohl chromosomal als auch extrachromosomal übertragen. Die Resistenzlage und die Entwicklung wirksamerer und besser verträglicherer Antibiotika haben dazu geführt, daß die Indikationen für Sulfonamide heute stark eingeschränkt sind.

Tabelle 2.3. Wirkungsspektrum der Sulfonamide

Keime mit hoher Empfindlichkeit
Actinomyceten, Chlamydien, E. coli, Gonokokken, H. influenzae, Meningokokken, Pneumokokken, Shigellen, Streptokokken, Toxoplasma gondii

Keime mit mäßiger Empfindlichkeit
Brucellen, Clostridien, Klebsiellen, Pasteurellen, Proteusarten, Pseudomonaden, Staphylokokken

Keime mit weitgehender Resistenz
Mykobakterien, Pilze, Protozoen, Spirochäten, Viren (Ausnahme: Psittakose)

Pharmakokinetik (Tab. 2.4): Die wesentlichen Unterschiede der heute gebräuchlichen Sulfonamide liegen in ihrer Kinetik. Fast alle werden vollständig — wenn auch mit unterschiedlicher Geschwindigkeit — aus dem Magen-Darm-Trakt resorbiert. Eine Ausnahme bilden lediglich die sog. schwerresorbierbaren Sulfonamide, wie z. B. Formosulfathiazol (Formo-Cibazol®), deren Resorptionsquote nur etwa 5 bis 10% beträgt. Sie finden deshalb bei Infektionen des Magen-Darm-Traktes Verwendung.

Eine gebräuchliche Einteilung der Sulfonamide folgt ihrer Halbwertszeit:

Kurzwirkende Sulfonamide	bis 8 h
Mittellangwirkende Sulfonamide	8–20 h
Langwirkende Sulfonamide	über 30 h

Die unterschiedlichen Halbwertszeiten werden durch die renale tubuläre Rückresorption und die Eiweißbindung bestimmt. Die Eiweißbindung der einzelnen Sulfonamide schwankt zwischen 5 und 99%. Für die glomeruläre Filtration steht jedoch nur der nicht gebundene Anteil zur Verfügung, so daß Sulfonamide mit hoher Eiweißbindung verzögert ausgeschieden werden. Im Verlauf des Nephrons kommt es — in Abhängigkeit von der Lipidlöslichkeit — zu einer Rückresorption der Sulfonamide. Dies führt zu einer weiteren Verlängerung der Halbwertszeit.

Sehr unterschiedlich ist der Anteil, der glomerulär filtriert und aktiv sezerniert wird. Daneben finden auch Metabolisierungs- und damit Inaktivierungsprozesse statt. Hauptmetabolit ist acetyliertes Sulfonamid (an der p-Aminogruppe). Das Ausmaß der Acetylierung schwankt zwischen 5 und 40%. Neben der Acetylierung findet auch in geringerem Umfang eine Glucuronidierung statt.

Die Löslichkeit der nativen Sulfonamide und ihrer acetylierten Produkte ist gering. Deshalb besteht durch die Konzentrierung in den Harnwegen die Gefahr der Auskristallisation.

Tabelle 2.4. Pharmakokinetische Daten und Dosierungen von Sulfonamiden

Internationaler Freiname	Warenzeichen	$H_2N-\!\!\bigcirc\!\!-SO_2NH-$	$T_{1/2}$ [h]	Eiweißbindung [%]	Mittlere Tagesdosis [g]	pK_a
Sulfacarbamid	Euvernil	$-\overset{O}{C}-NH_2$	2–3	5	4–6	5,4
Sulfisoxazol	Gantrisin	H₃C, CH₃ isoxazol	6	84	4–6	4,9
Sulfisomidin	Aristamid, Elkosin	CH₃, CH₃ pyrimidin	7	85	4–6	7,4
Sulfadiazin	Sulfadiazin	pyrimidin	16	42	1–2	6,4
Sulfaphenazol	Orisul	phenylpyrazol	10	99,9	1–2	5,9
Sulfamethoxydiazin	Durenat	OCH₃-pyrimidin-OCH₃	37	75	0,5–1,0	7

Sulfamethoxypyridazin	Lederkyn	![structure]	35	88	0,5–1,0	7,2
Sulfadimethoxin	Madribon	![structure]	41	98	0,5–1,0	6,1
Sulfamethoxypyrazin	Longum	![structure]	60	70	2 alle 8 Tage	6,1

Indikationen: Infektionen der ableitenden Harnwege und der Atemwege mit empfindlichen Keimen sind die wichtigsten Indikationen für Sulfonamide. Daneben sind Infektionen des Magen-Darm-Traktes (schwer resorbierbare Sulfonamide), die Behandlung der Malaria und u. U. die Rheumaprophylaxe weitere Anwendungsgebiete. Wenn immer möglich, sollten Penicilline vorgezogen werden. Anhaltspunkte zur Dosierung sind in der Tabelle 2.4 gegeben.

Nebenwirkungen: Die vor Einführung der modernen Sulfonamide häufigste Nebenwirkung war die Nierenschädigung. Sie wurde durch das hohe Kristalluriepotential der kurz- und mittellang wirkenden Sulfonamide bzw. deren Metaboliten hervorgerufen, die auf Grund ihrer schlechten Löslichkeit in den Nierentubuli auskristallisierten. Die Symptome sind Kristallurie und Albuminurie, die von Koliken begleitet bis zur Oligurie und Anurie reichen. Die Therapie dieser Nebenwirkung besteht in reichlicher Flüssigkeitszufuhr und Alkalisierung (Zunahme der Dissoziation) des Harns. Das früher geübte Prinzip der Kombination von Sulfonamiden (Addition der Wirkung, nicht jedoch des Kristalluriepotentials) ist bei den heute verwendeten Sulfonamiden nicht mehr notwendig (geringeres Kristalluriepotential, geringere Dosen).

Trotz der selektiven Schädigung der Bakterien treten eine Reihe von Nebenwirkungen auf, die nicht mit dem Wirkungsmechanismus im Zusammenhang stehen. Unverträglichkeiten von seiten des Magen-Darm-Traktes und allergische Reaktionen stehen dabei im Vordergrund (Tab. 2.5).

Im Vergleich zur Anfangsära der Therapie mit Sulfonamiden läßt sich heute eine Verschiebung in der Art der Nebenwirkungen erkennen. Bei den älteren Sulfonamiden betrafen die Nebenwirkungen vorwiegend die Niere, während heute allergische Reaktionen im Vordergrund stehen.

Tabelle 2.5. Nebenwirkungen der Sulfonamide

Magen-Darm-Beschwerden mit Übelkeit, Erbrechen, Durchfällen

Exanthem, Fieber (Allergie)

Hämolytische und aplastische Anämie, Leukozytopenie, Thrombozytopenie, Methämoglobinämie (teils allergisch, teils toxisch)
Kernikterus bei Neugeborenen

Hypoglykämie bei Kombination mit Sulfonylharnstoffen

Nierenschäden

2.1.2 Trimethoprim

Trimethoprim ist ein Diaminopyrimidinabkömmling mit einem relativ breiten Wirkungsspektrum, das dem der Sulfonamide entspricht. In der Kombination mit *Sulfamethoxazol* (Co-Trimoxazol) ist es eines der wenigen Kombinationspräparate, das in einigen Fällen einen überadditiven Synergismus zeigt und von der WHO zu den essentiellen Arzneimitteln gezählt wird.

$$\text{H}_3\text{CO} - \underset{\underset{\text{H}_3\text{CO}}{|}}{\overset{\overset{\text{H}_3\text{CO}}{|}}{\bigcirc}} - \text{CH}_2 - \underset{N}{\overset{\overset{\text{H}_2\text{N}}{|}}{\bigcirc}} - \text{NH}_2 \quad \text{Trimethoprim}$$

Der Angriffspunkt liegt für beide Substanzen an verschiedenen Stellen der gleichen Reaktionskette (Abb. 2.4). Während Sulfamethoxazol als Sulfonamid ein p-Aminobenzoesäureantagonist ist, hemmt Trimethoprim als Folsäureantagonist die Dihydrofolsäurereduktase. Der Vorteil des doppelten Angriffspunktes dieser Kombination innerhalb einer Reaktionskette ist eine stärkere und sicherere Wirkung bei gleichzeitiger Resistenzverzögerung gegenüber dem Partner.

Voraussetzung für die Kombination in festen Dosisverhältnissen ist, daß beide Partner gleiches Spektrum und ähnliche pharmakokinetische Eigenschaften aufweisen. Bei einer Eiweißbindung von 45% (Sulfamethoxazol 65%) hat Trimethoprim eine Halbwertszeit von ca. 10 h (Sulfamethoxazol 11 h). Die Elimination erfolgt in unveränderter Form über die Nieren. Auf Grund ähnlichen pharmakologischen Verhaltens sind Sulfametrol, Sulfamoxol und auch Sulfadiazin weitere geeignete Kombinationspartner (Tab. 2.6).

Die Nebenwirkungen sind üblicherweise — obwohl ein Stoffwechselweg gehemmt wird, der auch für den Warmblüter essentiell ist — gering. Dies liegt daran, daß die Affinität von Trimethoprim zum bakteriellen Enzym sehr viel größer ist als zu einem entsprechenden Warmblütersystem (Tabelle 2.2). Dennoch können bei langer Therapie mit hohen Dosen Nebenwirkungen im Sinne eines Folsäuremangels (hyperchrome, makrozytäre Anämie) auftreten. Daneben sind auch alle sulfonamidtypischen Nebenwirkungen beschrieben worden.

Das bevorzugte *Anwendungsgebiet* von Co-Trimoxazol sind akute und chronische Infektionen der ableitenden Harnwege mit gramnegativen Erregern sowie chronische Bronchitiden. Eine gute Wirksamkeit besteht auch gegenüber S. typhi, die der des Chloramphenicols vergleichbar ist. Über die Dosierungen informiert die Tabelle 2.6.

Tabelle 2.6. Dosierungen von Trimethoprim-Sulfonamid-Kombinationen

Dosierung [mg]	Warenzeichen	Mittlere Dosis/Tag [Tabletten]
Trimethoprim + Sulfamethoxazol 80 400 (Co-Trimoxazol)	Bactrim Co-trim Tablinen Drylin Eusaprim Omsat Sigaprim Sulfotrimin TMS 480 Trimethoprim comp.-ratiopharm	4–6
Trimethoprim + Sulfametrol 80 400	Lidaprim	4
Trimethoprim + Sulfamoxol 80 400	Supristol	2
Trimethoprim + Sulfadiazin 180 820	Triglobe	1

2.1.3 β-Lactamantibiotika

2.1.3.1 Penicilline

Nach der Beobachtung Flemings im Jahre 1928, daß die Verunreinigung einer Bakterienkulturplatte (Staphylokokken) mit Penicillium notatum eine Hemmung des Bakterienwachstums bewirkte, vergingen noch etwa 10 Jahre, bevor Florey, Chain et al. diese Entdeckung zum Arzneimittel entwickelten. 1959 wurde das Grundgerüst der Penicilline isoliert, das die Synthese halbsynthetischer Penicilline ermöglichte.

Struktur-Wirkungs-Beziehungen: Grundgerüst aller Penicilline ist die 6-Aminopenicillansäure, die aus 2 kondensierten Ringsystemen, einem β-Lactamring und einem Thiazolidinring, besteht.

6-Aminopenicillansäure

Die heute gebräuchlichen Penicilline unterscheiden sich durch unterschiedliche Substituenten an der 6-Aminogruppe (Abb. 2.7), wobei vorzugsweise aromatische organische Säuren über eine Säureamidbindung substituiert werden. Ausgehend vom Benzylpenicillin (Penicillin G) wurden zahlreiche Verbindungen synthetisiert, die sich in pharmakokinetischer und pharmakodynamischer Hinsicht vom Benzylpenicillin unterscheiden. Zu diesen Unterschieden gehören die Stabilisierung des β-Lactamringes und der damit verbundenen Säure- und Penicillinasefestigkeit und auch die Erweiterung des Wirkungsspektrums im gramnegativen Bereich.

Wirkungsmechanismus: Der Wirkungsmechanismus der Penicilline ist eng mit der Zellwandsynthese der Bakterien verbunden. Die Zellwand grampositiver Bakterien, z.B. von Staphylococcus aureus, ist relativ einfach strukturiert. Sie befindet sich außerhalb der Plasmamembran und besteht aus 2 Schichten, einer äußeren aus Teichonsäure und einer inneren aus Murein, das der Zellwand Festigkeit verleiht. Die Zellwand gramnegativer Bakterien ist komplizierter aufgebaut, enthält aber ebenfalls Murein, wenn auch in geringeren Mengen.

Die Synthese des Mureins erfolgt schrittweise aus kleinen Bausteinen und läßt sich in 4 Einzelschritte unterteilen (Abb. 2.5).

1. Zunächst entsteht aus N-Acetylglucosamin-1-phosphat und Uridintriphosphat *Uridindiphospho-N-acetylglucosamin,* das durch Anfügen von Phosphoenolpyruvat und Umwandlung des Phosphoenolpyruvats zu Lactat zu *Uridindiphospho-N-acetylmuraminsäure* wird (Abb. 2.5 a).
2. Aus Uridindiphospho-N-acetylmuraminsäure entsteht in einem weiteren Schritt durch Einführen von 5 Aminosäuren ein *Nucleotid-pentapeptid* (L-Alanin, D-Glutaminsäure, L-Lysin sowie D-Alanyl-D-alanin als Dipeptid). D-Alanyl-D-alanin wird getrennt gebildet und als Dipeptid angeheftet, nachdem zunächst eine Racemase L-Alanin in D-Alanin überführt und eine Synthetase 2 D-Alanin-Moleküle zum Dipeptid verbindet (Abb. 2.5 b).
3. Dieser Schritt führt zur Bildung einer linearen Polysaccharidkette. Unter Beteiligung membrangebundener Strukturen (Undecaprenylphosphat) wird ein zweiter UTP-aktivierter Zucker — UDP-N-Acetylglucosamin — eingeführt und glykosidisch mit dem Mureinsäurepentapeptid verknüpft. Parallel werden durch eine glycinspezifische tRNA 5 Moleküle Glycin an die Aminogruppe des Lysins gebunden. Es entsteht ein 10 Aminosäure tragendes *Undecaprenyl-pyrophosphat-disaccharid-dekapeptid,* das unter Abspaltung vom Undecaprenylphosphat auf die wachsende Polysaccharidkette übertragen wird (Abb. 2.5 c).
4. Die noch wasserlöslichen Polysaccharidketten werden dann untereinander durch eine *Transpeptidase* quervernetzt. Dabei findet die Transpeptidierung zwischen einem terminalen Glycin und dem vorletzten Alanin benachbarter Polysaccharidketten statt. Die notwendige Energie liefert die Abspaltung des terminalen D-Alanins (Abb. 2.5 d).

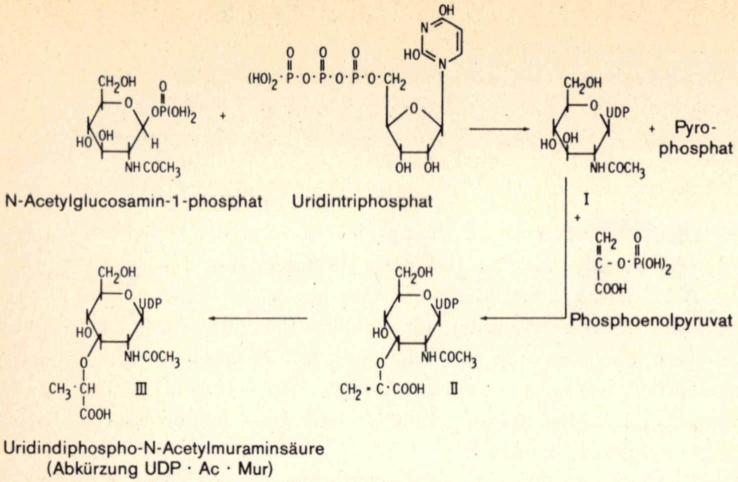

Abb. 2.5 a. Mureinsynthese in Staphylococcus aureus. Schritt 1: Bildung von UDP-N-Acetylmuraminsäure

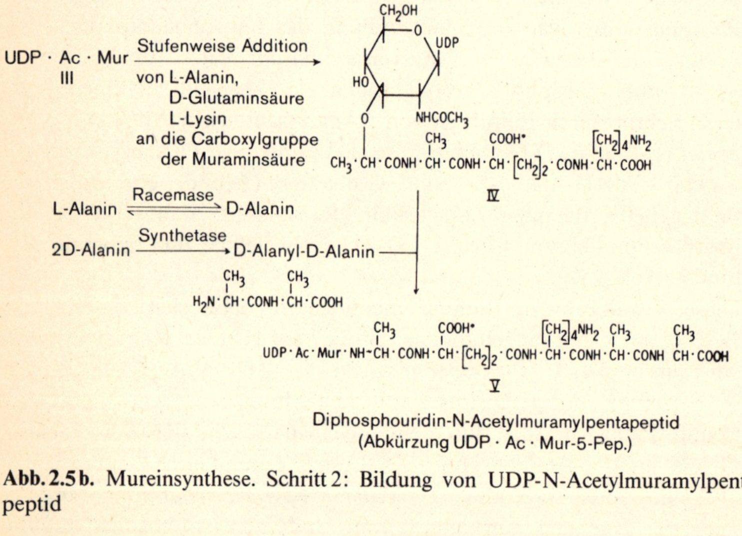

Abb. 2.5 b. Mureinsynthese. Schritt 2: Bildung von UDP-N-Acetylmuramylpentapeptid

Nach der heutigen Auffassung beruht der Wirkungsmechanismus der β-Lactamantibiotika auf einer Hemmung der Transpeptidierungsreaktion. Die große sterische Ähnlichkeit zwischen Penicillin und dem Alanylalaninrest des Mureins ist auffällig (Abb. 2.6). Nach allgemein akzeptierter Ansicht kommt es zu einer Spaltung der -N-CO-Bindung (hohe Spannung des

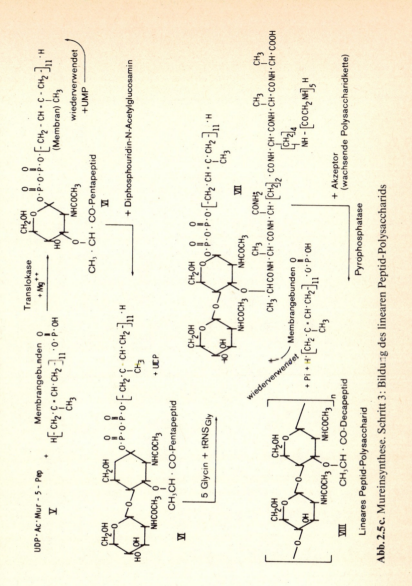

Abb. 2.5c. Mureinsynthese. Schritt 3: Bildung des linearen Peptid-Polysaccharids

β-Lactamringes) im Penicillingerüst und anschließender Acylierung des aktiven Zentrums der Transpeptidase. Es entsteht ein Penicilloylderivat der Transpeptidase, die irreversibel gehemmt wird. Die ausbleibende Transpeptidierung verhindert die Stabilisierung des Mureinsacks. Dies führt bei proliferierenden Keimen zur Lyse (bakterizide Wirkung).

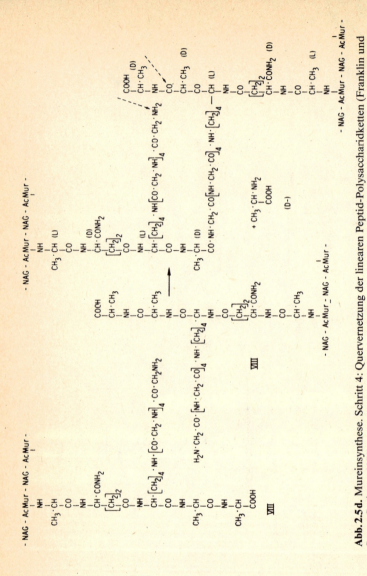

Abb. 2.5d. Mureinsynthese. Schritt 4: Quervernetzung der linearen Peptid-Polysaccharidketten (Franklin und Snow, Springer 1973)

2.1.3.1.1 Penicillin G

Wirkungsspektrum und Resistenz: Das Wirkungsspektrum von Penicillin G ist sehr schmal und umfaßt im wesentlichen grampositive Kokken und Bakterien sowie einige gramnegative Kokken und Treponema pallidum (Tab. 2.7). Resistent sind penicillinasebildende Staphylokokken, Entero-

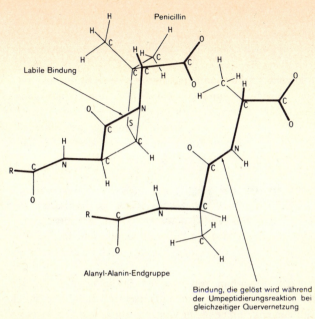

Abb. 2.6. Vergleich der Struktur des Penicillins mit der Struktur der D-Alanyl-D-Alanin-Endgruppe des Mureinvorläufers. (J. L. Strominger et al., Fed. Proc. 26, 17 (1967))

Tabelle 2.7. Wirkungsspektrum von Penicillin G

Grampositive Erreger	Gramnegative Erreger
Streptokokken	Gonokokken
Pneumokokken	Meningokokken
Staphylokokken (ohne Penicillinase)	
Clostridien	
Bacillus anthracis	
Corynebacterium diphtheriae	
Listerien	
Actinomyceten	
Treponema pallidum	

kokken (Streptococcus faecalis), die meisten gramnegativen Bakterien (wie E. coli, Salmonellen, Shigellen, Klebsiellen, Proteus, Pseudomonas aeruginosa), Mykobakterien, Viren, Pilze und Protozoen. Auch Gonokokken sind in den letzten Jahren zunehmend unempfindlicher geworden.

Der biochemische Mechanismus der Resistenzentwicklung ist die enzymatische Inaktivierung des Penicillins. Resistente Keime bilden eine β-

Lactamase (Penicillinase), die den β-Lactamring spaltet. Es entsteht die inaktive Penicilloinsäure. Vor allem Staphylokokken, aber auch gramnegative Keime, können eine solche Penicillinase besitzen, deren Bildung interessanterweise durch Penicilline induzierbar ist. Die Übertragung der Resistenz erfolgt sowohl chromosomal (gramnegative Keime) als auch extrachromosomal durch Plasmide (grampositive und gramnegative Keime). Eine sekundäre Resistenz entwickelt sich meist langsam und folgt dem Mehrschrittmuster. Kreuzresistenz besteht zu den Phenoxypenicillinen und teilweise auch zu Ampicillin und den älteren Cephalosporinen.

Pharmakokinetik: Wegen der fehlenden Säurestabilität des β-Lactamringes und der damit verbundenen Inaktivierung im Magen ist die enterale Resorption unsicher, so daß Penicillin G parenteral appliziert werden muß. Aus intramuskulären Depots wird die Substanz jedoch schnell und vollständig resorbiert; der Resorptionsvorgang ist etwa nach einer Stunde abgeschlossen.

Bei einer Plasmaeiweißbindung von etwa 50% ist die Verteilung in den Geweben, Körperhöhlen und -flüssigkeiten unterschiedlich. So finden sich im Liquor und im Augenkammerwasser Konzentrationen, die etwa 1–5% der Serumkonzentration betragen. In den übrigen Geweben liegen die Konzentrationen meist höher und sind in der Regel für eine antibakterielle Wirkung ausreichend. Bei entzündlichen Prozessen sind die Konzentrationen (z.B. im Liquor bei Meningitis) im allgemeinen höher. Auch in der Muttermilch und in der Amnionflüssigkeit werden beträchtliche Mengen gefunden.

Die Halbwertszeit von Penicillin G beträgt etwa 30–60 min und ist damit extrem kurz. Die Elimination erfolgt fast ausschließlich in unveränderter Form über die Niere: Etwa 80% werden aktiv tubulär sezerniert und ca. 20% glomerulär filtriert. Daneben findet zu einem ganz geringen Teil auch eine metabolische Inaktivierung statt, der jedoch unter Normalbedingungen keine Bedeutung zukommt. Es entstehen unter anderem Penicillamin und Penicilloinsäure, die mit dem Auftreten von allergischen Reaktionen gegen Penicilline in Verbindung gebracht werden. Die Halbwertszeit ist bei Neugeborenen (bis 3 h) und niereninsuffizienten Patienten (bei Anurie bis 10 h) verlängert.

Eine Verlängerung der Halbwertszeit ist durch die Kombination von Penicillin G mit anderen aktiv sezernierbaren Substanzen möglich (z.B. Probenecid). Durch kompetitiven Antagonismus um den aktiven Sekretionsprozeß wird die Ausscheidung von Penicillin G verzögert. Dies Vorgehen hat heute jedoch beim Penicillin G keine praktisch klinische Bedeutung mehr.

Indikationen: Wegen seiner geringen Toxizität ist Penicillin G immer dann indiziert, wenn Infektionen mit empfindlichen Erregern vorliegen. Die Dosierung ist der Tabelle 2.8 zu entnehmen.

Nebenwirkungen: Penicillin ist eines der wenigen Antibiotika oder Chemotherapeutika, das der Forderung von Ehrlich nach maximaler parasitotroper Wirkung bei weitgehendem Fehlen schädigender Einflüsse auf den Warmblüter am nächsten kommt. Da Penicilline an einem Stoffwechselschritt angreifen, der nur das Bakterium betrifft, sind sie für den Menschen wenig toxisch. Die unerwünschten Wirkungen sind daher nicht mit dem Wirkungsmechanismus in Verbindung zu bringen.

Die Hauptnebenwirkung, die bis zu 10% der Behandelten betrifft, ist die Allergie, die nicht dosisabhängig auftritt und in ihren Ursachen noch nicht vollständig aufgeklärt ist. Am wahrscheinlichsten scheint, daß Abbauprodukte des Penicillins dafür verantwortlich sind. Penicilloinsäure kann als Hapten mit Proteinen reagieren und so zum Vollantigen werden. Daneben wird als auslösendes Moment auch die Polymerisationsfähigkeit der Penicilline diskutiert. Möglicherweise sind auch Verunreinigungen der Penicilline durch den Fermentationsprozeß beteiligt.

Allergische Reaktionen treten mit vielfältiger Symptomatik auf. Wenige Sekunden bis 60 min nach Kontakt kommt es bei Sensibilisierten zu lokalisierten anaphylaktischen Reaktionen oder auch sehr selten zum anaphylaktischen Schock. Nach einigen Tagen kann sich eine typische Serumkrankheit mit Urticaria, Exanthem, Gelenkschwellung, Fieber und Durchfällen entwickeln. Auch hämolytische Anämien und allergische Organmanifestationen werden beobachtet.

Das Risiko der Sensibilisierung ist bei topischer Applikation auf Haut und Schleimhäute am größten, bei oraler Applikation am geringsten, während die parenterale Applikation eine Zwischenstellung einnimmt. Im allgemeinen besteht eine Kreuzallergie zwischen allen Penicillinen, die jedoch gegenüber Cephalosporinen nicht obligat ist.

Schädigungen des Zentralnervensystems mit epileptiformen Krämpfen und nachfolgendem Koma werden meist nur nach extrem hohen Dosen oder intrathekaler Applikation beobachtet. Zusätzlich wirken andere bestehende Grundleiden begünstigend (z.B. Niereninsuffizienz, bestehende Krampfneigung, hohes Alter).

Aus den bisher dargestellten Eigenschaften des Penicillin G ergibt sich, daß außer der Allergie 4 Nachteile die generelle Anwendung von Penicillin G limitieren. Wegen der Labilität des β-Lactamringes wird die Substanz sowohl durch die Magensäure als auch durch β-Lactamasen zerstört. Das nicht sehr breite Spektrum und die kurze Halbwertszeit stellen weitere Nachteile dar.

Tabelle 2.8. Dosierungen der Penicilline

Internationaler Freiname	Warenzeichen	Mittlere Dosis/Tag	Applikation
Penicillin G	Penicillin G Hoechst Penicillin Göttingen Penicillin „Grünenthal" Penicillin-Heyl	bis zu 1 Mega I. E. und mehr	i. m., i. v.
Benzathin-Penicillin G	Tardocillin 1200	1,2 Mega I. E./Monat	i. m.
Clemizol-Penicillin G	Megacillin	1,0 Mega I. E.	i. m.
Penicillin V	Antibiocin-1 Mega Arcasin Beromycin Isocillin Isopenoral Ospen Pencompren Penicillin-Heyl oral Penicillin V-ratiopharm Penicillin Mega Tablinen	$3-5 \times 0{,}4$ Mega I. E.	p. o.
Propicillin	Baycillin, Oricillin	$3 \times 0{,}4$ Mega E.	p. o.
Oxacillin	Cryptocillin Stapenor	4–6 g	p. o.
Dicloxacillin	Dichlor-Stapenor	3–4 g	p. o.
Flucloxacillin	Staphylex	2–3 g	p. o.
Ampicillin	Amblosin Ampi-Tablinen Ampicillin-ratiopharm Binotal, Cymbi DuraAmpicillin Pen-Bristol Penbrock Suractin	2–4 g	p. o.
Amoxycillin	Amoxypen Clamoxyl	2–4 g	p. o.
Pivampicillin	Berocillin Maxifen	2 g	p. o.
Bacampicillin	Penglobe	2,5 g	p. o.
Carbenicillin	Anbactyl Microcillin	8–30 g	i. m., i. v.
Carindacillin	Carindapen	4–8 g	p. o.
Azlocillin	Securopen	6–20 g	i. v.
Mezlocillin	Baypen	6–20 g	i. v.

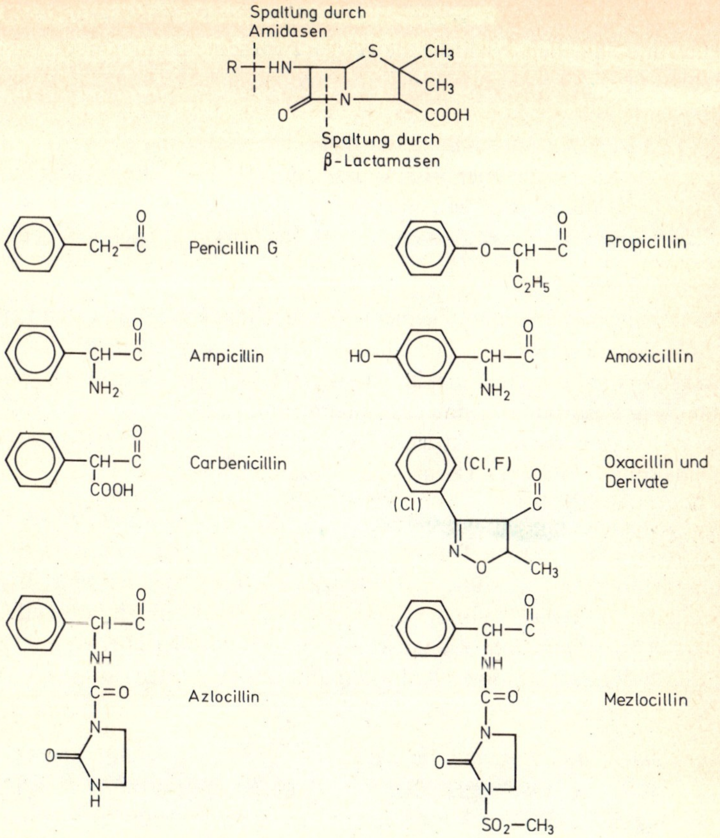

Abb. 2.7. Strukturformeln verschiedener Penicilline

Die modernen, halbsynthetischen Penicilline (Abb. 2.7), die einzelne Nachteile des Penicillin G ausgleichen, sind selbst nur unvollkommen und weisen ebenfalls Nachteile auf. Das „optimale Penicillin" wurde noch nicht entwickelt.

2.1.3.1.2 Penicilline mit breiterem Spektrum

Ampicillin und verwandte Substanzen

Das erste Penicillin dieser Reihe war das 1962 eingeführte *Ampicillin*, das sich vom Benzylpenicillin lediglich durch eine NH_2-Gruppe unterscheidet. Sein Spektrum umfaßt die Penicillin-G-empfindlichen grampositiven Keime (wenn auch mit geringerer Wirkungsintensität) sowie zusätzlich einige gramnegative Keime, wie H. influenzae, E. coli, einige Proteusstämme, Salmonellen und Shigellen. Nicht erfaßt werden Pseudomonas und indolpositive Proteusarten. Der Grund für das erweiterte Spektrum ist noch unklar. Es gibt jedoch Hinweise für eine bessere Penetration von Ampicillin durch die Zellwand gramnegativer Bakterien. Daneben mag auch eine größere Unempfindlichkeit gegenüber β-Lactamasen gramnegativer Bakterien eine Rolle spielen. Ebenso wie Penicillin G wird Ampicillin jedoch durch die Penicillinase grampositiver Keime zerstört (keine Wirkung gegen z. B. penicillinasebildende Staphylokokken).

Nebenwirkungen: Neben der allgemeinen Penicillinallergie findet sich bei etwa 10% der Patienten eine penicillinunabhängige ampicillinspezifische Hautreaktion im Sinne eines makulopapulären Exanthems. Wegen der unvollständigen Resorption kommt es nach oraler Gabe relativ häufig zu Störungen des Magen-Darm-Traktes mit Übelkeit, Erbrechen und einer Schädigung der physiologischen Darmflora mit Durchfällen.

Pharmakokinetik: Ampicillin ist säurestabil, wird aber dennoch nur zu etwa 50% aus dem Magen-Darm-Trakt resorbiert. Die erreichbaren Plasmakonzentrationen reichen aber für eine bakterizide Wirkung aus. Bei einer Eiweißbindung von etwa 10% ist die Elimination ($T_{1/2}$ 60–90 min) im wesentlichen mit der des Penicillin G identisch. Auch hier wird der überwiegende Teil unverändert renal (glomerulär filtriert und aktiv sezerniert) ausgeschieden.

Proampicilline und Analoge des Ampicillins: Der Nachteil der schlechten enteralen Resorption von Ampicillin wird z. B. durch *Pivampicillin* ausgeglichen. Pivampicillin (Prodrug) ist ein mit Pivalinsäure (Trimethylessigsäure) verestertes Ampicillin, das besser resorbiert wird. Bereits während der Passage durch die Mukosa und auch im Blut wird der Ester in Ampicillin, Pivalinsäure und Formaldehyd gespalten. Die so erreichbaren Ampicillinkonzentrationen im Blut sind etwa doppelt so hoch wie nach Gabe vergleichbarer Dosen Ampicillin. Ein weiteres Proampicillin ist *Bacampicillin*.

R = H Ampicillin
R = $CH_2-O-\overset{O}{\overset{\|}{C}}-C(CH_3)_3$ Pivampicillin
R = $\underset{CH_3}{\overset{|}{CH}}-O-\overset{O}{\overset{\|}{C}}-C_2H_5$ Bacampicillin

Ein echtes Analoges des Ampicillin ist *Amoxycillin,* ein in Para-Stellung des Benzolringes hydroxyliertes Derivat. Bei einer doppelt so hohen Resorptionsquote sind die pharmakologischen Eigenschaften denen des Ampicillins vergleichbar.

Indikationen: Ampicillin, Proampicilline und Amoxycillin sind besonders gegen gramnegative Keime wirksam. Infektionen der Atemwege, der Harnwege, der Gallenwege, des Magen-Darm-Traktes und der Meningen mit empfindlichen Erregern (Enterokokken, Haemophilus influenzae, E. coli, Salmonellen und einige Proteusarten) sind die wesentlichen Indikationen für diese Substanzklasse. Die Dosierungen sind der Tabelle 2.8 zu entnehmen.

Penicilline mit Wirkung gegen Pseudomonas

Pseudomonas aeruginosa ist gegen die meisten Antibiotika einschließlich der bisher besprochenen Penicilline resistent.

Das erste Penicillin mit Wirkung gegen Pseudomonas war *Carbenicillin,* dessen sonstiges Spektrum im wesentlichen dem des Ampicillins entspricht. Zusätzlich werden auch einige Proteusarten erfaßt. Wirksame Konzentrationen gegenüber Pseudomonas werden aber nur in den Harnwegen erreicht. Carbenicillin wird nach oraler Gabe nicht resorbiert und ist auch nicht penicillinasefest. Bei einer Eiweißbindung von etwa 50% beträgt die Halbwertszeit ca. 90 min.

Der Indanylester des Carbenicillins *(Carindacillin)* wird — wenn auch unvollständig — enteral resorbiert.

Azlocillin, ein Vertreter der Acylureidopenicilline, hat im Vergleich mit Carbenicillin eine wesentlich bessere Wirkung gegen Pseudomonas, so daß es ausschließlich bei Infektionen mit diesem Keim verwendet wird.

Mezlocillin, ein weiteres Acylureidopenicillin, ist schwächer gegenüber Pseudomonas wirksam, doch fallen einige zusätzliche gramnegative Keime in sein Spektrum. Acylureidopenicilline sind weder säure- noch penicillinasefest (parenterale Applikation). Dosierung s. Tabelle 2.8.

2.1.3.1.3 Penicillinasefeste Penicilline (Isoxazolylpenicilline)

Penicillin-G-resistente Bakterien (z. B. Staphylokokken) sind in der Lage, Penicillin G durch eine β-Lactamase (Penicillinase) zu inaktivieren. Dabei wird der β-Lactamring gespalten. Durch Einführung sperriger Seitenketten kann der Lactamring so geschützt werden (sterische Hinderung), daß eine Spaltung nicht möglich ist. Dieser Vorteil wird allerdings durch einige Nachteile erkauft. Die Wirksamkeit solcher penicillinasefester Penicilline gegenüber nichtpenicillinasebildenden Staphylokokken ist erheblich eingeschränkt. Daneben besitzen diese Penicilline auch die Fähigkeit, die Bildung der Penicillinase zu induzieren, so daß bei kritikloser Anwendung penicillinresistente Staphylokokken auftreten können.

Der erste Vertreter dieser Reihe war *Oxacillin,* dem die halogenierten Derivate *Cloxacillin, Dicloxacillin* und *Flucloxacillin* folgten. Hinsichtlich der Pharmakokinetik bestehen bei den einzelnen Vertretern der Isoxazolylpenicilline keine wesentlichen Unterschiede zu anderen Penicillinen. Alle sind säurestabil und werden nach oraler Applikation gut resorbiert (Flucloxacillin fast zu 100%). Bei einer allerdings höheren Eiweißbindung (über 90%) ist die Halbwertszeit dennoch sehr kurz (ca. 60 min). Die Nebenwirkungen entsprechen denen anderer Penicilline (allergische Reaktionen und wie bei allen oral applizierbaren gelegentlich Störungen des Gastrointestinaltraktes). Nach Gabe von Oxacillin wurden auch reversible Anstiege der Serumtransaminasen beobachtet.

Die *Indikationen* für Isoxazolylpenicilline sind daher Infektionen mit Penicillin-G-resistenten Staphylokokken. Zur Dosierung s. Tabelle 2.8.

2.1.3.1.4 Oral applizierbare Penicilline (Phenoxypenicilline)

Der Nachteil der fehlenden Säurestabilität und der damit verbundenen unsicheren enteralen Resorbierbarkeit des Penicillin G kann durch die sog. *Phenoxypenicilline* ausgeglichen werden. *Phenoxymethylpenicillin* (Penicillin V), *Phenoxyäthylpenicillin* (Phenethicillin) und *Phenoxypropylpenicillin* (Propicillin) gehören in diese Reihe. Im Wirkungsspektrum besteht große Übereinstimmung mit Penicillin G. Die Zunahme der enteralen Resorbierbarkeit geht allerdings mit einer geringeren antibakteriellen Wirksamkeit parallel, doch scheint dies durch die höheren Plasmakonzentrationen kompensiert zu werden. Daneben besteht − vor allem beim Propicillin − eine deutliche Penicillinasefestigkeit, die aber bei hochresistenten Keimen nicht ausgenutzt werden kann. Bei höherer Eiweißbindung (55–85%) ist die Halbwertszeit vergleichbar kurz (ca. 45 min). *Indikationen* sind weniger schwerwiegende Infektionen mit penicillinempfindlichen Keimen, sowie die Rheumaprophylaxe. Dosierung: s. Tabelle 2.8.

2.1.3.1.5 Depotpenicilline

Die sich aus der raschen Elimination von Penicillin G ergebenden kurzen Dosisintervalle können durch sog. Depotpenicilline verlängert werden. Es sind schwer wasserlösliche Salze des Penicillin G mit organischen Basen, das deshalb nur langsam aus intramuskulären Depots resorbiert wird. Da sich die Halbwertszeit des Penicillin G dadurch nicht verändert, sind die erreichbaren Serumkonzentrationen niedriger als nach Gabe vergleichbarer

Dosen Penicillin G. Der Vorteil besteht jedoch darin, daß diese Konzentrationen über längere Zeit (Tage bis Wochen) aufrecht erhalten werden können. Neben *Procain-Penicillin G* (Dosisintervall in wäßriger Lösung 24 h, in öliger Lösung 72 h) werden noch *Benzathin-Penicillin G* (Applikationsintervall ca. 4 Wochen) und *Clemizol-Penicillin G* (Dosierungsintervall 72 h) verwendet.

Die Nebenwirkungen entsprechen denen anderer Penicilline: allergische Reaktionen, auch gegenüber der Base. Bei akzidenteller intravasaler Applikation kann ein sog. Hoigné-Syndrom auftreten, das auf Mikroembolien in den Kapillaren der Lunge zurückgeführt wird.

Das früher geübte Vorgehen der Gabe von Probenecid zur Verlängerung der Halbwertszeit von Penicillin (Konkurrenz um die aktive Sekretion) wird heute bei Penicillin G nicht mehr angewendet. Depotpenicilline sind nur selten indiziert. Da die erreichbaren Blutkonzentrationen niedrig sind, werden nur besonders empfindliche Erreger geschädigt. Die Dosierungen sind der Tabelle 2.8 zu entnehmen.

2.1.3.2 Cephalosporine

Cephalosporine sind halbsynthetische Derivate der 7-Aminocephalosporansäure (Abb. 2.8).

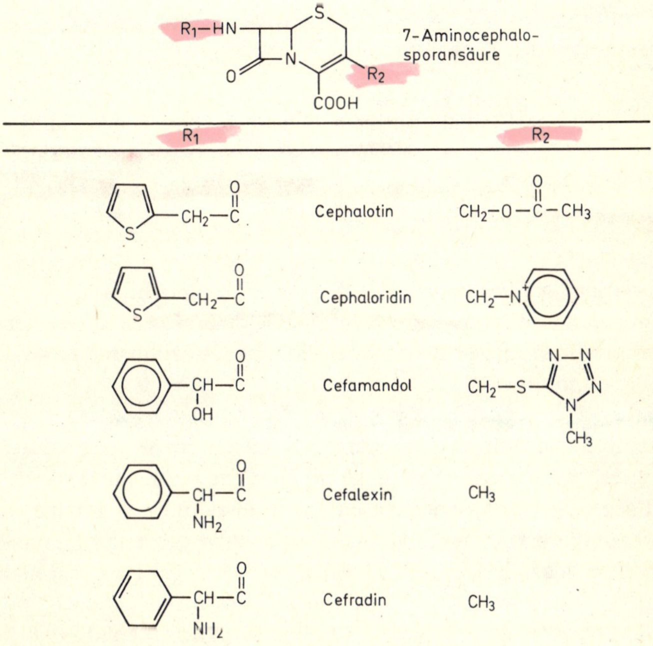

Abb. 2.8

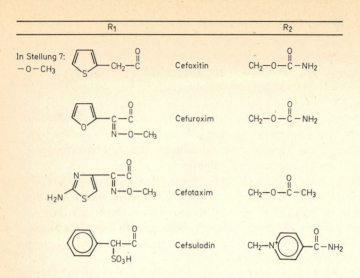

Abb. 2.8. Strukturformeln verschiedener Cephalosporine

Neben der großen strukturellen Ähnlichkeit (β-Lactamring mit einem Dihydrothiazinring) sind die Cephalosporine auch in ihren pharmakologischen Eigenschaften den Penicillinen eng verwandt.

Wirkungsmechanismus: Cephalosporine haben einen ähnlichen Wirkungsmechanismus wie Penicilline. Auch sie hemmen Reaktionen der Zellwandsynthese von Bakterien. Es resultiert eine sekundäre bakterizide Wirkung auf proliferierende Keime.

Wirkungsspektrum und Resistenz: Das Spektrum entspricht weitgehend dem des Ampicillins. Da Cephalosporine penicillinasefest sind, werden auch Erreger erfaßt, die gegen Isoxazolylpenicilline (Oxazillin und Derivate) empfindlich sind.

Allgemein sind grampositive Erreger empfindlicher als gramnegative. Im gramnegativen Bereich unterscheiden sich jedoch die Vertreter dieser Gruppe in ihrer Wirksamkeit. Dies hängt mit ihrer unterschiedlichen Empfindlichkeit gegenüber den β-Lactamasen (Cephalosporinasen) gramnegativer Erreger zusammen. Daneben können aber auch verbesserte Penetrationseigenschaften in das Bakterium eine Rolle spielen. Diese Faktoren sind bei den neueren Cephalosporinen *Cefamandol, Cefuroxim, Cefoxitin* und *Cefotaxim* von Bedeutung und für das erweiterte Spektrum verantwortlich

Tabelle 2.9. Einteilung der Cephalosporine nach ihrer Wirkung

Wirkung	Substanz	Empfindliche Keime
Nicht gegen gramnegative Keime mit β-Lactamase	Cephalothin (Cephaloridin)	Staphylo-, Strepto-, Pneumokokken, E. coli, Shigellen
Gegen einige gramnegative Keime mit β-Lactamase	Cefamandol Cefalexin p. o. Cefradin p. o.	E. coli, P. mirabilis, H. influenza
Gegen fast alle gramnegativen Keime mit β-Lactamase	Cefoxitin Cefuroxim Cefotaxim	Indolpositive Proteus-Arten, Serratia-Arten
Spezielle	Cefsulodin	Pseudomonas

(Enterobacter, indolpositive Proteusarten, Serratiaarten). *Cefsulodin* wirkt spezifisch gegen Pseudomonas (Tab. 2.9).

Die Spaltung des β-Lactamringes durch Cephalosporinasen führt auch bei Cephalosporinen zur Inaktivierung. Resistenzen werden sowohl chromosomal als auch extrachromosomal übertragen. Die Resistenzlage gegenüber Cephalosporinen ist zur Zeit noch günstig. Unter der Therapie entwickelt sich selten eine Resistenz und folgt dann dem Einschrittmuster.

Pharmakokinetik: Obwohl Cephalosporine säurestabil sind, werden nicht alle ausreichend nach oraler Gabe resorbiert. Oral anwendbare Cephalosporine sind *Cefalexin* und *Cefradin,* die zu etwa 90% resorbiert werden. Dem Vorteil der oralen Anwendbarkeit steht allerdings eine geringere Wirkungsintensität − vor allem im gramnegativen Bereich − im Vergleich mit den parenteral applizierbaren gegenüber. Sie werden wie Penicilline unverändert renal ausgeschieden. Bei geringer Eiweißbindung (Cefalexin ca. 30%, Cefradin 6%) beträgt die Halbwertszeit ca. 90 min.

Die Zahl der parenteral verwendbaren Cephalosporine ist größer. Alle verhalten sich pharmakokinetisch ähnlich. Sie werden überwiegend unverändert über die Nieren bzw. die Galle eliminiert, zu einem Teil (Cephalothin, Cefotaxim) auch metabolisiert. Bei einer mittleren Eiweißbindung (30–70%) bewegt sich die Halbwertszeit zwischen 40 und 90 min.

Indikationen: Penicilline werden den Cephalosporinen vorgezogen. Cephalosporine werden verwendet, wenn penicillinresistente Stäe vorliegen oder eine Penicillinallergie besteht. Daneben gelten Ampicillinresistenz oder schwere Infektionen mit unbekannten Erregern (nur in der Klinik) als weitere Indikationen. Dosierung s. Tabelle 2.10.

Tabelle 2.10. Dosierungen der Cephalosporine

Internationaler Freiname	Warenzeichen	Mittlere Dosis/Tag [g]	Applikation
Cephalothin	Cephalothin Lilly Cepovenin	4–6	i.m., i.v.
Cephaloridin	Cephaloridin Glaxo	2–3,5	i.m., i.v.
Cefamandol	Mandokef	2–8	i.m., i.v.
Cefalexin	Ceporexin Oracef	1–4	p.o.
Cefradin	Sefril Forticef	2–4	p.o., i.v., i.m.
Cefoxitin	Mefoxitin	3–6	i.v.
Cefuroxim	Zinacef	2–4	i.v., i.m.
Cefotaxim	Claforan	2–4	i.v., i.m.
Cefsulodin	Pseudocef	2–3	i.v., i.m.

Nebenwirkungen: Cephalosporine gehören wie die Penicilline zu den wenig toxischen Antibiotika. Allergische Reaktionen (bis 4%) sind seltener als bei Penicillinen. Untereinander zeigen sie Kreuzallergie, die jedoch nur selten mit Penicillinen (~10% der Fälle) besteht. Unter vergleichbaren Bedingungen (Applikation in den Liquorraum) wirken sie wie Penicilline neurotoxisch. Cephalosporine können nach hohen Dosen und/oder Eliminationseinschränkung (Niere) nephrotoxisch sein. Dies wurde vor allem bei Cephaloridin beobachtet.

2.1.3.3 Anhang: Fosfomycin

Fosfomycin gehört zwar nicht in die Gruppe der β-Lactamantibiotika, soll aber, da es ebenfalls die Mureinsäuresynthese hemmt, an dieser Stelle besprochen werden. Fosfomycin (Fosfocin®), ein Stoffwechselprodukt von Streptomycesarten, ist ein kleines Molekül mit einer Epoxigruppe, die für die Wirkung verantwortlich ist. Fosfomycin hemmt den ersten Schritt der bakteriellen Mureinsäuresynthese: Auf Grund der strukturellen Ähnlichkeit mit Phosphoenolpyruvat (PEP) wird PEP nicht in Uridindiphospho-N-acetylglucosamin eingebaut und die Bildung von Uridindiphospho-N-acetylmuraminsäure unterbleibt (s. Abb. 2.5A). Der Wirkungstyp ist bakterizid.

In das Spektrum fallen eine Reihe gramnegativer und grampositiver Keime (E. coli, H. influenzae, einige Proteusarten und Staphylokokken), das etwa dem des Ampicillin entspricht. Fosfomycin wird kaum aus dem Magen-Darm-Trakt resorbiert und muß daher intravenös zugeführt werden. Die Elimination erfolgt in unveränderter Form durch glomeruläre Filtration mit einer Halbwertszeit von etwa 2 h, weshalb Fosfomycin bei Harnwegsinfekten mit empfindlichen Keimen eine Alternative zu Penicillinen darstellt. Die Dosierung beträgt ca. 10 g/Tag auf 2–3 Einzeldosen verteilt. Nebenwirkungen betreffen vor allem den Magen-Darm-Trakt mit Übelkeit, Erbrechen, Appetitlosigkeit und Durchfällen. Daneben wurden auch Veränderungen des Geschmacks und Phlebitiden sowie allergische Reaktionen (Exanthem) und Transaminasenanstiege im Serum beschrieben.

$$H_3C-HC-CH-PO_3H_2$$
$$\diagdown \diagup$$
$$O$$

Fosfomycin

2.1.4 Tetracycline

Das erste Tetracyclin wurde 1947 aus Streptomyces aureofaciens isoliert. Die spätere Strukturaufklärung ergab, daß es sich um Chlortetracyclin handelt. In der Folgezeit wurden zahlreiche Versuche unternommen, die pharmakologischen Eigenschaften des Chlortetracyclin zu verbessern, wobei das Hauptaugenmerk auf einer Verbesserung der Lipophilie lag. Die heute gebräuchlichen Tetracycline sind entweder Stoffwechselprodukte verschiedener Streptomycesarten oder halbsynthetische Derivate.

Struktur-Wirkungs-Beziehung: Das gemeinsame Grundgerüst aller Tetracycline ist das polyzyklische Naphthacen. Einzelheiten sind in der Tab. 2.11 enthalten. Durch gezielte Modifikation wurde vor allem die Lipophilie erhöht, so daß der wesentliche Unterschied der einzelnen Tetracycline mehr in ihrer Pharmakokinetik als in ihrer Pharmakodynamik zu suchen ist. Ausgehend vom Chlortetracyclin mit der geringsten Lipophilie nimmt sie zu den moderneren hin zu, was sich in einer verbesserten enteralen Resorption, längeren Halbwertszeit und höheren Eiweißbindung äußert. Rolitetracyclin ist ein wasserlösliches und damit injizierbares Tetracyclin.

Wirkungsmechanismus: Tetracycline sind Hemmstoffe der Proteinsynthese. Der molekulare Angriffspunkt ist die kleine Ribosomenuntereinheit: Die Anlagerung des Aminoacyl-tRNA-Komplexes an die ribosomale Akzeptorstelle wird gehemmt. Dies beeinflußt die Kettenelongation mit bakteriostatischer Wirkung auf proliferierende Keime.

Tetracycline hemmen nicht nur die bakterielle Proteinsynthese. Ihre Affinität zu diesem System ist jedoch größer als zu der entsprechenden Reak-

Tabelle 2.11. Struktur der Tetracycline

Internat. Freiname	R_1	R_2	R_3	R_4	R_5
Chlortetracyclin	Cl	CH_3	OH	H	H
Oxytetracyclin	H	CH_3	OH	OH	H
Tetracyclin	H	CH_3	OH	H	H
Demeclocyclin	Cl	H	OH	H	H
Rolitetracyclin	H	CH_3	OH	H	$H_2C-N\diagdown$
Doxycyclin	H	H	CH_3	OH	H
Minocyclin	$N(CH_3)_2$	H	H	H	H

tion im Warmblüter. Tetracycline sind deshalb vom Wirkungsmechanismus her relativ wenig toxisch für den Warmblüter.

Wirkungsspektrum und Resistenz: Tetracycline sind sog. Breitspektrumantibiotika, d. h. zahlreiche grampositive und gramnegative Kokken und Bakterien sowie Rickettsien und Chlamydien fallen in das Spektrum der Tetracycline, wenn auch die Empfindlichkeit der verschiedenen Erreger unterschiedlich ist. Auch Mykobakterien sind tetracyclinempfindlich. Eine Wirkung ist in vivo jedoch nur mit sehr hohen Konzentrationen nachweisbar, so daß die Tetracycline bei der Tuberkulosebehandlung allenfalls als Reserveantibiotika gelten können. Einen Überblick über das gemeinsame Spektrum aller Tetracycline gibt die Tabelle 2.12.

Das große Spektrum wird allerdings durch die teilweise nur geringe Wirksamkeit und das Vorliegen primär resistenter Stämme (bis zu 60%) erheblich eingeengt. Die Entwicklung einer sekundären Resistenz ist selten und folgt dem Mehrschrittmuster. Als biochemischer Mechanismus der Resistenzentwicklung wird eine reduzierte Aufnahme der Tetracycline in resistente Keime diskutiert. Daneben kann es möglicherweise auch zu einem beschleunigten Abbau der Tetracycline kommen. Die Übertragung der Resistenz erfolgt sowohl chromosomal als auch extrachromosomal über Plasmide. Alle Tetracycline zeigen komplette Kreuzresistenz.

Tabelle 2.12. Wirkungsspektrum der Tetracycline

Grampositiv	Gramnegativ
Staphylokokken	Meningokokken
Streptokokken	Gonokokken
Enterokokken	E. coli
Pneumokokken	Shigellen
	Salmonellen
	Klebsiellen
	H. influencae
Mykobakterien	
Rickettsien	

Tabelle 2.13. Pharmakokinetische Daten der Tetracycline

Internationaler Freiname	Orale Resorption [%]	Eiweißbindung [%]	$T_{½}$ [h]
Chlortetracyclin	30	45	5,5
Oxytetracyclin	60	20	9
Tetracyclin	80	25	8,5
Demeclocyclin	65	40	13
Rolitetracyclin	–	50	8
Methacyclin	60	80	14
Doxycyclin	> 90	90	18
Minocyclin	> 90	75	12,5

Pharmakokinetik: Die Unterschiede der einzelnen Tetracycline liegen in ihren pharmakokinetischen Eigenschaften (s. Tab. 2.13). Bedingt durch die unterschiedliche Lipophilie sind Resorption, Verteilung und Elimination verschieden. Während die älteren Tetracycline nur unvollkommen und unsicher resorbiert werden (30–80%), zeichnen sich Minocyclin und Doxycyclin durch eine fast vollständige Resorption aus (> 90%). Maximale Blutkonzentrationen werden zwischen 2 und 4 h nach oraler Gabe gemessen. Da Tetracycline mit mehrwertigen Kationen Komplexe bilden können, wird ihre enterale Resorption durch die Nahrung (z. B. Milch) oder die gleichzeitige Gabe von Antacida oder Eisenpräparaten reduziert.

Tetracycline verteilen sich im gesamten Organismus. Dabei kann das Verteilungsvolumen größer sein, als es dem Gesamtkörperwasser entspricht. Dies ist ein Hinweis für eine Anreicherung in bestimmten Geweben wie Knochen und Zähnen (tiefes Kompartiment). Die Liquorkonzentrationen sind bei den lipophilen Tetracyclinen (Doxycyclin und Minocyclin) naturgemäß höher und erreichen etwa 30% der Serumkonzentration.

Auch die Eiweißbindung nimmt mit steigender Lipophilie zu und schwankt zwischen 30 und 90%. Sie trägt nur zu einem Teil zur unterschiedlichen Halbwertszeit bei. Hauptverantwortlich ist das physikalisch-chemische Verhalten. Die Eliminationsorgane für Tetracycline sind der Darm und die Nieren, wobei die Anteile, die über beide Organe ausgeschieden werden, substanzabhängig sind. So finden sich vor allem bei den schlecht resorbierbaren Tetracyclinen (Chlortetracyclin) auch größere Anteile in den Fäzes. Mit Zunahme der Lipophilie nimmt die renale Elimination immer mehr ab. An ihre Stelle treten Metabolisierungsreaktionen, die beim Doxycyclin besonders ausgeprägt sind. Daneben wird Doxycyclin auch zu einem großen Teil biliär eliminiert. Dieses pharmakokinetische Verhalten des Doxycyclins begründet seine relativ ungefährliche Anwendung bei Patienten mit Niereninsuffizienz (keine Kumulation), während Oxytetracyclin und Tetracyclin bei diesen Patienten ohne Dosisreduktion kumulieren können.

Indikationen: Tetracycline sind bei Infektionen mit empfindlichen grampositiven und gramnegativen Erregern indiziert. Bei Infektionen mit Rickettsien, Mykoplasmen, verschiedenen Chlamydien (auch als „große Viren" bezeichnet, sie sind die Erreger der Psittakose, des Lymphogranuloma inguinale, des Trachoms, der Einschlußkonjunktivitis), Spirochäten u.v.a. sind Tetracycline Mittel der ersten Wahl. Darüber hinaus sind Tetracycline eine Alternative, wenn Penicilline aus bestimmten Gründen nicht verordnet werden können. Die Dosierungen sind der Tabelle 2.14 zu entnehmen.

Nebenwirkungen: Tetracycline gehören auf Grund ihres Wirkungsmechanismus zu den wenig toxischen Antibiotika. Relativ häufig auftretende Nebenwirkungen sind Störungen des Gastrointestinaltraktes mit Übelkeit, Erbrechen und Durchfällen, die auf einer direkten schleimhautreizenden Wirkung der Tetracycline oder einer Beeinträchtigung der intestinalen Darmflora (Breitspektrumantibiotika) beruhen. Da Tetracycline mit Ca^{2+} Chelate bilden können, besteht die Gefahr der Einlagerung in Zähne und Knochen, die vor allem während der Wachstumsperiode zu bleibenden Schäden führen kann (deshalb nicht an Schwangere und Kinder unter 7 Jahren verabreichen). Photosensibilisierungen treten bei allen Tetracyclinen auf, sind aber nach Gabe von Demeclocyclin besonders häufig. Diese Nebenwirkung macht sich bemerkbar, wenn unbedeckte Körperpartien dem Sonnenlicht oder einer anderen UV-Bestrahlung (Höhensonne) ausgesetzt werden (sonnenbrandähnliches Erythem und Ödem). Allergische Reaktionen sind selten, ebenso die Hepatotoxizität, die nur unter bestimmten Bedingungen (hohe Dosen und/oder gestörte Elimina-

Tabelle 2.14. Dosierungen der Tetracycline

Internationaler Freiname	Warenzeichen	Mittlere Dosis/Tag [g]	Applikation
Tetracyclin	Achromycin Hostacyclin Remicyclin Steclin Supramycin Tefilin Tetrabakat Tetrablet Tetracitro Tetracyclin Heyl Tetracyclin Stada Tetracyclin Sanorania Tetracyclin-ratiopharm Tetralution	1–1,5	p.o.
Rolitetracyclin	Reverin	0,5	i.v.
Chlortetracyclin	Aureomycin	1–1,5	p.o.
Oxytetracyclin	DuraTetracyclin Macocyn Terramycin Tetra-Tablinen	1–2	
Demeclocyclin	Ledermycin	0,6	p.o.
Doxycyclin	Vibramycin Doxy-Tablinen Doxycyclin-ratiopharm	initial 0,2 Erhaltung 0,1	p.o.
Minocyclin	Klinomycin	0,2	p.o.

tion sowie Schwangerschaft) auftritt. Die gleichzeitige Gabe anderer potentiell hepatotoxisch wirkender Pharmaka sollte deshalb vermieden werden.

2.1.5 Chloramphenicol

Chloramphenicol wurde 1947 aus Kulturen von Streptomyces venezuelae isoliert. Wegen seiner einfachen Struktur ist es das einzige Antibiotikum, das heute vollsynthetisch hergestellt wird. Von den zahlreichen Derivaten mag vielleicht Thiamphenicol eine gewisse Bedeutung besitzen, es ist dem Chloramphenicol aber nicht überlegen.

O_2N—⟨⟩—CH(OH)—CH(NH—CO—CHCl$_2$)—CH$_2$OH   Chloramphenicol

CH_3O_2S—⟨⟩—CH(OH)—CH(NH—CO—CHCl$_2$)—CH$_2$OH   Thiamphenicol

Wirkungsmechanismus: Chloramphenicol hemmt die Proteinbiosynthese durch Bindung an die große Ribosomenuntereinheit in der Nähe der Peptidyltransferase. Dadurch wird dieses Enzym gehemmt und die Kettenelongation verhindert. Interessanterweise hemmt Chloramphenicol die ribosomale Proteinsynthese des Warmblüters nicht; dagegen wird die Proteinsynthese in den Mitochondrien, die ebenfalls zur Proteinsynthese befähigt sind, durch Chloramphenicol gehemmt. In therapeutischen Dosen wirkt Chloramphenicol bakteriostatisch.

Wirkungsspektrum und Resistenz: Das Wirkungsspektrum von Chloramphenicol entspricht im wesentlichen dem der Tetracycline. Im gesamten Spektrum muß heute mit resistenten Stämmen gerechnet werden. Eine Ausnahme bilden Salmonellen, die zum großen Teil noch empfindlich sind. Die Resistenzausbreitung erfolgt sowohl chromosomal als auch extrachromosomal. Der biochemische Mechanismus der Resistenzentwicklung ist die enzymatische Inaktivierung von Chloramphenicol: Acetylierung der primären und sekundären Hydroxylgruppen.

Pharmakokinetik: Chloramphenicol wird nach oraler Gabe schnell und fast vollständig aus dem Magen-Darm-Trakt resorbiert (~90%); maximale Blutkonzentrationen finden sich nach 1–2 h. Auf Grund seiner Lipophilie verteilt sich Chloramphenicol im gesamten Organismus. Auch in Körperflüssigkeiten werden hohe Konzentrationen erreicht, die bis zu 50% der Serumkonzentrationen betragen können. Dies gilt auch für den Liquor!

Chloramphenicol wird im wesentlichen durch Metabolisierung eliminiert. Dabei steht die Glucuronidierung der primären Hydroxylgruppe im Vordergrund. Der überwiegende Teil wird renal ausgeschieden (90%), davon etwa 10% als unverändertes Chloramphenicol und 90% als Glucuronid. Der Eliminationsmodus macht deutlich, daß die Halbwertszeit, die unter normalen Bedingungen etwa 3 h beträgt, bei Niereninsuffizienz nicht wesentlich zunimmt (es kumuliert das Glucuronid), jedoch bei Leberschäden auf etwa 5 h ansteigen kann. Bei Früh- und Neugeborenen ist die Halbwertszeit wegen unreifer Metabolisierungsvorgänge (nicht ausgebildeter Glucuronyltransferase) und eingeschränkter Nierenfunktion erheblich verlängert (ca. 24 h).

Indikationen: Die große Anzahl resistenter Stämme und vor allem die schwerwiegenden Nebenwirkungen (s. dort) haben dazu geführt, daß die Therapie mit Chloramphenicol auf wenige Indikationen beschränkt ist. Typhöse Salmonelleninfektionen – vor allem mit S. typhi – sind die wichtigsten Indikationen für Chloramphenicol. Aber auch hier stehen weniger toxische Substanzen zur Verfügung (Ampicillin, Co-Trimoxazol). Sonst ist Chloramphenicol bei strenger Indikationsstellung Reservemittel bei Infektionen mit Erregern, gegen die andere Chemotherapeutika nicht wirksam sind oder aus bestimmten Gründen nicht verordnet werden können (z. B. Allergie). Daneben wird Chloramphenicol bei ampicillinresistenten H. influenzae- und Meningokokkenmeningitiden im Kindesalter und zunehmend auch im Erwachsenenalter therapeutisch verwendet. Zur Dosierung von Chloramphenicol s. Tabelle 2.15. Die Gesamtdosis sollte beim Erwachsenen 30 g nicht überschreiten. Wiederholte Anwendungen sind zu vermeiden.

Nebenwirkungen: Die gefährlichste Nebenwirkung des Chloramphenicol ist seine Hämatotoxizität. Dabei müssen 2 Formen unterschieden werden:
1. *Suppression der Erythropoese:* Diese Form ist dosisabhängig und in der Prognose günstig zu beurteilen, da sie nach Absetzen der Therapie reversibel ist. Sie ist bei jedem Patienten auslösbar, wenn hohe Dosen verabreicht werden, und beruht wahrscheinlich auf einer Hemmung der mitochondrialen Proteinsynthese in den Zellen des Knochenmarks. Frühe Zeichen sind Störungen des Eisenstoffwechsels.
2. *Knochenmarkaplasie:* Diese Form betrifft die Erythro- und Granulopoese, ist nicht (streng) dosisabhängig und meist irreversibel und tödlich. Oft

Tabelle 2.15. Dosierung von Chloramphenicol

Internationaler Freiname	Warenzeichen	Mittlere Dosis/Tag [g]	Applikation
Chloramphenicol	Chloramphenicol V-Heyl	1,5–2,0	p. o.
	Chloramsaar		
	Duraphenicol		
	Fenbiotic 500 Arco		
	Kamaver		
	Nevimycin		p. o., i. m., i. v.
	Pantovernil 333		p. o., i. m., i. v.
	Paraxin		p. o., i. m., i. v.

tritt sie erst lange nach Beendigung der Therapie auf. Insgesamt ist es eine relativ seltene Nebenwirkung, deren Häufigkeit unterschiedlich beurteilt wird (1:20000–1:600000). Der Mechanismus ihrer Entstehung ist unbekannt (Enzymdefekt?). Aufgrund dieser Nebenwirkung darf Chloramphenicol nicht bei banalen Infekten gegeben werden.

Bei Nichtbeachtung der verlängerten Halbwertszeit des Chloramphenicol bei Früh- und Neugeborenen kann ein tödlich verlaufendes Grey-Syndrom auftreten, das durch aufgetriebenes Abdomen, Erbrechen, Zyanose und kardiovaskulären Kollaps gekennzeichnet ist.

Gastrointestinale (Übelkeit, Brechreiz, Superinfektion) und zentrale Nebenwirkungen (N.-opticus-Schäden) sind selten, ebenso wie das Auftreten einer hämolytischen Anämie und einer verstärkten Methämoglobinbildung (häufiger bei Glucose-6-phosphat-Dehydrogenase-Mangel).

2.1.6 Aminoglykosidantibiotika

Das erste Aminoglykosidantibiotikum (Streptomycin) wurde 1944 von Waksman isoliert. Inzwischen sind eine Reihe weiterer Stoffwechselprodukte aus Streptomycesarten isoliert worden, die sich in mancher Hinsicht ähnlich verhalten. Dies gilt für ihre Chemie (alle bestehen aus glykosidisch verknüpften Aminozuckern), für ihre Pharmakokinetik und auch für ihre antibakteriellen Eigenschaften.

Wirkungsmechanismus: Aminoglykoside sind Hemmstoffe der Proteinbiosynthese. Über eine Bindung an die kleine Ribosomenuntereinheit werden sowohl Initiation als auch Kettenelongation beeinträchtigt. Neben der Hemmung der Proteinsynthese können sie auch zu einer Fehlablesung der mRNA führen („misreading"). Dies führt zur Synthese falsch strukturierter

Proteine („nonsense Proteine"). Der Wirkungstyp ist bakterizid. Interessanterweise führen nur solche Aminoglykoside zu einem „misreading" der genetischen Information, die ein Desoxystreptamin oder einen Streptaminrest enthalten. Spectinomycin (kein Aminoglykosid) bewirkt daher kein „misreading" und wirkt auch nicht bakterizid.

Spektrum und Resistenz: Aminoglykoside sind Breitspektrumantibiotika, deren Schwergewicht im gramnegativen Bereich mit Unterschieden in der Wirksamkeit gegenüber Problemkeimen wie Pseudomonas und bestimmten Proteusarten liegt.

Die Weitergabe der Resistenz kann sowohl chromosomal als auch extrachromosomal erfolgen. 3 Mechanismen sind von Bedeutung. Zum einen findet man bei resistenten Stämmen eine Veränderung des Aminoglykosid-„Rezeptors". Das bindende Protein der kleinen Ribisomenuntereinheit ist so verändert, daß Aminoglykoside nicht mehr gebunden werden. Der zweite Resistenzmechanismus führt zu einer enzymatischen Inaktivierung (Phosphorylierung, Acetylierung, Adenylierung), und drittens scheint auch eine verminderte Aufnahme in die Bakterienzelle bei der Resistenzentwicklung eine Rolle zu spielen.

Aminoglykoside zeigen untereinander eine partielle Kreuzresistenz, d. h. streptomycinresistente Stämme können gegenüber anderen Aminoglykosiden noch empfindlich sein, während eine Resistenz gegenüber z. B. Gentamicin immer eine Resistenz gegenüber Streptomycin bedeutet.

Pharmakokinetik: Pharmakokinetisch zeigen alle Aminoglykoside eine weitgehende Übereinstimmung (Tabelle 2.16). Sie werden nach oraler Applikation kaum aus dem Magen-Darm-Trakt resorbiert, während die parenterale Gabe (i. m.) nach 1–2 h zu maximalen Blutkonzentrationen führt. Die Verteilung erfolgt fast ausschließlich extrazellulär mit unterschiedlichen Konzentrationen in den verschiedenen Organen bzw. Körperflüssigkeiten, die meist nicht mehr als 30% der Serumkonzentration betragen. Bei

Tabelle 2.16. Pharmakokinetische Daten von Aminoglykosidantibiotika

Aminoglykosid	Eiweißbindung [%]	$T_{1/2}$ [h]
Streptomycin	30	2,5
Gentamicin	0–45	2,0
Tobramycin	0–10	2,5
Sisomicin	0–25	2,0
Amikacin	10	2,0
Netilmicin	0–20	2,0
Spectinomycin	0–10	3,0

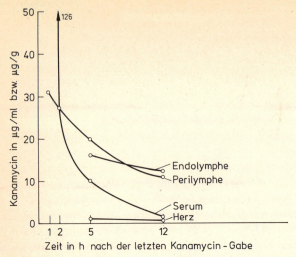

Abb. 2.9. Kanamycinkonzentration in Endo- und Perilymphe sowie im Serum und Herzmuskel des Meerschweinchens. Nach 11-tägiger Vorbehandlung mit 250 mg/kg Kanamycin wurde die Konzentrationsabnahme nach der letzten Injektion verfolgt. (Nach: H. Stupp et al., Acta oto-laryng. *61*, 435–447 (1966))

intakten Meningen findet kein nennenswerter Übertritt in den Liquorraum statt. Die Eiweißbindung beträgt etwa 0–40%. Alle Aminoglykoside werden unverändert durch glomeruläre Filtration mit einer Halbwertszeit von 2–3 h eliminiert.

Eine pharmakokinetische Besonderheit der Aminoglykoside ist die Anreicherung in einem tiefen Kompartiment. Sie dringen in die Endo- bzw. Perilymphe des Innenohres ein, doch ist die Rückdiffusion aus diesem Kompartiment erschwert (Abb. 2.9), so daß die Konzentration im Vergleich zu anderen Kompartimenten über längere Zeit erhöht bleibt. Bei wiederholter Gabe und bei erschwerter Elimination kann dieses pharmakokinetische Verhalten zu einer übermäßigen Akkumulation in diesem Verteilungsraum führen (s. unter Nebenwirkungen).

Indikationen: Anwendung finden Aminoglykosidantibiotika bei schweren Infektionen mit sog. Problemkeimen, die mit anderen Antibiotika nicht behandelt werden können. Dazu gehören vor allem Infektionen mit Enterobakterien, Proteus und Pseudomonas. Bei Harnwegsinfekten mit diesen Erregern sind Aminoglykosidantibiotika Mittel der ersten Wahl. Streptomycin wird zur Behandlung der Tuberkulose (in Kombination) verwendet. Angaben zur Dosierung der Aminoglykosidantibiotika sind in der Tabelle 2.17 enthalten.

Tabelle 2.17. Dosierungen der Aminoglykosidantibiotika

Internationaler Freiname	Warenzeichen	Mittlere Dosis/Tag [g]	Applikation
Streptomycin	Solvostrept S Streptomycin Sarbach Streptomycinsulfat Heyl Streptomycinsulfat Horm Streptothenat	0,5–1,0	i. m.
Gentamicin	Refobacin Sulmycin	0,2–0,4	i. m., i. v.
Tobramycin	Gernebcin	0,2–0,4	i. m., i. v.
Amikacin	Biklin	1–1,5	i. m., i. v.
Sisomicin	Extramycin	0,2	i. m., i. v.
Netilmicin	Certomycin	0,3	i. m., i. v.
Neomycin	Bykomycin Myacyne	4–8	p. o.
Paromomycin	Humatin	4	p. o.
Spectinomycin	Stanilo	2–4	i. m.

Nebenwirkungen: Im Vordergrund der Nebenwirkungen steht die Ototoxizität. Diese Schädigung des 8. Hirnnervs kann sowohl den N. cochlearis (Hörschäden) als auch den N. vestibularis (Gleichgewichtsstörungen) betreffen. Prognostisch ist die Schädigung des N. vestibularis günstiger zu beurteilen, da dessen Ausfälle teilweise kompensiert werden können und häufig nach Beendigung der Therapie nicht progredient sind. Die Cochlearisschäden sind dagegen fast immer irreversibel und können auch noch nach Beendigung der Therapie fortschreiten. Bei einer Therapie mit Aminoglykosiden sollte daher stets vor und während der Gabe in regelmäßigen Abständen das Hörvermögen überprüft werden. Die Ursache der Ototoxizität ist eine Akkumulation der Aminoglykoside in der Peri- und Endolymphe. Andere ototoxische Substanzen sollten nicht gleichzeitig mit Aminoglykosidantibiotika gegeben werden.

Eine dosisabhängige Nephrotoxizität mit Schädigung der Tubuluszellen wird bei allen Aminoglykosiden beobachtet, die durch andere potentiell nephrotoxische Substanzen (z. B. Cephalosporine) verstärkt werden kann. Sie beruht auf einer teilweisen Rückresorption (?) der Aminoglykoside aus dem Tubuluslumen.

Die Blockade der neuromuskulären Endplatte durch Aminoglykoside kann unter bestimmten Bedingungen verstärkt werden, so daß sie klinisch in Erscheinung tritt. Die gleichzeitige Gabe mit Muskelrelaxantien (Narkose) oder die Gabe an Patienten mit einer Myastenia gravis kann daher zur Beeinträchtigung der Atmung durch Lähmung der peripheren Atemmuskulatur führen. Allergische Reaktionen sind relativ häufig und betreffen sowohl die Haut als auch das blutbildende System.

Einzelne Aminoglykosidantibiotika

Gentamicin wurde 1963 aus Micromonospora purpurea isoliert. Es ist ein Gemisch aus 3 Aminoglykosidkomponenten. Seine antibakterielle Wirksamkeit erstreckt sich vorwiegend auf gramnegative Keime, wobei die Wirkung gegen Pseudomonas aeruginosa am bedeutungsvollsten ist. Daneben besteht auch eine gute Wirksamkeit gegenüber E. coli, bestimmten Proteusarten, Klebsiellen, Salmonellen, Shigellen sowie gegen Staphylokokken. Weitgehend unwirksam ist Gentamicin gegenüber Streptokokken, Pneumokokken, Meningokokken und H. influenzae. Die Resistenzentwicklung folgt dem Mehrschrittmuster und entwickelt sich daher unter der Therapie nur langsam. Auch Gentamicin schädigt den 8. Hirnnerv, doch stehen Vestibularisschäden im Vordergrund.

Tobramycin ist ein neueres Aminoglykosidantibiotikum aus Streptomyces tenebrarius mit einer sehr hohen Wirksamkeit gegenüber Pseudomonas, die die des Gentamicin übertrifft. Die pharmakokinetischen Eigenschaften entsprechen denen aller Aminoglykoside. Hinsichtlich der Ototoxizität steht das Vestibularsystem im Vordergrund, doch scheint Tobramycin insgesamt weniger toxisch als Gentamicin zu sein.

Sisomicin und *Amikacin* entsprechen Gentamicin und Tobramycin mit zur Zeit günstigerer Resistenzlage.

Netilmicin erlangt zunehmend Bedeutung, da viele gentamicinresistente Stämme noch netilmicinempfindlich sind.

Neomycin wurde 1949 aus Streptomyces fradiae isoliert; es ist der Sammelbegriff für 3 Aminoglykoside. Auf Grund seiner hohen Toxizität (Cochlearisschäden! Nephrotoxizität) ist Neomycin nur bei vitaler Indikation indiziert. Eine topische Applikation bei Verbrennungen (cave zu große Resorptionsfläche!) sowie die orale Applikation zur „Sterilisation" des Magen-Darm-Traktes oder zur Reduktion ammoniakbildender Bakterien bei schweren Lebererkrankungen (Coma hepaticum) können sinnvoll sein.

Paromomycin ist wie Neomycin zu beurteilen. Daneben besitzt es zusätzlich eine deutliche Wirkung gegen Würmer und Amöben (Entamoeba histolytica).

Im gesamten Spektrum von *Streptomycin* muß mit einem hohen Prozentsatz (ca. 70%) primär resistenter Stämme gerechnet werden. Eine Ausnahme bilden noch Tuberkelbakterien, bei denen primär resistente Stämme nicht so häufig sind. Die sekundäre Resistenzentwicklung erfolgt sehr rasch nach dem Einschrittmuster. Die Schädigung des VII. Hirnnervs ist häufiger als bei den modernen Aminoglykosidantibiotika; der N. cochlearis ist jedoch seltener als der N. vestibularis betroffen.

Spectinomycin ist kein Aminoglykosidantibiotikum, sondern wird nur wegen seines pharmakokinetischen Verhaltens und seiner Nebenwirkungen mit in dieser Gruppe besprochen. Im Gegensatz zu den Aminoglykosiden wirkt Spectinomycin nur bakteriostatisch. Seine Hauptindikation ist die penicillinresistente Gonorrhoe. Hinsichtlich der Nebenwirkungen besteht kein Unterschied zu den Aminoglykosiden, auch wenn sie schwächer ausgebildet sind.

2.1.7 Makrolidantibiotika

Diese Substanzen zeichnen sich durch einen makrozyklischen Lactonring mit glykosidisch gebundenen Zuckern aus. Der wichtigste Vertreter ist *Erythromycin*. Daneben besitzen Oleandromycin und Spiramycin eine geringere therapeutische Bedeutung.

Erythromycin

Der Wirkungsmechanismus ist eine Hemmung der Proteinsynthese. Erythromycin bindet an die große Ribosomenuntereinheit (50 S) und stört wahrscheinlich die Translokation. Es resultiert ein bakteriostatischer Wirkungstyp.

Im Wirkungsspektrum besteht eine große Übereinstimmung mit Penicillin G, vor allem gegenüber grampositiven und gramnegativen Kokken. Da-

Tabelle 2.18. Dosierung von Erythromycin

Internationaler Freiname	Warenzeichen	Mittlere Dosis/Tag [g]	Applikation
Erythromycin	Anamycin DuraErythromycin Erycinum Erythrocin Erythromycin-ratiopharm Paediathrocin Pharyngocin Togiren	2	p. o.

neben ist auch H. influenzae empfindlich. Die Resistenzlage ist zur Zeit (mit Ausnahme von Staphylokokken) noch gut. Unter der Therapie kann sich jedoch bei allen Erregern eine rasche sekundäre Resistenz entwickeln.

Da Erythromycin im sauren Milieu des Magens inaktiviert wird, zeigt die enterale Resorptionsquote große Schwankungen, die aber durch Esterbildung verbessert werden kann. Wirksam ist jedoch nur die freie Base, die durch anschließende Esterspaltung freigesetzt wird. Am besten ist die Resorption beim Erythromycinestolat, das jedoch bei längerer Anwendung häufiger zu einem cholestatischen Ikterus führen kann. Bei geringer renaler Ausscheidung wird die Substanz überwiegend mit der Galle in nur teilweise metabolisierter Form ausgeschieden. Die Halbwertszeit beträgt etwa 2–3 h.

Da das Spektrum weitgehend dem des Penicillin G entspricht, wird Erythromycin vor allem beim Vorliegen einer Penicillinallergie als Alternative verwendet. Die Dosierung ist der Tabelle 2.18 zu entnehmen.

2.1.8 Polypeptidantibiotika

Polymyxine sind Dekapeptide, die aus einer linearen Seitenkette und einem zyklischen Peptid bestehen. Von den bislang isolierten Polymyxinen haben Polymyxin B und E therapeutische Bedeutung erlangt. Das Spektrum erstreckt sich ausschließlich auf gramnegative Keime, wobei vor allem die Wirkung auf Pseudomonas hervorzuheben ist. Der Wirkungsmechanismus ist eine Schädigung der Bakterienzellmembran (Detergentienwirkung), die dadurch ihre Funktion als Permeationshindernis für essentielle bakterielle Stoffwechselprodukte verliert: Es resultiert ein primär bakterizider Wirkungstyp.

Polymyxine werden nach oraler Gabe kaum resorbiert und nach parenteraler Gabe im wesentlichen über die Nieren ausgeschieden.

Tabelle 2.19. Dosierungen von Polypeptidantibiotika

Internationaler Freiname	Warenzeichen	Mittlere Dosis/Tag [g]	Applikation
Polymyxin B	Polymyxin B „Pfizer"	0,1–0,2	i.m., i.v.
Polymyxin E	Colistin	0,2–0,4	i.m., i.v.

Die Nebenwirkungen sind beträchtlich und schränken die klinische Anwendung erheblich ein. Sie sind durch eine meist reversible Nephro- (Tubulusschäden) und Neurotoxizität (Parästhesien, Ataxie, Seh- und Sprachstörungen) gekennzeichnet.

Wegen der Schwere der Nebenwirkungen werden Polymyxine nur als Reserveantibiotika bei Infektionen mit sog. „Problemkeimen", die gegenüber anderen Antibiotika resistent sind, eingesetzt (Dosierung s. Tab. 2.19).

Bacitracin und *Tyrothricin* sind jeweils Peptidgemische, die auf Grund ihrer hohen Toxizität nicht systemisch, sondern nur lokal verwendet werden. Beide Substanzen wirken bakterizid, jedoch mit unterschiedlichem Angriffspunkt. Während Tyrothricin mit der bakteriellen Zellmembran interferiert, hemmt Bacitracin die Synthese der Bakterienzellwand. Im Wirkungsspektrum entsprechen sich beide mit Bevorzugung grampositiver Keime. Die Hauptnebenwirkung von Bacitracin ist eine ausgeprägte Nephrotoxizität; Tyrothricin wirkt zusätzlich hämolysierend.

Beide Substanzen werden zur Behandlung von Infektionen auf Haut und Schleimhäuten verwendet. Bacitracin wird dabei mit Neomycin kombiniert; Tyrothricin ist häufig Bestandteil von Lutschtabletten zur Anwendung im Mund- und Rachenbereich. Nebenwirkungen sind bei dieser Anwendungsweise wegen der geringen Resorption nicht zu erwarten.

2.1.9 Antituberkulotika

Die menschliche Tuberkulose wird am häufigsten durch Mycobacterium tuberculosis ausgelöst.

Dieser Erreger ist säure- und alkoholfest mit einem hohen Anteil an Lipiden. Diese Eigenschaften scheinen dafür verantwortlich zu sein, daß die Erreger nur schwer medikamentös beeinflußbar sind. Dennoch stellt die Behandlung der Tuberkulose — wenn sie sachgemäß durchgeführt wird — heute kein Problem mehr dar.

Die Behandlung der Tuberkulose gliedert sich in 3 Phasen. In der Anfangsphase einer bislang unbehandelten Tuberkulose wird eine Kombinationsbehandlung mit 3 Substanzen unterschiedlichen Angriffspunktes über mindestens 3 Monate durchgeführt. In der anschließenden Konsolidierungsphase werden 2 Substanzen kombiniert (etwa 1 Jahr). Die Rezidivprophylaxe besteht in der Gabe einer Substanz für etwa weitere 6–12 Monate. Die Begründung der Kombinationstherapie liegt darin, daß die Tuberkulose eine chronische Erkrankung ist und daß Tuberkelbakterien bei einer Monotherapie sehr schnell resistent werden. Damit würde die sekundäre Resistenzentwicklung noch in den Behandlungszeitraum fallen. Alle Substanzen müssen in tuberkulostatisch vollwirksamer Dosis gegeben werden.

Der Hauptinfektionsweg ist die Tröpfcheninfektion von Mensch zu Mensch über die Atemwege; aber auch infizierte Haustiere können Infektionsquellen sein. Am häufigsten ist die Lungentuberkulose; weitere wichtige Manifestationsorte sind der Urogenitaltrakt, die Hirnhaut sowie Haut und Schleimhäute.

Heute überwiegend verwendete Substanzen sind INH, Rifampicin, Ethambutol und Streptomycin. Daneben sind eine Reihe weiterer Substanzen wirksam, die bei Resistenz gegenüber den erstgenannten zum Einsatz kommen. Zu diesen Mitteln der „zweiten Wahl" gehören: PAS, Prothionamid, Ethionamid, Pyrazinamid, Capreomycin, Kanamycin und Cycloserin.

Isonicotinsäurehydrazid (INH)

Das nur auf Tuberkelbakterien wirkende INH ist am universellsten einsetzbar und fast immer ein Bestandteil der Kombinationstherapie. Sein Wirkungsmechanismus ist noch nicht in allen Einzelheiten geklärt. Mehrere Möglichkeiten stehen zur Diskussion. Die älteste (und immer noch gültige) Erklärung des Wirkungsmechanismus geht davon aus, daß INH in der Bakterienzelle durch eine Peroxidase zu Isonicotinsäure oxidiert wird und diese an Stelle von Nicotinsäure in wasserstoffübertragende Coenzyme (NAD) eingebaut wird (Antimetabolit). Das dabei entstehende falsche Nukleotid ist nicht mehr zum Wasserstofftransfer fähig.

Eine neuere Erklärung führt eine Hemmung der Zellmembransynthese als Wirkprinzip an. Ein besonderer Bestandteil der Zellmembran von Tuberkelbakterien ist die Mycolsäure, eine verzweigte Fettsäure, die unter anderem mit Trehalose verestert ist.

In INH-empfindlichen Stämmen wird die Mycolsäuresynthetase durch INH gehemmt, ein Verhalten, das in resistenten Stämmen nicht beobachtet wird. Als Folge dieser Störung würde die Zelle ihre Integrität verlieren und für Metaboliten permeabel werden. Der Wirkungstyp ist bakterizid.

INH wird schnell und ausreichend aus dem Magen-Darm-Trakt resorbiert. Die Verteilung im Organismus ist gleichmäßig (auch intrazellulär) bei gutem Eindringen in alle Körperhöhlen und -flüssigkeiten (Liquor!). Die Ausscheidung erfolgt fast ausschließlich über die Nieren, zu einem kleinen Teil als unveränderte Substanz, überwiegend jedoch nach metabolischer Inaktivierung in der Leber. Die Hauptmetaboliten sind Isonicotinsäure und Acetyl-INH. Die Acetylierungsrate zeigt genetisch bedingte Unterschiede, d.h. die Geschwindigkeit, mit der einzelne Individuen INH acetylieren können, ist verschieden. In Mitteleuropa findet man 2 etwa gleich große Gruppen von Langsam- bzw. Schnellacetylierern, so daß die Halbwertszeit des INH zwischen 1 h (Schnellacetylierer) und 2,5 h (Langsamacetylierer) schwanken kann.

Ein Teil der Nebenwirkungen (s. Tab. 2.20) beruht auf der Fähigkeit des INH, mit Pyridoxalphosphat (Vitamin B_6) ein Hydrazon zu bilden. Daneben wird auch die Pyridoxalkinase durch INH gehemmt, so daß ein wei-

Tabelle 2.20. Wichtige Nebenwirkungen von INH, Rifampicin und Ethambutol

Substanz	Nebenwirkung

INH	1. Schädigung des zentralen und peripheren Nervensystems:
	  a) Zentral: Muskelzittern, Benommenheit, Kopfschmerz, Schwindel, psychoseartige Zustände, Auslösung von Krampfanfällen, Enzephalopathie
	  b) Peripher: Polyneuritis
	2. Allergische Reaktionen (selten) mit Manifestation an Haut und blutbildendem System
	3. Leberschäden, erkenntlich am Transaminasenanstieg, sind meist passagerer Natur

Rifampicin	1. Leberschäden und gastrointestinale Beschwerden 2. Starker Induktor des arzneimittelabbauenden Enzymsystems (beschleunigter Abbau gleichzeitig gegebener oraler Kontrazeptiva oder Antikoagulantien vom Cumarin-Typ) 3. Im Tierexperiment teratogen (nicht in der Schwangerschaft geben) 4. Antagonismus zu β-Lactamantibiotika
Ethambutol	1. Am häufigsten Schädigung des N. opticus mit Gesichtsfeldeinengung und/oder Störungen des Rot-Grün-Sehens (meist reversibel) (nicht bei N.-opticus-Schäden verwenden). Visuskontrolle! 2. Gastrointestinale Beschwerden und allergische Reaktionen (seltener)

terer Mangel an Vitamin B₆ entsteht, das damit als Coenzym bei enzymatischen Reaktionen, z. B. Decarboxylierungen, entfällt. Auf diesen Mangel an Vitamin B₆ werden die Nebenwirkungen auf das zentrale und periphere Nervensystem zurückgeführt, von denen zumindest die auf das periphere Nervensystem durch Gabe von Vitamin B₆ — bei erhaltener antituberkulotischer Wirkung — abgeschwächt werden können.

Rifampicin

Rifampicin ist ein makrozyklisches Antibiotikum aus Streptomyces mediterranei. Es wirkt nicht nur auf Tuberkelbakterien, sondern auch auf grampositive und gramnegative Bakterien sowie einige Viren. Diese Wirkungen werden im allgemeinen jedoch nicht ausgenutzt.

Die bakterizide Wirkung kommt über eine Hemmung der DNS-abhängigen RNS-Polymerase zustande.

Rifampicin wird gut aus dem Magen-Darm-Trakt resorbiert und gleichmäßig im Organismus verteilt (auch im Liquor). Hohe Konzentrationen finden sich in der Galle, da Rifampicin, ebenso wie sein noch wirksamer deacetylierter Metabolit, biliär ausgeschieden wird. Nur Rifampicin (nicht der Metabolit) unterliegt dabei einem enterohepatischen Kreislauf. Nebenwirkungen sind in der Tabelle 2.20 zusammengefaßt.

Rifampicin

Ethambutol

Ethambutol ist gegen M. tuberculosis und auch gegen atypische Mykobakterien wirksam. Seine Wirksamkeit ist jedoch schwächer als die von INH oder Rifampicin, doch wirkt es zuverlässig resistenzverzögernd.

$$C_2H_5-\underset{CH_2OH}{\overset{H}{C}}-\underset{}{\overset{H}{N}}-CH_2-CH_2-\overset{H}{N}-\underset{CH_2OH}{\overset{H}{C}}-C_2H_5 \quad \text{Ethambutol}$$

Der Wirkungsmechanismus ist noch nicht restlos aufgeklärt. Wahrscheinlich wird die Nucleinsäuresynthese (vor allem die RNS-Synthese)

Tabelle 2.21. Dosierungen von Tuberkulostatika

Internationaler Freiname	Warenzeichen	Mittlere Dosis/Tag [mg/kg KG]	Applikation
INH	INH-Burgthal Isozid Neoteben Tb-Phlogin	7–10	p.o.
Rifampicin	Rifa Rimactan	10	p.o.
Ethambutol	EMB-Fatol Myambutol	25	p.o.

gehemmt. Dabei ist eine Interaktion mit Mg^{2+} und Polyaminen (Spermidin) möglich, die beide die Wirkungen des Ethambutol (in vitro) antagonisieren können.

Ethambutol wird gut aus dem Magen-Darm-Trakt resorbiert. Die Verteilung im Organismus ist ungleichmäßig (hohe Konzentrationen in den Erythrozyten, praktisch keine Liquorgängigkeit bei intakten Meningen).

Die Ausscheidung erfolgt vorwiegend renal in unveränderter Form. Ein Teil wird in der Leber zur Dicarbonsäure oxidiert. Nebenwirkungen s. Tabelle 2.20. Zur Dosierung der Tuberkulostatika s. Tabelle 2.21.

2.1.10 Harnwegsantiseptika

Die folgenden Pharmaka haben nur eine limitierte Bedeutung bei der Behandlung von Harnwegsinfekten. Dies liegt daran, daß es für diese Indikationen heute wesentlich wirkungsvollere Chemotherapeutika gibt und daß diese Substanzen auf Grund ihres pharmakokinetischen Verhaltens nur in den ableitenden Harnwegen und nicht im Nierengewebe wirken. Auch verbieten die teilweise gravierenden Nebenwirkungen die kritiklose Anwendung.

Methenamin = Hexamethylentetramin ist als intaktes Molekül nicht wirksam, sondern zerfällt im sauren Milieu des Harns in Formaldehyd und Ammoniak mit Formaldehyd als wirksamer Substanz. Die antibakterielle Aktivität kann daher durch gleichzeitige Gabe harnsäuernder Substanzen verstärkt werden. Dazu eignet sich z.B. Mandelsäure, die selbst im sauren Milieu bakteriostatisch wirkt.

Methenamin gehört nicht zu den besonders wirkungsvollen Harnwegsantiseptika. Es ist deshalb bei akuten Infekten nicht angezeigt. Wegen seiner geringen Toxizität ist es unter Umständen zur Behandlung chronischer Harnwegsinfekte, vor allem mit E. coli, geeignet.

Nalidixinsäure wirkt vor allem gegenüber gramnegativen Erregern bakterizid. E. coli, bestimmte Proteusarten und Shigellen sind häufig gut empfindlich, während Pseudomonas resistent ist. Der Wirkungsmechanismus ist eine Hemmung der DNS-Synthese.

Nalidixinsäure wird fast vollständig aus dem Magen-Darm-Trakt resorbiert. Wegen ihrer hohen Plasmaeiweißbindung (ca. 95%) ist sie zur Behandlung systemischer Infektionen nicht geeignet, da keine ausreichenden Gewebskonzentrationen erreicht werden. Die Ausscheidung erfolgt über die Nieren: zum überwiegenden Teil in metabolisierter Form als Glucuronid (inaktiv) sowie als Hydroxynalidixinsäure (aktiv) und als freie Nalidixinsäure. Die Halbwertszeit beträgt etwa 90 min.

Die Indikationen für Nalidixinsäure sind Infektionen der ableitenden Harnwege mit empfindlichen gramnegativen Erregern. Unter der Therapie kann sich rasch eine sekundäre Resistenz nach dem Einschrittmuster entwickeln. Nebenwirkungen manifestieren sich vor allem am Gastrointestinaltrakt und in seltenen Fällen auch am Zentralnervensystem (Sehstörungen, Schlaflosigkeit, Unruhe, Krämpfe). Allergische Reaktionen an der Haut und Störungen des hämatopoetischen Systems (Eosinopenie, Leukopenie, Thrombozytopenie) sind ebenfalls beschrieben.

Nitrofurantoin hat gegenüber zahlreichen grampositiven und gramnegativen Erregern eine schwache bakterizide Wirkung, die durch sauren Harn begünstigt wird. Pseudomonas und Proteus sind weitgehend resistent.

Nitrofurantoin wird schnell und fast vollständig aus dem Magen-Darm-Trakt resorbiert. Wegen der sehr schnellen Elimination werden keine nen-

Tabelle 2.22. Dosierungen von Harnwegsantiseptika

Internationaler Freiname	Warenzeichen	Mittlere Dosis/Tag [g]	Applikation
Methenamin	Aci-steril Hiprex Mandelamine Urotractan	2–4	p.o.
Nalidixinsäure	Nogram	4	p.o.
Nitrofurantoin	Cystit Fua-Med Furadantin ituran Nierofu Nitrofurantoin retard-ratiopharm Phenurin Urolong Uro-Tablinen	0,2–0,4	p.o.

nenswerten Plasma- und Gewebskonzentrationen erreicht. Die bevorzugten Eliminationsvorgänge sind die aktive renale Sekretion und die Inaktivierung durch Metabolisierung. Die Halbwertszeit beträgt daher etwa 20–60 min. Eine sekundäre Resistenzentwicklung unter der Therapie ist selten und folgt dann dem Mehrschrittmuster. Nebenwirkungen betreffen vor allem den Gastrointestinaltrakt (Übelkeit, Erbrechen) und das periphere Nervensystem (Polyneuropathie; häufiger bei Nierenschäden). In seltenen Fällen wurden auch Lungenveränderungen (eosinophiles Infiltrat, Lungenfibrose) sowie hämolytische Anämien beobachtet. Die Indikation beschränkt sich auf chronische Infekte der ableitenden Harnwege mit empfindlichen Erregern. Zur Dosierung der Harnwegsantiseptika s. Tabelle 2.22.

2.1.11 Anthelmintika

Die für den Menschen wichtigsten pathogenen Helminthen gehören den Gruppen der *Cestoden* (Bandwürmer), *Nematoden* (Fadenwürmer) und *Trematoden* (Saugwürmer) an. In unseren Breiten ist vor allem der Befall mit Spul-, Maden- und Bandwürmern häufig. Eine Übersicht gibt die Tabelle 2.23.

Niclosamid ist das Mittel der Wahl bei allen Infektionen mit *Cestoden*. Die Wirkung beruht auf einer Hemmung der oxidativen Phosphorylierung in

Tabelle 2.23. Übersicht über wichtige menschenpathogene Würmer

1. Cestoden (Bandwürmer)	Taenia saginata	(Rinderbandwurm)
	Taenia solium	(Schweinebandwurm)
	Diphyllobothrium latum	(Fischbandwurm)
	Hymenolepis nana	(Zwergbandwurm)
2. Nematoden (Fadenwürmer)	Ascariden	(Spulwürmer)
	Oxyuren	(Madenwürmer)
	Ancylostoma duodenale	(Hakenwürmer)
	Wucheria bancrofti	(Filarien)
	Trichiuren	(Peitschenwürmer)
3. Trematoden (Saugwürmer)	Schistosoma haematobium	

den Mitochondrien der Würmer. Zusätzlich wird auch die Glucoseaufnahme vermindert. Es resultiert eine vermizide Wirkung (Abtötung der Würmer).

Da Niclosamid nach oraler Applikation nicht resorbiert wird, gehört es zu den Pharmaka mit geringer Toxizität. Schleimhautreizungen des Magen-Darm-Traktes sind möglich, aber selten.

Die Dosierung beträgt 1,0 g (2mal im Abstand einer Stunde) morgens nach einer kleinen Mahlzeit. Die Gabe eines Abführmittels ist nur bei Taenia solium notwendig.

Niclosamid (Jomesan®)

Mebendazol hemmt ebenfalls die Glucoseaufnahme in die Würmer (vermizide Wirkung). Nebenwirkungen — außer gastrointestinalen Beschwerden — sind nicht zu erwarten, da es kaum resorbiert wird. Seine Wirksamkeit erstreckt sich auf *Ascariden und Oxyuren*. Die Dosierung beträgt 2mal 0,1 g über 3 Tage.

Mebendazol (Vermox®)

Piperazin besitzt curareähnliche Wirkungen an der neuromuskulären Übertragungsstelle der Würmer. Sie werden daher lebend ausgeschieden (keine vermizide Wirkung).

Piperazin wird aus dem Magen-Darm-Trakt resorbiert und in unveränderter, zum Teil auch metabolisierter Form über die Nieren ausgeschieden. Systemische Nebenwirkungen sind trotz der Resorption selten und betreffen dann vor allem den Gastrointestinaltrakt und das Zentralnervensystem (Tremor, Ataxie, auch Krämpfe sind beschrieben worden).

Die Dosierung beträgt bei *Ascariden*befall 2mal 1,0 g an 2 aufeinanderfolgenden Tagen; bei *Oxyuren*befall muß die Behandlung nach einer Woche wiederholt werden.

Piperazin (Eraverm®, Tasnon®, Vermicompren®)

Pyrantelembonat ist ebenfalls gegen *Oxyuren* und *Ascariden* wirksam und depolarisiert die motorische Endplatte. Gleichzeitig wird auch die Cholinesterase gehemmt. Es resultiert eine spastische Lähmung der Würmer.

Da Pyrantelembonat fast nicht resorbiert wird, sind Nebenwirkungen – abgesehen von gastrointestinalen Beschwerden (Übelkeit, Erbrechen) – selten.

Die Dosierung beträgt 10 mg/kg KG Pyrantelbase als einmalige Gabe. Bei Oxyuren wird die Behandlung nach 14 Tagen wiederholt.

Pyrantel (Helmex®)

Pyriniumpamoat schädigt *Oxyuren* über eine Hemmung der Sauerstoff- und Glucoseaufnahme.

Nebenwirkungen sind wegen fehlender Resorption selten (Übelkeit, Erbrechen). Eine Rotfärbung des Stuhls ist ohne Bedeutung. Die Dosierung beträgt 1mal 5 mg/kg KG und wird nach 10 Tagen wiederholt.

Pyrvinium (Molevac®)

Tiabendazol wirkt gegen zahlreiche Würmer, vor allem gegen *Haken-* und *Peitschenwürmer*. Daneben sind auch *Ascariden und Oxyuren* empfindlich. Der Wirkungsmechanismus ist unbekannt.

Da Tiabendazol leicht aus dem Magen-Darm-Trakt resorbiert wird (ein größerer Teil der Substanz wird renal ausgeschieden), sind Nebenwirkungen häufiger. Sie betreffen den Gastrointestinaltrakt (Übelkeit, Erbrechen), aber auch das Zentralnervensystem (Benommenheit, Schwindel, Sehstörungen). Aus diesem Grund sollte Tiabendazol nicht bei Ascariden- oder Oxyurenbefall verwendet werden, da hier besser verträgliche Pharmaka zur Verfügung stehen. Je nach Wurmart beträgt die Dosierung 50 mg/kg KG — verteilt auf zwei Tagesdosen — für 1–4 Tage.

Tiabendazol (Minzolum®)

2.1.12 Antimykotika

Nur wenige Pilze sind für den Menschen pathogen bzw. können unter bestimmten Bedingungen (z. B. allgemeine Abwehrschwäche, Chemotherapie mit Zytostatika oder Breitspektrumantibiotika, bestimmte Erkrankungen wie z. B. Diabetes mellitus) pathogen werden. Eine Übersicht über wichtige Pilze gibt die Tabelle 2.24.

Die Therapie der Mykosen ist auch heute noch problematisch. Dies liegt einmal daran, daß nur wenige Pharmaka zur Verfügung stehen, die allen Anforderungen genügen (großes Wirkungsspektrum, systemische Anwendbarkeit mit geringen Nebenwirkungen). Zum anderen zeigen gerade Pilzinfektionen häufig einen chronischen und rezidivierenden Verlauf.

Voraussetzung jeder Therapie ist daher eine exakte Diagnose mit eindeutiger Identifizierung des Pilzes, um die vorhandenen Substanzen gezielt einsetzen zu können. Die Behandlung muß solange durchgeführt werden (evtl. über Monate), bis keine Pilze mehr nachweisbar sind.

Tabelle 2.24. Übersicht über menschenpathogene Pilze

		Lokalisation
Hefen (H)	Candida	Schleimhäute, seltener Haut und innere Organe
	Cryptococcus	ZNS und Lunge
Schimmelpilze (S)	Aspergillus	Bronchopulmonalsystem
Dermatophyten (D)	Trichophyton	Haut, Haare, Nägel
	Microsporon	
	Epidermophyton	

Tabelle 2.25. Einteilung und Indikationen von Antimykotika

	Bei Infektionen mit
Nur lokal anwendbar	
Nystatin	H
Pimaricin	H
Tolnaftat	D
Nur systemisch anwendbar	
Griseofulvin	D
5-Flucytosin	H
Sowohl lokal als auch systemisch verwendbar	
Amphotericin B	H, S, D
Clotrimazol	H, S, D
Miconazol	H, S, D

Nach der Einteilung der Mykosen in oberflächliche (Haut, Haare, Nägel) bzw. tiefe oder systemische (Organmykosen) werden auch die Antimykotika in entsprechende Gruppen zur lokalen oder systemischen Anwendung unterteilt. Dabei sind Überschneidungen innerhalb der Gruppen möglich (s. Tab. 2.25).

Antibiotika

Polyenantibiotika sind Stoffwechselprodukte verschiedener Streptomycesarten. Sie bestehen aus einem makrozyklischen Lactonring, der glykosidisch mit einem Aminozucker (Mykosamin) verbunden ist.

Über den Wirkungsmechanismus ist folgendes bekannt: Polyenantibiotika bilden in der Plasmamembran der Pilze Komplexe mit Cholesterin. Dadurch entstehen hydrophile Poren, durch die Bestandteile des Zellinneren austreten können (Abb. 2.10). Der Wirkungstyp ist überwiegend fungistatisch.

Von allen Antibiotika hat *Amphotericin B* wegen seines umfassenden Spektrums die größte Bedeutung. Es ist daher das Mittel der Wahl bei generalisierten Pilzinfektionen.

Amphotericin B

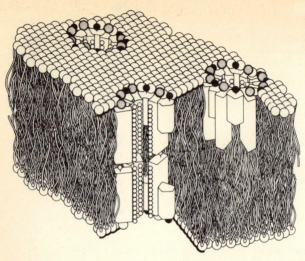

Abb. 2.10. Schematische Darstellung der aus Amphotericin B und Cholesterin in einer Lipid-Doppelschicht gebildeten Poren. Zu sehen ist eine Pore (gebildet aus zwei Halbporen) im Querschnitt sowie die hydrophobe Außenwand einer Halbpore. (B. De Kruijff, R. A. Demel, Biochim. Biophys. Acta *339*, 57–70 (1974))

Wegen der schlechten Resorption aus dem Magen-Darm-Trakt muß Amphotericin B parenteral in großer Verdünnung (wegen lokaler Reizung) als Dauerinfusion zugeführt werden. Die geringe therapeutische Breite erfordert eine strenge Indikationsstellung und eine ständige Überwachung der Patienten. Die häufigste und schwerwiegendste Nebenwirkung ist eine dosisabhängige – teilweise irreversible – Schädigung der Nieren. Weitere häufige Nebenwirkungen sind Kopfschmerzen, Übelkeit, Erbrechen, Fieber und Schüttelfrost. Störungen des hämatopoetischen Systems mit Leuko- und Thrombozytopenie sowie einer Anämie werden ebenfalls nicht selten beobachtet. Die lokale Applikation (Haut, Schleimhäute, Darm) ist dagegen ohne Risiko.

Nystatin und *Pimaricin* – zwei weitere Polyenantibiotika – werden ebenfalls nicht aus dem Magen-Darm-Trakt resorbiert. Wegen großer systemischer Unverträglichkeit können beide Substanzen nur lokal angewendet werden. Das schmale Spektrum umfaßt im wesentlichen nur Hefen, so daß sie bei Candidainfektionen im Bereich der Schleimhäute verwendet werden.

Griseofulvin wird aus verschiedenen Penicilliumarten gewonnen. Sein Spektrum umfaßt nur Dermatophyten, auf die es fungistatisch wirkt. Die Besonderheit des Griseofulvins liegt darin, daß es sich in keratinreichem

Gewebe anreichert, wenn es auf dem Blutwege dorthin gebracht wird. Bereits verhornte Zellen können kein Griseofulvin aufnehmen, nur nachwachsende Zellen reichern Griseofulvin an. Die oberflächlichen, infizierten Haut- und Nagelzellen werden abgestoßen und durch griseofulvinreiche, nachwachsende ersetzt, die dann gegen Pilzbefall geschützt sind. Zusätzlich sollte immer eine lokale Therapie mit lokalwirkenden Antimykotika durchgeführt werden.

An Nebenwirkungen wurden neben gastrointestinalen Beschwerden, Kopfschmerzen und Exanthemen auch Organschädigungen (Leber, Niere, blutbildendes System) beschrieben. Im Tierexperiment wirkt Griseofulvin embryotoxisch (Hemmung der Mitose).

Synthetische Stoffe

Clotrimazol und *Miconazol* sind Imidazolderivate mit breitem, alle menschenpathogenen Pilze umfassendem Spektrum. Zusätzlich werden auch grampositive Bakterien erfaßt. Wegen der mäßigen und unsicheren enteralen Resorption steht die topische Applikation noch im Vordergrund der Anwendung, wenn auch Miconazol als Zubereitung zur I.-v.-Injektion verfügbar ist. Der systemischen Anwendung steht auch eine schnelle metabolische Inaktivierung entgegen. Zusätzlich wird das arzneimittelabbauende Enzymsystem der Leber induziert, so daß der eigene Abbau beschleunigt wird. Die induzierende Wirkung von Miconazol scheint geringer zu sein.

Da beide Substanzen bei lokaler Applikation nicht resorbiert werden, sind systemische Nebenwirkungen nicht zu erwarten. Die lokale Verträglichkeit ist gut, wenn auch gelegentlich allergische Hautreaktionen auftreten können.

Ein neuerer Vertreter dieser Gruppe mit ähnlich breitem Wirkungsspektrum ist *Econazol.*

5-Flucytosin (5-Fluorcytosin) ist ein systemisch (p. o. und parenteral) anwendbares Antimykotikum mit schmalem Wirkungsspektrum (vor allem Hefen). Das Besondere ist, daß 5-Flucytosin nach Aufnahme in die Pilzzelle durch eine pilzspezifische Reaktion in die eigentlich wirksame Verbindung übergeführt wird. Durch Deaminierung (nur in der Pilzzelle) entsteht 5-Fluorouracil, ein Hemmstoff der DNS- und RNS-Synthese (s. auch S. 181).

5-Flucytosin

Gastrointestinale Unverträglichkeiten, reversible Leberfunktionsstörungen (Anstieg der Transaminasen im Serum) sowie schwerwiegende Leuko- und Thrombozytopenien sind die wesentlichen Nebenwirkungen, die allerdings selten vorkommen. Bei eingeschränkter Nierenfunktion ist besondere Vorsicht geboten, da 5-Flucytosin fast vollständig in unveränderter Form renal ausgeschieden wird. *Tolnaftat,* ein Naphthylthiocarbamat, zeigt gute

Tabelle 2.26. Dosierungen von Antimykotika bei Systemmykosen

Internationaler Freiname	Warenzeichen	Mittlere Dosis/Tag	Applikation
Griseofulvin	Fulcin Likuden	0,5–1,0 g	p. o.
5-Flucytosin	Ancotil	150 mg/kg KG	p. o., i. v.
Amphotericin B	Amphotericin B „Squibb"	0,25 mg/kg KG	Infusion
Miconazol	Daktar	0,6–1,2 g	i. v.
Lokal anwendbare Antimykotika			
Nystatin	Biofanal Candio-Hermal Moronal Nystatin „Lederle"		
Pimaricin	Pimafucin		
Tolnaftat	Tonoftal		
Clotrimazol	Canesten Eparol		

Wirkungen gegen Dermatophyten. Wegen fehlender enteraler Resorption wird es lokal appliziert.

Über die Dosierungen der Antimykotika bei Systemmykosen s. Tabelle 2.26.

2.1.13 Substanzen zur Behandlung von Protozoenerkrankungen

2.1.13.1 Malaria

Die Malaria ist eine durch Plasmodien hervorgerufene Infektionskrankheit mit charakteristischem Wirtswechsel: ungeschlechtliche Vermehrung im Menschen, geschlechtliche in der weiblichen Anophelesmücke.

Durch den Stich der infizierten weiblichen Anophelesmücke werden Sporozoiten auf den Menschen übertragen (Abb. 2.11), die in die Leber eindringen (primär exoerythrozytärer Zyklus) und sich dort im RES vermehren (sog. Schizogonie). Beim Zerfall der Leberzelle freigesetzte Schizonten befallen entweder weitere Leberzellen (sekundärer exoerythrozytärer Zyklus) oder dringen in Erythrozyten ein und vermehren sich dort ebenfalls ungeschlechtlich (erythrozytärer Zyklus). Beim Zerfall der Erythrozyten (Fieberschub) werden Merozoiten freigesetzt, die in weitere Erythrozyten eindringen und einen neuen erythrozytären Zyklus beginnen. Während der erythrozytären Phase differenzieren sich einige Plasmodien zu männlichen und weiblichen Gametozyten. Diese werden mit dem Blut des Menschen von einer Mücke aufgenommen. In ihr kommt es dann zu einer geschlechtlichen Vermehrung. Mikro- und Makrogametozyt verschmelzen und führen zur Bildung der Zygote. Über Ookinet und Oozyt entstehen Sporozoiten, die in die Speicheldrüsen des Insekts wandern und beim Stich der

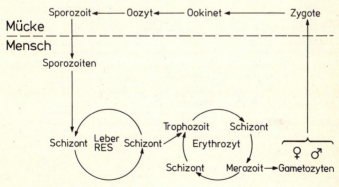

Abb. 2.11. Schematische Darstellung der Entwicklungsstadien und des Wirtswechsels von Plasmodien

Mücke auf einen neuen Wirt übertragen werden. Damit hat sich der Zyklus geschlossen.

Die Malaria tritt klassischerweise in 3 Formen auf:
1. Die Malaria tertiana – hervorgerufen durch Plasmodium vivax oder ovale – ist durch Fieberschübe charakterisiert, die alle 3 Tage (der erste Fiebertag wird jeweils mitgezählt) auftreten.
2. Die Malaria quartana – hervorgerufen durch Plasmodium malariae – zeichnet sich durch Fieberschübe im Abstand von 4 Tagen aus.
3. Die Malaria tropica – Plasmodium falciparum – mit uncharakteristischem Fieberverlauf.

Eine Besonderheit der einzelnen Formen liegt in den unterschiedlichen Entwicklungszyklen der verschiedenen Erreger. Mit Ausnahme von Plasmodium falciparum können alle Erreger nach der ersten Leberpassage weitere Leberzyklen durchlaufen, so daß immer neue Plasmodien ans Blut abgegeben werden können (Rückfallfieber). Auf diese Besonderheit hat die Therapie Rücksicht zu nehmen. Ein weiterer wichtiger Punkt bei der Behandlung der Malaria ist die Tatsache, daß bis heute keine Substanz bekannt ist, die gegen alle Entwicklungsstadien der Plasmodien wirksam ist (Tab. 2.27).

Eine *Malariaprophylaxe* im eigentlichen Sinn ist nicht möglich, da keine Substanz gegen Sporozoiten wirkt. Wenn man von einer Malariaprophylaxe spricht, so meint man damit die Gabe von Substanzen, die auf frühe Entwicklungsstadien – die primär exoerythrozytären Formen (Gewebsschizonten) – wirken und damit ein Übertreten der Schizonten ins Blut verhindern.

Die *Rückfalltherapie* ist eine Kombinationstherapie gegen sekundär exoerythrozytäre Schizonten und gegen Blutschizonten.

Tabelle 2.27. Empfindlichkeit der verschiedenen Stadien der Plasmodien gegenüber verschiedenen Malariamitteln

	Primäre exoerythrozytäre Formen	Sekundäre exoerythrozytäre Formen	Erythrozytäre Formen	Gametozyten
Pyrimethamin	Sehr gut	–	Mäßig	–
Proguanil	Sehr gut	–	Mäßig	–
Sulfonamide	Mäßig	–	Mäßig	
Chinin	–	–	Gut	Mäßig
Chloroquin	–	–	Sehr gut	Mäßig
Primaquin	Mäßig	Sehr gut	Mäßig	Sehr gut

Die *klinische Prophylaxe* unterdrückt das Auftreten klinischer Symptome durch Schädigung der Blutschizonten.

Eine Übersicht der gebräuchlichen Chemotherapeutika und ihre Wirksamkeit gegenüber den verschiedenen Stadien der Erreger ist in Tabelle 2.27 zusammengestellt. Danach würde die *Malariaprophylaxe* die Gabe von Pyrimethamin oder auch Proguanil beinhalten, da diese Substanzen vorwiegend auf primär exoerythrozytäre Formen wirken, den primären Leberzyklus unterbrechen und somit ein Übertreten von Schizonten ins Blut verhindern.

Die *klinische Prophylaxe oder Suppression* besteht in der Gabe von Chloroquin mit schädigender Wirkung auf die erythrozytären Formen. Bei einer Infektion mit Plasmodium falciparum kann wegen Fehlens sekundärer Leberzyklen eine Malaria tropica unter Umständen durch Gabe von Chloroquin geheilt werden.

Die *Rückfalltherapie* dient der rezidivfreien Ausheilung einer Malaria tertiana oder quartana durch Kombination von Primaquin und Chloroquin. Gleichzeitig besitzt Primaquin auch ausgeprägte *gametozide Wirkungen*, so daß zusätzlich der Kreislauf Mensch → Mücke unterbunden werden kann.

Neben der unterschiedlichen Empfindlichkeit der einzelnen Entwicklungsstadien der Plasmodien stellt die zunehmende Resistenzentwicklung ein großes Problem dar. Dies gilt vor allem für Chloroquin in den Malariagebieten Südostasiens. Generelle Empfehlungen über den Einsatz von Chemotherapeutika zur Therapie und Prophylaxe der Malaria sind nur schwer möglich. Über die jeweiligen Resistenzverhältnisse informieren Landesimpfanstalten und tropenmedizinische Institute. Die zunehmende Resistenzentwicklung – vor allem in Südostasien und Südamerika – hat dazu geführt, daß auch Chinin in Kombination mit anderen Chemotherapeutika wieder einen Platz in der Malariatherapie hat. Die Kombination mehrerer Pharmaka ist nicht nur unter dem Gesichtspunkt der Resistenzentwicklung sinnvoll, sondern auch wegen der teilweise synergistischen Wirkung. Dies gilt vor allem für die Kombination von Pyrimethamin und Sulfonamiden.

Chloroquin

Chloroquin kann Komplexe mit der DNS bilden bzw. zwischen zwei Basenpaaren interkalieren. Dadurch werden die Eigenschaften dieses Makromoleküls so verändert, daß die Nucleinsäuresynthese (Replikation und Transkription) in den Plasmodien gehemmt wird.

Chloroquin wird leicht aus dem Magen-Darm-Trakt resorbiert und reichert sich in verschiedenen Geweben (z. B. Leber) an und erreicht dort Konzentrationen, die die Serumkonzentrationen um ein Vielfaches überschreiten. Hohe Konzentrationen findet man auch in den Erythrozyten, besonders wenn sie von Parasiten befallen sind. Chloroquin hat wegen dieses pharmakokinetischen Verhaltens eine langanhaltende Wirkung (Halbwertszeit über eine Woche).

Chloroquin ist bei der Suppressionsbehandlung relativ gut verträglich. Gastrointestinale Beschwerden, Kopfschmerzen und Reaktionen der Haut sind reversibel. Bei der Langzeitbehandlung (z. B. chronische rheumatische Arthritis treten jedoch Nebenwirkungen von Seiten des ZNS und der Augen in den Vordergrund. Krampfanfälle, Neuritiden und Einlagerung von Chloroquinkristallen in die Cornea (reversibel) sowie Retinaschäden häufig irreversibel, können auch nach Absetzen fortschreiten) sind möglich.

Chinin

Chinin kann ebenfalls zwischen zwei Basenpaaren interkalieren und die Funktion der DNS beeinträchtigen. Darüberhinaus ist es als „Protoplasmagift" Hemmstoff zahlreicher Enzyme. Bei der Therapie der Malaria mit hohen Dosen weist Chinin eine Reihe von gravierenden Nebenwirkungen auf. Es sind vor allem neurotoxische Wirkungen mit Beeinträchtigung des Hörens und Sehens. Gastrointestinale Unverträglichkeit und Herzrhythmusstörungen sind neben allergischen Hautreaktionen weitere unerwünschte Nebenwirkungen.

Primaquin

Primaquin ist trotz seiner großen strukturellen Verwandtschaft zu Chloroquin kein Hemmstoff der Nucleinsäuresynthese. Der molekulare Angriffspunkt ist noch weitgehend ungeklärt. Wahrscheinlich entsteht im Stoffwechsel ein Zwischenprodukt mit oxidierenden Eigenschaften.

Primaquin

Üblicherweise treten bei der Behandlung der Malaria nur wenig Nebenwirkungen auf. Gastrointestinale Beschwerden stehen im Vordergrund. Eine ernste Nebenwirkung ist jedoch das Auftreten einer Hämolyse sowie eine vermehrte Methämoglobinbildung, die normalerweise selten und gering ist, aber bei Individuen mit erblich bedingtem Mangel an Glucose-6-phosphat-Dehydrogenase extreme Ausmaße annehmen kann.

Pyrimethamin und Proguanil

Beide Substanzen sind Folsäureantagonisten, inhibieren also die Bildung der Tetrahydrofolsäure durch Hemmung der Folsäurereduktase. Proguanil nimmt insofern eine Sonderstellung ein, als es erst nach Aktivierung im Organismus (Bildung eines Triazinringes) wirksam wird.

Pyrimethamin

Proguanil

Beide Substanzen werden gut aus dem Magen-Darm-Trakt resorbiert. Während Pyrimethamin im Organismus gespeichert wird (lange Wirkung), zeigt Proguanil eine schnelle Elimination. Beide Substanzen besitzen in üblicher Dosierung kaum Nebenwirkungen, obwohl ein Stoffwechselschritt gehemmt wird, der auch beim Menschen beschritten wird. Das Warmblüterenzym ist weniger empfindlich als die plasmodiale Reduktase (Tab. 2.2). Extrem hohe Dosen über längere Zeit können jedoch zu Veränderungen des blutbildenden Systems im Sinne einer Folsäuremangelanämie führen (hyperchrome, makrozytäre Anämie).

Über die Wirkungen und Nebenwirkungen der *Sulfonamide* s. S. 98f.

Die Dosierungen von Antimalariamitteln sind in Tabelle 2.28 zusammengestellt.

Tabelle 2.28. Dosierungen von Mitteln gegen Malaria

Internationaler Freiname	Warenzeichen	Mittlere Dosis/Tag	Applikation
Chloroquin	Resochin	Therapie: 500 mg Prophylaxe: 500 mg/Woche	p. o.
Primaquin	Primaquin	15 mg	p. o.
Chinin		2,0 g	p. o.
Pyrimethamin	Daraprim	Prophylaxe: 25 mg/Woche	p. o.
Proguanil	Paludrin	Prophylaxe: 100–200 mg	p. o.
Pyrimethamin + Sulfadoxin	Fansidar	Prohylaxe: 25 mg (P) 500 mg (S)/Woche	p. o.

2.1.13.2 Amöbiasis

Diese Infektionskrankheit (Amöbenruhr) ist typisch für tropische Länder, doch tritt sie auch in den gemäßigten Zonen auf. Erreger ist Entamoeba histolytica, die während ihrer Entwicklung in 3 Stadien vorkommt:
1. Vegetative *Magna- oder Gewebsform* (bei akuter Amöbenruhr im Stuhl nachweisbar),
2. Vegetative *Darmlumenform oder Minutaform,*
3. *Dauerform oder Zyste.*

Die vierkernige Zyste wird vom Menschen per os aufgenommen. Aus ihr entsteht im Darm eine vierkernige Amöbe, die sich durch Kernteilungen zu einkernigen Minutaformen entwickelt. Diese dringen in die Darmwand ein und wandeln sich dort in die Magnaform um. Nach Einschmelzen des umgebenden Gewebes (Geschwüre, Nekrosen) gelangen die Amöben auf dem Blutweg in verschiedene Organe (Leber, Lunge, Gehirn) und führen dort zur Abszeßbildung.

Bei chronischem Verlauf findet keine Umwandlung in die Magnaform statt. Man findet daher im Stuhl nur Minutaformen und Zysten.

Für die Therapie ist wichtig, zu unterscheiden, ob es sich um eine intestinale (Minuta bzw. Zyste) oder um eine extraintestinale Form der Amöbenruhr handelt.

Halogenierte Hydroxychinoline, wie Clioquinol, sind bei akuten intestinalen Formen wirksam. Diese Substanzen werden seit den 30er Jahren bei der Therapie der Amöbiasis genutzt. Daneben wurden sie auch bei unspezifischen „Reisediarrhöen" verwendet, obwohl eine Wirksamkeit nicht nachgewiesen ist. Durch die unkritische Anwendung traten in Japan gehäuft Nebenwirkungen in Form eines Symptomenkomplexes auf, der als *s*ubakute *m*yelo*o*ptische *N*europathie (SMON-Syndrom) bezeichnet wurde. Dabei handelte es sich um gastrointestinale Beschwerden, denen Sensibilitätsausfälle der unteren Extremitäten, Sehstörungen und motorische Ausfälle folgten. Diese Nebenwirkungen traten vor allem nach langer Therapiedauer oder nach hohen Dosen auf. Die Frage, warum dieses Syndrom vor allem in Japan und nur selten in anderen Ländern auftrat, ist ungeklärt.

Auch bei der korrekten Therapie der Amöbiasis können Nebenwirkungen auftreten, die jedoch weniger gravierend sind (Übelkeit, Erbrechen, Durchfälle und Kopfschmerzen). Jodhaltige Präparate können Störungen der Schilddrüsenfunktion sowie Jodallergien auslösen.

Amöbizide Wirkungen hat auch das Aminoglykosidantibiotikum *Paromomycin,* das wegen seiner Nebenwirkungen (s. S.133) nur bei Darminfektionen verwendet wird (keine enterale Resorption).

Dehydroemetin und Emetin wirken sowohl bei akuten intestinalen Formen (Magnaform) als auch bei extraintestinalen Komplikationen, wie z.B. Leberabszessen. Dabei sollte Dehydroemetin wegen seiner geringeren Nebenwirkungen dem Emetin vorgezogen werden. Nebenwirkungen betreffen vor allem das Herz-Kreislauf- und Nervensystem.

Ebenfalls universell einsetzbar ist *Metronidazol,* ein Nitroimidazolderivat, das auch bei Trichomonaden wirksam ist.

Ausschließlich zur Therapie extraintestinaler Formen wird *Chloroquin* (Anreicherung in der Leber) allein oder in Kombination mit anderen Substanzen verwendet.

Interessanterweise können bei intestinalen Formen auch Antibiotika, die selbst keine amöbizide Wirkung haben (z.B. Tetracycline), Verwendung finden. Sie wirken wahrscheinlich über eine Schädigung der intestinalen Bakterienflora, die Amöben wohl zu ihrer Vermehrung benötigen.

Tabelle 2.29. Dosierungen von Mitteln gegen Amöbenruhr

Internationaler Freiname	Warenzeichen	Mittlere Dosis/Tag	Applikation
Clioquinol	Entero-Vioform	1,0 g	p.o.
Dehydroemetin		65 mg	i.m.
Metronidazol	Arilin Clont Flagyl Fossyol Kreucosan Rathimed Tricho Cordes Tricho Gynaedron	1,5–2,4 g	p.o.
Paromomycin	Humatin	2–3 g	p.o.

Die Dosierungen von Mitteln gegen Amöbenruhr sind in der Tabelle 2.29 zusammengefaßt.

2.1.13.3 Toxoplasmose

Der Erreger der Toxoplasmose (Toxoplasma gondii) ist ein Parasit mit vielen Wirten. Außer im Menschen findet man ihn in zahlreichen Vögeln und allen Säugetieren mit der Hauskatze als spezifischem Wirt. In ihr finden geschlechtliche Vermehrungszyklen statt.

Die Infektion des Menschen erfolgt durch orale Aufnahme reifer Oozysten oder Zysten, die sich im Menschen ungeschlechtlich vermehren. In den meisten Fällen verläuft eine Infektion klinisch inapparent.

Toxoplasmaherde können sich jedoch in verschiedenen inneren Organen (auch im Zentralnervensystem und an den Augen) bilden; die häufigste Verlaufsform beim Menschen ist die Lymphadenopathie mit Befall der Lymphknoten.

Neben dem oralen Infektionsweg hat die konnatale Infektion über eine latent erkrankte Mutter auf den Embryo große Bedeutung, da die intrauterin erworbene Toxoplasmose im allgemeinen zu schweren Mißbildungen im Bereich des Zentralnervensystems führt. Schwangere Frauen müssen daher den Umgang mit Katzen, Vögeln und anderen Haustieren sowie den Genuß von rohem Fleisch meiden.

Zur Therapie haben sich Sulfonamide in der Kombination mit Pyrimethamin bewährt (Nebenwirkungen s. S. 155). Bei Schwangeren darf Pyrimethamin (Folsäureantagonist!) erst nach der 16. Schwangerschaftswoche gegeben werden (intrauterine Mißbildungen!). Dosierungen s. Tabelle 2.30.

Tabelle 2.30. Dosierungen von Mitteln gegen Toxoplasmose

Internationaler Freiname	Warenzeichen	Mittlere Dosis/Tag	Applikation
Pyrimethamin +	Daraprim	50 mg	p.o.
Sulfadiazin oder	Sulfadiazin	2 g	p.o.
Sulfamethoxydiazin	Durenat	1 g	p.o.

2.1.13.4 Schlafkrankheit

Die Erreger der Schlafkrankheit (Trypanosoma gambiense und Trypanosoma rhodesiense) werden durch die Tsetsefliege übertragen.

Die von Fliegen aufgenommenen Trypanosomen machen im Verlauf mehrerer Wochen einen Entwicklungszyklus durch und wandern vom Darm in die Speicheldrüsen. Von dort gelangen sie beim Stich der Tsetsefliege auf den Menschen, vermehren sich zunächst an der Einstichstelle (Primäraffekt) und werden von dort ins Blut ausgeschwemmt. Gegen im Blut befindliche Trypanosomen werden Antikörper gebildet, die einen Teil der Erreger zerstören (Fieberschub). Nichtgeschädigte Trypanosomen dringen ins lymphatische Gewebe ein, vermehren sich dort und werden erneut ins Blut abgegeben. Später (nach Monaten oder auch Jahren) dringen die Trypanosomen ins Zentralnervensystem ein und führen zum klinischen Bild der Meningoenzephalitis. Je nach betroffenem Hirnabschnitt sind die Ausfallserscheinungen unterschiedlich (Schlafkrankheit).

Die Therapie richtet sich nach dem Stadium der Erkrankung. In frühen Stadien (ohne Beteiligung des Zentralnervensystems) und auch zur Prophylaxe eignen sich *Suramin* und *Pentamidin* mit sehr langer Halbwertszeit. Da beide Substanzen nicht ins Zentralnervensystem eindringen, sind sie nicht zur Behandlung der späten Formen geeignet. Hier sind es vor allem Arsenpräparate, die therapeutisch genutzt werden. *Tryparsamid* und das heute häufiger verwendete, aber toxischere *Melarsoprol* sind Mittel der Wahl bei Meningoenzephalitiden.

2.1.13.5 Trichomoniasis

Trichomonas vaginalis, ein birnenförmiger Erreger aus der Familie der Flagellaten, kommt vor allem in der Vagina vor und kann dort zu entzündlichen Erscheinungen (Trichomonadenkolpitis) führen. Die Übertragung erfolgt durch sexuellen Kontakt. Auch beim Mann können chronische Entzündungen der Harnröhre auftreten. Daher ist bei der Therapie der Sexualpartner immer mitzubehandeln.

Die Behandlung besteht in der oralen Gabe von Metronidazol (500 mg) für etwa 8 Tage. Eine zusätzliche lokale Behandlung ist meist nicht notwendig, wird aber empfohlen.

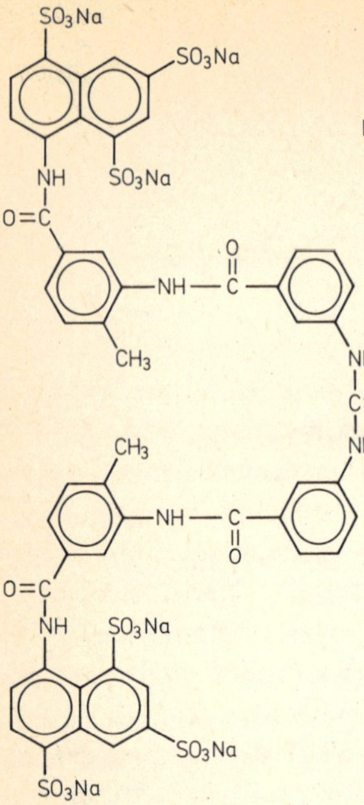

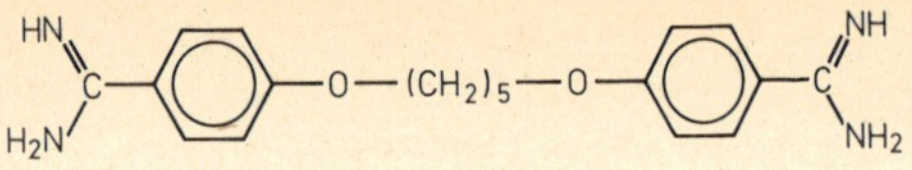

Pentamidin (Lomidine®)

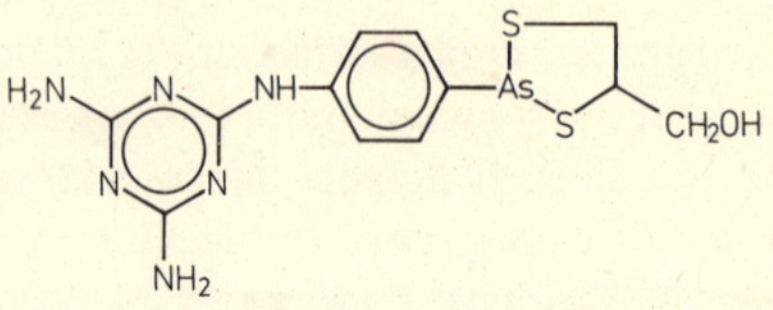

Melarsoprol (Mel B®)

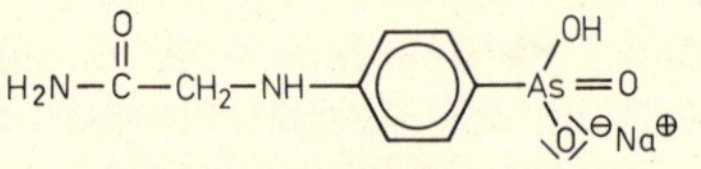

Tryparsamid (Tryparsone®)

Suramin (Germanin®)

2.1.14 Virostatika

Die Therapie viraler Infektionen steht noch am Beginn und ist bislang unbefriedigend. Da Viren für ihre Vermehrung wirtseigene Enzymsysteme benutzen, wird eine Chemotherapie viraler Infektionen bzw. eine Hemmung der viralen Replikation immer auch zu Schäden der Wirtszellen führen. Einige bescheidene Anfänge bei bestimmten Viruserkrankungen nutzen geringe biochemische Differenzen zwischen der viralen Verdopplung und dem normalen Wirtszellstoffwechsel aus. Die Hauptsäulen der Therapie von Virusinfektionen sind auch heute noch die aktive und passive Immunisierung.

Die Komplexität der Virusvermehrung soll am Beispiel eines DNS-Virus kurz beschrieben werden (Abb. 2.12). Die Vermehrung verläuft in der Wirtszelle in mehreren zeitlich abgestimmten Phasen. Nach Anlagerung der Viren an die Zellmembran werden sie durch Pinozytose(?) in das Zellinnere aufgenommen und streifen dort ihre äußere Hülle ab („uncoating"). Die frei werdende DNS dringt in den Zellkern ein und kodiert dort die Bildung einer typischen viralen mRNS (frühe Transkription), die zur Synthese von Enzymen der Virus-DNS-Synthese benutzt wird (frühe Translation, Bildung von Funktionsproteinen). Die Bildung der Virus-DNS wird ange-

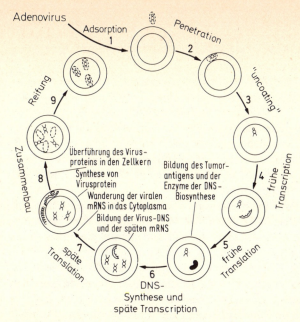

Abb. 2.12. Schematische Darstellung der Vermehrung eines DNS-Virus mit Angriffspunkten von Virostatika. (Jawetz, Melnick und Adelberg, Springer, Berlin 1980)

stoßen und nimmt zu. Parallel dazu wird Virus-DNS vermehrt in mRNS transkribiert (DNS-Synthese und späte Transkription). Die gebildete mRNS tritt ins Zytoplasma über und wird an den Ribosomen des Wirts in spezifische Virusproteine (Strukturproteine) übersetzt (späte Translation). Diese Proteine werden in den Zellkern übergeführt und mit der dort gebildeten DNS zusammengefügt (Zusammenbau). Die Vereinigung aller Proteine um die Virus-DNS führt zur *Reifung* der Viren, die dann bei der Zellyse freigesetzt werden.

Amantadin hemmt selektiv die Penetration und das „uncoating"(?) von Influenza-A_2-Viren über einen bislang unbekannten Mechanismus. Andere Viren und auch die nahe verwandten Influenza-B-Viren werden in ihrer Penetration nicht beeinflußt. Die Bedeutung des Amantadins liegt also in einer Prophylaxe gegenüber einem einzigen Virus, wenn eine Immunisierung aus bestimmten Gründen nicht oder nicht mehr möglich ist. Der Schutz ist dann in seiner Effektivität dem einer Immunisierung vergleichbar, jedoch nicht dauerhaft. Nebenwirkungen treten vor allem von Seiten des Zentralnervensystems auf. Bei Dosen über 2mal 100 mg/Tag sind es vor allem Ataxie, Verwirrtheit, Halluzinationen, psychoseartige Zustände und Depressionen. Amantadin wird auch zur Behandlung des M. Parkinson verwendet.

Idoxuridin greift in die DNS-Synthese der Viren ein, indem es nach Phosphorylierung die Thymidinkinase hemmt und so zu einem Mangel an DNS-Bausteinen führt. Daneben kann es aber auch an Stelle des Thymidins in die virale DNS eingebaut werden und Ablesefehler bei der Transkription bewirken. Auf Grund des Wirkungsmechanismus ist es daher nicht verwunderlich, daß nach systemischer Applikation mit erheblichen Nebenwirkungen (Knochenmark, Schleimhäute) gerechnet werden muß. Neben einigen anderen Viren sind vor allem Herpes-simplex-Viren besonders empfindlich. Die bevorzugte Anwendung ist die lokale Applikation am Auge bei einer Herpeskeratitis.

Vidarabin, ein Purinanaloges, zeigt Wirksamkeit bei einer Reihe von DNS-Viren, vor allem aber gegenüber Herpes-simplex-Viren. Der Angriffspunkt scheint relativ selektiv zu sein und betrifft die virale DNS-Synthese. Als Angriffspunkte werden eine Hemmung der virusspezifischen DNS-Polymerase bzw. eine Hemmung der Ribonukleotidreduktase diskutiert. Die Nebenwirkungen unterscheiden sich von denen des Idoxuridins. Im Vordergrund stehen Übelkeit, Erbrechen, Gewichtsverlust und eine Enzephalopathie (Tremor, Verwirrtheit und EEG-Veränderungen). Daneben treten aber auch Schäden des blutbildenden Systems auf. Die Dosierungen der Virostatika sind in Tabelle 2.31 zusammengefaßt.

Amantadin   Vidarabin   Idoxuridin

Tabelle 2.31. Dosierungen von Virostatika

Internationaler Freiname	Warenzeichen	Mittlere Dosis/Tag	Applikation
Amantadin	Symmetrel	200 mg	p.o.
Vidarabin	Vidarabinphosphat Thilo	Initial: 15 mg/kg KG Erhaltung: 5–8 mg/kg KG	Infusion
Idoxuridin	Iduridin IDU „Röhm Pharma" Synmiol		lokal

Interferon: Unter viraler Interferenz versteht man die Tatsache, daß eine Zelle gegenüber einem Virus gefeit ist, wenn sie bereits durch ein anderes Virus infiziert wurde. Diese Art der Interferenz kann durch eine Hemmung der Adsorption an die Zelloberfläche oder auch durch eine Hemmung der Virusreplikation hervorgerufen sein. Daneben gibt es noch eine andere Art der Interferenz, die dadurch gekennzeichnet ist, daß die umgebenden Zellen einer infizierten Zelle gegenüber einer Infektion gefeit sind. Diese Art der Interferenz wird durch *Interferon* vermittelt.

Interferon ist ein Glykoprotein, das in infizierten Zellen gebildet wird. Normalerweise ist jedoch seine Bildung reprimiert. Erst in Gegenwart eines Induktors oder Derepressors nimmt die Zelle die Interferonsynthese auf. Dies geschieht, wenn ein Virus eine Zelle infiziert. Interferon wird dann freigesetzt und gelangt an die Oberfläche benachbarter oder entfernterer Zellen und veranlaßt im Zellinneren dieser Zellen die Synthese von Enzymen, die die Translation der viralen mRNS hemmen. Die Funktion der zelleigenen Proteinsynthese bleibt davon unberührt.

Interferon scheint die Bildung einer Proteinkinase zu induzieren, die durch eine doppelsträngige RNS (virale mRNS kann doppelsträngige Bezirke aufweisen) aktiviert wird. Die aktivierte Proteinkinase phosphoryliert dann eine Untereinheit eines Initiationsfaktors der Translation, der so inaktiviert wird. Dadurch wird die Translation viraler mRNS in Proteine verhindert. Daneben scheint Interferon auch die Bildung einer Ribonuklease zu begünstigen, die virale RNS spalten kann. Letztlich wird also durch Interferon die Synthese viraler Proteine – bei einer normal ablaufenden zellulären Proteinsynthese – gehemmt. Damit kommt es zu einer Hemmung der Virusvermehrung über einen spezifischen Angriffspunkt.

Interferon hemmt sowohl RNS- als auch DNS-Viren mit unterschiedlicher Empfindlichkeit. Dabei zeigt Interferon Speziesspezifität, aber keine Virusspezifität. Das bedeutet, daß menschliches Interferon nur die Vermehrung von Viren im Menschen verhindert, nicht aber in anderen Spezies. Die Wirksamkeit besteht jedoch gegenüber verschiedenen Viren.

2.2 Substanzen zur Prophylaxe von Infektionskrankheiten

2.2.1 Schutzimpfungen

Bestimmte Infektionskrankheiten hinterlassen nach Überstehen der Infektion eine langanhaltende Immunität, während bei anderen Infektionskrankheiten die Immunität nur zeitlich begrenzt ist. Dieses unterschiedliche Verhalten hängt mit den antigenen Eigenschaften derjenigen Erregerbestandteile zusammen, gegen die der Organismus Antikörper bildet.

Einige Infektionskrankheiten (Diphtherie, Tetanus, Botulismus) werden nicht durch die Bakterien, sondern durch deren Stoffwechselprodukte

(Exotoxine) ausgelöst. Als Proteine sind Exotoxine gute Antigene und führen zu einer langanhaltenden Immunität. Auch Virusinfektionen hinterlassen eine ausgeprägte Immunität, weil die Antikörper gegen die Virushülle (Protein mit guten antigenen Eigenschaften) gebildet werden. Die meisten bakteriellen Infektionen führen zu keiner oder nur zu einer zeitlich begrenzten Immunität, da die krankheitsauslösenden Bestandteile der Bakterien niedermolekulare Verbindungen sind (Lipide, Polysaccharide), die allenfalls als Hapten wirken können und damit eine schlechtere Antigenität besitzen.

Diesen natürlichen Vorgang der Immunisierung versucht man durch Schutzimpfungen nachzuahmen. Um das Ziel der Immunität künstlich zu erreichen, sind zwei Wege möglich. Zum einen können präformierte Antikörper übertragen werden *(passive Immunisierung)*, oder aber der zu immunisierende Organismus wird durch Gabe eines Antigens zur Bildung entsprechender Antikörper angeregt *(aktive Immunisierung)*. Beide Möglichkeiten haben Vor- und Nachteile.

2.2.1.1 Passive Immunisierung

Bei der passiven Immunisierung werden vorgebildete Antikörper (Immunglobuline) auf einen Empfänger übertragen. Sie stammen vom Menschen (homologe Immunglobuline) oder von einem immunisierten Tier (heterologe Immunglobuline).

2.2.1.1.1 Homologe Immunseren

Normales humanes Immunglobulin = „Gammaglobulin" wird durch fraktionierte Fällung aus dem Plasma einer großen Anzahl nicht aktiv immunisierter Menschen gewonnen. Die darin enthaltenen Antikörper sind daher nicht gegen *ein* Antigen gerichtet, sondern entsprechen der Vielfalt an Antikörpern eines normalen Erwachsenen, der im Laufe seines Lebens mit vielen Erregern in Kontakt kommt. Der Globulingehalt liegt etwa bei 16–20%. Humane Immunglobuline können je nach Indikation i.m. und z.T. auch i.v. appliziert werden.

Wegen der Vielzahl an Antikörpern ist die Anwendung meist unspezifisch und dient vor allem der Prophylaxe und Abschwächung verschiedener Virusinfektionen (z.B. Masern, Röteln, Hepatitis A, meist I.-m.-Gabe) bzw. der Substitution bei Antikörpermangelzuständen (I.-v.-Gabe).

Spezifisches humanes Immunglobulin = „Hyperimmunglobulin" wird aus dem Plasma freiwillig aktiv Immunisierter bzw. Rekonvaleszenter gewonnen und zeichnet sich daher durch einen hohen Antikörpergehalt gegen ein bestimmtes Toxin oder ein anderes Antigen aus. Die Indikationen sind deshalb spezifischer und betreffen die Prophylaxe und Abschwächung entsprechender Viruserkrankungen (z. B. Masern, Röteln, Mumps, Tollwut, Hepatitis B) bzw. bakterieller Infektionen (Tetanus).

Auf das Anti-D-(Rh)-Immunglobulin soll etwas näher eingegangen werden. Es dient zur Prophylaxe des M. haemolyticus neonatorum, einem Krankheitsbild des Neugeborenen, das durch Hämolyse und Hyperbilirubinämie gekennzeichnet ist. Seine Ursache ist häufig eine Rhesus-Unverträglichkeit zwischen einer Rh-negativen Mutter und einem Rh-positiven Kind und tritt dann auf, wenn die Mutter gegen die kindlichen Erythrozyten sensibilisiert ist. Die Sensibilisierung erfolgt z. B. während der ersten Geburt oder einer Fehlgeburt, wenn kindliche Erythrozyten in den mütterlichen Kreislauf gelangen und als Antigen die Antikörperbildung gegen die kindlichen Erythrozyten anstoßen. Bei einer erneuten Schwangerschaft gelangen die Antikörper diaplazentar auf das Kind und führen zur Hämolyse. Wenn Anti-D-(Rh)-Immunglobulin unmittelbar nach der ersten Geburt an die Mutter gegeben wird, bleibt die Sensibilisierung einer Rh-negativen Frau durch ein Rh-positives Kind aus und die folgende Schwangerschaft verläuft komplikationslos.

2.2.1.1.2 Heterologe Immunseren

Sie werden von verschiedenen Tierarten (Pferd, Rind, Hammel, Maultier) gewonnen, nachdem diese Tiere zuvor aktiv immunisiert wurden. Therapeutische Bedeutung bei der passiven Immunisierung haben die sog. Antitoxine, die durch die aktive Immunisierung eines Tieres mit krankheitsauslösenden Exotoxinen erhalten werden und zur Prophylaxe und Therapie exotoxinbedingter Infektionskrankheiten eingesetzt werden.

Noch gebräuchliche heterologe Immunseren sind:
1. Diphtherieantitoxin vom Pferd (zur Prophylaxe und Therapie der Diphtherie),
2. Botulismusantitoxin vom Pferd (zur Prophylaxe und Therapie von Lebensmittelvergiftungen durch Clostridium botulinum),
3. Gasbrandantitoxin vom Pferd (trivalentes Antitoxin gegen Toxine von Clostridium perfrigens, Cl. oedematiens, Cl. septicum, zur Prophylaxe und Therapie des Gasbrandes),
4. Schlangengiftserum vom Pferd (polyvalente Antitoxine gegen die Gifte der wichtigsten Giftschlangen einer Region, z. B. Europa, Nordafrika, Vorderer und Mittlerer Orient).

Die passive Immunisierung mit heterologen Antikörpern hat an Bedeutung verloren und wird nur noch bei den oben genannten Erkrankungen durchgeführt. Dies liegt vor allem daran, daß die übertragenen Immunglobuline für den Menschen artfremdes Eiweiß sind und daher als Antigene wirken, die die Antikörperbildung gegen das injizierte Immunserum stimulieren. Die Reinjektion (vor allem in den ersten 3 Jahren nach der Erstinjektion, aber auch noch später) führt daher zu hyperergen Reaktionen (z. B. Serumkrankheit, Arthus-Phänomen, anaphylaktischer Schock). Aus diesem Grund sollten bei der passiven Immunisierung – wenn immer möglich – homologe Immunseren verwendet werden, deren Antigenität wesentlich geringer ist. Wenn die Verwendung humaner Seren jedoch nicht möglich ist, muß bei Wiederholungsinjektionen mit heterologen Immunseren das Serum einer anderen Spezies verwendet werden und zur Vermeidung von Überempfindlichkeitsreaktionen die Verträglichkeit des Serums durch einen Intrakutan- oder Konjunktivaltest geprüft werden.

Die früher verwendeten Nativseren, die neben den Antikörpern noch andere Fremdproteine enthielten, sollen wegen des hohen Sensibilisierungsrisikos nicht mehr verwendet werden und sind durch sog. *Fermoseren* abgelöst. Es sind fermentativ gereinigte Seren ohne Begleitproteine mit geringeren sensibilisierenden Eigenschaften.

Der Vorteil der passiven Immunisierung ist der sofortige Schutz, da die Latenzzeit bis zur Antikörperbildung entfällt. Dem steht allerdings nur ein relativ kurzfristiger wirksamer Schutz gegenüber, weil die zugeführten Antikörper schnell abgebaut werden (Wirkungsdauer etwa 10–30 Tage), wenn auch humane Antikörper eine etwas längere Halbwertszeit als heterologe haben.

In einigen Fällen kann eine Kombination von passiver und aktiver Immunisierung sinnvoll sein *(Simultanimpfung):* Die passive Immunisierung überbrückt die Zeit bis zur Bildung eigener Antikörper (z. B. Tetanus).

2.2.1.2 Aktive Immunisierung

Bei der aktiven Immunisierung wird der Organismus durch Zufuhr entsprechender Antigene veranlaßt, selbst spezifische Antikörper zu bilden. Als Antigene dienen dabei abgeschwächte bzw. abgetötete Bakterien und Viren sowie Toxine.

Ein Vorteil der aktiven Immunisierung ist die langanhaltende Wirkung, so daß eine wirkliche Prophylaxe gegen Infektionskrankheiten durchgeführt werden kann. Ein weiterer Vorteil ist eine Eigentümlichkeit des Immunsystems bei Wiederholungsimpfungen. Die nach Erstkontakt mit dem Antigen erhöhte Antikörperkonzentration sinkt zwar im Verlauf einer gewissen Zeitspanne ab, kann aber bei Zweitkontakt durch kleine Antigenmengen schnell wieder erhöht werden (Auffrischungs- oder Boostereffekt). Nachteilig ist der fehlende Sofortschutz, da eine wirksame Antikörperbildung erst im Verlauf von 10–14 Tagen einsetzt.

Nach Art des zugeführten Antigens wird zwischen Lebend- und Totimpfstoffen unterschieden.

Lebendimpfstoffe enthalten abgeschwächte, aber vermehrungsfähige Erreger. Mit Ausnahme des Tuberkuloseimpfstoffs handelt es sich fast ausschließlich um Virusimpfstoffe. Solche Impfstoffe gibt es gegen Pocken, Poliomyelitis, Masern, Röteln, Gelbfieber, Mumps. *Totimpfstoffe* enthalten inaktivierte, nicht mehr vermehrungsfähige Bakterien oder Viren.

Impfstoffe mit abgetöteten Bakterien: Pertussis-, Cholera-, Typhus-, Paratyphusimpfstoffe. Impfstoffe mit abgetöteten Viren: Poliomyelitis-, Tollwut-, Influenzaimpfstoffe.

Toxoidimpfstoffe sind ebenfalls Totimpfstoffe und enthalten gereinigte und entgiftete Toxine, die ihre Antigenität jedoch behalten haben. Durch Adsorption des Antigens an Adjuvantien (z. B. Aluminiumhydroxid) kann die Antigenität noch weiter verstärkt werden (sog. *Adsorbatimpfstoffe*). Beispiele hierfür sind die Impfstoffe gegen Tetanus und Diphtherie.

Seit die Pockenschutzimpfungen entfallen sind, gibt es in Deutschland keine gesetzlich vorgeschriebenen Pflichtimpfungen mehr. Eine Reihe von Impfungen wird jedoch empfohlen. Ihre zeitliche Reihenfolge ist in sog. Impfplänen festgelegt. Dabei handelt es sich um Empfehlungen und Richtlinien, die Veränderungen unterliegen und nicht streng eingehalten werden müssen und den besonderen Gegebenheiten angepaßt werden können. Ein Beispiel für einen solchen Impfplan gibt die Tabelle 2.32.

Impfstoffe liegen als Einzel- oder Kombinationsimpfstoffe vor. Durch Kombinationsimpfstoffe (z. B. Diphtherie/Tetanus oder Diphtherie/Pertussis/Tetanus) läßt sich die Zahl der Impftermine reduzieren. Für Impfungen mit vermehrungsfähigen Erregern gilt als Empfehlung, daß zwischen den einzelnen Impfungen ein Abstand von 4 Wochen liegen sollte, der bei Impfungen mit inaktivierten Erregern nicht notwendig ist. Der Impfschutz ist nicht unbegrenzt. Zur Aufrechterhaltung einer ausreichenden Immunität müssen nach der Grundimmunisierung Auffrischimpfungen durchgeführt werden. Als Beispiel sei die Tetanusimpfung angeführt. Nach der Grundimmunisierung im ersten Lebensjahr durch 2 I.-m.-Injek-

Tabelle 2.32. Beispiel für einen Impfplan

Zeitpunkt	Impfung
Ab 3. Lebensmonat	Grundimmunisierung gegen Diphtherie, Tetanus, Pertussis, Poliomyelitis (Schluckimpfung) mit Wiederholung nach 6 Wochen
Ab 15. Lebensmonat	Lebendimpfung gegen Masern und Mumps
2. Lebensjahr	Abschluß der Grundimmunisierung gegen Diphtherie, Tetanus, Pertussis, Poliomyelitis (Schluckimpfung)
10.–12. Lebensjahr	Auffrischimpfung gegen Diphtherie, Tetanus, Poliomyelitis
11. Lebensjahr	Rötelnimpfung für Mädchen

tionen im Abstand von 6 Wochen wird die Grundimmunisierung nach einem Jahr durch eine weitere Injektion abgeschlossen. Wiederholungsimpfungen folgen dann jeweils im Abstand von etwa 5–10 Jahren.

Im internationalen Reiseverkehr schreiben einige Länder verschiedene Impfungen vor. Da die Impfvorschriften nicht einheitlich sind, müssen die jeweils gültigen Bestimmungen erfragt werden (Reisebüro, Konsularabteilungen). Neben den vorgeschriebenen Impfungen werden weitere zusätzlich empfohlen:

Vorgeschriebene Impfungen in verschiedenen Ländern mit Gültigkeitsdauer der Impfbescheinigung	Cholera (6 Monate), Gelbfieber (10 Jahre), Pocken (3 Jahre)
Empfohlene Impfungen	Tetanus, Poliomyelitis, Hepatitis-A-Prophylaxe, Typhus?

2.2.2 Desinfektionsmittel

Desinfektion ist das Abtöten *pathogener* Mikroorganismen auf Gegenständen der menschlichen und tierischen Umgebung bzw. auf der Körperoberfläche. Im Gegensatz zur Desinfektion beinhaltet der Begriff Sterilisation das Abtöten *aller* Mikroorganismen. Sterilisation ist also etwas Absolutes, während Desinfektion ein relativer Begriff ist (ein desinfizierter Gegenstand muß nicht steril sein).

Beide immer äußerlich angewandten Maßnahmen haben das Ziel, die Übertragung von Infektionskrankheiten zu verhindern, d.h. sie dienen der Prophylaxe von Infektionen. Im Gegensatz dazu sind Chemotherapeutika Substanzen, die in erster Linie der Behandlung von Infektionskrankheiten dienen (Therapie) und in den meisten Fällen systemisch angewendet werden. Sie können natürlich auch lokal verwendet werden und in begründeten Fällen zur Prophylaxe herangezogen werden.

Desinfektionsmittel werden nach ihrem Verwendungszweck in Fein- und Grobdesinfektionsmittel unterteilt. Mit Feindesinfektionsmitteln wird die Körperoberfläche desinfiziert, z.T. auch Trinkwasser, während die Anwendung von Grobdesinfektionsmitteln auf die Desinfektion von Einrichtungs- und Gebrauchsgegenständen, Räumen sowie von keimhaltigen Exkrementen (Kot, Sputum) beschränkt ist.

Antiseptika sind (Fein-)Desinfektionsmittel, die zur Anwendung auf der Körperoberfläche oder in (von außen) zugänglichen Körperhöhlen (Blase, Rachen) vorgesehen sind.

Die Wirkung eines Desinfektionsmittels wird von vielen Faktoren bestimmt, die bei der Anwendung berücksichtigt werden müssen. Ein optimales Desinfektionsmittel sollte

1. abtötend (mikrobizid) auf alle pathogenen Mikroorganismen (Bakterien, Viren, Pilze, Sporen) wirken. Bislang gibt es jedoch kein ideales Desinfektionsmittel, das alle Keime in seinem Spektrum umfaßt. Durch Kombination aufeinander abgestimmter Wirkstoffe kann jedoch das Spektrum erweitert und den Erfordernissen angepaßt werden;
2. in geringen Konzentrationen schnell wirksam sein;
3. keine systemische Toxizität nach Resorption für Mensch und Tier besitzen;
4. lokal verträglich auf Haut und Schleimhäuten sein;
5. durch Eiter, Blut oder andere organische Verbindungen nicht inaktiviert oder in seiner Wirksamkeit beeinträchtigt werden.

In der folgenden Übersicht sollen einige Einzelsubstanzen vorgestellt werden. Die überwiegende Zahl der Desinfektionsmittel sind jedoch Kombinationen, die hier nicht bewertet werden sollen. Eine Übersicht gibt die V. Liste der Deutschen Gesellschaft für Hygiene und Mikrobiologie, in der die für wirksam befundenen Desinfektionsverfahren und -mittel zusammengestellt sind.

2.2.2.1 Oxidationsmittel

Jod: Elementares Jod gehört mit zu den wirkungsvollsten Desinfektionsmitteln. Seine rasche mikrobizide Wirkung erstreckt sich auf die meisten Bakterien und Pilze. Auch manche Viren und Sporen werden geschädigt. Der Wirkungsmechanismus ist unbekannt, möglicherweise entsteht naszierender Sauerstoff.

Das Hauptanwendungsgebiet von Jod ist die Desinfektion der Haut vor Operationen bzw. die Desinfektion kleinerer Wunden. Es wird in Form der alkoholischen Jodlösung (Tinctura jodi) appliziert. Eine Depotwirkung wird erreicht, wenn ein Jod-Polyvinylpyrrolidon-Komplex verwendet wird, aus dem Jod langsam freigesetzt wird (z. B. Betaisodona®). Nachteilig ist eine relativ häufige Überempfindlichkeit gegenüber Jod, die allerdings sehr selten mit schweren Symptomen (Schock) einhergeht und sich meist lokal an der Haut (Bläschen) bemerkbar macht. Vor der Anwendung sollte daher eine Jodallergie ausgeschlossen sein.

Chlorhaltige Desinfektionsmittel: Hier sind vor allem Chlorgas, Hypochlorite (z. B. Chlorkalk) und die Chloramine zu nennen, die ausgezeichnete Desinfektionsmittel sind.

Chlor kann sowohl als Chlorgas als auch über die unterchlorige Säure mikrobizid wirken. Sie entsteht beim Einleiten von Chlorgas in Wasser und liegt in neutralem oder saurem Milieu überwiegend in nichtdissoziierter Form vor. Die bakterizide Wirkung ist an die undissoziierte Form gebunden. Beim Zerfall der unterchlorigen Säure entsteht naszierender Sauerstoff, der zusätzlich bakterizide Eigenschaften besitzt:

$$Cl_2 + H_2O \rightarrow HCl + HOCl \rightarrow HCl + O$$

Chlorgas wird zur Wasserdesinfektion, Hypochloritlösungen (Chlorkalk) zur Desinfektion von Fäkalien und Abfallgruben verwendet.

Eine längere Wirkungsdauer haben die Chloramine. Sie sind in wäßriger Lösung instabil und spalten langsam Chlor ab. Es entsteht ebenfalls unterchlorige Säure.

$$H_3C-\underset{}{\bigcirc}-SO_2-\overset{\ominus}{\underset{}{N}}-Cl \; Na^{\oplus} \qquad \text{Tosylchloramid (Chloramin 80}^{\circledR}\text{, Clorina}^{\circledR}\text{)}$$

Tosylchloramid z. B. wird im wesentlichen zur Desinfektion von Flüssigkeiten (Badewasser, Sputum) verwendet; in geringeren Konzentrationen jedoch auch zur Desinfektion der Haut (0,25–0,5%ig) und Schleimhäute (0,025–0,5%ig).

Weitere Oxidationsmittel: Zur Desinfektion werden auch *Wasserstoffperoxid* (H_2O_2) und *Kaliumpermanganat* ($KMnO_4$) verwendet. Beide können naszierenden Sauerstoff abspalten, der außerordentlich reaktionsfähig ist und bakterielle Systeme oxidiert.

Wasserstoffperoxid ist eine instabile Verbindung, die leicht in Sauerstoff und Wasser zerfällt. In Gegenwart von Katalase, einem ubiquitären Enzym, geht der Zerfall noch schneller vor sich, so daß die Wirkung von H_2O_2 sehr kurz ist.

Als schwach bakterizide und desodorierende Verbindung wird H_2O_2 im wesentlichen zum Spülen und Reinigen von Wunden verwendet (etwa 3%ig). Größere Verdünnungen (1%ig) werden zum Gurgeln und Mundspülen benutzt.

Kaliumpermanganat ist stärker wirksam. Neben seiner adstringierenden Eigenschaft besitzt es in hohen Konzentrationen eine ätzende Wirkung. Zur Haut- und Wunddesinfektion werden Lösungen von 1:2000 bis 1:5000 verwendet.

2.2.2.2 Schwermetallverbindungen

Quecksilberverbindungen: Anorganische Quecksilberverbindungen (Quecksilber-II-chlorid, Sublimat) gehören zu den ältesten Desinfektionsmitteln, werden aber wegen ihrer Toxizität heute nicht mehr verwendet. An ihre Stelle traten organische Quecksilberverbindungen mit geringerer Toxizität und geringerer ätzender Wirkung. Der Wirkungsmechanismus dieser schwächer wirkenden Desinfektionsmittel ist eine Blockade funktioneller Gruppen (z. B. –SH) durch das freigesetzte Quecksilberion.

Phenylmercuriborat (Merfen®)

Merbromin (Mercurochrom®)

Verwendete organische Quecksilberverbindungen sind *Merbromin* und *Phenylmercuriborat* zur Wundbehandlung und Desinfektion der Haut und Schleimhäute. Allergische Nebenwirkungen sind möglich.

Silberverbindungen: Silbernitrat wirkt in höheren Konzentrationen über eine Blockierung essentieller Gruppierungen (–SH, –NH$_2$) bakterizid. Auch die adstringierenden und ätzenden Eigenschaften lassen sich über diesen Mechanismus erklären.

Silbernitrat wird entweder in fester Form (Höllensteinstift) zum Verschorfen von Wunden oder als Lösung zur Wundbehandlung und Desinfektion verwendet (0,05–0,2%ig). Auf den Wundflächen entsteht dabei ein Schorf, der langsam Silberionen freisetzt, die trotz der geringen Konzentration eine längere bakteriostatische Wirkung haben. In der Pädiatrie wird 1%ige Silbernitratlösung zur Credé-Prophylaxe der Blennorrhoe des Neugeborenen (Gonokokkeninfektion) am Auge verwendet.

Längere Anwendung von Silbersalzen kann zur Argyrie, einer Ablagerung von Silbersulfid in Haut und Schleimhäuten, führen.

Zinksalze (z. B. Zinksulfat) haben eine geringe antiseptische Wirkung, die bei bestimmten Formen chronischer Konjunktividen (Moraxellainfektion) am Auge ausgenutzt werden kann (0,1–1,0%ige Zinksulfatlösung).

2.2.2.3 Alkohole und Aldehyde

Alkohole wirken bakterizid. Ihre Wirkung wird mit zunehmender Kettenlänge immer besser. Praktische Bedeutung haben *Äthanol, Isopropanol* und *n-Propanol*, die gegen fast alle Keime (auch Viren, Pilze, Mykobakterien) mit Ausnahme von Sporen wirksam sind. Unverdünnte Alkohole haben keine Wirkung; die optimalen Konzentrationen liegen bei 70% für Äthanol und Isopropanol. Ihr Hauptanwendungsgebiet ist die Hautdesinfektion.

Mehrwertige Alkohole wie *1,2-Propylenglykol* oder *Triäthylenglykol* werden als Aerosol zur Raumdesinfektion verwendet. Dazu ist allerdings eine Mindestluftfeuchtigkeit (ca. 40% relative Feuchtigkeit) erforderlich, damit die Erreger von einer Wasserhülle umgeben sind, in der sich die Glykole lösen können. Die hohe Konzentration, die in einem Wassertröpfchen erreicht werden kann, führt zur Bakterizidie (Wasserentzug im Bakterium).

Aldehyde reagieren mit freien Aminogruppen von Proteinen, die dadurch denaturiert werden. Auch die adstringierende Wirkung ist auf diese Reaktion zurückzuführen. *Formaldehyd,* der gebräuchlichste Aldehyd, wirkt gegen fast alle Keime mikrobizid (Bakterien, Viren, Pilze, Sporen?). Da die Wirkung nur langsam einsetzt, muß eine lange Einwirkungszeit (mehrere Stunden) in Kauf genommen werden.

Formaldehyd (ca. 5%ig) wird üblicherweise nur zur Desinfektion unbelebter Gegenstände (Räume, Flächen, Wäsche, Instrumente) eingesetzt, da die lokalen Reizwirkungen auf Haut und Schleimhäute sehr groß sind. Die schweißsekretionshemmende Wirkung geringer Konzentrationen kann bei lokaler Hyperhidrosis (Füße, Hände) ausgenutzt werden. *Glutaraldehyd* ist schneller und stärker wirksam als Formaldehyd und wird vorwiegend zur Instrumentendesinfektion benutzt.

2.2.2.4 Phenole und Phenolderivate

Phenol, eines der ältesten Desinfektionsmittel (J. Lister's Carbolspray), ist heute durch wirksamere und weniger toxische Derivate ersetzt.

Systemische Nebenwirkungen können auch nach lokaler Applikation auftreten, da Phenol über die intakte Haut gut resorbiert wird. Bei akzidenteller oraler Aufnahme hängt die Schwere der Intoxikation von der resorbierten Menge ab. Ganz im Vordergrund stehen Symptome von seiten des ZNS. Zunächst kommt es zu einer zentralen Erregung (Muskelzittern, Krämpfe), die dann durch eine Dämpfung (Koma, zentrale Atemlähmung) abgelöst wird. Wenn diese akute Phase überlebt wird, bleiben schwere Organschäden an Niere (!), Leber und Herz zurück.

Die lokale Anwendung konzentrierter Phenollösungen führt zu charakteristischen Verätzungen unter Bildung eines weißen Ätzschorfes (Denaturierung von Eiweißen). Durch die lokalanästhetische Wirkung können diese Gewebsschäden ohne Schmerzen auftreten.

Bei den Derivaten des Phenols handelt es sich um halogenierte und/oder alkylierte bzw. arylierte Phenolverbindungen, deren desinfizierende Wirkung in Abhängigkeit von der Zunahme der Kettenlänge und der Anzahl der Halogensubstituenten immer größer wird. Gleichzeitig wird auch die Toxizität vermindert. Mit Ausnahme von Sporen und einigen Viren werden alle Erreger abgetötet. Beispiele für Abkömmlinge des Phenols sind *p-Chlor-m-kresol, p-Chlor-m-xylenol, o-Phenylphenol* und *Hexachlorophen*. Sie sind Bestandteile zahlreicher Desinfektionsmittel und sind für alle Arten der Desinfektion (Haut, Hände, Instrumente, Wäsche, Räume) geeignet.

Hexachlorophen ist in medizinischen Seifen, Babypflegemitteln, Deoseifen und Deosprays enthalten (verhindert die bakterielle Zersetzung des Schweißes). Zur sofortigen Desinfektion der Hände ist es wegen des langsamen Wirkungseintrittes nicht geeignet. Beim täglichen Waschen wird jedoch die Keimzahl vermindert, da es zu einer Anreicherung in der Haut kommt (Hexachlorophenfilm).

Die Wirkung erstreckt sich gegen zahlreiche Bakterien. Tuberkelbakterien und Pilze werden ebenfalls erfaßt, nicht jedoch Sporen. Hexachlorophen wird auch über die intakte Haut gut resorbiert. Deshalb sollen höhere Konzentrationen als 3% vermieden werden. Bei vorgeschädigter Haut ist die Resorption wesentlich besser, so daß resorptive Vergiftungen leichter auftreten können. Besonders gefährdet sind Früh- und Neugeborene sowie junge Säuglinge, bei denen nach äußerlicher Anwendung schwere degenerative Veränderungen des ZNS beobachtet wurden.

Thymol (Isopropylkresol) ist sehr viel stärker als Phenol wirksam, aber weniger toxisch. Die besonders ausgeprägte fungizide Wirkung kann bei Pilzerkrankungen der Haut ausgenutzt werden. Es ist außerdem in Zahnpasten und Mundwässern enthalten (angenehmer Geschmack).

Salicylsäure und *p-Hydroxybenzoesäureester* werden wegen ihrer bakteriostatischen Wirkung als Konservierungsmittel für Lebensmittel verwendet.

2.2.2.5 8-Hydroxychinolin-, Acridin- und Hexahydropyrimidinderivate

Substanzen aus diesen Gruppen werden als Antiseptika zur Desinfektion von Haut, Schleimhäuten und Wunden verwendet.

Chlorquinaldol
(Siogeno®, Sterosan®)

8-Hydroxychinolinderivate sind seit langem Bestandteil der Therapie intestinaler Infektionen (z. B. Amöbenruhr). Daneben können sie auch lokal als Wundpuder *(Clioquinol)* oder zur lokalen Anwendung auf der Haut und den Schleimhäuten des Mund- und Rachenraumes zur Behandlung bakterieller und mykotischer Infektionen *(Chlorquinaldol)* verwendet werden. Über die Nebenwirkungen bei langfristiger Anwendung s. S. 156.

Acridinderivate wurden durch Paul Ehrlich in die Therapie eingeführt. Heute dienen sie im wesentlichen zur oberflächlichen Desinfektion auf Haut und Schleimhäuten sowie zum Desinfizieren und Spülen von Wunden. *Ethacridin*, eine bakterizid wirkende Substanz, zeigt eine besondere Wirksamkeit gegen eiterbildende Kokken. 0,01%ige Lösungen sind ausreichend wirksam.

Ethacridin (Metifex®, Rivanol®)

Hexahydropyrimidinderivate finden bei entzündlichen und infektiösen Erkrankungen des Mund- und Rachenraumes zur oberflächlichen Behandlung Verwendung *(Hexetidin)*.

Hexetidin
(Glypesin®, Hexetidin-ratiopharm®, Hexoral®)

2.2.2.6 Quartäre Ammoniumverbindungen

Zu dieser Gruppe gehören oberflächenaktive Substanzen, die dadurch gekennzeichnet sind, daß sie in größerem Abstand hydrophile und hydrophobe Gruppierungen tragen. Im Gegensatz zu normalen Seifen (Alkalisalze von Fettsäuren) sind die sog. Invertseifen (quartäre Ammoniumsalze längerkettiger Alkylreste) kationaktiv. Der Aufbau bedingt, daß sie sich in Grenzphasen anreichern, sich dort ordnen und die physikalischen Eigenschaften der Grenzschicht ändern. Auf Grund ihrer Struktur können sie sich auch in Membranen einlagern und zu einer Schädigung der Membran führen, die dadurch ihre Integrität verliert, so daß es zum Austreten essentieller Zellbestandteile kommen kann.

Die Anwendungsmöglichkeiten der Invertseifen sind begrenzt. Sie sind zwar gegen zahlreiche, vor allem grampositive Erreger und Pilze wirksam, doch ist ihre Wirksamkeit gegen Tuberkelbakterien und Viren nicht sicher.

Ihre Wirkung hängt in hohem Maße vom umgebenden Milieu ab. In Gegenwart üblicher Seifen werden sie inaktiviert, desgleichen bei Anwesenheit organischen Materials wie Eiter, Blut oder andere Eiweiße. Eine optimale Wirksamkeit entfalten sie im alkalischen Bereich.

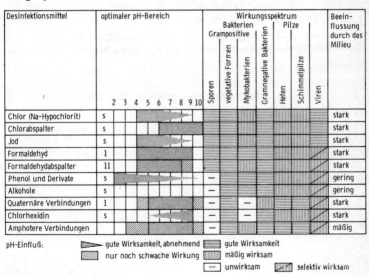

Benzalkoniumchlorid (Laudamonium®, Quartamon® Zephirol®)

Cetylpyridiniumchlorid

Tabelle 2.33. Wirkungsspektrum und pH-Abhängigkeit der wichtigsten Desinfektionsmittel. s Schnell wirksam, I langsam wirksam, II sehr langsam wirksam. [Nach Wallhäusser (1978) Sterilisation, Desinfektion, Konservierung, 2. Aufl. Thieme, Stuttgart]

Desinfektionsmittel	optimaler pH-Bereich	Wirkungsspektrum Bakterien / Pilze							Beeinflussung durch das Milieu
	2 3 4 5 6 7 8 9 10	Sporen	vegetative Formen (Grampositive)	Mykobakterien	Gramnegative Bakterien	Hefen	Schimmelpilze	Viren	
Chlor (Na-Hypochlorit)	s								stark
Chlorabspalter	s								stark
Jod	s								stark
Formaldehyd	l								stark
Formaldehydabspalter	ll								stark
Phenol und Derivate	s			—					gering
Alkohole	s			—					gering
Quaternäre Verbindungen	l				—				stark
Chlorhexidin	s				—	—			stark
Amphotere Verbindungen					—				mäßig

pH-Einfluß: ▶ gute Wirksamkeit, abnehmend ▓ nur noch schwache Wirkung ▓ gute Wirksamkeit ▓ mäßig wirksam — unwirksam ▓ selektiv wirksam

Die bevorzugte Anwendung ist die Spülung von Wunden sowie die Hand- und Instrumentendesinfektion. Von Vorteil ist die geringe lokale Toxizität. Bei Ingestion größerer Mengen kommt es zu curareähnlichen Vergiftungsbildern mit schlaffer Lähmung der Skeletmuskulatur und peripherer Atemlähmung. Beispiele für kationaktive Invertseifen sind *Benzalkoniumchlorid* und *Cetylpyridiniumchlorid*.

Einige charakteristische Eigenschaften der Desinfektionsmittel sind in der Tabelle 2.33 zusammengestellt.

2.3 Zytostatika

Die therapeutische Anwendung heute gebräuchlicher Zytostatika beruht auf der (nicht immer zutreffenden) Annahme, daß Tumoren eine höhere Zellteilungsrate bzw. eine kürzere Zellgenerationszeit als normales Gewebe aufweisen. Die Kenntnis des Zellzyklus ist daher zum Verständnis der heute gebräuchlichen Zytostatika wichtig, da viele phasenspezifisch wirken, also nur während einer bestimmten Phase des Zellzyklus die Zelle letal schädigen.

Nach abgeschlossener Mitose (Abb. 2.13) treten die neugebildeten Zellen in die sog. G_1-Phase ein, in der Wachstums- und Differenzierungsprozesse der neuen Zellen stattfinden. Diese Phase ist durch eine gesteigerte RNS- und Proteinsynthese gekennzeichnet. In der anschließenden S-Phase kommt es zur Verdopplung der DNS. Sie ist die längste des Zellzyklus. Die folgende G_2-Phase dient der Vorbereitung der Mitose.

Ein Teil der Zellen, die aus der Mitose hervorgehen, können in der G_0-Phase verharren, d. h. sie sind zwar grundsätzlich teilungsfähig, im Augenblick jedoch teilungsinaktiv. Unter bestimmten Bedingungen können sie jedoch wieder in die Wachstumsfraktion eintreten.

Der Unterschied zwischen schnell und langsam wachsenden Tumoren beruht zum Teil darauf, daß sich Zellen schnell wachsender Tumoren über-

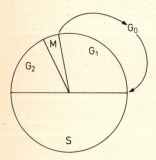

Abb. 2.13. Schematische Darstellung des Zellzyklus

wiegend in der Wachstumsfraktion befinden, während sich Zellen langsam wachsender Tumoren länger in der G_0-Phase aufhalten. Daraus folgt, daß Tumoren mit großer Wachstumsfraktion meistens empfindlicher gegenüber Zytostatika sind.

Zellen eines Zellverbandes teilen sich nicht synchron. Es befindet sich daher immer nur ein Teil von ihnen in einer bestimmten Phase des Zyklus. Da viele Zytostatika jedoch phasenspezifisch wirken, kann nur ein Teil der Zellen letal geschädigt werden. Um die Wirksamkeit der Zytostatika zu verbessern, wurde versucht, das Zellwachstum zu synchronisieren. Dies ist z. B. durch die Gabe kleiner Dosen eines Mitosehemmstoffes möglich. Dadurch laufen viele Zellen in der Metaphase der Mitose auf und treten dann gemeinsam in die G_1-Phase ein. Dadurch wird die Chance vergrößert, mehr Zellen durch ein phasenspezifisches Zytostatikum zu schädigen. Voraussetzung ist, daß zellkinetische Untersuchungen über die Generationszeit der Tumorzellen vorliegen.

Durch dieses Vorgehen werden aber auch normale Zellen synchronisiert und dadurch stärker geschädigt. Daß dies jedoch nicht immer der Fall ist, hängt vielleicht auch mit den unterschiedlichen Generationszyklen normaler und entarteter Zellen zusammen.

Für die Zytostatika ist die Phase ermittelt, in der sie die stärkste schädigende Wirkung ausüben. Einen Überblick darüber gibt die Tabelle 2.34.

Alle zytostatisch wirkenden Substanzen sind Hemmstoffe der Zellproliferation. Es ist deshalb nicht verwunderlich, daß neben den Tumorzellen auch schnellproliferierende Gewebe geschädigt werden: Zytostatika wirken nicht spezifisch. Wenn dennoch einige Tumoren eine größere Empfindlichkeit zeigen, so hängt dies häufig mit der intrazellulär erreichbaren Konzentration des Chemotherapeutikums zusammen. Diese Konzentrationsunterschiede können z.B. durch Permeabilitätsunterschiede bedingt sein. Daneben hängt die Wirksamkeit sehr vieler Zytostatika (Antimetaboliten) von der Umwandlung in die aktive Form (Giftung) ab, so daß Zellen mit geringer Umwandlungsrate weniger empfindlich sein können. Neben der Aktivierung kann auch die intrazelluläre Inaktivierung für eine unterschiedliche Empfindlichkeit verantwortlich sein.

Alle Zytostatika schädigen das Knochenmark und die dort gebildeten

Tabelle 2.34. Angriffspunkte einiger Zytostatika innerhalb des Zellzyklus

Mitose:	Vincristin, Vinblastin, Podophylline
G_1-Phase:	Glucocorticoide, Asparaginase, Daunorubicin, Alkylantien
S-Phase:	Alle Antimetaboliten, Alkylantien
G_2-Phase:	Bleomycin, Alkylantien

Tabelle 2.35. Weitere Nebenwirkungen der Zytostatik

Neurologische Komplikationen wie periphere Neuritis, evtl. Lähmung: Vincristin ausgeprägter als Vinblastin

Leberschäden:	Methotrexat, 6-Mercaptopurin, Asparaginase
Herz:	Daunorubicin
Lunge:	Bleomycin, Busulfan

korpuskulären Bestandteile des Blutes (Leukozyten, Thrombozyten, Erythrozyten). Eine weitere häufige Nebenwirkung ist die Schädigung der Schleimhäute (Magen-Darm-Trakt, ableitende Harnwege) sowie der Haut und Hautanhangsgebilde (Nagelwachstum, Haarausfall). Auch Schädigungen der Gonaden (Hemmung der Ovulation und der Spermatogenese) lassen sich auf die proliferationshemmende Wirkung der Zytostatika zurückführen. Auf Grund des Wirkungsmechanismus muß jedes Zytostatikum als teratogen, mutagen und karzinogen angesehen werden. Die immunsuppressive Wirkung ist Ausdruck einer Schädigung des lymphatischen Gewebes. Sie kann erwünscht sein (Immunsuppressiva), stellt aber während einer zytostatischen Therapie ein Problem dar, da die Patienten besonders infektgefährdet sind (z. B. Pilzinfektionen).

Neben diesen, allen Zytostatika eigenen Nebenwirkungen treten bei einzelnen Vertretern zusätzlich besondere Nebenwirkungen auf. Einige sind in der Tabelle 2.35 zusammengefaßt.

2.3.1 Alkylierende Verbindungen

Große Bedeutung innerhalb der Gruppe der Zytostatika haben die alkylierenden Verbindungen. Sie wirken nicht phasenspezifisch, sondern greifen in fast allen Stadien des Zellzyklus ein.

Ausgehend von der Beobachtung, daß Schwefellost = Senfgas (als Kampfstoff im I. Weltkrieg eingesetzt) zu Knochenmarksaplasien, Ulzerationen des Magen-Darm-Traktes und Untergang des lymphatischen Gewebes führt, sind unzählige Analoge mit alkylierenden Eigenschaften synthetisiert worden, von denen sich die Derivate des N-Lost als für die Therapie von Tumoren geeignet herausstellten.

Neben den N-Lost-Abkömmlingen werden als weitere alkylierende Verbindungen Polyäthylenimine und Sulfonsäureester therapeutisch verwendet.

Mechanismus der Alkylierung

Allen Alkylantien ist gemeinsam, daß aus ihnen reaktive Intermediärprodukte entstehen, die nukleophile Gruppen wie $-NH_2$, $-OH$, $-SH$, $-COOH$ kovalent binden können.

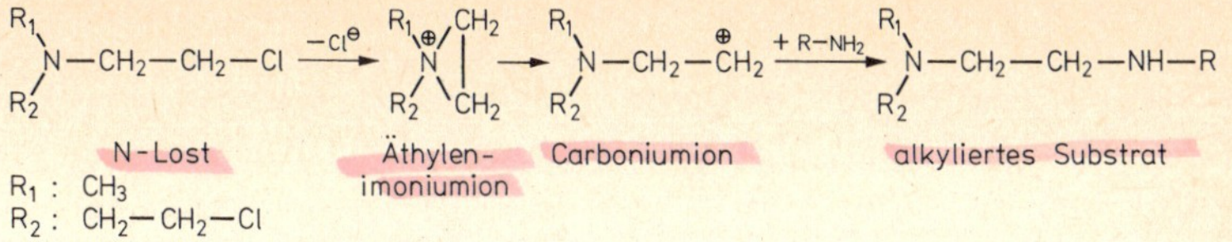

$$R_1\text{–N–CH}_2\text{–CH}_2\text{–Cl} \xrightarrow{-Cl^{\ominus}} R_1\text{–N}^{\oplus}\begin{smallmatrix}\text{CH}_2\\|\\\text{CH}_2\end{smallmatrix} \longrightarrow R_1\text{–N–CH}_2\text{–CH}_2^{\oplus} \xrightarrow{+R-NH_2} R_1\text{–N–CH}_2\text{–CH}_2\text{–NH–R}$$

N-Lost   Äthylen-   Carboniumion   alkyliertes Substrat
R_1: CH_3 imoniumion
R_2: $CH_2\text{–}CH_2\text{–}Cl$

Abb. 2.14. Mechanismus der Alkylierung

Der erste Schritt der Alkylierungsreaktion besteht in der Bildung eines geladenen Äthylenimoniumions unter Chlorabspaltung. Über das anschließend entstehende positive Carboniumion wird der Alkylrest auf nukleophile Strukturen übertragen (Abb. 2.14).

Solche Alkylierungsreaktionen können an verschiedenen Makromolekülen stattfinden, die dadurch ihre physiologische Wirksamkeit verlieren.

Für die eigentliche zytostatische Wirkung ist jedoch die Alkylierung der DNS verantwortlich. Bevorzugter Angriffspunkt ist das Atom N_7 der Base Guanin. Die Alkylierung dieses N_7 hat verschiedene Konsequenzen. Die normalerweise bevorzugte Ketoform des Guanins geht in die Enolform über. Statt mit Cytosin bildet Guanin jetzt mit Thymin ein Basenpaar (Guanin wird wie Adenin abgelesen). Dies führt zu Fehlern im Informationsgehalt der DNS. Durch die Alkylierung kann zusätzlich die Bindung der Base an den Zuckeranteil abgeschwächt werden, so daß es zum Herausbrechen des Guanins aus der DNS kommt. Auch die Spaltung des Imidazolringes führt zur funktionellen Beeinträchtigung der DNS. Da es sich bei den N-Lost-Derivaten um bifunktionelle Moleküle handelt, kann es auch zur Quervernetzung zweier gegenüberliegender Guaninbasen durch die Doppelhelix der DNS kommen. Dadurch wird die Trennung der beiden DNS-Einzelstränge während der Replikation verhindert. Die Herauslösung der beiden verbundenen Guaninmoleküle aus der DNS führt zur Fragmentierung des Makromoleküls.

Eine Sonderstellung unter den N-Lost-Derivaten nimmt Cyclophosphamid ein, das erst nach Aktivierung wirksam ist.

Die Aktivierung nimmt nach heutigen Kenntnissen folgenden Weg (Abb. 2.15). Der erste Schritt ist eine Hydroxylierung durch das hepatische Cytochrom-P_{450}-System. Das entstehende 4-Hydroxycyclophosphamid wird dann unter Ringspaltung zu Aldophosphamid oxidiert. Dieses instabile Zwischenprodukt zerfällt entweder spontan in Acrolein und den wirksamen Metaboliten N-Lost-Phosphoramid oder wird enzymatisch zur Carbonsäure (Carboxyphosphamid) oxidiert.

Weitere gebräuchliche N-Lost-Derivate, die sich im 3. Substituenten des Stickstoffs unterscheiden, sind *Chlorambucil* und *Melphalan*.

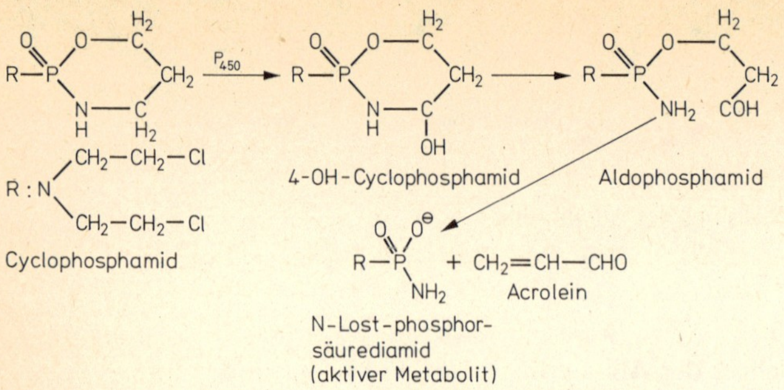

Abb. 2.15. Aktivierung von Cyclophosphamid

Polyäthylenimine (mit geringerer therapeutischer Bedeutung) sind trifunktionelle Verbindungen mit vorgebildeten Äthyleniminringen, z. B. Thio-TEPA (s. Mechanismus der Alkylierung). *Busulfan* ist ein Alkylsulfonat mit „selektiver“ Wirkung auf das Knochenmark.

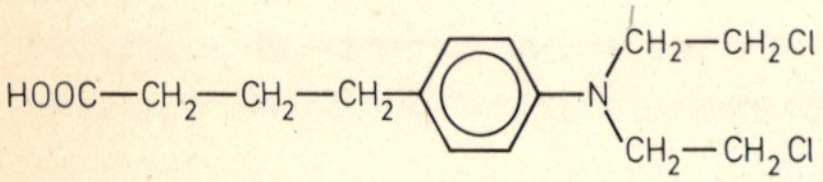
Chlorambucil

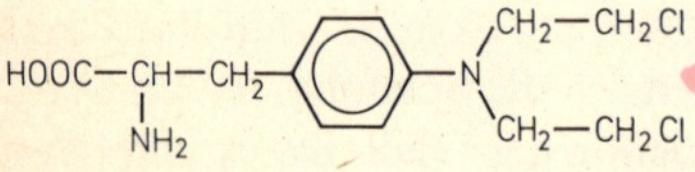
Melphalan

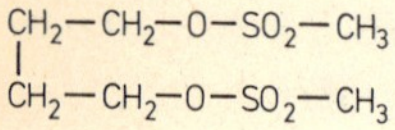
Busulfan

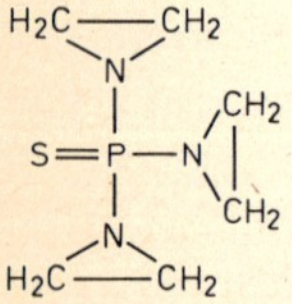
Thio-TEPA

2.3.2 Antimetaboliten

Antimetaboliten sind körperfremde Substanzen, die körpereigenen Stoffwechselprodukten in ihrer chemischen Konfiguration sehr ähnlich sind. Auf Grund ihrer Strukturanalogie bestehen im wesentlichen zwei Wirkungsmöglichkeiten:

1. Antimetaboliten haben eine hohe Affinität zu bestimmten Enzymen und blockieren deren aktives Zentrum (kompetitiver Antagonismus).
2. Antimetaboliten werden von einem Enzym nicht als Strukturanaloge erkannt und wie der physiologische Metabolit behandelt. In diesem Fall entsteht ein geringer oder nicht wirksames Endprodukt.

Auf Grund ihrer Struktur lassen sich drei Gruppen zytostatisch wirksamer Antimetaboliten klassifizieren: Pyrimidin-, Purin- und Folsäureantagonisten.

2.3.2.1 Pyrimidinantagonisten

Cytarabin (Cytosinarabinosid) unterscheidet sich von Desoxycytidin durch den Zuckeranteil, der aus Arabinose besteht.

Cytosinarabinosid ist als solches nicht wirksam, sondern muß erst im Organismus in die wirksame Form übergeführt werden. Wie andere Nukleoside kann es phosphoryliert und als falscher Baustein in die RNS und DNS eingebaut werden. Daneben hemmt es als Diphosphat die Ribonukleotidreduktase (Umwandlung der Ribonukleotide in die entsprechenden Desoxyribonukleotide) und scheint (als Triphosphat) auch die Polymerisierung der Desoxyribonukleotidtriphosphate zur DNS zu inhibieren. Es werden also sowohl weniger Bausteine für die DNS-Synthese zur Verfügung gestellt als auch die DNS-Synthese selbst gehemmt (Abb. 2.16).

5-Fluorouracil (5-FU) ist ein in Position 5 fluoriertes Uracil, das zunächst zum Nukleotid umgewandelt werden muß. Als Triphosphat wird es in die RNS eingebaut.

Der Hauptangriffspunkt aber besteht in einer Hemmung der Thymidylatsynthetase, also des Enzyms, das Desoxyuridinmonophosphat (dUMP)

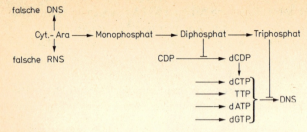

Abb. 2.16. Wirkungsmechanismus von Cytosinarabinosid (Cyt-Ara). Cyt-Ara kann phosphoryliert und als falscher Baustein in die RNS und DNS eingebaut werden. Als Monophosphat hemmt es die Ribonukleotid-Reduktase und als Triphosphat auch die DNS-Synthese

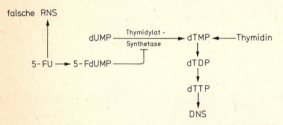

Abb. 2.17. Wirkungsmechanismus von 5-Fluorouracil (5-FU). 5-FU wird phosphoryliert und als falscher Baustein in die RNS eingebaut. Auf der anderen Seite entsteht auch 5-Fluorodesoxyuridinmonophosphat (5-FdUMP), das ein Hemmstoff der Thymidylat-Synthetase ist.

zu Thymidinmonophosphat (TMP) umwandelt. Dazu muß 5-FU in sein Desoxyribonukleotid – 5-Fluorodesoxyuridinmonophosphat (5-FdUMP) – übergeführt werden, das eine höhere Affinität zur Thymidylatsynthetase besitzt als der physiologische Metabolit dUMP. Die gehemmte Reaktion überträgt normalerweise einen Methylrest (von N^5-N^{10}-Methylentetrahydrofolsäure) auf dUMP und ermöglicht so den Übergang in die Thymidinreihe. Es wird also die Bereitstellung wichtiger Bausteine der DNS-Synthese unterbunden (Abb. 2.17).

2.3.2.2 Purinantagonisten

6-Mercaptopurin (6-MP) muß ebenfalls eine Aktivierung erfahren, um wirksam zu sein (Abb. 2.18).

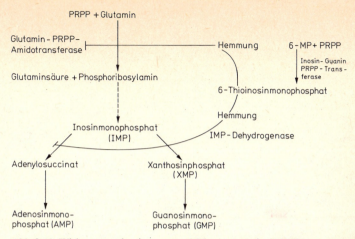

Abb. 2.18. Wirkungsmechanismus von 6-Mercaptopurin (6-MP)

Mit Hilfe der Inosin-Guanin-Phosphoribosyltransferase wird 6-MP zu Thioinosinmonophosphat (T-IMP) umgewandelt, das an mehreren Stellen in die Purinsynthese eingreift. Zum einen kommt es zu einer Hemmung der De-novo-Synthese von Purinen. Über eine Feedback-Hemmung wird der erste Schritt der Purinsynthese [Bildung von Phosphoribosylamin aus Phosphoribosylpyrophosphat (PRPP) und Glutamin durch die Glutamin-PRPP-Amidotransferase] gehemmt. Daneben wird auch die Umwandlung von Inosinmonophosphat (IMP) in Adenosin- und Guanosinphosphate unterbunden. Dieser Wirkung liegt eine Hemmung der Bildung von Adenylosuccinat bzw. der Bildung von Xanthosinphosphat (XMP) zugrunde. Alle 3 Mechanismen führen zu einer Hemmung der Purinkörpersynthese.

6-MP wird durch die Xanthinoxidase zu 6-Mercaptoharnsäure abgebaut. Allopurinol, ein Hemmstoff der Xanthinoxidase, kann diesen Abbau reduzieren. In der Kombination beider Substanzen muß daher die Dosis von 6-MP verringert werden.

Ähnliche Wirkungen wie 6-MP hat *6-Thioguanin,* das in 6-Thioguanosinmonophosphat umgewandelt ein Hemmstoff der IMP-Dehydrogenase ist.

Azathioprin wird zu 6-MP gespalten und hauptsächlich als Immunsuppressivum verwendet (s. S. 187).

2.3.2.3 Folsäureantagonisten

Aminopterin und *Methotrexat* sind Folsäureantagonisten, die sich nur geringfügig von der Folsäure, dem physiologischen Substrat der Folsäurereduktase, unterscheiden.

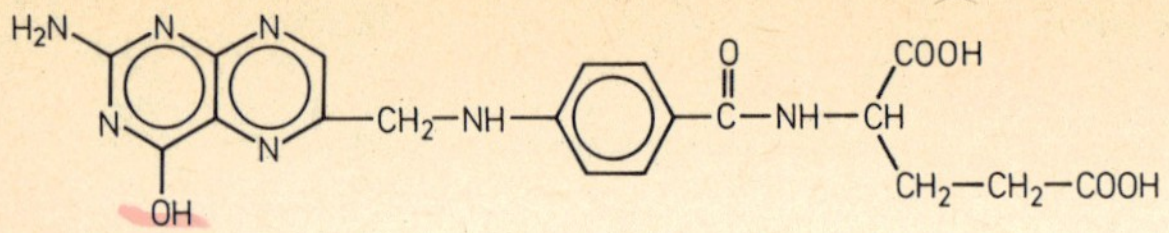

Folsäure

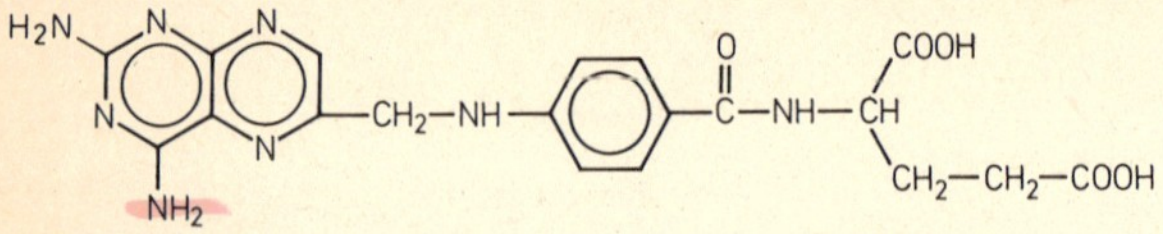

Aminopterin

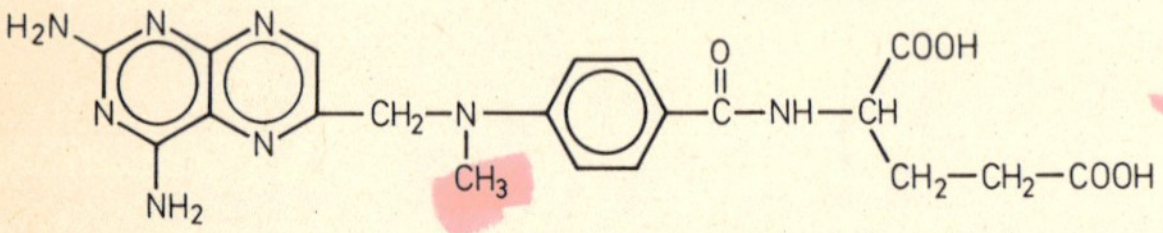

Methotrexat

Beide besitzen eine hohe Affinität zur Folsäurereduktase, die Dihydrofolsäure zu Tetrahydrofolsäure umwandelt. Es resultiert eine verminderte Bildung von Tetrahydrofolsäure, die damit als C_1-Donator bei der Synthese der Purine und Pyrimidine ausfällt.

Folsäure $\longrightarrow$ Dihydrofolsäure $\longrightarrow$ Tetrahydrofolsäure
$\qquad\qquad\qquad\nwarrow\quad\nearrow\qquad\qquad\downarrow$
$\qquad\qquad$ Folsäurereduktase $\quad\ C_1$-Bruchstücke
$\qquad\qquad\qquad\qquad\qquad\qquad\downarrow$
$\qquad\qquad$ Purin-Pyrimidin-Synthese
$\qquad\qquad\qquad\qquad\quad\downarrow$
$\qquad\qquad$ DNS-, RNS-Synthese

Da ihre Affinität zur Folsäurereduktase sehr groß ist, können Methotrexat und Aminopterin unter physiologischen Bedingungen nicht durch Folsäure oder Dihydrofolsäure vom Enzym verdrängt werden. Um die durch den Mechanismus bedingten Nebenwirkungen zu mildern, kann deshalb nur die Gabe von Leukovorin sinnvoll sein (N^5-Formyltetrahydrofolsäure wird intrazellulär in N^{10}-Formylderivat oder in N^5-N^{10}-Methylentetrahydrofolsäure umgewandelt).

2.3.3 Antibiotika

Stoffwechselprodukte von Streptomycesarten und Actinomyceten sind in der Lage, Replikations- und Transkriptionsprozesse der Zelle zu stören. Zu den therapeutisch verwendeten Substanzen gehören *Actinomycin D, Daunorubicin, Doxorubicin* und *Bleomycin*.

Actinomycin D

Daunorubicin (R = H)
Doxorubicin (R = OH)

Actinomycin D, Daunorubicin und Doxorubicin sind sog. interkalierende Substanzen. Gemeinsames Strukturmerkmal ist ein polyzyklischer, aromatischer Chromophor, mit dem sich die Substanzen zwischen die Basenpaare der Doppelhelix der DNS schieben können. Die resultierende erhöhte Stabilität der Doppelhelix beeinträchtigt sowohl die DNS- als auch die RNS-Synthese, da sich die komplementären DNS-Stränge nur schwer lösen.

Bleomycin löst wahrscheinlich Strangbrüche der DNS aus, die nachfolgend zur Hemmung verschiedener Polymerasen führen.

2.3.4 Mitosehemmstoffe

Mitopodozid (aus Podophyllum emodi), *Vinblastin* und *Vincristin* (aus Vinca rosea) arretieren die Mitose in der Metaphase. Sie verhindern die Zellteilung durch Beeinträchtigung des Spindelapparates. Dieses mikrotubuläre System ist aus Proteinen aufgebaut, die in ihrer Gesamtheit als Tubulin bezeichnet werden. Die genannten Mitosehemmstoffe binden (an unterschiedlicher Stelle) an Tubulin und verhindern dessen Polymerisation und damit die Ausbildung des Spindelapparates, der für die Trennung der Chromosomen notwendig ist.

2.3.5 Asparaginase

Einigen Tumoren (z. B. akute lymphatische Leukämie) fehlt die Fähigkeit, L-Asparagin selbst aus L-Asparaginsäure zu synthetisieren. Sie sind daher auf die Zufuhr von L-Asparagin als „Wuchsstoff" angewiesen. Eine Asparaginverarmung wird daher zum Zelluntergang führen. Dies läßt sich durch Gabe von L-Asparaginase erreichen, die Asparagin in Asparaginsäure und Ammoniak spaltet und so den empfindlichen Zellen die essentielle Aminosäure entzieht.

Da Asparaginase ein artfremdes Eiweiß ist (aus E. coli gewonnen), sind allergische Reaktionen bis hin zum anaphylaktischen Schock sehr häufig.

Die Hauptanwendungsgebiete der Zytostatika sind in Tabelle 2.36 zusammengefaßt. Die Dosierung erfolgt individuell.

Tabelle 2.36. Wichtige Zytostatika mit ihren Hauptanwendungsgebieten

Internationaler Freiname	Warenzeichen	Anwendungsgebiet
Cyclophosphamid	Cyclostin, Endoxan	Viele Tumoren, Kombination
Ifosfamid	Holoxan	Ähnlich Cyclophosphamid
Trofosfamid	Ixoten	Ähnlich Cyclophosphamid
Chlorambucil	Leukeran	Chronische lymphatische Leukämie
Melphalan	Alkeran	Plasmozytom, Mamma- und Ovarialkarzinom
Busulfan	Myleran	Chronische myeloische Leukämie
Thiotepa	Thiotepa „Lederle"	Chronische Leukämien, M. Hodgkin, Mamma- und Ovarialkarzinom
Cytosinarabinosid	Alexan, Udicil	Akute und chronische Leukämien
5-Fluorouracil	Fluoro-uracil „Roche" Fluroblastin	Karzinome des Magen-Darm-Traktes
6-Mercaptopurin	Puri-Nethol	Akute und chronische Leukämien
6-Thioguanin	Thioguanin-Wellcome	Akute Leukämien
Methotrexat	Methotrexat „Lederle"	Viele Tumoren, Kombination
Actinomycin D	Lyovac-Cosmegen	Hodenkarzinom, Sarkome, Wilms-Tumor
Daunorubicin	Daunoblastin	Akute Leukämien
Doxorubicin	Adriblastin	Viele Tumoren, Sarkome
Bleomycin	Bleomycinum Mack	Blasen- und Hautkarzinome, Melanome
Mitopodozid	Proresid	Inoperable Karzinome, Kombination
Vinblastin	Velbe	M. Hodgkin, Hodenkarzinom
Vincristin	Vincristin „Lilly"	Viele Tumoren
Asparaginsäure	Crasnitin	Akute lymphatische Leukämie

2.3.6 Immunsuppressiva

Immunsuppressiva sind Pharmaka, die die Immunantworten des Organismus gegen Antigene vermindern oder unterdrücken. Diese allgemeine Definition berücksichtigt, daß die verschiedenen Formen der Immunantwort (zelluläre bzw. humorale Immunität) nicht selektiv durch die verschiedenen Immunsuppressiva beeinflußt werden, d. h. kein Immunsuppressivum unterdrückt nur die zellulären oder nur die humoralen Reaktionen. Überschneidungen mit unterschiedlichem Schwerpunkt sind die Regel.

Azathioprin (Imurek®, Imurel®) — ein Imidazolderivat des 6-Mercaptopurin — wird im Organismus in die Wirkform — 6-Mercaptopurin — übergeführt. Der Vorteil des Azathioprins ist die langsame Spaltung und die damit verbundene gleichmäßigere und protrahiertere Wirkung. Als phasenspezifischer Antimetabolit (S-Phase) hemmt 6-Mercaptopurin die Nukleinsäuresynthese. Zur Immunsuppression kommt es über eine Hemmung der Lymphozytenproliferation. Dabei werden bevorzugt T-Lymphozyten geschädigt, so daß vor allem zelluläre Reaktionen unterdrückt werden. Die Wirkung auf B-Lymphozyten und damit auf die Antikörperbildung ist weniger stark ausgeprägt.

Azathioprin

Alkylierende Verbindungen, wie Cyclophosphamid, wirken phasenunspezifisch. Die Alkylierung der DNS führt daher nicht nur zu einer Hemmung der Lymphozytenproliferation, sondern beeinflußt auch andere spezifische Zelleistungen und -funktionen, wie z. B. die Antikörperproduktion. Cyclophosphamid unterdrückt daher sowohl zelluläre als auch humorale Immunreaktionen, da T- und B-Zellen gleichermaßen betroffen sind.

Antilymphzytenserum (ALS) — aus dem Serum gegen menschliche Lymphozyten immunisierter Pferde — führt zu einer Lymphozytopenie. Unter Beteiligung von Komplement werden zirkulierende, langlebige Lymphozyten zerstört. Vor allem T-Zellen sind betroffen. Daher ist die Wirkung auf zelluläre Reaktionen besonders ausgeprägt. Der Einfluß auf die Antikörperbildung ist gering.

Die Wirkung der *Glucocorticoide* auf immunologische Prozesse ist auf S. 215 besprochen. Die im Vergleich mit den anderen Immunsuppressiva schwächere Wirkung betrifft mehr die zellulären Reaktionen.

Tabelle 2.37. Übersicht über einige Indikationen von Immunsuppressiva

	Gluco-corticoide	Azathioprin	Cyclophos-phamid	ALS
Organtransplantation	+	+		+
Lupus erythematodes	+		+	
Nephrotisches Syndrom	+		+	
Rheumatoide Arthritis	+	+		
Chronisch aggressive Hepatitis	+	+		

Indikationen

Indikationen für Immunsuppressiva sind die Verhinderung von Transplantatabstoßungen und die Behandlung von Autoimmunerkrankungen. Bei diesen Erkrankungen wird körpereigenes Gewebe vom Organismus als Antigen angesehen: Er antwortet mit einer Immunreaktion.

Die Wahl des Immunsuppressivums richtet sich nach der betreffenden Erkrankung: Bei vorwiegend humoral bedingten Immunerkrankungen kommt daher vorrangig Cyclophosphamid in Frage, bei zellvermittelten Azathioprin (und Cyclophosphamid). Um eine Transplantatabstoßung zu verhindern, wird ALS zusammen mit anderen Immunsuppressiva verwendet. Eine Übersicht über einige Indikationen der Immunsuppressiva und der dabei verwendeten Substanzen gibt die Tabelle 2.37.

Der Wert einer immunsuppressiven Behandlung ist bislang nur bei wenigen Indikationen eindeutig gesichert. Wegen der Schwere des Eingriffs in die körpereigenen Abwehrmechanismen und wegen der beträchtlichen Nebenwirkungen müssen Nutzen und Risiko der Immunsuppression sehr genau abgewogen werden. Erst nach Ausschöpfung aller anderen therapeutischen Möglichkeiten sind Immunsuppressiva indiziert.

Nebenwirkungen

Die meisten Immunsuppressiva sind Zytostatika. Obwohl die zur Immunsuppression verwendeten Dosen niedriger als die zytostatisch wirksamen sind, treten alle Nebenwirkungen auf, die auch bei zytostatischer Therapie beobachtet werden (s. S. 177). Die Schädigung des Knochenmarks steht ganz im Vordergrund: Leukopenien und Thrombopenien sind häufig. Vermehrte Infektanfälligkeit und Blutungen sind die Folgen. Auf Grund des Wirkungsmechanismus muß bei langdauernder Therapie mit karzinogenen und mutagenen Wirkungen gerechnet werden. Azathioprin besitzt zusätzlich hepatotoxische Eigenschaften, während Cyclophosphamid häufig zu Haarausfall und Blasenentzündungen führt. Antilymphozytenserum ist ein artfremdes Eiweiß, gegen das der Organismus mit der Bildung von Antikörpern reagiert. Bei wiederholter Gabe besteht daher die Gefahr des anaphylaktischen Schocks bzw. der Serumkrankheit.

3 Endokrines System

Hormone sind lebenswichtige, spezifisch wirkende Substanzen, die in bestimmten Organen, den endokrinen Drüsen, gebildet werden, auf dem Blutweg an den Ort ihrer Wirkung gelangen und dort ganz bestimmte Schlüsselreaktionen auslösen. Zusammen mit dem Nervensystem sind sie für den Stoffwechsel und die Koordination der Körperfunktionen zuständig.

Die Hormonkonzentration im peripheren Blut ist nicht immer konstant. Die Synthese und Abgabe unterliegt z.B. bei einigen Hormonen einem ganz bestimmten zeitlichen Rhythmus. So zeigen Glucocorticoide eine zirkadiane Rhythmik, d.h. ihre Konzentration im Blut ist vom Tag-Nacht-Rhythmus des betreffenden Individuums abhängig. Die weiblichen Sexualhormone schwanken in ihrer Konzentration entsprechend dem monatlichen Sexualzyklus, den sie steuern. Die Konzentration der Schilddrüsenhormone wird dagegen weitgehend konstant gehalten, während die Abgabe des Insulins durch die Höhe der Blutzuckerkonzentration reguliert wird. Bei einigen Hormonen wird die Synthese und Abgabe durch einen negativen Feedback-Mechanismus gesteuert: Eine niedrige Hormonkonzentration im peripheren Blut fördert Synthese und Abgabe in der entsprechenden endokrinen Drüse, während hohe periphere Hormonkonzentrationen Bildung und Abgabe unterdrücken (z.B. Glucocorticoide, Schilddrüsenhormone, Sexualhormone).

Angriffspunkte von Hormonen (Rezeptoren)

Hormone werden an ihrem Wirkort an spezifische Strukturen (Rezeptoren) gebunden, die, durch diese Bindung aktiviert, definierte Funktionsänderungen herbeiführen. Hormonrezeptoren können auf der Außenseite der Zellmembran oder im Zellinneren lokalisiert sein. Dadurch ergeben sich 2 verschiedene Mechanismen der Hormonwirkung:

Rezeptor auf der Außenseite der Zellmembran: Diese Art des Rezeptors gilt für Peptidhormone und Katecholamine. Das Hormon reagiert mit seinem Rezeptor und löst die Primärreaktion aus. Dadurch kommt es zu einer

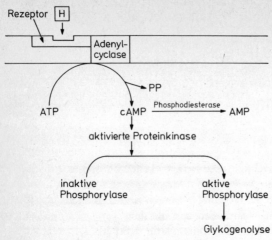

Abb. 3.1. Wirkungsmechanismus von Peptidhormonen bzw. Katecholaminen (Stimulation der Glykogenolyse durch Adrenalin)

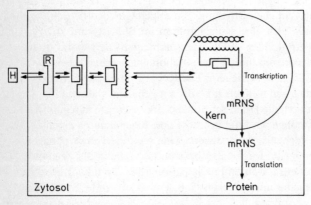

Abb. 3.2. Wirkungsmechanismus von Steroidhormonen (Induktion)

Konformationsänderung des Rezeptorareals mit anschließender Aktivierung der Adenylcyclase, also jenes Enzyms, das ATP in cAMP umwandelt. Das jetzt vermehrt gebildete cAMP wirkt intrazellulär als „second messenger", indem es die Hormonbotschaft auf intrazelluläre Strukturen überträgt und die Hormonwirkung übermittelt. Gut untersucht ist z.B. die Stimulation der Glykogenolyse durch Adrenalin. Durch Bindung an den adrenergen β-Rezeptor auf der Außenseite der Zellmembran wird die Adenylcyclase aktiviert und vermehrt cAMP gebildet. Das cAMP aktiviert eine Proteinkinase, die die inaktive Phosphorylase in die aktive überführt

(Abb. 3.1). cAMP wird durch die Phosphodiesterase zu AMP abgebaut. Hemmstoffe der Phosphodiesterase (z. B. Xanthine) können daher ähnliche Effekte wie ein Hormon auslösen oder auch die Wirkung von Hormonen verstärken.

Rezeptoren im Zellinneren: Diese Rezeptoren sind für die Wirkung von Steroidhormonen von Bedeutung. Steroidhormone werden in die Zelle aufgenommen und verbinden sich dort mit einem zytoplasmatischen Rezeptor, der durch diese Bindung allosterisch umgeformt wird. Der Hormon-Rezeptor-Komplex gelangt in den Zellkern, reagiert mit dem Chromatin und führt zu einer Aktivierung bestimmter Gene, die vermehrt transkribiert werden (Induktion). Der gesteigerten RNS-Synthese folgt dann eine vermehrte Bildung von Proteinen (u. a. auch Enzyme). Am Beispiel der Glucocorticoide bedeutet das, daß unter ihrem Einfluß z. B. vermehrt gluconeogenetische Schlüsselenzyme synthetisiert werden (Abb. 3.2).

3.1 Hypophyse

Die Hypophyse gliedert sich anatomisch und funktionell in 2 Teile, den Hypophysenvorderlappen und den Hypophysenhinterlappen, zwischen denen der schmale Zwischenlappen liegt.

3.1.1 Hypophysenvorderlappen (Adenohypophyse)

Die meisten Hormone der Adenohypophyse sind sog. organotrope Hormone, die anderen endokrinen Drüsen vorgeschaltet sind und deren Funktion steuern. Daneben gibt es auch Hormone, die direkt, ohne Zwischenschaltung peripherer endokriner Drüsen, wirken.

In zentralen hypothalamischen Regulationszentren werden sog. Releasing-Faktoren oder Liberine freigesetzt, die über ein Gefäßsystem in den Hypophysenvorderlappen gelangen und dort die Bildung und Abgabe organotroper Hormone bewirken. Diese haben eine Art Anlasserfunktion für ihre entsprechende periphere Drüse. In ihr werden dann unter dem Einfluß der organotropen Hormone Synthese und Abgabe der eigentlichen Hormone reguliert. Hormone, deren Regulation über das hypothalamisch-hypophysäre System verläuft, sind die Schilddrüsen-, Sexual- und Nebennierenrindenhormone (Abb. 3.3).

3.1.1.1 Adrenocorticotropes Hormon (ACTH)

Die Wirkungsweise eines organotropen Hormons soll am Beispiel des ACTH dargestellt werden (Abb. 3.4).

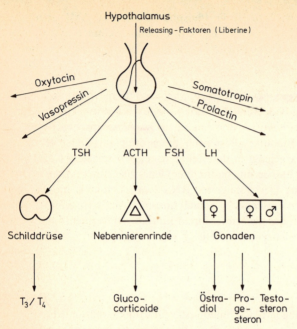

Abb. 3.3. Zusammenfassende Darstellung hypophysärer Hormone. Während die organotropen Hormone des Hypophysenvorderlappens (TSH, ACTH, FSH und LH) einer peripheren endokrinen Drüse vorgeschaltet sind, wirken Somatotropin und Prolactin ohne Zwischenschaltung einer peripheren Drüse. Oxytocin und Vasopressin aus dem Hypophysenhinterlappen wirken ebenfalls direkt an ihren Zielorganen

ACTH wird unter dem Einfluß eines hypothalamischen Releasing-Faktors (Corticoliberin = CRF) freigesetzt und reguliert die Synthese und Freisetzung der Glucocorticoide aus der Nebennierenrinde. Hohe Steroidkonzentrationen im peripheren Blut hemmen die Freisetzung von CRF und damit die des ACTH: Die Folge ist eine verminderte Bildung von Steroiden. Die Hemmung der ACTH-Freisetzung durch hohe Dosen exogen zugeführter Glucocorticoide über längere Zeit erklärt deshalb auch die Entstehung der Nebennierenrindenatrophie. Ein Abfall der peripheren Hormonkonzentration führt zu einer Freigabe des Releasing-Faktors mit einer vermehrten Ausschüttung von ACTH. Ein solches System der Rückkopplung wird als negativer Feedback-Mechanismus bezeichnet.

Physiologischerweise zeigt die ACTH-Abgabe eine zirkadiane Rhythmik, die zeitlich verschoben der Glucocorticoidrhythmik vorausgeht. Die höchsten Konzentrationen findet man am frühen Morgen, die niedrigsten in den Abendstunden.

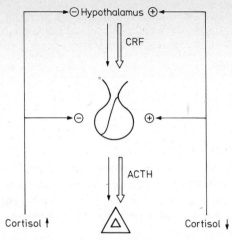

Abb. 3.4. Schematische Darstellung des negativen Feedback-Mechanismus zur Regulation der peripheren Cortisolkonzentration (hohe Cortisol (↑) Konzentration hemmt (⊖) niedrige Cortisol (↓) konzentration fördert (⊕) die Freisetzung von CRF und ACTH)

Ser — Tyr — Ser — Met — Glu — His — Phe — Arg — Trp — Gly — Lys — Pro
|
Asp — Pro — Tyr — Val — Lys — Val — Pro — Arg — Arg — Lys — Lys — Gly — Val
|
Ala — Gly — Glu — Asp — Glu — Ser — Ala — Glu — Ala — Phe — Pro — Leu — Glu — Phe

Abb. 3.5. Aminosäuresequenz des menschlichen ACTH, grau unterlegt das ebenfalls wirksame Peptid mit 24 Aminosäuren (Tetracosactid), dessen antigene Eigenschaften geringer sind

Die Struktur des ACTH ist aufgeklärt; es handelt sich um ein Peptid aus 39 Aminosäuren. Ein synthetisches ACTH mit 24 Aminosäuren (Tetracosactid) zeigt identische Wirkungen (Abb. 3.5).

Die therapeutischen Anwendungsmöglichkeiten des ACTH sind begrenzt. Weder die Gabe bei sekundärer Nebennierenrindeninsuffizienz (ACTH-Mangel) noch die begleitende Gabe während einer Therapie mit Glucocorticoiden (Vermeidung der Nebennierenrindenatrophie) haben sich bewährt. Nachteile des ACTH sind zusätzlich die parenterale Applikation und das Risiko der Allergisierung. Eine Anwendungsmöglichkeit besteht zur Funktionsdiagnostik zur Prüfung der Nebennierenrindenfunktion. Dosierung von ACTH: Tabelle 3.1.

Tabelle 3.1. Dosierung von ACTH

Internationaler Freiname	Warenzeichen	Mittlere Dosis/Tag	Applikation
ACTH	Acethropan Acortan	80–180 I.E.	i.m., i.v.
Tetracosactid	Synacthen	0,25 mg	i.v.

3.1.1.2 Thyreotropes Hormon (TSH)

TSH — ein Glykoproteid — wird in den basophilen Zellen des Hypophysenvorderlappens unter dem Einfluß eines Releasing-Faktors (Thyroliberin = TRH) gebildet. TRH ist ein Tripeptid. Wie bei allen organotropen Hormonen wird auch die TSH-Abgabe durch einen negativen Feedback-Mechanismus kontrolliert.

Die biologische Wirkung des TSH besteht in einer Stimulation der Schilddrüsenfunktion über eine Aktivierung der Adenylcyclase. Neben der Aufnahme von Jodid in die Schilddrüse wird auch die Oxidation von Jodid zu Jod sowie der Einbau von Jod in die Tyrosinreste des Thyreoglobulins beschleunigt. Auch die Kopplung von Jodthyroninen und die Abspaltung der Schilddrüsenhormone aus dem Thyreoglobulin stehen unter dem Einfluß von TSH (s. später). Daneben wird auch die Morphologie der Schilddrüse verändert. TSH hat keine therapeutische Bedeutung.

TRH wird in der Klinik zur Funktionsdiagnostik der Schilddrüse verwendet. Dabei wird vor und nach Stimulation mit TRH das TSH im Blut bestimmt. Diese Werte erlauben, zusammen mit der gemessenen peripheren Schilddrüsenhormonkonzentration, eine Differenzierung zwischen den verschiedenen Formen einer Hypo- und Hyperthyreose.

3.1.1.3 Gonadotropine

Gonadotropine sind Hormone des Hypophysenvorderlappens, die mit Ausnahme des Prolactins auf die Gonaden, also auf die Keimdrüsen, einwirken. Es sind dies *Follitropin* (follikelstimulierendes Hormon = FSH) und *Lutropin* (interstitielle Zellen stimulierendes Hormon = IZSH = luteinisierendes Hormon = LH). Ihre Freisetzung aus dem Hypophysenvorderlappen geschieht unter dem Einfluß von Gonadoliberin (Dekapeptid) aus dem Hypothalamus, das wahrscheinlich sowohl als Foliberin (Freisetzung von FSH) als auch als Luliberin (Freisetzung von LH) wirken kann.

Angriffspunkt des FSH sind Hoden und Ovar. Bei der Frau bewirkt FSH Wachstum und Reifung der Follikel sowie eine Förderung der Östrogensynthese, während es beim Mann an der Spermatogenese beteiligt ist.

Tabelle 3.2 Gonadotropine enthaltende Präparate

Internationaler Freiname	Warenzeichen
HMG	Humegon
	Pergonal
HCG	Predalon
	Pregnesin
	Primogonyl

LH stimuliert beim Mann die Androgenbildung (Testosteron) in den Leydig-Zwischenzellen des Hodens. Bei der Frau ist es zusammen mit FSH an der Follikelreifung beteiligt. Daneben bewirkt es den Eisprung und die Bildung des Gelbkörpers (Progesteronsynthese).

FSH und LH wirken am Ovar in einem fein abgestimmten Zusammenspiel. Die von ihnen ausgelösten Veränderungen der Hormonkonzentration im Verlauf des weiblichen Zyklus bewirken die charakteristischen Veränderungen der Uterusschleimhaut (s. S. 237).

Die Gonadotropinabgabe aus dem Hypophysenvorderlappen unterliegt ebenfalls einem negativen Feedback-Mechanismus. Hohe Östrogenkonzentrationen hemmen die Freisetzung von FSH als auch von LH, während hohe Progesteronkonzentrationen die LH-Abgabe inhibieren.

Daneben gibt es auch eine positive Rückkopplung zwischen Östrogenen und LH. In der Mitte des weiblichen Zyklus erreicht die Östrogenkonzentration die höchsten Werte, die zu einer vermehrten LH-Freisetzung führen. Dieser LH-Peak löst die Ovulation aus.

Neben den hypophysären Gonadotropinen FSH und LH wird auch in der Plazenta ein Gonadotropin gebildet, das deshalb „human chorionic gonadotropin" (HCG) genannt und aus dem Harn von Schwangeren gewonnen wird. Seine Aufgabe besteht in der Aufrechterhaltung des Corpus luteum (s. S. 238). In seiner biologischen Wirksamkeit entspricht es daher dem LH.

Aus dem Harn von Frauen in der Menopause wird ein Gemisch aus LH und FSH mit überwiegender FSH-Wirkung isoliert („human menopausal gonadotropin" = HMG). Gonadotropine enthaltende Präparate: s. Tabelle 3.2.

Wichtige Indikationen für HCG und HMG sind der Kryptorchismus und der sekundäre Hypogonadismus beim Mann. Zur Behandlung bestimmter Formen weiblicher Sterilität kann eine Kombination von HMG (Follikelreifung) und HCG (Ovulation) versucht werden.

Tabelle 3.3. Dosierung von Somatotropin

Internationaler Freiname	Warenzeichen	Mittlere Dosis	Applikation
Somatotropin	Crescormon Grorm Nanormon	4 I.E. 3mal/Woche	i. m.

3.1.1.4 Somatotropin (Wachstumshormon)

Somatotropin gehört zu den Hormonen des Hypophysenvorderlappens, die nicht organotrop wirken. Seine Freisetzung wird durch 2 Peptide reguliert: Somatoliberin aus dem Hypothalamus fördert die Freisetzung, während Somatostatin die Freisetzung hemmt. Der wirksamste Reiz für die Freisetzung ist ein Absinken des Blutzuckers.

Die Wirkung des Somatotropins betrifft nicht nur das Wachstum. Neben einer Anregung des Längenwachstums der Knochen wirkt es anabol (eiweißaufbauend) im Proteinstoffwechsel durch eine verbesserte Aufnahme von Aminosäuren in die Zellen. Im Kohlenhydratstoffwechsel ist es ein Antagonist zum Insulin: Die Glucoseverwertung wird gehemmt. Auch die lipolytische Wirkung ist der Wirkung des Insulins entgegengerichtet.

Somatotropin wirkt artspezifisch, d.h. nur menschliches Somatotropin ist beim Menschen wirksam. Die wichtigste Indikation für Somatotropin sind Minderwüchse, die auf einem Mangel an Somatotropin (hypophysärer Zwergwuchs) beruhen. Dosierung s. Tabelle 3.3.

3.1.1.5 Prolactin

Prolactin fördert beim Menschen vor allem den Aufbau und die Funktion der Brustdrüse. Während der Schwangerschaft steigt die Konzentration an, so daß die Brustdrüse für die Laktation vorbereitet ist; die hohen Östrogenkonzentrationen der Schwangeren hemmen jedoch bis zur Entbindung noch die Milchsekretion, die deshalb erst nach der Geburt einsetzt. Auch während der Stillzeit bleibt Prolactin erhöht, da jedes Anlegen des Kindes an die Brust einen starken Reiz für die Prolactinsekretion bildet. Erhöhte Prolactinkonzentrationen – z.B. während des Stillens oder auch infolge von Hypophysentumoren oder einer Neuroleptikabehandlung – hemmen die Progesteronsynthese des Ovars, so daß es zu Zyklusstörungen und schließlich zur Amenorrhoe kommen kann. Beim Mann hemmen hohe Prolactinkonzentrationen im Blut die Testosteronsynthese in den Leydig-Zellen.

Tabelle 3.4. Dosierung von Bromocriptin

Internationaler Freiname	Warenzeichen	Mittlere Dosis/Tag	Applikation
Bromocriptin	Pravidel	5–10–20 mg	p. o.

3.1.1.6 Anhang: Bromocriptin

Wie im Falle des Somatotropins gibt es auch für Prolactin kein zugeordnetes endokrines Organ, dessen Hormon über einen negativen Feedback-Mechanismus die Sekretion des Hypophysenhormons steuern könnte. Deshalb sind bei beiden Hormonen neben Liberinen auch hypothalamische Hemmfaktoren erforderlich. Im Falle des Prolactins handelt es sich jedoch nicht um ein Peptid, sondern um das Katecholamin Dopamin. Dopamin wird im Hypothalamus gebildet, gelangt auf dem Blutweg zu den prolactinproduzierenden Zellen der Hypophyse und hemmt dort die Prolactinproduktion.

Dopaminantagonisten, wie z. B. Neuroleptika, erhöhen deshalb die Prolactinfreisetzung, so daß es zu Zyklusstörungen und pathologischer Milchsekretion (Galaktorrhoe) kommen kann. Dopaminerge Substanzen, wie z. B. das halbsynthetische Mutterkornderivat Bromocriptin, können umgekehrt zum Abstillen sowie allgemein zur Behandlung erhöhter Prolactinspiegel und ihrer Folgen verwendet werden. Ebenso kann Bromocriptin in manchen Fällen eine überschießende Somatotropinabgabe hemmen. Dies kann zur unterstützenden Therapie der Akromegalie (Operation und/oder Bestrahlung des Hypophysentumors) therapeutisch genutzt werden. Dosierung: s. Tabelle 3.4.

3.1.2 Hypophysenhinterlappen (Neurohypophyse)

Der Hypophysenhinterlappen enthält 2 Hormone (Vasopressin und Oxytocin), die nach ihrer Bildung in den hypothalamischen Kerngebieten des N. supraopticus und des N. paraventricularis über Nervenverbindungen zur Neurohypophyse transportiert werden. Von beiden Hormonen ist die Struktur bekannt: Es handelt sich um Oktapeptide, die auch synthetisch hergestellt werden können.

3.1.2.1 Vasopressin

Die Freisetzung von Vasopressin (antidiuretisches Hormon = ADH), an der Ca^{2+} beteiligt ist, geschieht durch verschiedene Stimuli. Die beiden wichtigsten Regulatoren sind die Osmolalität und das Volumen des Blutes. Bei Erhöhung der Osmolalität des Blutes wird unter Vermittlung von Osmorezeptoren im Hypothalamus (in der Nähe des N. supraopticus) vermehrt ADH ausgeschüttet; eine verminderte Osmolalität dagegen reduziert die ADH-Freisetzung. Daneben wird die ADH-Ausschüttung auch über Volumenrezeptoren im sog. Niederdrucksystem gesteuert. Bei Abnahme des Blutvolumens (z. B. Blutungen, reduziertes Herzminutenvolumen) werden Rezeptoren im linken Vorhof erregt, die eine Zunahme der ADH-Sekretion bewirken. Weiter kann die ADH-Abgabe durch Schmerz und andere psychische Stimuli sowie durch Pharmaka (z. B. Morphin) gesteigert werden. Alkohol kann die ADH-Freisetzung sogar völlig unterbinden.

Primärwirkung des ADH ist eine Aktivierung der membranständigen Adenylcyclase (Peptidhormon!) mit vermehrter Bildung von cAMP.

```
Cys—Tyr—Phe—Gln—Asn—Cys—Pro—Arg—Gly—NH₂        Argininvasopressin
 |                   |
 S———————————————————S
```

Die Hauptangriffspunkte des ADH sind distales Konvolut und Sammelrohre der Niere. Dort bewirkt ADH eine Permeationszunahme für Wasser, so daß unter dem Einfluß von ADH die tubuläre Wasserresorption gesteigert wird. Fehlt ADH, wie z. B. beim hypophysären Diabetes insipidus, werden große Mengen eines hypotonen Harns ausgeschieden. Der Erkrankte muß zur Kompensation riesige Flüssigkeitsmengen trinken.

Eine zweite Wirkung des ADH, die allerdings nur nach Gabe hoher Dosen auftritt, erklärt den Namen Vasopressin: Der Tonus der glatten Muskulatur — einschließlich der Gefäße — wird erhöht. Dies führt sowohl zu einer Blutdrucksteigerung als auch zu einer Zunahme von Tonus und Motilität des Magen-Darm-Traktes. Die letztgenannten Wirkungen haben nur eine geringe therapeutische Bedeutung. Zur Behandlung der postoperativen Darm- und Blasenatonien werden Parasympathomimetika vorgezogen. Die vasokonstriktorische Wirkung kann allenfalls beim Zusatz zu Lokalanästhetika ausgenutzt werden, da die systemische Anwendung zur Vasokonstriktion durch die Gefahr der Koronarkonstriktion limitiert ist.

Die Hauptindikation für Vasopressin ist daher der hypophysäre Diabetes insipidus. [Bei renalem Diabetes insipidus (vermindertes Ansprechen

Tabelle 3.5. Dosierung von Vasopressin

Internationaler Freiname	Warenzeichen	Mittlere Einzeldosis	Applikation
Vasopressin	Pitressin	5–10 I.E.	i.m., s.c.
	Pitressin Tannat	2– 5 I.E.	i.m.
	Vasopressin „Sandoz"	5–10 I.E.	nasal
Desmopressin	Minirin	5–20 µg	nasal

der Tubuli und Sammelrohre auf ADH) werden Diuretika vom Typ der Benzothiadiazine verwendet.]

Da ADH im Gastrointestinaltrakt zerstört und damit inaktiviert wird, muß die Applikation parenteral erfolgen. Vasopressintannat (Ölsuspension) hat eine längere Wirkungsdauer. In einigen Fällen kann Vasopressin auch über die Nasenschleimhaut aufgenommen werden.

Neben dem natürlichen Vasopressin (Argininvasopressin) werden auch analog wirkende Peptide verwendet. Dabei kann es zu einer Dissoziation der Wirkungen kommen. Im Falle des Desmopressin (1-*D*esamino-8-*D*-*ar*gininvasopressin = dDAVP) ist die antidiuretische Wirkung erheblich verstärkt, während die vasokonstriktorische fast vollständig aufgehoben ist. 8-Lysinvasopressin (Lypressin), das dem Schweinevasopressin entspricht, hat insgesamt schwächere vasokonstriktorische und antidiuretische Wirkungen als Argininvasopressin. Dosierung: s. Tabelle 3.5.

3.1.2.2 Oxytocin

Dieses Hormon des Hypophysenhinterlappens zeichnet sich durch eine erregende Wirkung auf die glatte Muskulatur des Uterus und der weiblichen Brust aus. Die Kontraktionskraft und die Frequenz der Kontraktionen des Uterus werden gesteigert, doch ist die Ansprechbarkeit dieses Organs von den Sexualhormonen abhängig. Während Östrogene die Empfindlichkeit steigern, wird sie durch Gestagene reduziert. In der Schwangerschaft unterliegt die Oxytocinempfindlichkeit des Uterus Schwankungen. Bis kurz vor Ende der Schwangerschaft ist der Uterus weitgehend unempfindlich gegenüber Oxytocin. Kurz vor, während und nach der Geburt wird dann ein Maximum der Ansprechbarkeit erreicht. Ob Oxytocin für die Einleitung und den normalen Ablauf der Geburt verantwortlich ist, ist nicht geklärt.

```
Cys—Tyr—Ile—Gln—Asn—Cys—Pro—Leu—Gly—NH₂     Oxytocin
 |                    |
 S————————————————————S
```

An den myoepithelialen Zellen der Milchdrüse führt Oxytocin durch eine Kontraktion zum Auspressen der Milch aus den Alveolen in die Aus-

Tabelle 3.6. Dosierung von Oxytocin und Methylergometrin

Internationaler Freiname	Warenzeichen	Mittlere Einzeldosis	Applikation
Oxytocin	Orasthin Oxytocin Horm Partocon Pitocin Syntocinon	0,5–1,0–5,0 I.E.	i.m., i.v.
Methylergometrin	Methergin	0,05–0,2 mg	i.m., i.v., s.c., p.o.

führungsgänge. Dieser Vorgang der Milchejektion wird durch Berühren der Brustwarzen beim Saugakt ausgelöst. Es ist der physiologische Reiz der Oxytocinausschüttung.

In hohen Dosen bewirkt Oxytocin einen Blutdruckabfall durch Dilatation der Gefäße. Aus den Wirkungen des Oxytocins lassen sich die Anwendungsmöglichkeiten ableiten: Einleitung der Geburt aus verschiedenen Indikationen, Blutungen in der Nachgeburtsperiode, Plazentaretention, Laktationsstörungen. Dosierung: s. Tabelle 3.6.

3.1.2.3 Anhang: Sekalealkaloide

Sekalealkaloide und ihre dihydrierten Derivate haben neben der vasokonstriktorischen und α-rezeptorenblockierenden Wirkung auch eine uteruskontrahierende Komponente, die allerdings bei den einzelnen Alkaloiden unterschiedlich stark ausgebildet ist.

$$R = \overset{O}{\underset{\|}{C}} - NH - \underset{CH_3}{\overset{CH_2OH}{CH}} \quad \text{Ergometrin}$$

$$R = \overset{O}{\underset{\|}{C}} - NH - \underset{CH_2-CH_3}{\overset{CH_2OH}{CH}} \quad \text{Methylergometrin}$$

Ergometrin, dem die α-adrenolytische Wirkung fehlt, zeigt die stärkste Wirkung auf den Uterus, die ähnlich wie die des Oxytocins vom Funktionszustand des Organs abhängig ist. Bereits in geringen Dosen werden rhythmische Kontraktionen ausgelöst, die nach höheren Dosen in einen Tetanus uteri übergehen.

Auf Grund dieser Wirkungen können Ergometrin und sein lipophileres Derivat Methylergometrin in der Nachgeburtsperiode therapeutisch verwendet werden (Blutstillung bei atonischem Uterus nach der Geburt). Zur Wehenauslösung sind beide Substanzen wegen der Gefahr des Tetanus uteri nicht geeignet. Dosierung: s. Tabelle 3.6.

3.2 Schilddrüse

Mikroskopisch ist die Schilddrüse aus Läppchen aufgebaut, die aus Follikeln bestehen. Die Follikel besitzen ein einschichtiges Epithel und umschließen das sog. Kolloid, in dem die Schilddrüsenhormone gespeichert werden. Gestalt und Größe der Follikel und des Epithels wechseln in Abhängigkeit vom Funktionszustand der Schilddrüse. Die aktive Sekretionsphase ist durch hohes zylindrisches Epithel mit Kolloidtröpfchen gekennzeichnet. Das Kolloid selbst ist hell, verflüssigt und zeigt Randvakuolen. In der Ruhe- oder Stapelform findet man abgeflachte Epithelien und ein eingedicktes, homogenes Kolloid.

3.2.1 Schilddrüsenhormone

Synthese, Abgabe und Regulation der Schilddrüsenhormone
Voraussetzung für die Bildung der jodhaltigen Schilddrüsenhormone ist die Aufnahme von Jodid in die Schilddrüse (Jodination) (Abb. 3.6). Dieser Prozeß ist carriervermittelt und erfolgt gegen ein Konzentrationsgefälle.

In einem zweiten Schritt wird Jodid zu Jod oxidiert und auf Tyrosinreste des Thyreoglobulins übertragen (Jodisation). An diesem Schritt ist eine Peroxidase beteiligt, die Jodid oxidiert und wahrscheinlich gleichzeitig Jod auf die Tyrosinreste überträgt. Dabei entstehen im Verband des Thyreoglobulins Mono- und Dijodtyrosine, von denen dann in einer Kopplungsreaktion je 2 zu Jodthyroninresten zusammengefügt werden. Bei Kopplung zweier Dijodtyrosinreste entsteht Tetrajodthyronin = Thyroxin (T_4) bzw. beim Zusammenschluß von Monojodtyrosin und Dijodtyrosin Trijodthyronin (T_3) (Abb. 3.6). Die entstehenden Thyronine verbleiben im Verband des Thyreoglobulins und werden mit ihm zusammen im Kolloid gespeichert und auf adäquate Reize hin freigesetzt.

L-Thyroxin (Levothyroxin)

Trijodthyronin (Liothyronin)

Die Sekretion der Schilddrüsenhormone vollzieht sich in 3 Schritten. Zunächst werden kleine Kolloidtropfen durch Endozytose in die Zelle aufge-

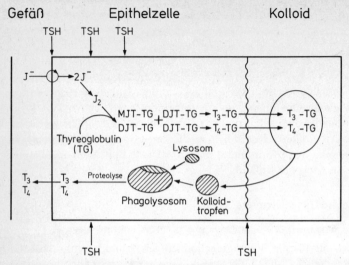

Abb. 3.6. Schematische Darstellung der Synthese und Abgabe der Schilddrüsenhormone T_3 und T_4. Die unter dem Einfluß von TSH stehenden Prozesse sind durch Pfeile gekennzeichnet. (MJT-TG = Monojodtyrosin im Verband des Thyreoglobulin, DJT-TG = Dijodtyrosin im Verband des Thyreoglobulin. Entsprechendes gilt für T_3-TG und T_4-TG)

nommen. Die Kolloidtropfen verbinden sich mit Lysosomen zum sog. Phagolysosom, in dem das Thyreoglobulin gespalten wird. Dabei werden T_4 und T_3 freigesetzt und anschließend ans Blut abgegeben.

Die Regulation steht unter dem Einfluß von TSH, das fast alle Schritte der Synthese und Abgabe moduliert. Folgende Prozesse werden durch TSH gesteuert:

1. Stimulation des aktiven Transportes von Jodid in die Schilddrüse,
2. Oxidation von Jodid zu Jod und Einbau von Jod in die Tyrosinreste des Thyreoglobulins,
3. Aufnahme von Kolloidtropfen in das Follikelepithel und Abspaltung von T_4 und T_3 aus dem Thyreoglobulin.

Meßgröße der Regulation ist die periphere Hormonkonzentration, die über einen negativen Feedback-Mechanismus die Freisetzung von TSH-Releasing-Faktoren im Hypothalamus und von TSH in der Hypophyse beeinflußt.

Wirkungen der Schilddrüsenhormone

Die Wirkungen der Schilddrüsenhormone sind äußerst vielfältig und in ihrem Mechanismus noch nicht sicher aufgeklärt.

Von besonderer Bedeutung sind die Schilddrüsenhormone auf Wachstum, Reifung und Differenzierung des Organismus in der embryonalen und postnatalen Entwicklungsperiode. Ein Mangel während dieser Zeit führt zum Stillstand des Wachstums und der Reifung verschiedener Organe. Besonders empfindlich ist das Zentralnervensystem: Die Differenzierung bleibt aus und eine geistige Retardierung mit intellektuellen Defekten ist die Folge.

Die Bedeutung der Schilddrüsenhormone für die Entwicklung zeigen 2 Formen der Hypothyreose im Kindesalter: die *angeborene Hypothyreose* infolge einer Aplasie oder Ektopie der Schilddrüse und der *endemische Kretinismus*. Bei der angeborenen Hypothyreose, deren Pathogenese unbekannt ist, sind die Kinder bei Geburt häufig unauffällig. Wichtig ist eine schnelle Diagnose, um durch eine frühzeitig einsetzende Substitutionstherapie bleibende Schäden zu verhindern. Im Gegensatz dazu beruht der endemische Kretinismus auf einem Jodmangel während der embryonalen Entwicklung. Er kommt daher nur in Jodmangelgebieten vor. Bei Geburt zeigen die Kinder schon ein typisches Aussehen. Häufig bestehen Struma und Schwerhörigkeit. Im Gegensatz zur angeborenen Hypothyreose ist das Gehirn bereits irreversibel geschädigt. Seit Einführung der Jodprophylaxe kommt dieses Krankheitsbild kaum noch vor.

Die Hypothyreose des Erwachsenen ist das *Myxödem*. Sie ist durch einen erniedrigten Grundumsatz, eine Hypothermie und Bradykardie gekennzeichnet. Eine geistige Unbeweglichkeit und eine gallertartige Schwellung der Haut durch Einlagerung von Mucopolysacchariden (Myxödem) sind weitere Symptome.

Auch die Metamorphose der Kaulquappe zum Frosch geschieht unter dem Einfluß von Schilddrüsenhormonen. Die physiologische Wirkung der Schilddrüsenhormone ist also anabol.

Weitere Wirkungen der Schilddrüsenhormone werden bei einer Überfunktion der Schilddrüse (Hyperthyreose) deutlich. Am längsten bekannt ist die Wirkung auf den Grundumsatz: Schilddrüsenhormone erhöhen den gesamten Stoffwechsel. Dies wird an einem vermehrten O_2-Verbrauch und einer gesteigerten Wärmeproduktion deutlich. Dabei sind nicht alle Organe von der Stoffwechselsteigerung betroffen. Gehirn und Gonaden sind gegenüber dieser Wirkung weitgehend resistent. Der Gesamtorganismus arbeitet unökonomisch; für eine bestimmte Leistung wird mehr Energie verbraucht. Auf den Kohlenhydrat-, Fett- und Proteinstoffwechsel wirken Schilddrüsenhormone in hohen Dosen katabol, d.h. die Glykogenvorräte nehmen ab, Fettgewebe und Muskulatur werden eingeschmolzen.

Ebenfalls lange bekannt sind die Wirkungen der Schilddrüsenhormone auf das Herz. Bei hyperthyreoten Patienten nehmen die Herzfrequenz und das Schlagvolumen zu.

Wirkungsmechanismus

Die Zuordnung der geschilderten Wirkungen unter einen gemeinsamen Angriffspunkt bzw. Wirkungsmechanismus ist schwierig.

Schilddrüsenhormone wirken induzierend. Durch Untersuchungen an thyreoidektomierten Tieren ist bekannt, daß die Gabe von Schilddrüsenhormon zu charakteristischen, zeitlich aufeinander abgestimmten Veränderungen der Syntheseleistungen von Zellkern, Ribosomen und Mitochondrien führt (Abb. 3.7). Es besteht kein Zweifel darüber, daß die Wirkungen auf Wachstum und Differenzierung über eine Induktion mit nachfolgender gesteigerter Proteinsynthese zustande kommen.

Schwieriger zu erklären ist der Wirkungsmechanismus hinsichtlich der Stoffwechselsteigerung. Sie wurde früher mit einer Entkopplung der oxidativen Phosphorylierung in Verbindung gebracht, da hohe Dosen von Schilddrüsenhormon in vitro entkoppeln, d. h. daß pro Sauerstoffatom weniger ATP in den Mitochondrien gebildet wird. Möglicherweise hängt die Steigerung der Atmung auch mit der induzierenden Wirkung zusammen

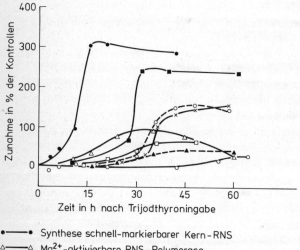

●———● Synthese schnell-markierbarer Kern-RNS
△———△ Mg^{2+}-aktivierbare RNS-Polymerase
▲---▲ $Mn^{2+}/(NH_4)_2 SO_4$-aktivierbare RNS-Polymerase
■———■ Zunahme neugebildeter Ribosomen und Polysomen
□———□ ribosomaler RNS-Gehalt
○---○ Proteinsynthese (Einbau von Aminosäuren in Proteine)
×———× Aktivität der Zytochromoxidase
○———○ Zunahme des Lebergewichts

Abb. 3.7. Zeitlicher Verlauf der Induktionsvorgänge in der Leber schilddrüsenloser Ratten durch die Substitution mit Thrijodthyronin. (Tata, Springer, Berlin 1967)

(RNS- und Proteinsynthese). Schilddrüsenhormone führen sehr frühzeitig zu einer Stimulation der gesamten mitochondrialen Proteinsynthese; dies könnte zu einem erhöhten ATP-Verbrauch mit einer gesteigerten Atmung führen.

Die kardialen Wirkungen beruhen auf einer Aktivierung der Adenylcyclase. Sie ähneln also den Wirkungen der Katecholamine und sind durch β-Rezeptorenblocker aufhebbar.

Pharmakokinetik

T_4 und T_3 sind die beiden Schilddrüsenhormone. Nach ihrer Abgabe an das Blut werden sie an Plasmaproteine gebunden. Für T_4 sind 3 bindende Serumproteine bekannt, die in unterschiedlichem Ausmaß T_4 binden können. Etwa 80% des Serum-T_4 wird an ein T_4-bindendes Globulin (TBG) gebunden, während der Rest etwa gleichmäßig an ein T_4-bindendes Präalbumin (TBPA) und an Albumin gebunden ist. T_3 wird überwiegend an TBG und Albumin gebunden.

Die Konzentration an freiem Hormon ist außerordentlich gering. So liegen vom T_4 bei einer Gesamtserumkonzentration von 70–80 µg/l nur etwa 0,03% in der freien Form vor, während bei T_3 etwa 0,3% ungebunden sind (Gesamtmenge 1–2 µg/l).

Weitere pharmakokinetische Daten beider Hormone gibt die Tabelle 3.7. Ein Teil der in der Tabelle aufgeführten Unterschiede zwischen beiden Hormonen läßt sich durch die unterschiedliche Eiweißbindung erklären. Ein Verteilungsvolumen von 11 l spricht für eine vorwiegend extrazelluläre Verteilung, während ein Verteilungsvolumen von 45 l für eine Verteilung im Gesamtkörperwasser spricht (intrazelluläres Hormon). Dementsprechend ist die Plasmahalbwertszeit des T_3 deutlich kürzer als die des T_4. Auch die unterschiedliche Geschwindigkeit des Wirkungseintrittes läßt sich so erklären.

Eine wichtige Erkenntnis der letzten Jahre ist, daß T_4 außerhalb der Schilddrüse in T_3 umgewandelt wird, das damit das eigentliche Schilddrüsenhormon zu sein scheint (etwa 30% des peripheren T_4 werden in T_3 überführt).

Tabelle 3.7. Pharmakokinetische Unterschiede zwischen T_4 und T_3

	T_4	T_3
% freies Hormon	0,03	0,3
Verteilungsvolumen (l)	11	45
Halbwertszeit (Tage)	7	1
Wirkungsdauer (Tage)	7–10	3–5
Wirkungseintritt (Tage)	3–5	1–2

Tabelle 3.8. Durchschnittliche Erhaltungsdosen der Schilddrüsenhormone

Internationaler Freiname	Warenzeichen	Mittlere Erhaltungsdosis/Tag
Levothyroxin (T_4)	Euthyrox Thevier L-Thyroxin „Henning"	100–500 µg
Liothyronin (T_3)	Thybon Thyrotardin	20–100 µg
Kombinationen T_3/T_4 (1:5)	Novothyral Prothyrid Thyroxin-T_3 „Henning"	
Organpräparate	Thyreodispert Thyreoidin Merck	100–200 mg

Indikationen

Schilddrüsenhormone sind bei allen Formen der Hypothyreose indiziert. Dabei wird meist T_4 wegen der protrahierteren Wirkung bevorzugt. Eine weitere Indikation ist die Verhinderung der strumigenen Wirkung der Thyreostatika sowie die euthyreote Struma.

Die Dosierung erfolgt individuell mit langsamer Steigerung der Dosis bis zum gewünschten Effekt. Erhaltungsdosen s. Tabelle 3.8.

Bei richtig durchgeführter Therapie treten keine Nebenwirkungen auf. Symptome einer Hyperthyreose sind immer die Folge einer Überdosierung. Kontraindiziert (wegen der kardialen Wirkungen) sind Schilddrüsenhormone bei Patienten mit Angina pectoris, Herzinfarkt, Myokarditis, Tachykardie und Herzinsuffizienz.

3.2.2 Antithyreoidale Substanzen (Thyreostatika)

Thyreostatika sind Stoffe, die die Synthese der Schilddrüsenhormone inhibieren. Dies ist auf 2 Wegen möglich.

3.2.2.1 Jodinationshemmer

Eine Reihe einwertiger Anionen (ClO_4^-, SCN^-, TcO_4^- und andere) sind in der Lage, wegen nahezu identischem Ionenvolumen mit Jodid den aktiven Transport des Jodid in die Schilddrüse kompetitiv zu hemmen. Es wird daher die Anreicherung von Jodid in der Schilddrüse vermindert; dies führt zu einer reduzierten Hormonsynthese. Von allen Hemmstoffen der Jodidaufnahme wird Perchlorat am häufigsten verwendet, allerdings auch nur dann, wenn Substanzen aus der Reihe der Jodisationshemmer aus bestimmten Gründen (z.B. Nebenwirkungen) nicht verwendet werden können.

Nebenwirkungen: Die dosisabhängigen Nebenwirkungen sind teilweise beträchtlich und betreffen vor allem das blutbildende System (aplastische Anämien, Agranulozytosen, Thrombozytopenien). Allergische Reaktionen und Reizungen der Magenschleimhaut sind weitere unerwünschte Wirkungen. Der strumigene Effekt erklärt sich aus dem Regelkreis der Schilddrüsenhormone: über die verminderte periphere Hormonkonzentration wird die TSH-Ausschüttung stimuliert. Die entstehende Hyperplasie der Schilddrüse kann durch gleichzeitige Gabe von Schilddrüsenhormon verhindert werden.

3.2.2.2 Jodisationshemmer

Zu dieser Substanzklasse gehören vor allem Thioharnstoffderivate wie Propylthiouracil und Thiamazol sowie dessen Prodrug Carbimazol. Diese Verbindungen haben weder einen Einfluß auf die Jodidaufnahme noch auf die Abgabe von Schilddrüsenhormon. Nach heutigen Kenntissen hemmen sie auf mehreren Wegen die Synthese der Schilddrüsenhormone. Zum einen wird die Oxidation von Jodid zu Jod und damit der Einbau von Jod in die Tyrosinreste des Thyreoglobulins gehemmt. Zum anderen scheinen sie auch die Kopplungsreaktion der Jodtyrosine zu den Thyroninen zu blockieren. Für Propylthiouracil ist ein zusätzlicher extrathyreoidaler Angriffspunkt nachgewiesen: Propylthiouracil hemmt die Umwandlung von T_4 zu T_3 und verhindert so die Bildung des eigentlich wirksamen Hormons.

Nebenwirkungen: Ernste Nebenwirkungen betreffen vor allem das hämatopoetische System (Agranulozytosen — auch allergischer Natur — sowie Leukopenien und Thrombozytopenien). Weitere allergische Reaktionen treten mit vielfältiger Symptomatik auf (Haut, Arzneimittelfieber, Ödeme).

Wie die Jodinationshemmer können auch sie über eine Beeinflussung des hypothalamisch-hypophysären Regelsystems zu einer Schilddrüsenhyperplasie führen, der durch gleichzeitige Gabe von Schilddrüsenhormon begegnet werden kann.

Indikationen: Thyreostatika — vor allem Jodisationshemmer — werden zur Therapie der Hyperthyreose genutzt. Daneben dienen sie zusammen mit Jodid der Behandlung der akuten thyreotoxischen Krise sowie der Operationsvorbereitung (Strumektomie).

Tabelle 3.9. Dosierungen der Thyreostatika

Internationaler Freiname	Warenzeichen	Mittlere Dosis/Tag [mg]	
		Initial	Dauer
Perchlorat	Irenat	800–2000	200 –400
Propylthiouracil	Propycil Thyreostat II	150– 300	25 –100
Thiamazol	Favistan	30– 100	5 – 20
Carbimazol	Carbimazol 10 mg „Henning" neo-morphazole Neo-Thyreostat	10– 30	2,5– 15

Da Thyreostatika nur die Hormonsynthese hemmen, aber keinen Einfluß auf die Hormonabgabe haben (die Schilddrüse speichert Hormon), wird verständlich, daß die Wirkung erst nach einiger Zeit einsetzt. Die Therapie wird zunächst bis zum Erreichen einer euthyreoten Stoffwechsellage mit höheren Initialdosen eingeleitet. Die folgende Dauerbehandlung mit reduzierten Dosen wird für etwa 10–12 Monate durchgeführt und dann unterbrochen. Diese Therapie führt in etwa 60% der Fälle zu einer Dauerremission (Tabelle 3.9). Kontraindiziert sind Thyreostatika bei einer retrosternalen Struma sowie während der Schwangerschaft und der Laktation.

3.2.2.3 Jodid

Die Wirkung hoher Jodiddosen ist komplex und nicht in allen Einzelheiten geklärt. Sicher scheint zu sein, daß hohe Dosen Jodid zu einer Hemmung der Hormonabgabe aus der Schilddrüse (durch Hemmung der Proteasen?) führen. Daneben besteht aber auch die Möglichkeit, daß der Jodeinbau in die Tyrosinreste des Thyreoglobulins beeinträchtigt ist.

Die Wirkung setzt außerordentlich rasch ein, hält aber nur kurze Zeit an (ca. 14 Tage), so daß eine längere Therapie nicht möglich ist. Daher kann Jodid in hohen Dosen (50–100 mg/Tag) in Kombination mit Thioharnstoffderivaten nur kurzfristig zur Operationsvorbereitung (Strumektomie) und zur Behandlung der akuten thyreotoxischen Krise verwendet werden.

3.2.2.4 Radiojod

^{131}J wird wie inaktives Jod von der Schilddrüse aufgenommen. Da der überwiegende Teil seiner Strahlung β-Strahlung mit geringer Reichweite ist, wird das Schilddrüsengewebe relativ selektiv geschädigt und zerstört (erwünschter Effekt bei Schilddrüsenkarzinom). Die γ-Strahlung mit größerer Reichweite wurde zur Diagnostik der Schilddrüsenfunktion (Szintigraphie) ausgenutzt. Wegen der langen physikalischen Halbwertszeit von

^{131}J (etwa 8 Tage) sollten zur Schilddrüsenszintigraphie kurzlebige Isotope wie ^{123}J oder ^{99m}Tc benutzt werden. Die Gefahr der Strahlungsschäden außerhalb der Schilddrüse (Gonaden!) erfordert eine strenge Indikationsstellung. Bei Jugendlichen und Schwangeren ist Radiojod kontraindiziert.

3.2.2.5 Anhang: Jodprophylaxe

Die Ursache des endemischen Kretinismus und des endemischen Kropfes ist ein Jodmangel. Er tritt vor allem in hochgelegenen Tälern auf, da die mit der Nahrung und dem Trinkwasser aufgenommene Jodmenge zu gering ist (der tägliche Bedarf an Jod beträgt etwa 200 µg). Durch Zugabe von Kaliumjodid zum Kochsalz wird dieser Mangel behoben, so daß das Krankheitsbild des endemischen Kretinismus nur noch selten auftritt.

3.3 Nebenschilddrüse

3.3.1 Parathormon

Parathormon (Parathyrin), das Hormon der Nebenschilddrüse, reguliert zusammen mit Calcitonin und Vitamin D die Calcium- und Phosphathomöostase. Synthese und Abgabe werden über die Ca^{2+}-Konzentration im Blut gesteuert und unterliegen einer negativen Feedback-Regulation: Hohe Ca^{2+}-Konzentrationen hemmen die Freisetzung, während niedrige die Hormonausschüttung fördern. Unter seinem Einfluß wird die Konzentration des freien Calciums erhöht und die des Phosphats erniedrigt.

Folgende Angriffspunkte und Wirkungen des Parathormons sind bekannt:

1. Am Knochen führt Parathormon zu einer Mobilisierung von Ca^{2+} und PO_4^{3-} aus dem Knochen. Für diese Wirkung ist die Anwesenheit von Vitamin D erforderlich.
2. An der Niere wird die Phosphatausscheidung gefördert und gleichzeitig die Calciumrückresorption erhöht.
3. Aus dem Dünndarm wird indirekt die Resorption von Calcium und Phosphat über eine vermehrte Bildung von 1,25-Dihydroxycholecalciferol gefördert.

Aus dem Zusammenspiel zwischen Parathormon und Calcitonin, einem Antagonisten des Parathormons aus den parafollikulären Zellen der Schilddrüse, ergibt sich die Feinabstimmung der Calciumhomöostase. Calcitonin senkt die Ca^{2+}-Konzentration im Blut. Seine Wirkungen betreffen vor allem den Knochen, an dem es den Wirkungen des Parathormons entgegenwirkt und zu einer Förderung des Calciumeinbaus bzw. zu einer Hemmung des Knochenabbaus führt. An der Niere fördert Calcitonin sowohl die Ca^{2+}- als auch die PO_4^{3-}-Ausscheidung.

Eine Indikation für Parathormon ist der Hypoparathyreoidismus, der durch eine Hypocalciämie und Hyperphosphatämie gekennzeichnet ist. Als Folge der Hypocalciämie kommt es zur Tetanie, einer Übererregbarkeit des Nervensystems. Das auffälligste Symptom sind tonische Krämpfe (langanhaltende und starke Kontraktionen) der quergestreiften Muskulatur, besonders der Extremitäten, denen häufig Parästhesien vorausgehen. Aus verschiedenen Gründen wird Parathormon jedoch nur selten therapeutisch verwendet: Humanes Parathormon steht noch nicht in ausreichender Menge zur Verfügung und bei Verwendung von tierischem Parathormon sind Sensibilisierungen und allergische Reaktionen häufig. Eine gleich gute Wirkung mit dem Vorteil der oralen Anwendbarkeit hat die Kombination von Ca^{2+} und Vitamin D_3 (Cholecalciferol). Dihydrotachysterol (AT 10^R) ist ebenfalls therapeutisch wirksam.

Die therapeutische Bedeutung von Calcitonin ist gering. Mögliche Indikationen betreffen vor allem den primären Hyperparathyreoidismus, den M. Paget (Ostitis deformans), die Vitamin-D-Intoxikation sowie Hypercalciämien verschiedener Genese.

3.4 Nebennierenrinde

In der Nebennierenrinde lassen sich histologisch 3 Zonen unterscheiden, in denen jeweils unterschiedliche Hormone gebildet werden. In der äußeren Schicht, der Zona glomerulosa, entstehen die Mineralocorticoide. Die sich anschließende Zona fasciculata ist der Bildungsort der Glucocorticoide, während in der innersten Schicht – Zona reticularis – Sexualhormone synthetisiert werden.

3.4.1 Glucocorticoide

Die physiologische Bedeutung der Glucocorticoide liegt in ihrer Wirkung auf den Kohlenhydrat-, Fett- und Proteinstoffwechsel. Darüber hinaus besitzen sie weitere Wirkungen, die allerdings erst in höheren Dosen zu Tage treten.

Synthese der Glucocorticoide

Ausgangspunkt der Synthese ist Cholesterin. Unter Abspaltung von Isocapronsäure entsteht Pregnenolon, das durch eine Dehydrogenase und eine Isomerase zu Progesteron umgewandelt wird, das die gemeinsame Vorstufe aller Steroidhormone, wie Glucocorticoide, Mineralocorticoide, Östrogene und Androgene, ist. Durch eine Reihe von Hydroxylierungsreaktionen entstehen aus Progesteron die verschiedenen Nebennierenrinden-

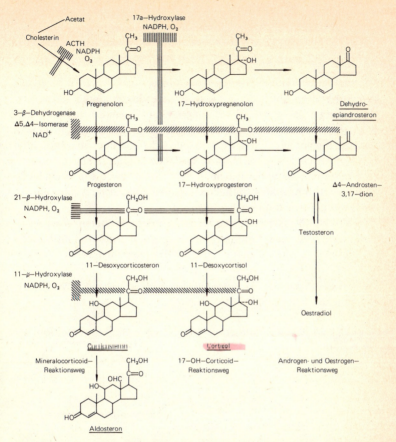

Abb. 3.8. Struktur und Biosynthese der Nebennierenrindenhormone. Die an der Synthese beteiligten Enzyme sind am linken und oberen Rand angegeben. Beim Mangel eines Enzyms ist die Hormonsynthese blockiert (gestrichelte Balken). (Meyers, Jawetz und Goldfien, Springer, Berlin 1975)

hormone, wobei die Reihenfolge der Hydroxylierungen die Zugehörigkeit zu einer bestimmten Hormongruppe bestimmt (Abb. 3.8).

Die physiologischen Glucocorticoide sind Cortisol und Cortison, mit Cortisol als dem wichtigsten Glucocorticoid des Menschen.

Die unter dem Einfluß von ACTH gebildeten Hormone werden (ohne Speichermöglichkeit) sofort ans Blut abgegeben. Dabei zeigen sich vom Tag-Nacht-Rhythmus abhängige Schwankungen (zirkadiane Rhythmik). Höchste Konzentrationen werden am frühen Morgen, niedrigste in den Abendstunden gemessen. Die Gesamtmenge an Cortisol, die in 24 h gebildet wird, beträgt etwa 20–45 mg. Die durchschnittlichen Blutkonzentrationen schwanken zwischen 5 und 25 µg/100 ml Blut.

Wirkungen der Glucocorticoide

Die physiologische Hauptwirkung der Glucocorticoide betrifft den *Kohlenhydratstoffwechsel*. Sie sind dort Gegenspieler des Insulins, d. h. der Glucosetransport in die Zelle wird vermindert. Unter ihrem Einfluß kommt es auch zu einer vermehrten Zuckerneusynthese aus Aminosäuren (Gluconeogenese), die vor allem in der Leber stattfindet und über eine Induktion gluconeogenetischer Schlüsselenzyme zustande kommt (Abb. 3.9). Vor allem Aminosäuren, die zu Pyruvat abgebaut werden bzw. die in ihrem Stoffwechsel in den Citratzyklus einfließen (sog. glucoplastische Aminosäuren), werden zur Zuckerneubildung herangezogen.

Diese Effekte (Neusynthese und Hemmung der peripheren Glucoseverwertung) führen zu einer Erhöhung der Glucosekonzentration im Blut, da nur ein Teil der neugebildeten Glucose in Glykogen umgewandelt werden kann.

Eng verknüpft mit der Wirkung auf den Kohlenhydratstoffwechsel ist die Wirkung auf den Proteinstoffwechsel.

Proteinstoffwechsel: Glucocorticoide erhöhen die Blutkonzentration der Aminosäuren. Dies geschieht einmal durch eine Hemmung der Neusyn-

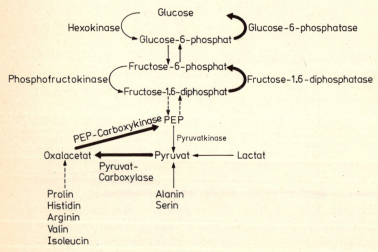

Abb. 3.9. Schema der Gluconeogenese und der beteiligten gluconeogenetischen Schlüsselenzyme (dicke Pfeile)

these von Proteinen (antianabole Wirkung), zum anderen durch vermehrten Proteinabbau (katabole Wirkung). Diese Wirkungen betreffen besonders die Muskulatur und die Knochenmatrix. Es kommt zur Verringerung der Muskelmasse, und an den Knochen kann sich eine Osteoporose entwickeln. Die glucoplastischen Aminosäuren fließen dann – nachdem sie zu entsprechenden Vorstufen abgebaut wurden – in die Gluconeogenese ein. Die katabolen Wirkungen sind an einer negativen Stickstoffbilanz und an einer Erhöhung des Reststickstoffs im Serum erkennbar. Die Zusammenhänge zwischen Kohlenhydrat- und Proteinstoffwechsel sind in Abb. 3.10 schematisch zusammengefaßt.

Fettstoffwechsel: Im Fettgewebe wirken Glucocorticoide in einigen Körperregionen lipolytisch bzw. unterstützen die lipolytische Aktivität anderer Hormone wie Adrenalin oder Glukagon. Die Fettdepots werden eingeschmolzen. Daneben kommt es bei exzessiv hohen Dosen von Glucocorticoiden auch zu einer vermehrten Neubildung von Fett, die in ihrem Mechanismus noch nicht geklärt ist (Insulinbeteiligung?). Typisch für einen M. Cushing (Überfunktion der Nebennierenrinde) bzw. für eine längere Therapie mit hohen Dosen von Glucocorticoiden ist eine abnorme Fettverteilung mit dünnen Extremitäten (Lipolyse), einer Stammfettsucht und Fettablagerungen im Gesicht (Vollmondgesicht) und Nacken (Stiernakken).

Mineralhaushalt: Alle physiologischen und zum Teil auch die synthetischen Glucocorticoide haben eine geringe mineralocorticoide Wirkung. Natrium- und H_2O-Retention sowie Kaliumelimination sind zwar nicht so ausgeprägt wie beim Aldosteron, doch können sich diese Wirkungen bei längerer Zufuhr hoher Dosen als Nebenwirkung bemerkbar machen. Daneben wird auch die renale Ca^{2+}-Ausscheidung erhöht.

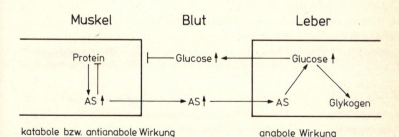

Abb. 3.10. Zusammenhang zwischen Protein- und Kohlenhydratstoffwechsel unter dem Einfluß von Glucocorticoiden. (AS = Aminosäuren, ⊢ Hemmung, ↑ Erhöhung)

Blut und lymphatisches Gewebe: In hohen Dosen haben Glucocorticoide auch eine katabole Wirkung auf das lymphatische Gewebe: Das Gewebe verkleinert sich und wird eingeschmolzen. Parallel dazu vermindert sich die Zahl der Lymphozyten im peripheren Blut. Diese Lymphopenie ist wahrscheinlich nicht auf eine verminderte Bildung oder erhöhte Zerstörung dieser Zellen, sondern auf eine Umkompartimentierung zurückzuführen und betrifft vor allem die T-Lymphozyten. Sie ist nach einiger Zeit — zumindest beim Menschen — reversibel. Die Zahl der Eosinophilen und Basophilen wird ebenfalls vermindert. Die Gesamtzahl der Leukozyten nimmt zu, vor allem durch einen Anstieg der neutrophilen Granulozyten. Thrombozyten und Erythrozyten werden ebenfalls — wenn auch nur geringfügig — erhöht.

Antiphlogistische, immunsuppressive und antiallergische Wirkungen: Diese Wirkungen sind die therapeutisch wichtigsten. Glucocorticoide greifen an verschiedenen Stellen in das entzündliche oder immunologische Geschehen ein. Dabei sind Mechanismus, Bedeutung und Wertigkeit der Einzeleffekte nicht völlig geklärt. Alle 3 Wirkungen lassen sich nicht immer voneinander trennen und sind häufig eine Frage der Dosis. Dabei ist die Wirkung unspezifisch und symptomatisch, d.h. sie ist nicht gegen eine bestimmte Noxe gerichtet, es werden nur die Reaktionen des Organismus gegen ein schädigendes Agens unterdrückt. Alle Zeichen der frühen Phase einer Entzündung (Rötung, lokale Wärmeentwicklung, Schwellung, Schmerz und eingeschränkte Funktion) werden durch Glucocorticoide unterbunden. Folgende Effekte werden für die entzündungshemmende Wirkung verantwortlich gemacht:

— Glucocorticoide reduzieren die gesteigerte Kapillarpermeabilität. Dadurch wird die Exsudation von Flüssigkeit und Proteinen aus dem Kapillarbett verringert. Gleichzeitig wird auch der Austritt von Leukozyten und Makrophagen vermindert.
— Glucocorticoide scheinen die Bildung eines Proteins zu induzieren, das die Phospholipase A_2 hemmt. Damit würde dann die Freisetzung von Arachidonsäure aus Phospholipiden gehemmt, die Prostaglandinsynthese reduziert und die Prostaglandine als Mediatoren der Entzündung entfallen.
— Glucocorticoide stabilisieren die Lysosomenmembran. Lysosomen enthalten, durch eine Lipidmembran von Zytosol getrennt, eine Reihe hydrolytischer Enzyme, die, bei einer Zellschädigung freigesetzt, Zellbestandteile zerstören und einen entzündlichen Prozeß weiter unterhalten können. Glucocorticoide unterbrechen diesen Kreislauf. Dieser Effekt wird neuerdings bestritten.

- Glucocorticoide verhindern die Ansammlung von Leukozyten und Makrophagen in entzündetem Gewebe. Dies scheint mit der Antagonisierung von MIF („migratory inhibition factor") zusammenzuhängen. MIF wird von differenzierten T-Zellen gebildet und führt zu einer Unbeweglichkeit und damit Anhäufung von Makrophagen. Durch einen direkten Antagonismus zu MIF (keine Hemmung der Bildung oder Abgabe) gewinnen Makrophagen daher ihre Beweglichkeit zurück und können aus dem entzündeten Gebiet auswandern.
- Die späte Phase der Entzündung – die Bildung von Granulations- und Narbengewebe – wird über eine Hemmung der Proliferation von Fibroblasten und Kapillaren sowie der Bildung von Kollagen und Glucosaminoglykanen verzögert. Daneben werden auch Hyaluronidasen, die Hyaluronsäure depolymerisieren, gehemmt. Diese Wirkung verhindert die Ausbreitung von Noxen (z. B. Bakterien) in die weitere Umgebung des entzündlichen Herdes (Anti-spreading-Effekt).

Im Gegensatz zu den üblichen Immunsuppressiva (Azathioprin, Methotrexat, alkylierende Verbindungen), die im wesentlichen eine Proliferationshemmung immunkompetenter Zellen bewirken, greifen Glucocorticoide an verschiedenen Stellen in das Immunsystem ein, wobei zelluläre Reaktionen stärker unterdrückt werden als humorale.

Zur immunsuppressiven bzw. antiallergischen Wirkung tragen folgende Effekte bei:
- Glucocorticoide vermindern die Zahl der Lymphozyten im Blut über eine Umverteilung in andere Kompartimente, wobei T-Zellen stärker betroffen sind als B-Zellen.
- Glucocorticoide hemmen die Phagozytosetätigkeit von Makrophagen und damit die Weiterverarbeitung des antigenen Materials. Dadurch wird der antigene Reiz abgeschwächt.
- Glucocorticoide antagonisieren die Wirkung von MIF und verhindern so die Makrophagenansammlung am Ort der Immunreaktion. Dies ist vor allem bei Überempfindlichkeitsreaktionen vom verzögerten Typ von Bedeutung.

Die Antikörperbildung wird erst durch extrem hohe Dosen beeinflußt. Auch auf die Bildung des Antigen-Antikörper-Komplexes haben Glucocorticoide keinen Einfluß. Möglicherweise besteht die Wirkung der Glucocortocoide auf allergische Reaktionen vom Soforttyp in der Hemmung der Entzündungsreaktionen, die durch die Antigen-Antikörper-Reaktion ausgelöst werden.

Synthetische Glucocorticoide

Ausgehend vom Cortisol und Cortison sind zahlreiche Glucocorticoide synthetisiert worden, um bestimmte Wirkungen (z. B. antiphlogistische

Wirkungen) zu verstärken und um andere typische Glucocorticoidwirkungen zu vermindern.

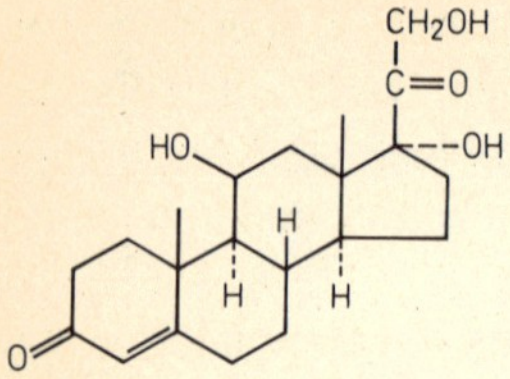

Cortisol

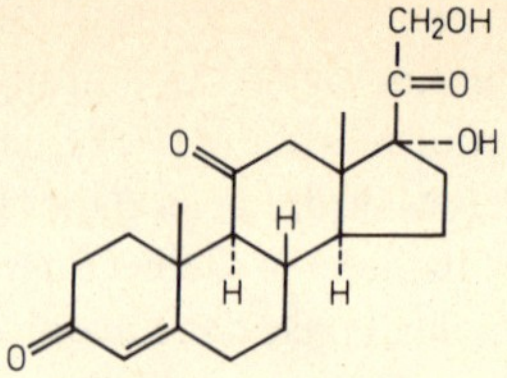

Cortison

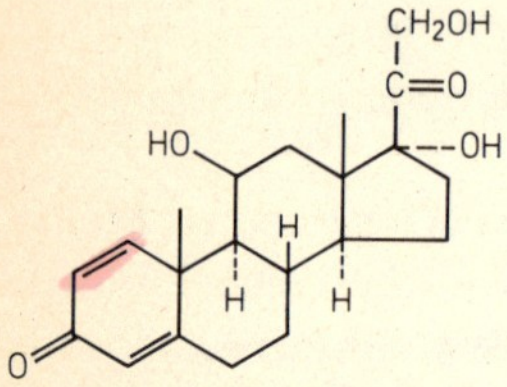

Prednisolon

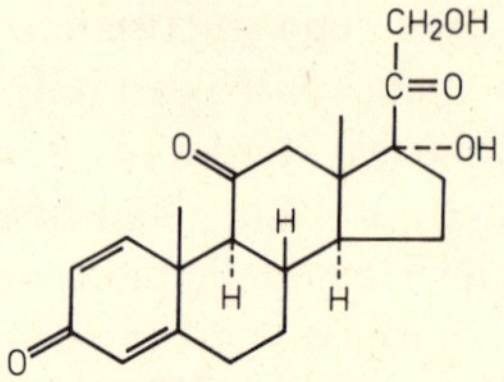

Prednison

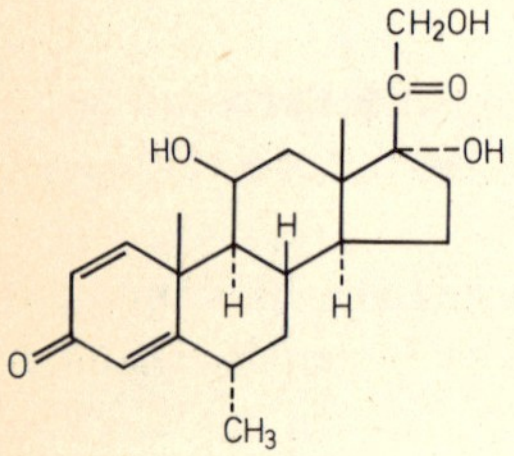

6-Methylprednisolon

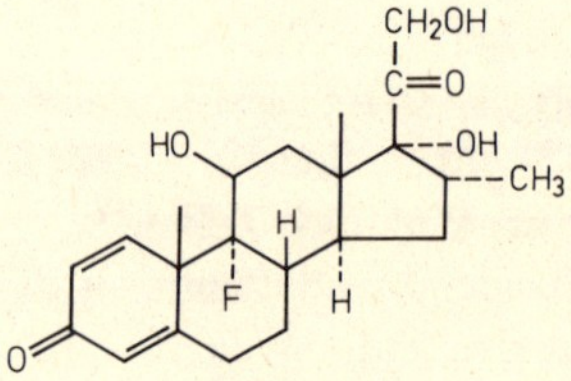

Dexamethason

Die wichtigsten Schritte waren zunächst die Einführung einer zusätzlichen Doppelbindung in Ring A. Prednison und Prednisolon weisen im Vergleich mit Cortisol und Cortison deutlich stärkere antiphlogistische Wirkungen auf, während die mineralocorticoiden Eigenschaften abgeschwächt sind. Die Fluorierung in 9α-Position führt zu einer Verstärkung der antiphlogistischen und mineralocorticoiden Eigenschaften. Die letztere kann jedoch durch 16α-Hydroxylierung oder Methylierung bei erhaltener antiphlogistischer Wirkung zum Verschwinden gebracht werden.

Die Zunahme der antiphlogistischen Wirkung geht jedoch weitgehend den (unerwünschten) anderen glucocorticoiden Wirkungen parallel, d. h. je stärker eine Substanz antiphlogistisch wirkt, um so ausgeprägter sind auch die Wirkungen auf den Kohlenhydrat- und Proteinstoffwechsel. Lediglich

Tabelle 3.10. Übersicht der relativen Wirksamkeiten gebräuchlicher Glucocorticoide

Internationaler Freiname	Warenzeichen (Auswahl)	Antiphlogistische Wirkung	Mineralocorticoide Wirkung	Äquieffektive Dosen [mg]
Cortison	Cortison	0,8	0,8	50
Hydrocortison (Cortisol)	Hydrocortison Hoechst	1	1	40
Prednisolon	Decortin H Deltacortril Hostacortin H Predni-H-Tablinen Scherisolon Ultracorten	4	0,8	10
Prednison	Decortin Hostacortin Ultracorten Prednison-ratiopharm Rectodelt	4	0,8	10
Prednyliden	Decortilen	4	0	12
Fluocortolon	Ultralan	4	0	10
6-Methyl-prednisolon	Medrate Urbason	5	0	8
Triamcinolon	Delphicort Volon	5	0	8
Paramethason	Monocortin	10	0	4
Betamethason	Betnesol Celestan Diprosone	30	0	2
Dexamethason	Auxiloson Decadron Dexamed Fortecortin Millicorten Predni-F-Tablinen	30	0	2

die mineralocorticoiden Eigenschaften können durch gezielte Synthese eliminiert werden. Eine Übersicht über die relativen Wirkungsstärken einzelner Glucocorticoide gibt die Tabelle 3.10.

Pharmakokinetik

Nach der Abgabe ans Blut wird Cortisol zu etwa 90% an ein spezifisches Transportprotein (Transcortin) gebunden, dessen Bindungskapazität aller dings limitiert ist. Wird sie überschritten, findet eine unspezifische Bindung an Albumin statt.

Für die systemische Anwendung wird meist die orale Applikation bevorzugt, da diese Substanzen gut und schnell resorbiert werden. Bei Erkrankungen der Haut und des Auges genügt häufig die lokale Applikation.

Glucocorticoide werden fast ausschließlich in der Leber metabolisiert und in inaktiver Form renal ausgeschieden. Die Hauptabbauwege bestehen in einer Reduktion von Ring A (Doppelbindung und Oxogruppe an C_3) mit anschließender Glucuronidierung. Die Plasmahalbwertszeit von Cortisol beträgt etwa 120 min, synthetische Glucocorticoide haben eine längere Halbwertszeit (etwa 3–5 h). Prednison wird im Organismus erst in die wirksame Verbindung Prednisolon umgewandelt.

Indikationen

Glucocorticoide kommen für 3 grundsätzliche Indikationen in Frage:
1. *Substitutionstherapie* der Nebenniereninsuffizienz: Beim M. Addison (primäre Nebennierenrindeninsuffizienz) werden die physiologischen Glucocorticoide zusammen mit einem Mineralocorticoid bevorzugt. Für die Therapie der sekundären Nebennierenrindeninsuffizienz (Ausfall der Hypophyse) genügt meist die Gabe eines Glucocorticoids, da die Aldosteronsekretion normal verläuft. Die Dosen liegen in der Größenordnung der physiologischen Sekretionsrate und werden entsprechend der zirkadianen Rhythmik über den Tag verteilt.
2. *Suppressions- und Substitutionstherapie beim adrenogenitalen Syndrom (AGS):* Dieser angeborenen Stoffwechselstörung liegt ein Mangel an Hydroxylasen für die Glucocorticoidsynthese zugrunde. Infolgedessen ist die Synthese der Glucocorticoide vermindert. Dies führt zu einer überschießenden Bildung von ACTH mit nachfolgender Hyperplasie der Nebennierenrinde und Überproduktion von Androgenen. Das Überangebot an Androgenen führt bei Mädchen zu Virilisierungserscheinungen und zu einem Pseudohermaphroditismus. Bei Knaben entwickelt sich eine Pseudopubertas praecox. Die hohe Androgenkonzentration hemmt aber gleichzeitig die Gonadotropinfreisetzung, so daß sich eine primäre Amenorrhoe bei Mädchen bzw. ein Hypogonadismus bei Knaben entwickelt. Da auch die Bildung der Mineralocorticoide durch den Enzymdefekt betroffen ist (der häufigste Defekt ist ein Mangel an 21β-Hydroxylase), kann es in schweren Fällen auch zu einem Ausfall der Aldosteronbildung und damit auch zu einem lebensbedrohenden Salzverlustsyndrom kommen.

Die Therapie des AGS besteht in der zirkadianen Gabe von Glucocorticoiden, durch die die überschießende ACTH-Abgabe gebremst wird.

Tabelle 3.11. Ausgewählte, wichtige Indikationen für Glucocorticoide

Rheumatische Erkrankungen
    Akutes rheumatisches Fieber (mit Antibiotika)
    Primär chronische Polyarthritis
Kollagenosen
    Lupus erythematodes
    Panarteriitis
Allergische Reaktionen
    Asthma bronchiale
    Anaphylaktischer Schock
    Quincke-Ödem
Bösartige Tumoren
    Akute Leukämien
    Lymphogranulomatose
Autoimmunerkrankungen
    Hämolytische Anämie
    Thrombozytopenische Purpura
Immunsuppression bei Transplantationen
Nephrotisches Syndrom
Colitis ulcerosa
Diverse Hauterkrankungen (systemisch und/oder lokal)
    Psoriasis vulgaris
    Ekzematöse Dermatitis
    Lichen planus
    Pemphigus vulgaris

Die Hyperplasie der Nebennierenrinde bildet sich zurück. Bei einem AGS mit Salzverlust wird zusätzlich ein Mineralocorticoid gegeben.

3. Am häufigsten werden Glucocorticoide wegen ihrer *antiphlogistischen, antiallergischen* und *immunsuppressiven Wirkung* therapeutisch genutzt. Die Tabelle 3.11 gibt eine (unvollständige) Übersicht der Indikationen für Glucocorticoide. Die Dosierung der Glucocorticoide wird individuell der Schwere der Erkrankung angepaßt. Sie sollte bei der Dauertherapie so niedrig wie möglich sein und die Cushing-Schwellendosis nicht überschreiten. Das darf allerdings nicht zu einem starren Dosierungsschema führen. Die Effektivität einer gewählten Dosis muß in regelmäßigen Abständen kontrolliert werden, um gegebenenfalls die Dosis weiter reduzieren zu können.

Die absoluten und relativen Kontraindikationen ergeben sich aus den Nebenwirkungen.

Nebenwirkungen

Die meisten Nebenwirkungen der Glucocorticoide stehen mit den Wirkungen bzw. mit dem physiologischen Regulationsmechanismus in enger Verbindung. Wenn Glucocorticoide über längere Zeit in hohen Dosen gegeben werden, tritt ein sog. iatrogenes Cushing-Syndrom auf, d.h. es entwickeln sich alle Symptome einer Nebennierenrindenüberfunktion. Es gibt deshalb sog. Cushing-Schwellendosen, bei deren langfristiger Überschreitung ein Cushing-Syndrom auftreten kann. Das heißt natürlich nicht, daß diese Dosen nicht überschritten werden dürfen, doch sollte nach Möglichkeit die Erhaltungsdosis unter der Schwellendosis liegen.

Da Glucocorticoide die ACTH-Freisetzung hemmen, kommt es zur Nebennierenrindenatrophie und zum Versiegen der endogenen Glucocorticoid-Synthese. Wenn Glucocorticoide zu schnell und abrupt abgesetzt werden und die Patienten dann in eine Situation geraten, in der sie auf eigene Glucocorticoide angewiesen sind (z. B. „Streßsituationen"), können lebensbedrohliche Zustände auftreten. Glucocorticoide müssen daher schrittweise über einen längeren Zeitraum (Wochen bis Monate) reduziert werden, um der Nebennierenrinde Gelegenheit zu geben, sich zu erholen. Die Gefahr der Atrophie kann verringert werden, wenn bei der Applikation die zirkadiane Rhythmik berücksichtigt wird bzw. die Gabe alternierend (d.h. jeden 2. Tag) erfolgt (nicht immer durchführbar).

Wegen der vermehrten Zuckerneubildung (Gluconeogenese) wird der Blutzucker erhöht. Diese „diabetogene" Wirkung kann dazu führen, daß ein latenter Diabetes mellitus manifest wird bzw. ein manifester Diabetes entgleisen kann.

Auf die katabole Wirkung sind mehrere Nebenwirkungen zurückzuführen. Neben der Osteoporose (zusammen mit der vermehrten Ca^{2+}-Ausscheidung) kommt es auch zum Einschmelzen von Muskelgewebe (Steroidmyopathie).

Die Immunsuppression bedingt eine Verminderung der körpereigenen Abwehr und erleichtert die Ausbreitung von Infektionen. Dies kann besonders bei viralen Infekten von Bedeutung sein, da Virusinfektionen nur unzureichend behandelt werden können (bei bakteriellen Infektionen Antibiotika!).

Ulzera im Bereich des Magen-Darm-Traktes können entstehen bzw. vorhandene reaktiviert werden. Neben der antiphlogistischen Wirkung sind eine erhöhte Salzsäureproduktion und eine reduzierte Schleimbildung im Magen dafür verantwortlich. Da entzündliche Reaktionen, z.B. Schmerz, unterdrückt werden, kann es ohne entsprechende Symptomatik zur Ulkusperforation kommen. Auch die Narbenbildung und Wundheilung nach Operationen ist verzögert.

Infolge der mineralocorticoiden Restwirkung, die einige Glucocorticoide besitzen, können Ödeme entstehen. Durch die Na^+- und Wasserretention kann es zur (raschen) Gewichtszunahme und Blutdrucksteigerung kommen. Eine langsame Gewichtszunahme wird durch die Appetitsteigerung ausgelöst.

Psychische Veränderungen mit gesteigerter Stimmungslage oder Euphorie werden häufig beobachtet. Daneben können aber auch Depressionen und in besonderen Fällen (Kinder, Epileptiker) Krampfanfälle ausgelöst werden.

Das Risiko thromboembolischer Erkrankungen (besonders bei vorgeschädigten Gefäßen) ist erhöht.

Bei langfristiger lokaler Applikation (aber auch bei systemischer Gabe) treten Veränderungen der Haut und der Augen auf. Atrophien an Haut und Hornhaut sind nicht selten. Am Auge kann es zusätzlich zur Kataraktbildung und Erhöhung des Augeninnendrucks kommen (Glaukom).

3.4.2 Mineralocorticoide

Das wichtigste physiologische Mineralocorticoid ist *Aldosteron* aus der äußeren Schicht der Nebennierenrinde (Zona glomerulosa), das an der Regulation des Wasser- und Elektrolythaushalts beteiligt ist. Hauptangriffsort ist der distale Tubulus des Nephrons. Dort führt Aldosteron über die Induktion eines an der Na^+-Rückresorption beteiligten Enzyms (Transportprotein?) zu einer gesteigerten Na^+-Rückresorption — verbunden mit der Resorption einer entsprechenden Menge Wasser —, während gleichzeitig die Kalium- und Wasserstoffsekretion verstärkt wird. Die Wirkungen des Aldosterons sind also darauf gerichtet, Blutvolumen und extrazelluläre Flüssigkeit zu vergrößern.

Reguliert wird die Aldosteronbildung und -abgabe durch das Renin-Angiotensin-System und das Verhältnis von Na^+ und K^+ im Serum. Verminderung der zirkulierenden Blutmenge, Senkung des arteriellen Mitteldrucks und eine Hyponatriämie führen ebenso wie eine hohe Na^+-Konzentration an der Macula densa des distalen Tubulus zur Reninfreisetzung aus den juxtaglomerulären Zellen. Auf dem Umweg über Angiotensin II wird dann Aldosteron freigesetzt. Eine Hyperkaliämie ist dagegen ein direkter Stimulus der Aldosteronabgabe aus der Nebennierenrinde (Abb. 3.11).

Mineralocorticoide werden bei primärer Nebennierenrindeninsuffizienz sowie beim adrenogenitalen Syndrom (s. S. 218) mit Salzverlust zusammen mit Glucocorticoiden therapeutisch verwendet. Die einzelnen Mineralocorticoide (Aldosteron, Desoxycorticosteron und Fludrocortison) unterscheiden sich nur in quantitativer Hinsicht. Während Aldosteron die ausgeprägtesten mineralocorticoiden Wirkungen besitzt, sind Desoxycorticosteron und Fludrocortison deutlich schwächer wirksam (Tabelle 3.12).

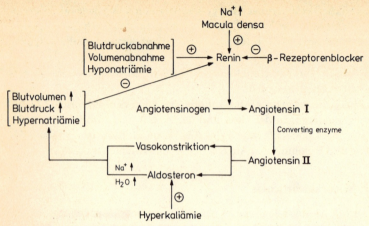

Abb. 3.11. Schematische Darstellung der Aldosteron- und Reninfreisetzung (⊕ Förderung, ⊖ Hemmung, ↑ Erhöhung)

Tabelle 3.12. Vergleich der relativen Wirkungsstärken verschiedener Mineralocorticoide

Internationaler Freiname	Warenzeichen	Mineralocorticoide Wirkung	Glucocorticoide Wirkung	Applikation
Hydrocortison		1	1	
Aldosteron	Aldocorten	3000	< 1	i.v., i.m.
Desoxycorticosteron (Desoxycorton)	Cortiron	100	< 1	i.m., bukkal
Fludrocortison	Astonin-H Fludrocortison Squibb	800	15	p.o.

3.4.3 Anhang: Renin-Angiotensin

Neben der Beeinflussung der Aldosteronfreisetzung hat das Renin-Angiotensin-System auch einen direkten Einfluß auf die Blutdruckregulation. Kommt es zu einem Blutdruckabfall und damit zu einem verminderten Perfusionsdruck in der Niere, so wird Renin aus den juxtaglomerulären Zellen freigesetzt und ans Blut abgegeben. Renin — ein proteolytisches Enzym — wandelt Angiotensinogen in das Dekapeptid Angiotensin I um. Durch das „converting enzyme" entsteht schließlich Angiotensin II mit gefäßkontrahierender Wirkung. Die Vasokonstriktion im Bereich der Arteriolen führt dann zu einem Blutdruckanstieg. Angiotensin II ist der stärkste Vasokonstriktor (stärker als Noradrenalin).

Angiotensin II bzw. Angiotensinamid (Hypertensin[R]) ist dann indiziert, wenn eine schnelle Blutdrucksteigerung (z. B. beim Schock, wenn Noradrenalin nicht gegeben werden kann) erforderlich ist. Es muß intravenös als Dauerinfusion zugeführt werden. Bei einigen Hypertonieformen — vor allem renal bedingten — bestehen hohe Reninkonzentrationen im Blut. Der mögliche Zusammenhang zwischen Hypertonie und Reninfreisetzung hat zur Entwicklung von Hemmstoffen des „converting enzyme" geführt, die eine deutliche antihypertensive Wirkung besitzen. Eine solche Substanz ist z. B. Captopril (Lopirin[R]). Ein kompetitiver Antagonist des Angiotensin II ist Saralasin (Sarenin[R]).

3.5 Endokrines Pankreas

In den Langerhans-Inseln des Pankreas werden 2 Hormone gebildet: Insulin in der B-Zelle und Glukagon in der A-Zelle.

3.5.1 Insulin

Insulin nimmt eine zentrale Stellung bei der Regulation des gesamten Intermediärstoffwechsels ein. Es ist nicht nur für die Homöostase des Kohlenhydratstoffwechsels verantwortlich, sondern reguliert auch den Fett- und Proteinstoffwechsel. Dabei werden vor allem die diskontinuierlich zugeführten Nährstoffe in Depotformen übergeführt.

Einige Hormone sind Gegenspieler des Insulins. Seinen anabolen Wirkungen stehen die katabolen des Glukagons, Adrenalins und der Gluco-

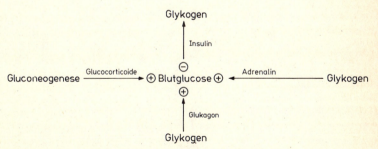

Abb. 3.12. Schematische Zusammenfassung der Wirkung einiger Hormone auf die Konzentration der Blutglucose (⊕ Erhöhung, ⊖ Erniedrigung)

corticoide gegenüber. Besonders deutlich wird das Zusammenspiel der Hormone bei der Regulation der Blutglucosekonzentration. Insulin als aufbauendes Hormon senkt die Glucosekonzentration durch vermehrte Aufnahme in die Zelle und durch die Bildung von Glykogen, während Glukagon und Adrenalin über eine Stimulierung der Glykogenolyse zur Glucosefreisetzung führen und dadurch schnell Energie bereitstellen. Glucocorticoide erhöhen die Blutglucosekonzentration durch Neusynthese aus Aminosäuren (Abb. 3.12).

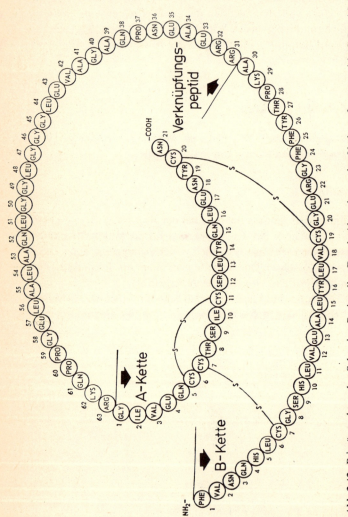

Abb. 3.13. Primärstruktur des Schweine-Proinsulin. Durch Abspaltung des Verknüpfungspeptid (C-Peptid) entsteht das eigentliche Insulin. Menschliches Insulin unterscheidet sich lediglich durch eine Aminosäure (Thr statt Ala in Position 30 der B-Kette). (Schlichtkrull et al., Springer, Berlin 1975)

Bildung und Sekretion von Insulin

Insulin wird an den Ribosomen der B-Zelle synthetisiert. Zunächst entsteht ein 86 Aminosäuren enthaltendes Proinsulin. Durch das Röhrensystem des endoplasmatischen Retikulums gelangt Proinsulin zum Golgi-Apparat, wo durch Einschnürungen die Speichergranula gebildet werden. In diesen Granula wird durch proteolytische Enzyme das sog. C-Peptid („connecting peptide") abgespalten. Es entsteht das wirksame Insulin (Abb. 3.13). Die Granula verschmelzen mit der Zellmembran und geben ihren Inhalt (Insulin, C-Peptid und auch Proinsulin) durch Emiozytose in den Extrazellulärraum ab. An der Freisetzung ist Ca^{2+} beteiligt.

Die Regulation der Freisetzung von Insulin aus der B-Zelle wird durch zahlreiche Effektoren moduliert. Der wichtigste Stimulus ist die Glucose. Eine Erhöhung des Blutzuckers führt zu einer vermehrten Freisetzung von Insulin. Dabei zeigt sich ein biphasischer Verlauf der Insulinabgabe (Abb. 3.14). Kurz nach der Glucoseaufnahme steigt die Insulinkonzentration steil an und sinkt relativ schnell wieder ab. Dies beruht wahrscheinlich auf einer akuten Freisetzung von gespeichertem Insulin. Im weiteren Verlauf kommt es dann zu einem allmählichen und langanhaltenden Anstieg der Insulinkonzentration. Dieser zweite Teil ist auf eine vermehrte Neusynthese zurückzuführen.

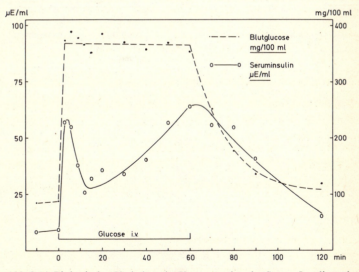

Abb. 3.14. Biphasisches Verhalten der Konzentration des Serum-Insulin während einer sog. square wave Stimulierung mit Glucose bei einem stoffwechselgesunden Probanden. (Frerichs, Springer, Berlin 1975)

Weitere direkte Stimulatoren der Insulinfreisetzung sind bestimmte Aminosäuren, Fettsäuren, Ketonkörper und andere Zucker wie Mannose und Fructose.

Auch Hormone können in Gegenwart von Glucose die Insulinfreisetzung stimulieren. Es handelt sich um Peptidhormone wie Glukagon, ACTH oder gastrointestinale Hormone, die über eine gesteigerte cAMP-Synthese in diesen Prozeß eingreifen.

Wirkungen von Insulin

Kohlenhydratstoffwechsel: An der *Fett- und Muskelzelle* fördert Insulin die Glucoseaufnahme durch erleichterte Diffusion. Dies ist der Hauptgrund für die schnelle blutzuckersenkende Wirkung (große Masse des Fettgewebes und der Muskulatur). Durch rasche intrazelluläre Umwandlung in Glucose-6-phosphat steht der Muskelzelle genügend Substrat für die Glykogensynthese und die Glucoseoxidation zur Verfügung, während in der Fettzelle der Glucoseabbau über die Glykolyse und den Pentosephosphatweg überwiegt.

Der Glucosetransport in die *Leberzelle* wird durch Insulin nicht beeinflußt. Zu den akuten Insulinwirkungen an diesem Organ gehört die Stimulation der Glykogensynthese bei gleichzeitiger Hemmung der Glykogenolyse.

Der Glykogenstoffwechsel der Leber wird unter Vermittlung von cAMP reguliert (Abb. 3.15). Ein Anstieg des cAMP führt zur Aktivierung von Proteinkinasen, die die inaktive Phosphorylase in die aktive Phosphorylase überführen. Parallel dazu wird die aktive Glykogensynthetase inaktiviert, so daß bei gehemmter Glykogensynthese die Glykogenolyse (Glykogen→Glucose-1-phosphat) überwiegt.

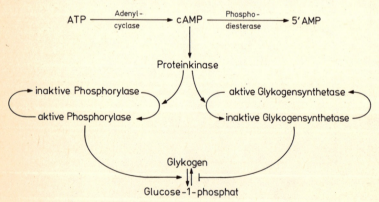

Abb. 3.15. Schematische Darstellung der Regulation von Glykogenolyse und Glykogensynthese

Insulin senkt die cAMP-Konzentration und bewirkt so eine gesteigerte Glykogensynthese (Glykogensynthetase bleibt in der aktiven Form) bei gehemmter Glykogenolyse (Phosphorylase bleibt inaktiv).

Die längerfristigen Wirkungen des Insulins auf den Kohlenhydratstoffwechsel der Leber führen zu einer Induktion glykolytischer Schlüsselenzyme (Glucokinase, Phosphofructokinase, Pyruvatkinase) bei gleichzeitiger Hemmung gluconeogenetischer Schlüsselenzyme.

Fettstoffwechsel: Die erleichterte Aufnahme von Glucose und deren beschleunigter Abbau führt im *Fettgewebe* zu einer Steigerung der Triglyceridsynthese. Das bei der Glykolyse entstehende α-Glycerophosphat kann dabei sowohl mit Fettsäuren aus der Nahrung als auch mit neu synthetisierten (aus Acetyl-CoA) verestert werden. Die für die Fettsäuresynthese notwendigen Reduktionsäquivalente kommen aus dem Pentosephosphatweg. Der durch Insulin gehemmte Fettabbau (Hemmung der hormonempfindlichen Lipase) im Fettgewebe führt dazu, daß der *Leber* weniger Fettsäuren angeboten werden und damit die Ketonkörperbildung der Leber unterdrückt wird.

In der Muskelzelle werden unter dem Einfluß von Insulin vermehrt Fettsäuren aufgenommen und zu Triglyceriden aufgebaut.

Proteinstoffwechsel: Insulin fördert den aktiven Transport von Aminosäuren in die Muskelzelle. In *Leber, Muskulatur* und geringfügig auch im *Fettgewebe* wird die Proteinsynthese gesteigert. Daneben kommt es in Leber und Muskelzelle auch zu einer Hemmung des Proteinabbaus.

Insulin ist also ein anabol wirkendes Hormon, d.h. bei ausreichender Zufuhr von Nährstoffen (Glucose, Aminosäuren, Fettsäuren) werden diese vermehrt in Speicherformen übergeführt (Glykogen, Protein und Triglyceride). So wird die Glykogensynthese aus Glucose in Leber und Muskulatur, die Fettsynthese aus Glucose und Fettsäuren in Muskulatur und Fettgewebe sowie die Proteinsynthese aus Aminosäuren und zum Teil auch aus Glucose in Muskulatur und Leber gefördert. Daneben kann durch eine Förderung der Glucoseoxidation schnell Energie bereitgestellt werden.

Neben der Beeinflussung des Stoffwechsels führt Insulin auch zu Veränderungen im Elektrolythaushalt. Besonders hervorzuheben ist die Wirkung auf den Kaliumtransport. Dieses Ion wird unter dem Einfluß von Insulin zusammen mit Glucose vermehrt in die Zellen aufgenommen. Wie es zu dieser Wirkung kommt, ist ungeklärt.

Diabetes mellitus

Der Diabetes mellitus ist die häufigste metabolische Erkrankung. In der erwachsenen Bevölkerung der Industriestaaten rechnet man mit etwa 2%

Diabetikern. Der Diabetes mellitus ist keine einheitliche Stoffwechselstörung. Es werden 2 Diabetesgruppen unterschieden: Der insulinabhängige Typ-I-Diabetes kann in jedem Lebensalter auftreten, bevorzugt aber das Kindes- und Jugendalter und wurde deshalb früher als juveniler Diabetes bezeichnet. Der insulinunabhängige oder Typ-II-Diabetes tritt überwiegend jenseits des 40. Lebensjahres auf und ist oft mit Adipositas kombiniert. Er wird deshalb als Altersdiabetes bezeichnet. Charakteristisch für den Typ-I-Diabetes ist das häufig plötzliche Auftreten der Erkrankung, während beim Typ-II-Diabetes meist ein längeres prädiabetisches Vorstadium der eigentlichen Manifestation vorausgeht.

Alle Symptome des Diabetes mellitus lassen sich auf den Insulinmangel zurückführen. Beim Typ-I-Diabetes kommt es über eine Zerstörung der B-Zellen zu einem absoluten Insulinmangel. Er muß deshalb immer mit Insulin behandelt werden. Der Typ-II-Diabetes ist durch eine unzureichende Insulinfreisetzung durch adäquate Stimuli gekennzeichnet und kann unter bestimmten Bedingungen mit oralen Antidiabetika behandelt werden.

Durch die Störung des Kohlenhydratstoffwechsels (verminderte Aufnahme von Glucose in die Zellen, gesteigerte Glykogenolyse und Gluconeogenese) kommt es zum Anstieg der Blutglucose (Hyperglykämie). Beim Überschreiten der renalen Rückresorptionskapazität erscheint Glucose im Urin (Glucosurie), die zur osmotischen Diurese führt (Polyurie). Die dadurch bedingte Erhöhung der Osmolalität des Blutes bewirkt eine Dehydratation (Entwässerung) der Zellen mit K^+-Verlusten sowie großen Durst (Polydipsie).

Die Störungen des Fettstoffwechsels sind durch eine gesteigerte Lipolyse und verminderte Fettsynthese gekennzeichnet. Die vermehrt anfallenden freien Fettsäuren werden bis zum Acetyl-CoA abgebaut, das im Citratzyklus jedoch nicht weiter oxidiert werden kann. Über Acetoacetat entstehen β-Hydroxybuttersäure und Aceton (Ketonkörper). Die gesteigerte Ketonkörperbildung führt zu einer metabolischen Azidose, die durch die renalen K^+-Verluste (als Begleitkation für die Ketonkörper) noch verstärkt wird.

Durch den gesteigerten Eiweißabbau und die verminderte Proteinsynthese kommt es zum Anstieg der Aminosäuren im Blut, die vermehrt zu Glucose (via enthemmte Gluconeogenese) aufgebaut werden.

Im diabetischen Koma sind die geschilderten Veränderungen am ausgeprägtesten. Neben einer Hyperglykämie und Glucosurie bestehen eine Ketoazidose und Ketonurie sowie eine vermehrte renale Elektrolytausscheidung. Durch die Polyurie kommt es zu einer Abnahme der zirkulierenden Blutmenge mit Dehydratation und verminderter zerebraler Durchblutung. Daneben besteht eine tiefe Bewußtlosigkeit. Eine Zusammenfassung der Symptome in ihrem kausalen Zusammenhang gibt die Abb. 3.16.

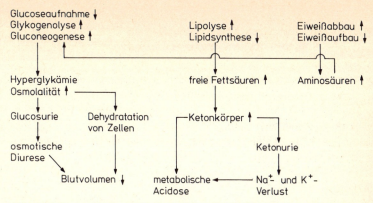

Abb. 3.16. Zusammenfassende Darstellung der Stoffwechselveränderungen bei Insulin-Mangel (↑ gesteigert bzw. Anstieg, ↓ Hemmung bzw. Abnahme)

Pharmakokinetik

Nach der Sekretion aus der B-Zelle gelangt Insulin in die V. pancreatica und von dort in die Pfortader. Eine Bindung an Plasmaeiweiße findet nicht statt. In der Leber wird bereits ein großer Teil (40–50%) des Insulins der Pfortader während einer Leberpassage enzymatisch inaktiviert. Dabei stehen eine Spaltung der Disulfidbrücken und eine Proteolyse der beiden Ketten im Vordergrund. Neben der Leber ist auch die Niere zum Insulinabbau befähigt. Die schnelle Inaktivierung erklärt die kurze Halbwertszeit von wenigen Minuten (5–10 min).

Da Insulin als Peptidhormon im Magen-Darm-Trakt zerstört wird, muß es bei der Behandlung des Diabetes parenteral zugeführt werden. Die zur Verfügung stehenden Insuline stammen vom Rind oder Schwein und verhalten sich pharmakokinetisch und pharmakodynamisch wie endogenes Insulin. Inzwischen steht auch gentechnologisch gewonnenes humanes Insulin zur Verfügung.

Das übliche Insulin ist „Altinsulin", das wegen seiner kurzen Wirkungsdauer mehrmals täglich appliziert werden muß. Um diesem Nachteil zu begegnen, wurden sog. *Verzögerungsinsuline* entwickelt, bei denen die Löslichkeit des Insulins herabgesetzt ist. Durch verschiedene Prinzipien wird die Abgabe des Insulins aus einem Depot so verzögert, daß eine langanhaltende und gleichmäßige Wirkung erzielt werden kann. Allerdings wird durch die verzögerte Abgabe auch der Wirkungseintritt verzögert, so daß einigen Präparaten schnell wirkendes Altinsulin zugemischt ist.

Die Hauptverfahren zur Herstellung von Verzögerungsinsulinen bestehen in

1. Bildung eines Protein-Insulin-Komplexes (Protamin, Globin),
2. Bildung eines Surfen^R-Insulin-Komplexes (Surfen^R = Aminochinurid),
3. Bildung von Insulinkristallsuspensionen (amorphes oder kristallines Insulin).

Die Einteilung der Verzögerungsinsuline erfolgt nach der Wirkungsdauer. Dem Altinsulin mit einer Wirkungsdauer von 5–7 h stehen die Intermediärinsuline (Wirkungsdauer 10–24 h) und die Langzeitinsuline gegenüber (Wirkungsdauer über 24 h).

Die Tabelle 3.13 gibt einen Überblick über gebräuchliche Insulinzubereitungen.

Indikationen

Der Insulinmangeldiabetes (Typ-I-Diabetes) des Kindes oder Jugendlichen ist immer eine Indikation für Insulin. Beim Typ-II-Diabetes kann Insulin erforderlich werden, wenn trotz Gewichtsreduktion, entsprechender Diät und Gabe von oralen Antidiabetika keine ausreichende Stoffwechseleinstellung möglich ist.

Die Initialbehandlung = Ersteinstellung erfolgt mit Altinsulin, ebenso die Therapie des Coma oder Praecoma diabeticum. Weitere Indikationen für Altinsulin sind operative Eingriffe und Stoffwechselentgleisungen, z. B. während eines Infektes. Verzögerungsinsuline dienen der Dauerbehandlung. Die Einstellung muß individuell erfolgen.

Nebenwirkungen

Allergische Reaktionen vom Frühtyp, hervorgerufen durch IgE-Antikörper, können sowohl lokale als auch generalisierte Hautreaktionen hervorrufen, die nicht nur durch Insulin, sondern auch durch die Begleitstoffe ausgelöst werden. Bei allergischen Reaktionen durch die Begleitstoffe ist ein Wechsel des Präparates notwendig, während Allergien gegen Insulin einen Wechsel auf ein Insulin einer anderen Spezies erforderlich machen.

Von diesen allergischen Reaktionen ist das Auftreten zirkulierender Antikörper gegen Insulin zu trennen, die Insulin binden und so inaktivieren können. Es entwickelt sich eine sog. *Insulinresistenz,* die die tägliche Zufuhr von über 200 E Insulin erforderlich machen kann.

Die Antigenität des Insulins kann verringert werden, wenn sog. *Monokomponentinsuline* oder chromatographierte Insuline verwendet werden. Darunter versteht man Insulinzubereitungen, die nur das eigentliche Insulin enthalten und weitgehend von Verunreinigungen, wie Proinsulin und Spaltprodukten des Insulins, gereinigt sind.

Die bedeutungsvollste Nebenwirkung des Insulins ist die Hypoglykämie, die bei unregelmäßiger Nahrungsaufnahme, falschen Insulininjek-

Tabelle 3.13. Übersicht gebräuchlicher Insulinzubereitungen (R = Rinder-, S = Schweineinsulin)

	Wirkungs- eintritt [h]	Wirkungs- maximum [h]	Wirkungs- dauer [h]
I. Schnell wirkende Insuline			
Altinsuline (R, S)	0,5	~ 3	~ 6
II. Intermediärinsuline			
Surfen® enthaltend			
Depot-Insulin Hoechst® (R)	~1,5	~ 4	~16
Komb-Insulin® (S)	~1	~ 3	~14
(Altinsulin: Depotinsulin: 1:2)			
Globinenthaltend			
HG-Insulin Hoechst® (R)	~1,5	~ 5	~16
Protaminenthaltend			
Insulin Leo Retard NPH® (S)	~1,5	~ 6	~18
Depot-Insulin Horm® (R)	~1	~ 5	~18
Insulin Leo Initard® (S)	~1	~ 5	~16
(Protamininsulin + Altinsulin)			
Kristallines oder amorphes Insulin			
Insulin Novo Semilente® (S)	~1	~ 5	~14
(amorph)			
Insulin Monotard® (S)	~1,5	~ 6	~18
30% amorph, 70% kristallin)			
III. Langzeitinsuline			
Insulin Novo Ultralente® (R)	~3	~10	~30
(kristallin)			
Long-Insulin® (S)	~3	~ 8	~26
(Surfen® enthaltend, + amorphes			
und kristallines Insulin)			

tionen (zu hohe Dosis zur falschen Zeit) und bei Verwendung überlang wirkender Insuline auftreten kann. Die Symptomatik besteht in Heißhunger, Schwitzen, Zittern und einer Tachykardie. In ausgeprägten Fällen können Krämpfe und Bewußtlosigkeit (Insulinschock) hinzukommen. Glucosezufuhr beendet diesen Zustand schlagartig.

3.5.2 Orale Antidiabetika

3.5.2.1 Sulfonylharnstoffderivate

Ausgehend von der Beobachtung, daß bestimmte Sulfonamide blutzuckersenkende Wirkungen aufwiesen, wurden zahlreiche Sulfonamidabkömmlinge entwickelt, bei denen dieser Effekt (bei fehlender antibakterieller Wirksamkeit) besonders ausgeprägt ist.

Tolbutamid: H₃C—⟨phenyl⟩—SO₂—NH—C(=O)—NH—CH₂—CH₂—CH₂—CH₃

Chlorpropamid: Cl—⟨phenyl⟩—SO₂—NH—C(=O)—NH—CH₂—CH₂—CH₃

Glibenclamid: Strukturformel mit H₂C-CH₂-Gruppe, Phenylring—SO₂—NH—C(=O)—NH—Cyclohexyl; weiterhin NH—C(=O)—⟨Phenylring mit H₃CO und Cl⟩

Wirkungsmechanismus: Voraussetzung für die blutzuckersenkende Wirkung der Sulfonylharnstoffe ist die Fähigkeit der B-Zelle, noch ausreichend Insulin zu bilden. Sie fördern die Freisetzung von gespeichertem körpereigenem Insulin (Degranulierung der B-Zelle), das dann seine Stoffwechselwirkungen entfalten kann. Sulfonylharnstoffe bewirken auch beim Stoffwechselgesunden eine Insulinausschüttung und können deshalb zur Funktionsdiagnostik der B-Zellen benutzt werden.

Die Insulinfreisetzung durch Sulfonylharnstoffe aus der B-Zelle zeigt einen biphasischen Verlauf. Einem schnellen und steilen initialen Anstieg mit ebenso raschem Abfall folgt eine langsame und langanhaltende Freisetzung von Insulin, die therapeutisch genutzt wird.

Dieser Wirkungsmechanismus ist für alle Sulfonylharnstoffe identisch. Unterschiede bestehen jedoch in der Pharmakokinetik und der blutzuckersenkenden Potenz. Die Insulinausschüttung erreicht ein Plateau, das auch durch Dosiserhöhung nicht überschritten werden kann. Besonders wirksam ist Glibenclamid, das zu einer starken und verzögerten Insulinausschüttung führt und deshalb häufiger Hypoglykämien auslösen kann.

Pharmakokinetik: Alle Sulfonylharnstoffe werden nach oraler Gabe ausreichend und schnell resorbiert und im Plasma stark an Eiweiße gebunden (über 90%). Der Eliminationsmodus zeigt große individuelle Unterschiede. Während Tolbutamid fast vollständig metabolisiert wird (Halbwertszeit 6–12 h), erscheint Chlorpropamid unverändert im Harn. Die langsame Elimination (Halbwertszeit ca. 36 h) führt zu einer langen Wirkungsdauer mit der Gefahr der Kumulation.

Wegen des oben skizzierten Wirkungsmechanismus korreliert die Dauer der blutzuckersenkenden Wirkung nicht immer mit der biologischen Halbwertszeit. Besonders auffällig ist dies beim Glibenclamid: Einer Halbwertszeit von etwa 5 h steht eine Wirkungsdauer von etwa 24 h gegenüber.

Nebenwirkungen und Indikationen: Nebenwirkungen sind im allgemeinen selten. Neben allergischen Reaktionen der Haut und in Ausnahmefällen auch des Knochenmarks (Agranulozytosen) sind Hypoglykämien die häufigsten Nebenwirkungen. Sie sind besonders ausgeprägt bei langwirkenden Sulfonylharnstoffen (Chlorpropamid und Glibenclamid).

Schwere Hypoglykämien können auch bei der Kombination von Sulfonylharnstoffen mit anderen Pharmaka auftreten. Solche Arzneimittelinterferenzen sind für die Kombination mit zahlreichen Pharmaka beschrieben (z. B. Salicylate, Sulfonamide, Phenylbutazon, Cumarinderivate), wobei die zugrunde liegenden Mechanismen unterschiedlich sein können (Verdrängung aus der Eiweißbindung, Hemmung des Abbaus).

Gastrointestinale Beschwerden (Übelkeit, Appetitlosigkeit) sind gewöhnlich rasch reversibel. Eine Alkoholunverträglichkeit wird nach Gabe aller Sulfonylharnstoffe beschrieben, doch scheint sie nach Gabe von Chlorpropamid besonders ausgeprägt zu sein. Sie beruht darauf, daß Sulfonylharnstoffe die Aldehyddehydrogenase hemmen; die Symptomatik entspricht daher der nach Gabe von Disulfiram (Acetaldehydsyndrom).

Eine Frage, die diskutiert wird, ist, ob die Therapie mit oralen Antidiabetika in der Lage ist, die Spätkomplikationen eines Diabetes (Gefäßveränderungen) zu verhindern. Eine amerikanische Studie (University Group Diabetes Program = UGDP-Studie) kommt zu dem Schluß, daß Diabetiker, die lange mit Tolbutamid behandelt wurden, im Vergleich zu denen, die nur eine Diät erhielten, ein erheblich höheres Risiko hatten, an kardiovaskulären Erkrankungen (vor allem Myokardinfarkt) zu sterben. Diese Studie ist nicht ohne Widerspruch geblieben und die Diskussion darüber dauert noch an. Als Empfehlung kann gelten, daß orale Antidiabetika vom Sulfonylharnstofftyp dann indiziert sind, wenn nichtinsulinpflichtige, nichtübergewichtige Diabetiker durch Diät allein nicht eingestellt werden können.

Kontraindikationen für die Therapie mit Sulfonylharnstoffderivaten sind der Typ-I-Diabetes, Azidose und Ketose, Coma und Praecoma diabeticum, Einschränkungen der Nierenfunktion sowie eine Schwangerschaft.

Die Dosierung erfolgt individuell. Anhaltspunkte können der Tabelle 3.14 entnommen werden.

3.5.2.2 Anhang: Biguanidderivate

Biguanide sind ebenfalls in der Lage, die Blutzuckerkonzentration beim Diabetiker (Typ-II-Diabetes) zu senken. Von den Substanzen dieser Gruppe wurden Buformin und Phenformin aus dem Handel gezogen, da nach

Tabelle 3.14. Mittlere Tagesdosen gebräuchlicher Sulfonylharnstoffderivate

Internationaler Freiname	Warenzeichen	Tägliche Dosis
Carbutamid	Invenol / Nadisan	0,5– 2,0 g
Tolbutamid	Artosin / Rastinon	1,0– 3,0 g
Chlorpropamid	Chloronase / Diabetoral	100 –500 mg
Glymidin	Redul	0,5– 2,0 g
Glibornurid	Gluborid / Glutril	12 – 75 mg
Glibenclamid	Euglucon	2 – 15 mg
Glipizid	Glibenese	2,5– 20 mg
Glisoxepid	Pro-Diaban	2 – 16 mg

Einnahme dieser Substanzen tödlich verlaufende Lactacidosen beschrieben wurden, die besonders häufig Patienten betrafen, die neben ihrem Diabetes eine Einschränkung der Nierenfunktion oder zusätzliche Krankheiten aufwiesen, die leicht zur Hypoxie führen (z. B. Herzinsuffizienz).

Der Wirkungsmechanismus dieser Substanzgruppe ist noch nicht geklärt. Biguanide erhöhen u. a. die Glucoseaufnahme in die peripheren Gewebe (Muskulatur). Weiter unterdrücken sie die Gluconeogenese und scheinen auch die Kohlenhydratresorption aus dem Darm zu hemmen. Ihre blutzuckersenkende Wirkung ist an die Anwesenheit von Insulin gebunden. Sie tritt jedoch nicht beim Stoffwechselgesunden auf.

Unter besonderen Vorsichtsmaßnahmen und unter strenger Indikationsstellung kann Metformin aus dieser Gruppe in Ausnahmefällen zur Therapie des Typ-II-Diabetes verwendet werden.

3.5.3 Glukagon

Glukagon wird in der A-Zelle des Pankreas gebildet. Es ist ein Peptid aus 29 Aminosäuren mit bekannter Sequenz. In seinen wichtigsten Wirkungen ist Glukagon ein Gegenspieler des Insulins und beeinflußt vor allem den Fett- und Kohlenhydratstoffwechsel.

Ein Reiz für die Glukagonsekretion ist der Abfall des Blutzuckers. Über die Stimulation der Adenylcyclase mit nachfolgendem Anstieg des cAMP führt Glukagon in der Leber zu einer Steigerung der Glykogenolyse mit Hemmung der Glykogensynthese (s. Abb. 3.15). Außerdem wird die Gluco-

Tabelle 3.15. Dosierung von Glukagon

Internationaler Freiname	Warenzeichen	Einzeldosis	Applikation
Glukagon	Glucagon Novo Glukagon Lilly	0,5–1,0 mg	i. m., i. v., s. c.

neogenese aus Aminosäuren gefördert. Daraus resultiert ebenfalls ein Anstieg der Blutzuckerkonzentration.

Ein weiterer Reiz für die Glukagonabgabe ist eine Erniedrigung der freien Fettsäuren im Serum. Unter dem Einfluß von Glukagon wird im Fettgewebe über cAMP die sog. „hormonsensitive Triglyceridlipase" aktiviert, die Triglyceride in Glycerin und freie Fettsäuren spaltet. Die Erhöhung der freien Fettsäuren im Blut wirkt dann im Sinne einer Rückkopplung hemmend auf die Glukagonabgabe. Zusätzlich wird die Glukagonabgabe durch Aminosäuren beeinflußt. Ein Anstieg der Aminosäurenkonzentration im Blut führt zu einer vermehrten Sekretion von Glukagon mit Aktivierung der Gluconeogenese.

Glukagon wirkt auch am Herzmuskel stimulierend auf die Adenylcyclase. Es hat dort daher ähnliche Wirkungen wie Adrenalin bzw. andere β-sympathomimetisch wirkende Pharmaka. Im Vordergrund steht die positiv inotrope Wirkung, die allerdings nicht mit einem so ausgeprägten Sauerstoffverbrauch (wie z. B. nach Gabe von Adrenalin) einhergeht. Auch die positiv dromotrope Wirkung ist weniger deutlich.

Wichtige Indikationen für Glukagon sind der hypoglykämische Schock bei Insulinbehandlung (als akute Maßnahme zur Überbrückung bis Glucose infundiert werden kann) und Intoxikationen mit β-Rezeptorenblockern. Bei der Behandlung des hypoglykämischen Schocks muß bedacht werden, daß die Glykogenvorräte begrenzt sind und die Wirkung von Glukagon daher nur kurz ist. Dosierung von Glukagon: s. Tabelle 3.15.

3.6 Keimdrüsen

3.6.1 Ovarien

3.6.1.1 Der weibliche Zyklus

Die Geschlechtsreife der Frau beginnt mit dem ersten biphasischen Zyklus und dauert bis zum Erlöschen der generativen Funktion der Ovarien. Sie beträgt etwa 30 Jahre. Der Zeitpunkt der ersten Menstruation (ungefähr mit 13 Jahren) wird als Menarche bezeichnet. Es folgen dann zunächst mo-

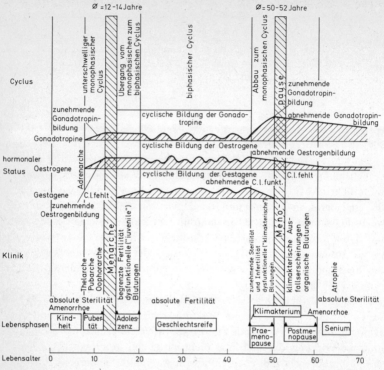

Abb. 3.17. Die Lebensphasen der Frau mit schematischer Darstellung des zugehörigen hormonellen Status. (Aus: Labhardt, Klinik der inneren Sekretion, 3. Aufl. Springer 1978

nophasische Zyklen, bis unter dem Einfluß von Progesteron die Geschlechtsreife eintritt (biphasische Zyklen).

Als Klimakterium wird der Lebensabschnitt bezeichnet, in dem die Ovarien langsam die Hormonproduktion einstellen. Dabei nimmt die Bildung der Gestagene eher ab als die der Östrogene. Die letzte Blutung wird als Menopause bezeichnet. Die Zeit davor ist die Prämenopause, die danach die Postmenopause. Über die reduzierte und schließlich eingestellte Bildung der Sexualhormone kommt es zunächst zu einer zunehmenden Gonadotropinbildung, die im weiteren Verlauf dann ebenfalls abnimmt. In der Abb. 3.17 sind die einzelnen Abschnitte mit den dazugehörigen Hormonkonzentrationen schematisch dargestellt. Während des weiblichen Zyklus ändern sich die Konzentrationen der hypophysären und ovariellen Hormone im Blut in charakteristischer Weise (Abb. 3.18). Unter dem Einfluß von

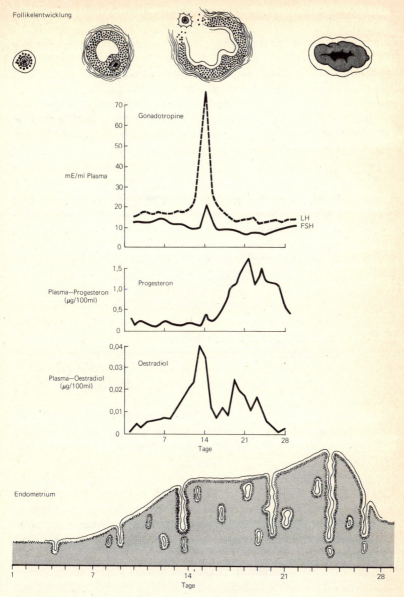

Abb. 3.18. Der weibliche Zyklus. Schematische Darstellung der Veränderungen des Endometriums und Ovars sowie der Konzentrationen von LH, FSH, Östradiol und Progesteron (Meyers, Jawetz und Goldfien, Springer 1975)

Follitropin (FSH) aus dem Hypophysenvorderlappen beginnt ein Follikel im Ovar zu reifen. In den Granulosazellen dieses Follikels wird unter Beteiligung von Lutropin (LH) vermehrt Östradiol gebildet, das einen erneuten Aufbau der während der Menstruation abgestoßenen Uterusschleimhaut bewirkt. Dieser erste Teil des Endometriumaufbaus ist die sog. *Proliferationsphase*. Kurz vor dem Eisprung, also in der Mitte des Zyklus, erreicht die Östradiolkonzentration ein Maximum. Der Östradiolgipfel führt über einen positiven Feedback-Mechanismus zu einem steilen Anstieg der LH-Sekretion, der die Ovulation auslöst. Das Ei gelangt in die Bauchhöhle und wird vom Fimbrienende des Eileiters aufgefangen und zum Uterus transportiert.

Nach dem Eisprung wandelt sich der Follikel zum Gelbkörper und bildet unter dem Einfluß von LH Progesteron (und Östrogene). Progesteron führt den Aufbau des Endometriums fort und wandelt die durch Östradiol vorbereitete Uterusschleimhaut in die Sekretionsphase um (Vorbereitung zur Aufnahme eines befruchteten Eis). Durch Progesteron wird die morgendliche Körpertemperatur in der weiteren Zyklushälfte um ca. 0,5 °C angehoben (thermogenetischer Effekt des Progesterons).

Gegen Ende des Zyklus, wenn kein Ei befruchtet wurde, degeneriert der Gelbkörper, da Progesteron und Östradiol die Abgabe der Gonadotropine hemmen. Dadurch wird die periphere Hormonbildung eingeschränkt, das Endometrium kann nicht aufrecht erhalten werden und wird abgestoßen (Menstruation). Die niedrigen peripheren Hormonkonzentrationen führen zu einer vermehrten Freisetzung von Gonadoliberin aus dem Hypothalamus. Mit der folgenden Freisetzung von FSH aus der Hypophyse beginnt ein neuer Zyklus.

Wird jedoch ein Ei befruchtet, so bleibt das Corpus luteum zunächst noch erhalten und bildet unter dem Einfluß von Choriongonadotropin (HCG aus der Plazenta) weiter Östradiol und Progesteron. HCG ist bereits sehr früh nachweisbar und kann daher zur Schwangerschaftsdiagnose herangezogen werden. Höchste Konzentrationen werden etwa in der 6. Schwangerschaftswoche gemessen. Danach fällt seine Konzentration stetig ab, bleibt aber während der gesamten Schwangerschaft nachweisbar. Etwa ab dem 3. Schwangerschaftsmonat übernimmt dann die Plazenta die Östrogen- und Gestagenbildung, während sich das Corpus luteum zurückbildet.

Eine Amenorrhoe bezeichnet das Ausbleiben der Regelblutung. Physiologisch ist sie vor der Geschlechtsreife und während der Schwangerschaft. Eine pathologische Amenorrhoe kann verschiedene Ursachen haben (z.B. vaginale, uterine, ovarielle, hypophysäre oder hypothalamische Ursachen).

Bei einer primären Amenorrhoe ist die Regelblutung, obwohl die Patientin älter als 18 Jahre ist, bisher nicht aufgetreten. Eine sekundäre Amenorrhoe besteht, wenn eine bislang regelmäßige Blutung längere Zeit ausbleibt.

Von Dysmenorrhoe spricht man, wenn am Beginn und während der Menstruation kolikartige Schmerzen auftreten, die häufig mit Übelkeit, Brechreiz und Kopfschmerz verbunden sind.

3.6.1.2 Östrogene

Die natürlichen Östrogene werden in den Granulosazellen der Follikel unter dem Einfluß von FSH gebildet. Daneben entstehen sie auch im Corpus luteum und in der Plazenta.

Das wichtigste physiologische Östrogen ist 17β-Östradiol. Östron und Östriol sind schwächer wirksam. Über die Biosynthese der Östrogene informiert die Abb. 3.19.

Wirkungen: Östrogene sind für die Entwicklung und Aufrechterhaltung der weiblichen Sexualfunktion verantwortlich. Genitalfunktion, Ausbildung der sekundären Geschlechtsmerkmale, weiblicher Zyklus und Schwangerschaft werden durch Östrogene (teilweise zusammen mit Gestagenen) gesteuert. Die wichtigsten Wirkungen der Östrogene sind in der Tabelle 3.16 zusammengefaßt.

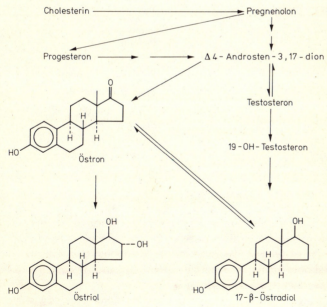

Abb. 3.19. Synthesewege von Östradiol, Östron und Östriol

Tabelle 3.16. Wirkungen der Östrogene

a) *Auf das weibliche Genitale*
   Wachstum und Reifung der Follikel
   Erhöhung der Tubenmotilität
   Wachstum des Uterus
   Auslösung der Proliferationsphase am Endometrium
   Kontraktion des Uterus (mit Oxytozin)

b) *Sekundäre Geschlechtsmerkmale*
   Typisch weiblicher Körperbau und Fettverteilung
   Typische Behaarung
   Stimme
   Psychisches Verhalten
   Hemmung der Talgdrüsenfunktion, dünne Haut

c) *Allgemeine Wirkungen*
   Anabole Wirkungen
   Förderung von Ca- und Phosphateinbau in den Knochen
   Pubertät: Epiphysenschluß
   Natrium- und Wasserretention
   Leberstoffwechsel: Vermehrte Synthese von Transcortin, thyroxinbindendes Globulin, Gerinnungsfaktoren und vermehrte Bildung von HDL

Tabelle 3.17. Östrogene enthaltende Präparate

Internationaler Freiname	Warenzeichen
Äthinylöstradiol	Farmacyrol
	Lynoral
	Progynon C
Östradiolbenzoat	Progynon B oleosum
Östradiolundecylat	Progynon Depot
Östradiolvalerianat	Östrogynal sine
	Progynon Depot
	Progynova
Diäthylstilböstrol	Cyren A

Pharmakokinetik: Östrogene sind im Blut spezifisch an Transportproteine („sex hormone binding globulin" = SHBG) gebunden. Durch Hydroxylierungsreaktionen werden sie überwiegend in der Leber inaktiviert. Der Hauptmetabolit ist Östriol, das, wie andere Metaboliten, an Glucuron- oder Schwefelsäure gekoppelt renal ausgeschieden wird. Bedeutungsvoll ist, daß die Hydroxylierung induzierbar ist.

Obwohl Östrogene enteral gut resorbiert werden, können sie wegen der schnellen hepatischen Metabolisierung (First-pass-Effekt) dennoch nicht per os gegeben werden. Es wurden daher Substanzen entwickelt, die einer raschen enzymatischen Inaktivierung widerstehen. Durch Einführung einer Äthinylgruppe in C_{17} (Äthinylöstradiol) wird die Metabolisierung verlangsamt, so daß die orale Applikation möglich ist. Der 3-Methyläther des Äthinylöstradiols — Mestranol — wird ebenfalls enteral resorbiert, doch muß er anschließend zu Äthinylöstradiol demethyliert werden. Durch Veresterung an C_3 bzw. C_{17} mit Fettsäuren entstehen Verbindungen, die als Depotpräparate injiziert eine lange Wirkungsdauer haben (Östradiolbenzoat, -valerianat und -undecylat) (Tabelle 3.17).

Äthinylöstradiol Mestranol

Diäthylstilböstrol

Stilbenderivate (Diäthylstilböstrol) haben die gleichen Wirkungen wie die natürlichen Östrogene, obwohl sie keine Steroide sind. Auch sie werden enteral gut resorbiert.

Indikationen: Eine wichtige Indikation ist die Substitutionstherapie im weiblichen Klimakterium, dessen Symptome auf einen Östrogenmangel zurückzuführen sind. Zur Behandlung typischer Beschwerden, wie Hitzewallungen, Angst und Depressionen, ist jedes Östrogen, das oral gegeben werden kann, in geringer Dosierung anwendbar. Diese Therapie darf jedoch nicht zu lange durchgeführt werden, da die langfristige Gabe von Östrogenen in der Menopause das Risiko von Uteruskarzinomen erhöht.

Bei primärer und sekundärer Amenorrhoe empfiehlt es sich, Östrogene zyklusgerecht zu verabreichen und mit Gestagenen zu kombinieren. Bei ovarieller Insuffizienz (also bei ungenügender Östrogenbildung) wird ebenfalls zyklusgerecht appliziert. Die Behandlung einer Akne mit Östrogenen kann erfolgreich sein. Bestimmte Formen von Prostata- und Mammakarzinomen sind teilweise östrogenempfindlich, so daß durch Östrogengaben Remissionen möglich sind. Die häufigste Indikation für Östrogene ist jedoch die Hemmung der Ovulation (hormonale Kontrazeption).

Die Dosierung der Östrogene ist individuell bei den verschiedenen Indikationen. Kontraindiziert sind Östrogene bei schweren Leberfunktionsstörungen, thromboembolischen Erkrankungen, hormonabhängigen Tumoren des Uterus und der Brust, Endometriose, idiopathischem Schwangerschaftsikterus und Schwangerschaftspruritus in der Anamnese sowie während der Schwangerschaft.

Nebenwirkungen: Wenn Östrogene über längere Zeit ununterbrochen zugeführt werden, treten Nebenwirkungen auf, die z.T. mit den physiologischen Wirkungen zusammenhängen: Am Endometrium kann es zu einer glandulär-zystischen Hyperplasie und an der Brust zu einer Mastopathia cystica kommen. Die Funktion der Ovarien wird eingeschränkt.

Gabe von Östrogenen an Mädchen vor Abschluß der Pubertät kann zum Schluß der Epiphysenfugen und damit zum Wachstumsstillstand führen. Natrium- und Wasserretention führen zu Ödemen und Gewichtszunahme.

Am gravierendsten ist jedoch die Erhöhung des Thromboserisikos. Dies wurde vor allem im Zusammenhang mit östrogenhaltigen hormonellen Kontrazeptiva mit hohem Östrogengehalt beobachtet. Als auslösende Ursachen kommen eine vermehrte Synthese von Gerinnungsfaktoren sowie eine erhöhte Thrombozytenaggregation in Frage.

Die Frage nach der Karzinogenität der Östrogene wird heute bejaht. Sie scheinen eine Promotorwirkung zu besitzen. In den USA wurde beobachtet, daß Mädchen, deren Mütter in der Schwangerschaft wegen eines drohenden Abortes Diäthylstilböstrol erhielten, auffallend häufig Vaginalkarzinome im jugendlichen Alter entwickelten. Diäthylstilböstrol wird deshalb heute nur noch bei Prostatakarzinomen verwendet.

3.6.1.3 Antiöstrogene

Antiöstrogene sind kompetitive Antagonisten der Östrogene am Rezeptor mit schwacher östrogener Eigenwirkung. Mit diesen Substanzen können Ovulationen ausgelöst werden, da sie wegen ihrer antiöstrogenen Wirkung das hypothalamisch-hypophysäre Regelsystem stören und über einen negativen Feedback-Mechanismus zu einer Freisetzung von FSH und LH führen. Der steile Anstieg des LH kann dann eine Ovulation auslösen. Eine Verbindung, die zu diesem Zweck genutzt wird, ist z.B. Clomifen (Dyneric[R]). Tamoxifen (Nolvadrex[R]), ein weiteres Antiöstrogen, findet bei der Behandlung des Mammakarzinoms therapeutische Verwendung.

Clomifen

3.6.1.4 Gestagene

Das physiologische Gestagen ist das im Corpus luteum unter dem Einfluß von LH und in der Plazenta gebildete Progesteron. Wegen seiner ungünstigen pharmakokinetischen Eigenschaften (s. später) sind zahlreiche Verbindungen mit gestagener Wirkung synthetisiert worden, die sich von unterschiedlichen Steroiden herleiten. Neben Abkömmlingen des Progesterons stehen Derivate des Testosterons und Nortestosterons zur Verfügung. Diese Substanzen haben daher neben der gestagenen Wirkung auch androgene Wirkanteile.

Wirkungen: Progesteron ist das physiologische Hormon für die Vorbereitung und Erhaltung der Schwangerschaft. In der zweiten Zyklushälfte wird es vom Corpus luteum gebildet und wandelt das Endometrium — nach Vorbereitung durch Östrogene — in die Sekretionsphase um. Dadurch wird das Endometrium für die Implantation eines befruchteten Eies vorbereitet. Die Motilität von Uterus und Tuben ist herabgesetzt. Der zum Zeitpunkt der Ovulation leicht spinnbare und wenig visköse Zervixschleim (keine Penetrationsbarriere für Spermien) wird unter dem Einfluß des Progesterons während des 2. Teils des Zyklus zunehmend visköser und zäher. Dadurch wird ein Eindringen von Spermien in die Uterushöhle verhindert. Über die thermogenetische Wirkung des Progesterons steigt die morgendliche Körpertemperatur in der 2. Zyklushälfte um etwa 0,5 °C an (Möglichkeit der Bestimmung des Ovulationstermins). Die Abbruchblutung am Ende des Zyklus (Menstruation) ist durch den Abfall der Progesteronkonzentration bedingt.

Gestagene hemmen über einen negativen Feedback-Mechanismus die Ausschüttung von Gonadotropinen (vor allem LH) aus dem Hypophysenvorderlappen. Darauf beruht ein Teil der kontrazeptiven Wirkung der Gestagene (Verhinderung des LH-Gipfels und damit Hemmung der Ovulation).

Pharmakokinetik: Progesteron wird rasch in der Leber inaktiviert. Das Hauptausscheidungsprodukt ist das an Glucuron- oder Schwefelsäure gekoppelte 3α, 20α-Pregnandiol (Reduktion der Doppelbindung in Ring A

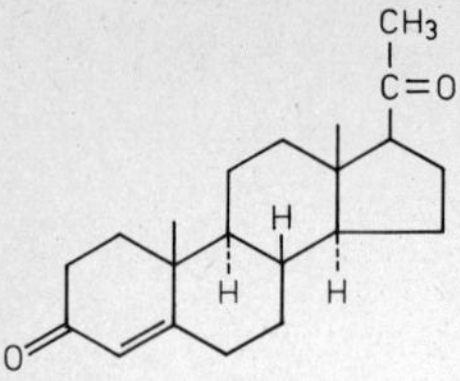

Progesteron

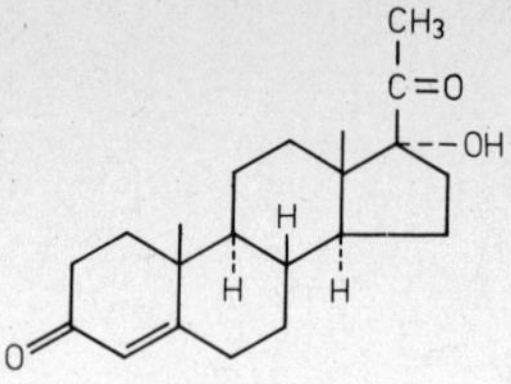

17-α-OH-Progesteron

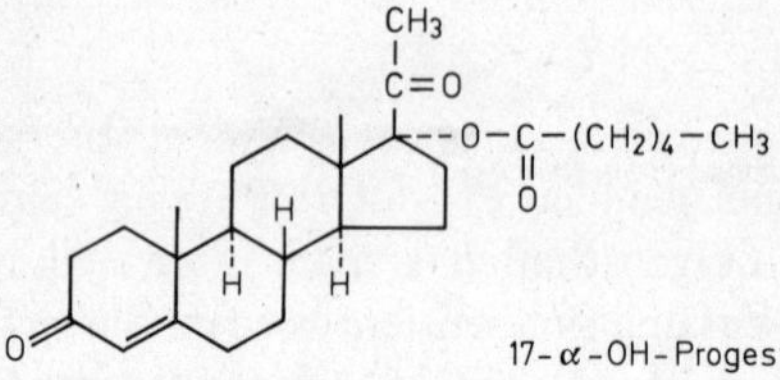

17-α-OH-Progesteroncapronat

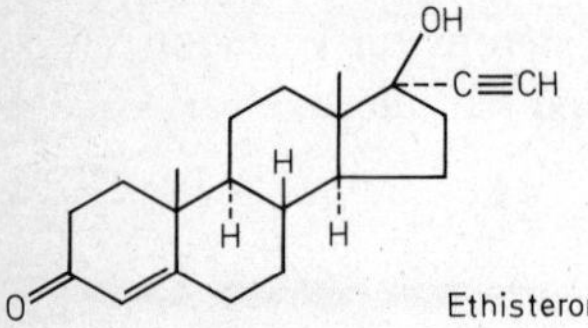

Ethisteron

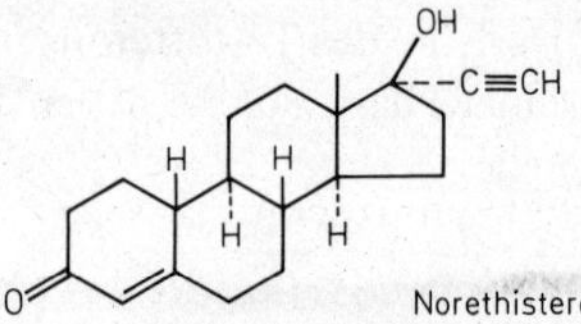

Norethisteron

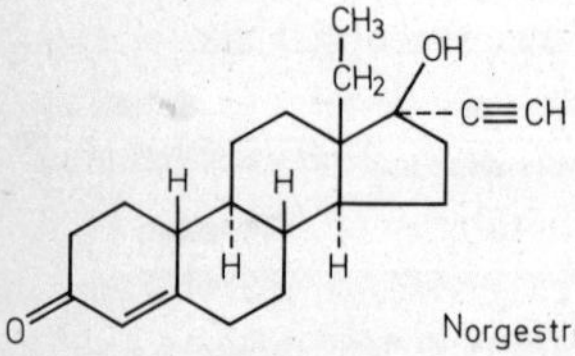

Norgestrel

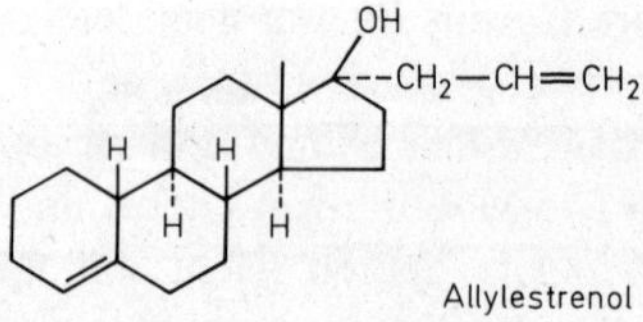

Allylestrenol

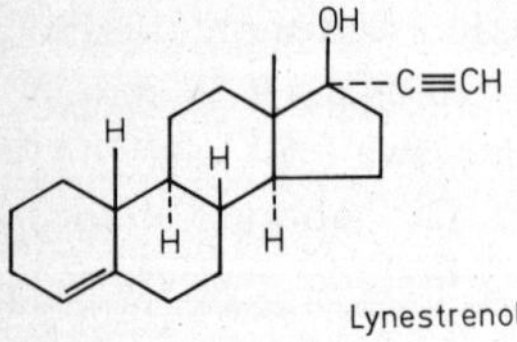

Lynestrenol

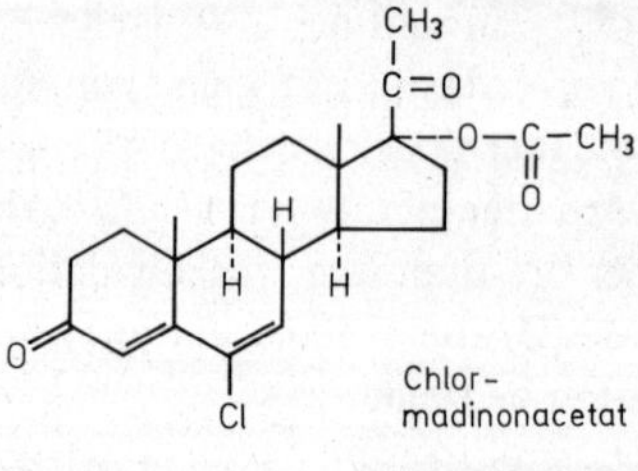

Chlormadinonacetat

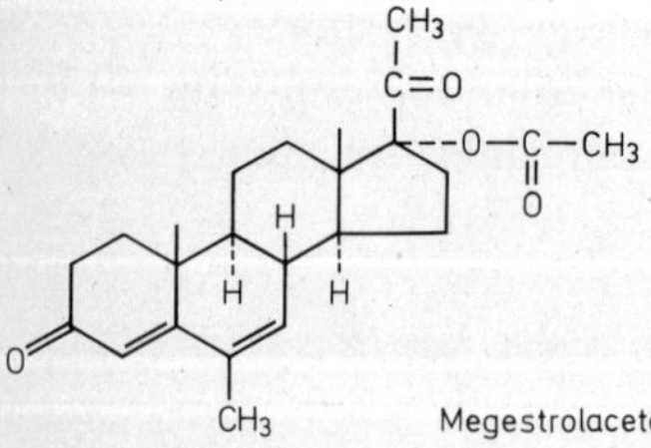

Megestrolacetat

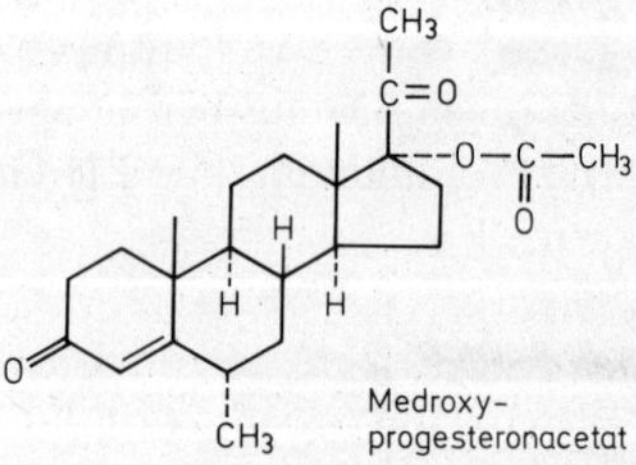

Medroxyprogesteronacetat

und der Ketogruppen in C_3 und C_{20}). Wegen der schnellen hepatischen Metabolisierung ist Progesteron nach oraler Gabe kaum wirksam, obwohl es gut enteral resorbiert wird (First-pass-Effekt). Die Halbwertszeit beträgt etwa 20 min.

Dieser pharmakokinetische Nachteil führte zur Entwicklung oral applizierbarer bzw. länger wirksamer Gestagene. Ausgehend vom 17-OH-Progesteron entstanden Depotpräparate bzw. oral anwendbare Gestagene. 17-OH-Progesteroncapronat ist ein langwirkendes Depotgestagen, während Chlormadinonacetat und Megestrolacetat auch nach oraler Gabe wirksam sind.

Durch Einführung von Äthinylresten am C_{17} des Testosterons bzw. Nortestosterons entstanden metabolisch stabile Substanzen mit gestagener Wirkung. Diese oral wirksamen Substanzen (Tabelle 3.18) haben eine schwache androgene Restwirkung, die sich bei der Anwendung dieser Verbindungen bemerkbar machen kann (vor allem hohe Dosen).

Indikationen: Das häufigste Anwendungsgebiet der Gestagene ist die hormonale Kontrazeption. Daneben gibt es eine Reihe gynäkologischer Indikationen, bei denen Gestagene allein oder in Kombination mit Östrogenen verwendet werden. Dazu gehören z.B. dysfunktionelle Blutungen, eine Dysmenorrhoe, die Endometriose, Mastopathien oder auch die glandulärzystische Hyperplasie. Eine Verschiebung der Regelblutung kann ebenfalls durch Gestagene erreicht werden. Die Wirkung bei drohendem oder habituellem Abort ist fraglich, da die verschiedensten Faktoren eine Fehlge-

Tabelle 3.18. Gestagene enthaltende Präparate

Internationaler Freiname	Warenzeichen
Hydroxyprogesteroncapronat	Proluton Depot
Norethisteron	Micronovum Noristerat Primolut Nor
Levonorgestrel	Microlut Micro-30 Wyeth
Allylestrenol	Gestanon
Megestrol	Niagestin
Medroxyprogesteronacetat	Clinovir Farlutal
Chlormadinonacetat	Gestafortin
Lynestrenol	Exlutona Orgametril

burt auslösen können. Die Dosierung der Gestagene erfolgt individuell. Kontraindiziert sind Gestagene bei schweren Leberfunktionsstörungen, idiopathischem Schwangerschaftsikterus und Schwangerschaftspruritus in der Anamnese sowie während der Schwangerschaft.

Nebenwirkungen: Die wichtigsten Nebenwirkungen von Gestagenen mit androgener Komponente sind Virilisierungserscheinungen bei Frauen bzw. die Vermännlichung des äußeren Genitales weiblicher Feten bei Gabe in der kritischen Phase der Schwangerschaft. Progesteronderivate scheinen diese Nebenwirkung nicht zu haben. Psychische Veränderungen äußern sich in Libidoverlust und Depressionen. An der Gewichtszunahme kann sowohl eine Wasserretention als auch der gesteigerte Appetit beteiligt sein.

3.6.1.5 Hormonale Kontrazeption

Ziel der hormonalen Kontrazeption ist es, durch Gabe von Sexualhormonen die weibliche Fertilität vorübergehend aufzuheben, um eine unerwünschte Schwangerschaft zu verhindern. Dies kann durch eine Hemmung der Follikelreifung und Ovulation bzw. durch eine Erhöhung der Viskosität des Zervixschleims und einer Veränderung des Endometriums erreicht werden. Es stehen 3 Möglichkeiten zur Verfügung (Tab. 3.19).

3.6.1.5.1 Einphasenmethode

Bei dieser Methode werden sog. Kombinationspräparate, bestehend aus einem Östrogen und einem Gestagen, vom 5.–24. Zyklustag eingenommen. Diese Kombination hemmt die Gonadotropinausschüttung im Hypophy-

Tabelle 3.19. Gebräuchliche orale Kontrazeptiva und ihre Zusammensetzung (Auswahl)

	Östrogen	Gestagen	Östrogen-/Gestagenrelation [mg]	Gestagengehalt [mg]	Warenzeichen
1. Einphasenpräparate	Äthinylöstradiol	Levonorgestrel	0,03/0,15 0,05/0,125 0,05/0,25		Microgynon Ediwal Neo-Stediril Neogynon Stediril-d
		Lynestrenol	0,0375/0,75 0,04/2,0 0,05/1,0		Ovoresta M Yermonil Anacyclin Ovoresta Pregnan

Tabelle 3.19. (Fortsetzung)

	Östrogen	Gestagen	Östrogen-/Gestagen-relation [mg]	Gestagen-gehalt [mg]	Warenzeichen
			0,05/2,5		Lyndiol Lyn-ratiopharm Noracyclin
		Norethi-steron	0,035/0,5 0,035/1,0		Conceplan Ovysmen 0,5/35 Ovysmen 1/35
		Norethi-steron-acetat	0,03/0,6 0,05/1,0 0,05/2,5 0,05/4,0		Neorlest Orlest Etalontin Anovlar
		Norgestrel	0,05/0,5		Eugynon Stediril
	Mestranol	Norethi-steron	0,05/1,0 0,08/1,0 0,1/2,0		Conceplan Ortho-Novum 1/50 Ortho-Novum 1/80 Ortho-Novum 2 mg
		Ethynodiol-diacetat	0,1/1,0		Ovulen
2. Zwei-phasen-präparate	Äthinyl-östradiol	Levonor-gestrel	0,05/0,05 0,05/0,125		Perikursal Sequilar
		Lynestrenol	(0,05/– 0,05/1,0) (0,05/– 0,05/2,5)		Fysionorm Ovanon
		Norethi-steron-acetat	(0,05/1,0 0,05/2,0)		Sinovula
	Mestranol	Chlor-madinon-acetat	(0,1/– 0,1/2,0)		Eunomin
3. Gestagen-präparate		Levonor-gestrel		0,03	Microlut Micro-30 Wyeth
		Lynestrenol		0,5	Exlutona
		Norethi-steron		0,35	Micronovum

senvorderlappen und führt damit sowohl zu einer Hemmung des Follikelwachstums als auch zu einer Hemmung der Ovulation (FSH und LH werden unterdrückt). Daneben sind noch zusätzliche Faktoren an der Kontrazeption beteiligt. Das Endometrium wird zwar aufgebaut, doch findet keine so ausgeprägte Umwandlung in die Sekretionsphase statt, die ein befruchtetes Ei aufnehmen könnte (Abb. 3.20). Der Zervixschleim wird zäh und viskös und bildet eine wirksame Barriere gegen eindringende Spermien. Auch der Eitransport durch die Tuben scheint beeinträchtigt zu sein. Die verschiedenen Angriffspunkte der Östrogen-Gestagen-Kombination machen verständlich, daß die Einphasenmethode den größten kontrazeptiven Schutz bietet.

3.6.1.5.2 Zweiphasenmethode

Diese auch als Sequentialmethode bezeichnete Art der Kontrazeption besteht in der Einnahme von Östrogen (5.–19. Zyklustag) mit anschließender Gabe eines Östrogen/Gestagen-Gemisches (20.–25. Tag). Als Vorteile gegenüber der Einphasenmethode gelten, daß das Endometrium physiologischer aufgebaut wird (Abb. 3.20) und daß die Nebenwirkungen geringer sind. Nachteilig ist vor allem eine geringere Schutzwirkung. Das ist darauf zurückzuführen, daß die Ovulation allein durch das Östrogen verhindert wird, was aber nicht immer gelingt. Daneben fallen die zusätzlichen Schutzfaktoren weg (Fehlen des zähen Zervixschleims zum Zeitpunkt der

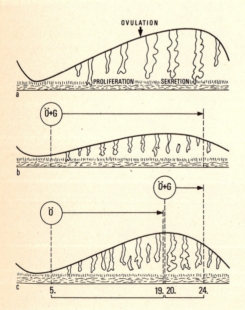

Abb. 3.20 a–c. Schematische Darstellung über das Verhalten des Endometriums beim unbehandelten ovulatorischen Zyklus (**a**), während der länger andauernden Einphasenmethode (**b**) und unter der Zweiphasenmethode (**c**). (Aus: Labhardt, Klinik der inneren Sekretion, 2. Aufl. Springer 1971)

Ovulation, fast physiologischer Aufbau des Endometriums). Um eine sichere Ovulationshemmung zu erreichen ist daher der Östrogenanteil in den Sequentialpräparaten meist höher. Inzwischen sind Sequentialpräparate entwickelt worden, bei denen im 1. Teil des Zyklus geringe Mengen Gestagen zusammen mit einem Östrogen gegeben werden. In der 2. Zyklushälfte ist dann der Gestagenanteil erhöht.

3.6.1.5.3 „Minipille"

Bei der „Minipille" wird die Empfängnisverhütung durch die kontinuierliche Einnahme geringer Gestagenmengen gewährleistet. Allerdings ist die kontrazeptive Sicherheit wesentlich geringer als bei den anderen Methoden. Dies liegt daran, daß die Ovulation meist nicht gehemmt wird (kein Einfluß auf Gonadotropine). Die Kontrazeption kommt allein durch eine Veränderung des Zervixschleims und eine atypische Transformation des Endometriums zustande. Wegen der geringen Gestagenkonzentrationen, die leicht schwanken können, treten häufig Schmier- und Durchbruchblutungen auf. Der Vorteil besteht aber darin, daß keine Östrogene gegeben werden.

3.6.1.5.4 Sicherheit der Wirkung

Die Sicherheit der hormonalen Kontrazeption wird durch den sog. Pearl-Index beschrieben. Er sagt etwas aus über die Anzahl der Schwangerschaften bei konzeptionsverhütenden Methoden bezogen auf 100 Frauenjahre (Tab. 3.20).

Die meisten Versager bei der hormonalen Kontrazeption sind auf Einnahmefehler zurückzuführen. Bei der Einphasenbehandlung darf die zeitliche Differenz zwischen der Einnahme zweier Tabletten 36 h nicht überschreiten. Bei den Sequentialpräparaten mit niedrigem Östrogenanteil ist die Sicherheit bereits eingeschränkt, wenn die tägliche Einnahmezeit nur um 6 h differiert. Die Minipille muß stets zur gleichen Tageszeit genommen werden.

Neben Einnahmefehlern können auch andere gleichzeitig gegebene Pharmaka bzw. Begleiterkrankungen die Sicherheit reduzieren. Zu Interaktionen führen vor allem solche Arzneimittel, die eine Induktion des Arzneimittel abbauenden Enzymsystems und damit einen beschleunigten Abbau der Steroide bewirken. Bekannte Induktoren sind z.B. Rifampicin und Barbiturate. Verzögerte oder unvollständige Resorption, wie z.B. bei Diarrhoe, kann die Sicherheit ebenfalls reduzieren.

3.6.1.5.5 Nebenwirkungen

Bei der Anwendung kombinierter (Östrogen und Gestagen enthaltender) oraler Kontrazeptiva treten eine Reihe von Nebenwirkungen auf, von de-

Tabelle 3.20. Zuverlässigkeit antikonzeptioneller Methoden

Methode	Pearl-Index[a]
Keine Antikonzeption	85 – 115
Knaus-Ogino	5 – 42
Coitus interruptus	3 – 38
Kondom	2 – 36
Diaphragma	4 – 34
Vaginalspülung	31 – 61
Spermicide	2 – 20
C-Film	4 – 16
Intrauterinpessare	1 – 5
Hormonale Antikonzeption:	
Kombinationspräparate	0 – 2,7
Sequenzpräparate	1,4 – 4,3
Depot-Gestagene	0 – 0,8
Minipille	0,2 – 12
Sterilisation	0 – 1

[a] Schwangerschaftsrate pro 100 Frauenjahre

$$= \frac{\text{Anzahl der Graviditäten}}{\text{Anzahl der Beobachtungsmonate}} \times 1200$$

(Aus: Labhardt, Klinik der inneren Sekretion, 3. Aufl. 1978, Springer)

nen ein Teil im allgemeinen nicht schwerwiegend ist und meist bei längerer Anwendung zurückgeht, während andere Nebenwirkungen ein erhebliches gesundheitliches Risiko darstellen.

Es gilt heute als gesichert, daß hormonale Kontrazeptiva das Risiko, an thromboembolischen Erkrankungen zu erkranken oder zu sterben, erhöhen. Dabei besteht eine positive Korrelation zur Höhe der Östrogendosis. Daher leitet sich die Forderung nach einer möglichst geringen Östrogendosis ab, die 50 µg nicht überschreiten sollte. Neben dem Östrogengehalt der Präparate bestimmen zahlreiche weitere Faktoren das Mortalitätsrisiko, an kardiovaskulären Erkrankungen zu sterben. Ganz im Vordergrund steht das Lebensalter der Frauen. In der Gruppe der 24- bis 34jährigen ist die Mortalität im Vergleich zu einer Kontrollgruppe auf das doppelte gesteigert und nimmt bei 34 bis 44jährigen auf das 4fache zu. Unter den weiteren Risikofaktoren steht das Rauchen an erster Stelle: Das höchste Mortalitätsrisiko besteht bei rauchenden älteren Frauen (über 35 Jahre). Weitere das Risiko erhöhende Faktoren sind frühere Thromboembolien, Diabetes mellitus, Hyperlipämien, Hypertonie und Fettsucht.

Die Frage nach der Karzinogenität der hormonalen Kontrazeptiva läßt sich noch nicht endgültig beurteilen. Einige Befunde sprechen jedoch dafür, daß möglicherweise gutartige Lebertumoren häufiger auftreten. Weitere Nebenwirkungen, die insgesamt selten, aber bei Frauen mit entsprechender Disposition häufiger auftreten, sind eine Erniedrigung der Glucosetoleranz (häufiger bei Frauen mit hereditärer Diabetesbelastung) und das Auftreten bzw. die Verschlechterung einer Hypertonie. Auch Leberfunktionsstörungen werden beobachtet sowie vermehrte Gallensteinbildung. In sehr vielen Fällen kommt es zu einer Zunahme der Triglyceride im Blut.

Zu Beginn der Medikation mit oralen Kontrazeptiva treten Nebenwirkungen auf, die den Symptomen einer Schwangerschaft entsprechen und mit zunehmender Anwendungsdauer verschwinden. Ödeme, rasche Gewichtszunahme, Übelkeit, Erbrechen, Kopfschmerzen, Spannungsgefühl in den Brüsten und zervikale Hypersekretion werden dabei dem Östrogenanteil zugeschrieben, während langsame Gewichtszunahme, Appetitsteigerung, Libidoverminderung, Müdigkeit, Abgeschlagenheit und depressive Verstimmung gestagenbedingt sind.

Kontraindiziert sind hormonale Kontrazeptiva bei bestehenden oder vorangegangenen thromboembolischen Erkrankungen, schweren Leberfunktionsstörungen, idiopathischem Schwangerschaftsikterus und -pruritus in der Anamnese, Fettstoffwechselstörungen, Schwangerschaft, hormonabhängigen Tumoren (Mamma- oder Korpuskarzinom), Sichelzellanämie und nicht abgeschlossenem Längenwachstum bei jungen Mädchen.

Gründe, die zu einem sofortigen Absetzen der oralen Kontrazeptiva zwingen, sind das Auftreten von ungewohnten Kopfschmerzen, akuten Sehstörungen, akuten thromboembolischen Symptomen, das Auftreten eines Ikterus, Blutdruckanstieg sowie eine längere Immobilisierung, z.B. vor und nach größeren Operationen.

3.6.2 Testes

3.6.2.1 Testosteron

Das männliche Sexualhormon Testosteron wird unter dem Einfluß von LH in den Leydig-Zwischenzellen des Hodens gebildet. Daneben werden auch geringe Mengen in der Nebennierenrinde und im Ovar synthetisiert. Die Synthesewege sind in Abb. 3.21 dargestellt.

Wirkungen: Testosteron ist für die Ausbildung und Entwicklung der primären und sekundären männlichen Geschlechtsmerkmale verantwortlich. Unter seinem Einfluß wachsen Penis, Skrotum, Samenblase und Prostata. Auch das typisch männliche Skelett und die Behaarung (Schamhaare und Geheimratsecken) werden durch Testosteron geprägt. Der Kehlkopf wird entsprechend der männlichen Stimmlage umgeformt. Die Haut wird dicker und die Talgdrüsensekretion verstärkt.

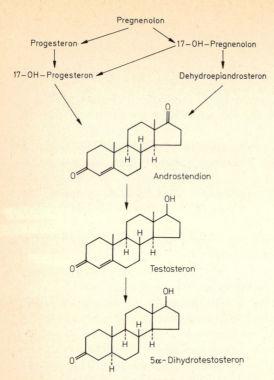

Abb. 3.21. Biosynthesewege des Testosterons

Die Wirkungen des Testosterons lassen sich gut bei seinem Fehlen erkennen. Zur Zeit der Pubertät führt ein Testosteronmangel zum sog. eunuchoiden Hochwuchs, da durch einen verzögerten Schluß der Epiphysenfugen und erst späterer Verknöcherung das Längenwachstum fortschreitet. Die Genitalien sind unterentwickelt, der Kehlkopf bildet sich nicht um (hohe Stimme) und die Haut bleibt dünn. Typisch für Eunuchen sind weiter eine gering ausgebildete Muskulatur bei vermehrtem Fettansatz. Alle diese Symptome sind bei rechtzeitiger Substitution reversibel.

Kommt es erst nach der Pubertät zu einem Testosteronmangel, nehmen Libido und Potenz ab. Die sekundären Geschlechtsmerkmale atrophieren.

Die anabole Wirkung (eiweißaufbauend) hängt eng mit der androgenen zusammen. Unter dem Einfluß von Testosteron nimmt die Muskelmasse über eine Steigerung der Proteinsynthese zu. Dies führt zu einer positiven Stickstoffbilanz (der Stickstoffgehalt im Harn nimmt ab). Parallel zur anabolen Wirkung werden Na^+, Cl^-, Ca^{2+}, Phosphat und Wasser retiniert.

Versuche, die anabole Komponente bei gleichzeitiger Abschwächung der androgenen Wirkung zu verstärken, führten zu den sog. Anabolika.

Tabelle 3.21. Androgene enthaltende Präparate

Internationaler Freiname	Warenzeichen
Mesterolon	Proviron
Testosteronönanthat	Testoviron Depot
Testosteronpropionat	Testoviron

Pharmakokinetik: Nach der Abgabe aus den Leydig-Zwischenzellen wird Testosteron — zu überwiegendem Teil an Plasmaeiweiße gebunden — an die Zielorgane transportiert. Dort findet die Umwandlung in das wirksamere 5α-Dihydrotestosteron statt.

Die Metabolisierung in der Leber ist analog der anderer Steroidhormone: Reduktion der Doppelbindung und Oxogruppe in Ring A sowie Oxidation an C_{17} (17-Ketosteroide) mit anschließender Kopplung an Glucuron- oder Schwefelsäure an C_3.

Wegen der schnellen Metabolisierung in der Leber (First-pass-Effekt) kann Testosteron nicht per os gegeben werden. Aber auch parenteral appliziertes Testosteron ist nur kurz wirksam. Deshalb wurden Derivate entwickelt, die einer schnellen enzymatischen Inaktivierung widerstehen. Die Veresterung der OH-Gruppe in C_{17} mit längerkettigen Fettsäuren, z. B. Testosteronpropionat, führt zu Verbindungen, die bei intramuskulärer Injektion eine Depotwirkung haben, da sie verzögert resorbiert werden. Derivate, die auch oral gegeben werden können (geringerer First-pass-Effekt), sind Methyltestosteron und Mesterolon (Tab. 3.21).

Mesterolon

Methyltestosteron

Testosteronpropionat

Indikationen: Die Hauptindikation für Testosteron ist die Substitutionstherapie bei Hypogonadismus infolge Unterfunktion der Gonaden bzw. der Hypophyse.

Die Anwendung zur Behandlung der Impotenz ist problematisch. Bei Männern ohne Hormondefizit führt die Gabe sicher nicht zu einer Steigerung von Libido und Potenz (psychische Ursachen?). Auch bei älteren Männern ist es fraglich, ob die sexuelle Aktivität gesteigert werden kann. Wenn die Impotenz jedoch auf einem Mangel an Spermien beruht (Impotentia generandi), kann manchmal durch einen „Rebound-Effekt" (Androgene hemmen die FSH-Freisetzung) bei Absetzen der Androgene eine kurzfristige überschießende Spermatogenese stattfinden.

Bei Frauen können sie zusammen mit Östrogenen in der Menopause zur Behandlung klimakterischer Beschwerden gegeben werden (Cave Virilisierung!). Manche Mammakarzinome sind testosteronempfindlich und können in ihrem Wachstum für kurze Zeit gehemmt werden. Die Dosierung erfolgt bei den einzelnen Indikationen individuell.

Kontraindiziert sind Androgene in der Schwangerschaft sowie bei bestehendem Prostatakarzinom bzw. -adenom, da sie das Tumorwachstum anregen.

Nebenwirkungen: Nebenwirkungen im Sinne der Androgenwirkung treten nur bei Kindern und Frauen auf (Virilisierungserscheinungen).

Andere Nebenwirkungen betreffen jedoch auch Männer. Wegen der Wirkungen auf den Mineralhaushalt — NaCl- und Wasserrretention — können Ödeme entstehen. Durch die Hemmwirkung auf hypothalamische Zentren wird auch die LH-Ausschüttung vermindert: Die Gonaden atrophieren. Die hypophysenhemmende Wirkung von Mesterolon ist deutlich geringer.

Oral applizierbare C_{17}-alkylierte Testosteronderivate können in hoher Dosierung zu einem cholestatischen Ikterus führen.

3.6.2.2 Antiandrogene

Cyproteronacetat (Androcur^R) ist ein kompetitiver Antagonist des Testosterons, d. h. der Rezeptor wird blockiert, während die Synthese des Testosterons unbeeinflußt bleibt. Durch die zusätzliche gestagene Wirkung wird auch die Gonadotropinfreisetzung gehemmt und die Spermatogenese eingeschränkt.

Cyproteronacetat

Anwendung finden Antiandrogene zur Behandlung der Hypersexualität (Triebverbrecher) und von Sexualdeviationen. Die Behandlung der idiopathischen Pubertas praecox im Kindesalter ist eine weitere Indikation. Prostatakarzinome können teilweise günstig beeinflußt werden.

3.6.2.3 Anabolika

Diese Substanzen leiten sich vom Testosteron bzw. vom Nortestosteron ab. Ziel der Synthese war eine Dissoziation der spezifisch anabolen (proteinaufbauenden) von der typisch androgenen Wirkung. Bei einer Reihe von Substanzen ist dies in einem therapeutisch vertretbaren Ausmaß gelungen, wenn auch die androgene Wirkungskomponente nicht ganz beseitigt werden kann. Daher muß bei langfristiger Gabe hoher Dosen immer mit androgenen Wirkungen gerechnet werden. Von den zahlreichen Substanzen seien Nandrolondecanoat, Methandrostenolon und Metenolonacetat beispielhaft genannt.

Nandrolondecanoat

Methandrostenolon

Metenolonacetat

Wirkungen: Die erwünschte Wirkung ist die Steigerung der Eiweißsynthese mit positiver Stickstoffbilanz. Dieser anabole Effekt betrifft fast alle Organe, macht sich aber an der Muskulatur durch eine Zunahme der Masse besonders bemerkbar. Begleitet ist diese Wirkung immer von einer erhöhten Na^+-, Cl^-, Ca^{2+}- und Phosphatretention.

Indikationen: Anabole Steroide sind bei relativem oder absolutem Eiweißmangel indiziert, wenn eine Zunahme der Proteinsynthese allein durch eine eiweißreiche Diät nicht erzielt werden kann. Eine ausreichende Substitution mit Aminosäuren ist die Voraussetzung für die Wirkung. Unter

Tabelle 3.22. Dosierungen von Anabolika

Internationaler Freiname	Warenzeichen	Dosierung	Applikation
Nandrolondecanoat	Deca-Durabolin	25–50 mg alle 3–4 Wochen	i. m.
Metenolonacetat	Primobolan	10–20 mg/Tag	p. o.
Methandrostenolon	Dianabol	2,5–5 mg/Tag	p. o.

diesen Bedingungen können anabole Steroide bei konsumierenden Erkrankungen (z. B. Tumoren, chronische Infekte), bei bestimmten Formen der Osteoporose (z. B. Glucocorticoidosteoporose) und in der Rekonvaleszenz therapeutisch verwendet werden. Es sind jedoch keine allgemein „tonisierenden" Substanzen. Die Dosierung erfolgt individuell, Anhaltspunkte gibt die Tabelle 3.22.

Die Anwendung zur Steigerung der Muskelkraft bei Sportlern fällt unter das Doping. In der Schwangerschaft sind Anabolika wegen der Vermännlichung weiblicher Feten kontraindiziert, desgleichen bei Patienten mit Prostatakarzinomen.

Nebenwirkungen: Die Nebenwirkungen ergeben sich aus der androgenen Komponente und treten deshalb vor allem bei Frauen und Kindern auf. Bei Kindern kann es zu vorzeitigem Epiphysenschluß (vermindertes Längenwachstum) und bei Frauen zu Virilisierungserscheinungen mit Tieferwerden der Stimme (häufig irreversibel) und abnormer Behaarung (Beine, Bartwuchs) kommen. Durch die Wasserretention entstehen Ödeme. Nach Gabe C_{17}-alkylierter Verbindungen ist das Auftreten eines cholestatischen Ikterus beschrieben worden.

3.7 Gewebshormone

3.7.1 Histamin

Histamin, ein biogenes Amin, entsteht durch Decarboxylierung aus Histidin. Es wird zum größten Teil in den Mastzellen und den basophilen Leukozyten des Blutes gespeichert. In diesen Zellen ist es über Ionenbindung an Heparin und ein basisches Protein gebunden. Die höchsten Konzentrationen findet man in der Lunge und im Magen-Darm-Trakt.

Verschiedene Stimuli können Histamin aus dieser Bindung freisetzen. Gewebsverletzungen führen unter Zerstörung der Speicherzellen zu einer

Tabelle 3.23. Differenzierung der durch H_1- und H_2-Rezeptoren vermittelten Wirkungen

H_1-Rezeptoren	H_2-Rezeptoren
Gefäßsystem	
Dilatation der Arteriolen	Tachykardie
Konstriktion der Pulmonalgefäße	Magensaftproduktion
Erhöhung der Kapillarpermeabilität	
Glatte Muskulatur	
Kontraktion des Darms	
Kontraktion der Bronchien	
Kontraktion des Uterus	

Histaminfreisetzung. Wichtiger ist jedoch, daß Histamin auch ohne Zerstörung der Speicherzellen durch „Degranulation" der Mastzellen abgegeben werden kann. Dies ist einmal durch Pharmaka (sog. Histaminliberatoren) möglich. Zu solchen Substanzen gehören u.a. Morphin und auch d-Tubocurarin. Zum anderen wird Histamin bei allergischen Reaktionen von Soforttyp freigesetzt. Hierbei sind Antikörper vom IgE-Typ beteiligt, die an die Mastzelloberfläche fixiert sind. Durch die Reaktion dieser Antikörper mit dem Antigen kommt es zur Freisetzung von Histamin, das zusammen mit anderen freigesetzten Mediatoren die anaphylaktische Reaktion auslöst (z.B. SRS-A = „slow reacting substance of anaphylaxis", oder ECF-A = „eosinophil chemotactic factor of anaphylaxis").

Wirkungen: Angriffspunkte des Histamins sind die H-Rezeptoren, die in H_1- und H_2-Rezeptoren unterteilt werden. Entsprechend dieser Zweiteilung lassen sich die Wirkungen 2 Gruppen zuordnen. H_1-Rezeptoren vermitteln die Wirkungen auf die glatte Muskulatur der Gefäße, des Bronchialsystems, des Magen-Darm-Traktes und des Uterus. Eine Erregung von H_2-Rezeptoren führt zur Tachykardie und einer vermehrten Säureproduktion im Magen. Wichtige Wirkungen sind in der Tabelle 3.23 zusammengefaßt.

3.7.2 Antihistaminika

Entsprechend den beiden Histaminrezeptoren lassen sich Antihistaminika in 2 Gruppen einteilen. Die „klassischen Antihistaminika" sind Substanzen, die die durch H_1-Rezeptoren ausgelösten Wirkungen antagonisieren, während sie die H_2-vermittelten Wirkungen unbeeinflußt lassen.

3.7.2.1 H$_1$-Antihistaminika

H$_1$-Antihistaminika sind kompetitive Antagonisten des Histamins an den entsprechenden Rezeptoren, ohne einen Einfluß auf Synthese oder Freisetzung zu haben. Ihre Affinität zu diesen Rezeptoren erklärt sich durch ihre chemische Struktur, die in einem bestimmten Teil des Moleküls eine weitgehende Übereinstimmung mit der des Histamins zeigt. Formal können H$_1$-Antihistaminika in

Äthylendiamin-($=N-CH_2-CH_2-N\leqslant$),
Äthanolamin-($-O-CH_2-CH_2-N\leqslant$)
und Alkylaminderivate ($=CH-CH_2-CH_2-N\leqslant$)

eingeteilt werden. Daneben gibt es weitere H$_1$-Antihistaminika, die als Analoge der genannten Typen aufgefaßt werden können.

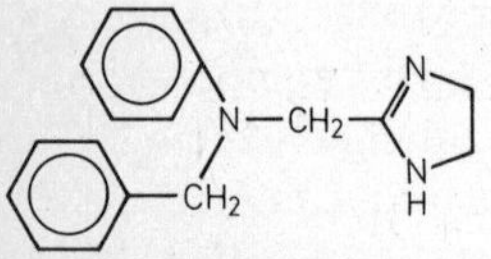

Antazolin (Äthylendiamin)

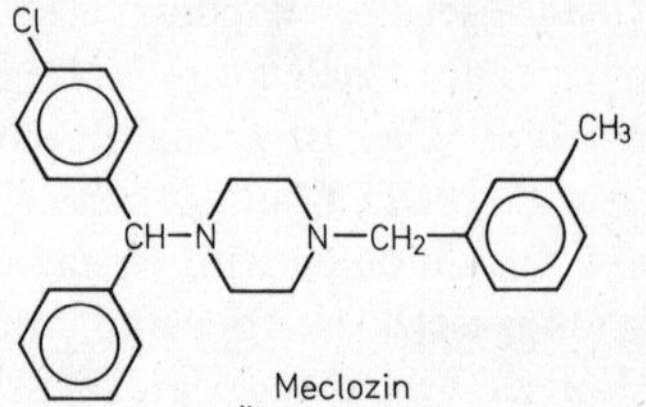

Meclozin (Äthylendiamin)

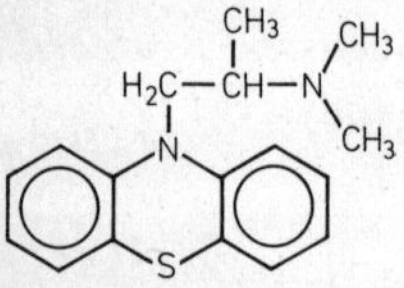

Promethazin (Äthylendiamin)

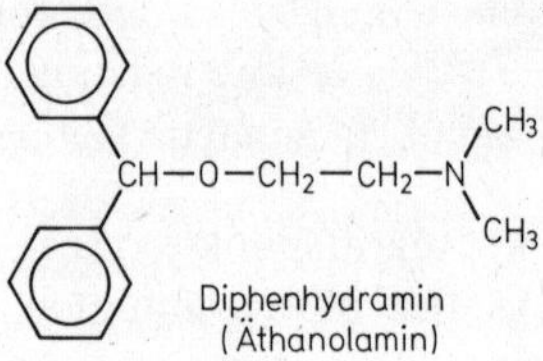

Diphenhydramin (Äthanolamin)

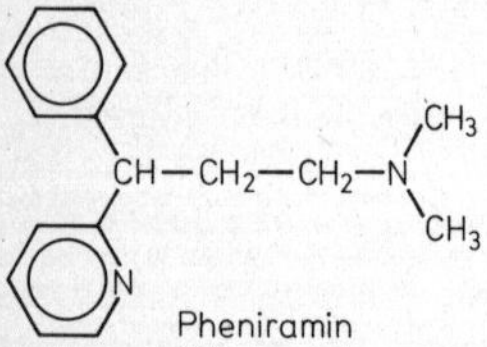

Pheniramin (Alkylamin)

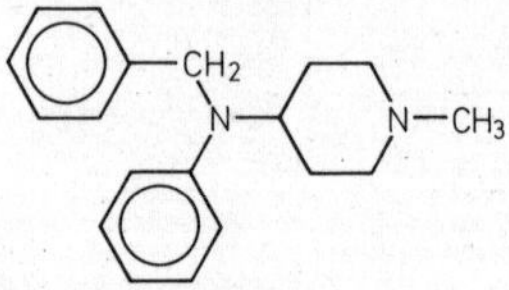

Bamipin

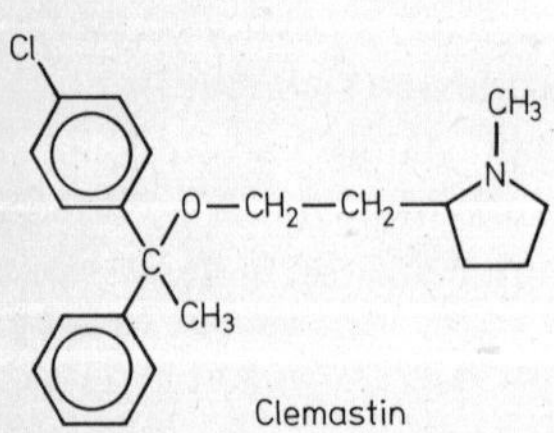

Clemastin

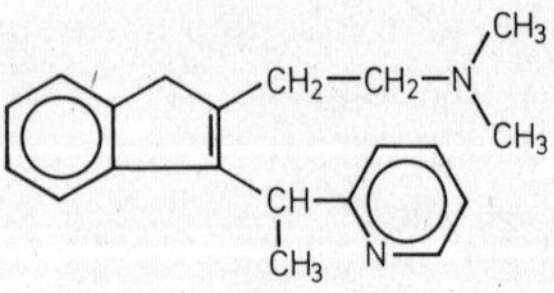

Dimetinden

Wirkungen: Alle über H_1-Rezeptoren ausgelösten Histaminwirkungen können durch Antihistaminika dieses Typs abgeschwächt und zum Teil aufgehoben werden. So sind die erregenden Wirkungen des Histamins auf die glatte Muskulatur des Magen-Darm-Traktes und die Erhöhung der Gefäßpermeabilität besonders gut zu antagonisieren, während die Vasodilatation (Beteiligung von H_2-Rezeptoren) und die Bronchokonstriktion (Beteiligung zusätzlicher Mediatoren) beim anaphylaktischen Schock nur zum Teil aufgehoben werden können. Deshalb sprechen nur einige allergische Reaktionen gut auf Antihistaminika an. Beim ausgebildeten anaphylaktischen Schock können sie zusätzlich zur Gabe von Adrenalin und Glucocorticoiden sinnvoll sein.

Viele Antihistaminika haben eine zentral dämpfende und sedierende Komponente, die bei Berufstätigen und Autofahrern das Reaktionsvermögen beeinträchtigen kann. In bestimmten Fällen kann die zentral dämpfende Wirkung jedoch therapeutisch erwünscht sein und genutzt werden. Daneben sind aber auch Antihistaminika mit geringerer sedierender Komponente bekannt (Isothipendyl, Clemastin, Mebhydrolin), die als sog. „Tagesantihistaminika" verwendet werden. Auf Grund ihrer Struktur können sich Antihistaminika in Grenzflächen anreichern. Das erklärt, warum neben der histaminrezeptorenblockierenden Wirkung auch anticholinerge (trockener Mund, Auslösung eines Glaukomanfalls) sowie antiadrenerge (Blutdruckabfall bei hohen Dosen) und lokalanästhetische (Überleitungsstörungen) Effekte auftreten können.

Indikationen: Antihistaminika werden vor allem – wenn auch mit unterschiedlichem Erfolg – bei allergischen Reaktionen verwendet. Beim ausgebildeten anaphylaktischen Schock erfolgt ihre Gabe zu spät. Die antiemetische Wirkung kann bei Bewegungskrankheiten ausgenutzt werden. Weitere Indikationen sind Juckreiz (lokalanästhetischer Effekt) und ihre Verwendung als Schlafmittel (Bestandteil hypnotischer Mischpräparate). Anhaltspunkte zur Dosierung gibt die Tabelle 3.24.

Nebenwirkungen: Die wichtigste Nebenwirkung ist die einigen Antihistaminika eigene sedierende Wirkung, die in Kombination mit anderen zentral dämpfenden Substanzen (z. B. Alkohol!) verstärkt wird. Selten wird auch eine zentrale Erregung beobachtet (Unruhe, Schlaflosigkeit). Weitere Nebenwirkungen betreffen den Magen-Darm-Trakt und äußern sich in Übelkeit, Erbrechen, Appetitlosigkeit und Schmerzen im Epigastrium. Allergische Reaktionen können vor allem nach lokaler Applikation auf die Haut auftreten. Anticholinerge, antiadrenerge und lokalanästhetische Wirkungen s. oben.

Tabelle 3.24. Dosierungen gebräuchlicher Antihistaminika (Auswahl)

	Internationaler Freiname	Warenzeichen	Mittlere Einzeldosis [mg]
H_1-Antihistaminika			
Äthylendiamine	Antazolin	Antistin	100
	Isothipendyl	Andantol	4– 8
	Meclozin	Bonamine	25– 50
		Calmonal	
		Peremesin	
		Postafen	
	Promethazin	Atosil	25– 50
Äthanolamine (Colamine)	Diphenhydramin	Benadryl	50
		Dabylen	
		Sekundal-D	
	Chlorphenoxamin	Systral	20– 40
Alkylamine (Propylamine)	Pheniramin	Avil	25– 50
	Brompheniramin	Dimegan	16
		Ebalin	
		Ilvin-Dupletten	
Weitere	Bamipin	Soventol	50–100
	Clemastin	Tavegil	1– 2
	Dimetinden	Fenistil	1– 2
	Mebhydrolin	Omeril	50–100
H_2-Antihistaminika			
	Cimetidin	Tagamet	200–400

3.7.2.2 H_2-Antihistaminika

H_2-Blocker, wie Cimetidin, hemmen sowohl die basale als auch die durch Pentagastrin stimulierte Säureproduktion im Magen. Auf Grund dieser Wirkung werden sie zur Therapie und Rezidivprophylaxe des Ulcus duodeni verwendet. Sie führen zu einer erheblichen Verkürzung der Heilungsdauer duodenaler Ulzera.

$$\text{Cimetidin}$$

Die ersten H_2-Rezeptorenblocker Burimamid und Metiamid werden wegen erheblicher Nebenwirkungen (Agranulozytose) nicht mehr verwendet. Cimetidin scheint nach den bisherigen Untersuchungen diese Nebenwirkungen nicht zu haben. Neben zentralnervösen Störungen, wie Benommenheit, Verwirrtheit und Kopfschmerzen, wurden vereinzelt auch Anstiege der Transaminasen und des Kreatinins im Serum beobachtet. Ein neuerer H$_2$-Rezeptorenblocker ist Ranitidin (Sostril^R, Zantic^R). Zur Dosierung s. Tabelle 3.24.

3.7.3 Gastrin

Das Peptid Gastrin, das in 3 verschiedenen Molekülgrößen vorkommt, reguliert die Säureproduktion der Belegzellen des Magens. Gebildet wird es im wesentlichen in den G-Zellen des Magenantrums und im Duodenum. Sekretionsreize für Gastrin sind der Kontakt der Antrumschleimhaut mit Nahrungsbrei bzw. die Dehnung des Antrums sowie eine Stimulation durch den N. vagus.

Die Säureproduktion im Magen wird zusätzlich über den pH-Wert des Duodenuminhaltes reguliert. Gelangt saurer Speisebrei aus dem Magen ins Duodenum, so wird dort Sekretin freigesetzt, das auf dem Blutwege zu den Belegzellen des Magens gelangt und die HCl-Produktion hemmt. Gleichzeitig wird auch vermehrt Bicarbonat aus dem exokrinen Pankreas ins Duodenum abgegeben.

Auf der anderen Seite führt eine Abnahme der Azidität im Duodenum zur Sekretion von duodenalem Gastrin, das dann die Säureproduktion in den Belegzellen des Magens stimuliert. Eine Reihe von Befunden sprechen dafür, daß Gastrin nicht direkt, sondern unter Vermittlung von Histamin die Belegzellen stimuliert (s. auch Histamin und H$_2$-Rezeptorenblocker).

Gastrin und ein synthetisches Pentapeptid (Pentagastrin, Gastrodiagnost^R) werden zur klinischen Funktionsdiagnostik der Säureproduktion verwendet.

3.7.4 Prostaglandine

Prostaglandine sind ubiquitär vorkommende Gewebshormone oder Mediatoren. Sie werden nicht gespeichert, sondern bei Bedarf synthetisiert. Ausgangssubstrat für die Synthese sind ungesättigte Fettsäuren (Arachidonsäure und Homo-γ-linolensäure), die durch die Phospholipase A$_2$ aus Phospholipiden freigesetzt werden. Aus diesen Fettsäuren entstehen zunächst instabile und reaktionsfähige Endoperoxide, die sich in Prostaglandine E$_2$ und F$_{2\alpha}$ sowie Thromboxan A$_2$ und Prostacyclin umlagern (Abb. 3.22).

Thromboxan A$_2$ und Prostacyclin sind an der Thrombozytenaggregation gegensinnig beteiligt. Während Thromboxan A$_2$ thrombozytenaggregierend und vasokonstriktorisch wirkt (Bildung in den Thrombozyten), hemmt Prostacyclin als Gegenspieler die Thrombozytenaggregation bei gleichzeitiger Vasodilatation (Bildung in der Gefäßwand).

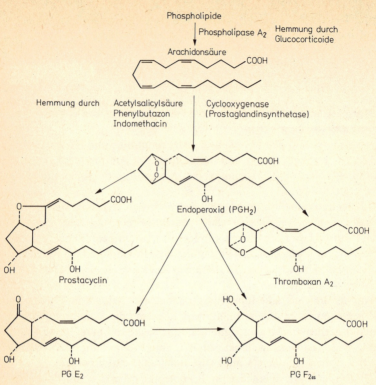

Abb. 3.22. Biosynthese der Prostaglandine und anderer Umwandlungsprodukte der Arachidonsäure

Die Wirkungen der Prostaglandine sind außerordentlich vielseitig und komplex. Dies liegt daran, daß Prostaglandine sich untereinander regulieren können und teilweise auch gegensinnige Wirkungen am gleichen Organ entfalten. Auch ist ihre Verteilung von Organ zu Organ oder auch innerhalb eines Organs unterschiedlich. Einige Wirkungen der Prostaglandine sind in der Tabelle 3.25 zusammengefaßt.

Von besonderem pharmakologischen Interesse ist, daß Prostaglandine und andere Umwandlungsprodukte der Arachidonsäure an Entzündungsreaktionen beteiligt sind und exsudative und proliferative Prozesse begünstigen. Durch Hemmung der Prostaglandinsynthese kann daher ein entzündliches Geschehen therapeutisch beeinflußt werden. Glucocorticoide verhindern die Freisetzung der Arachidonsäure aus Phospholipiden über eine Hemmung der Phospholipase-A_2-Aktivierung. Nichtsteroidale Antiphlogistika wie Acetylsalicylsäure oder Indometacin sind Hemmstoffe

Tabelle 3.25. Ausgewählte Wirkungen von Prostaglandinen

Wirkung	PGE_2	$PGF_{2\alpha}$
Gefäßtonus	↓	↑
Blutdruck	↓	↑
Kontraktion der Bronchien	↓	↑
Magensäureproduktion	↓	
Kontraktion des schwangeren Uterus	↑	↑
Reninfreisetzung	↑	↓

der Cyclooxygenase. Auch an der Entstehung von Schmerzen scheinen Prostaglandine mitzuwirken. Vor allem Prostaglandine vom E-Typ führen zu einer langanhaltenden Hyperalgesie. Zusätzlich kann auch eine Verstärkung der Histamin- und Bradykininwirkung hinzukommen. Die Rolle der Prostaglandine bei der Fieberentstehung ist noch unsicher.

Die therapeutische Bedeutung der Prostaglandine ist z.Z. gering. Die uteruskontrahierende Wirkung (PGE_2) (Minprostin E_2^R) wird zur Schwangerschaftsunterbrechung und zur Einleitung der Geburt ausgenutzt. Wegen der vielfältigen Wirkungen ist bei systemischer Applikation mit zahlreichen Nebenwirkungen zu rechnen (Übelkeit, Erbrechen, Temperaturanstieg, Schüttelfrost, Schwindel, Kopfschmerzen und evtl. Krampfanfälle).

Eine weitere vielversprechende Anwendungsmöglichkeit könnte die Therapie peptischer Ulzera werden, da Prostaglandine eine Schutzfunktion gegenüber der Magenschleimhaut (Zytoprotektion) besitzen. Die Hemmung der Säureproduktion im Magen kann z.Z. wegen der zahlreichen Wirkungen der Prostaglandine auf andere Organe und wegen der schnellen enzymatischen Inaktivierung therapeutisch nicht genutzt werden. Das Hauptaugenmerk ist deshalb auf die Entwicklung oral wirksamer und metabolisch stabiler Substanzen gerichtet (Methylierung in C_{15}).

4 Vitamine

Vitamine sind zur Aufrechterhaltung der Körperfunktion notwendige organische Verbindungen, die vom menschlichen Organismus nicht synthetisiert werden können und daher mit der Nahrung zugeführt werden müssen.
Die Funktion vieler Vitamine besteht darin, daß sie Coenzyme oder prosthetische Gruppen von Enzymen sind bzw. werden können.
Vitamine werden aus historischen Gründen nach ihrer Löslichkeit eingeteilt. Den wasserlöslichen Vitaminen (B-Gruppe, Nicotinsäureamid, Folsäure, C) stehen die fettlöslichen (A, D, E, K) gegenüber, deren Resorption von einer intakten Fettresorption abhängig ist.
In vollwertiger Nahrung, wie sie heute in Industrienationen zur Verfügung steht, sind alle Vitamine in ausreichender Menge vorhanden, so daß ernährungsbedingte Hypo- oder Avitaminosen sehr selten sind. Auf die zusätzliche Vitamingabe kann daher meistens verzichtet werden. Lediglich in Zeiten erhöhten Vitaminbedarfs (Schwangerschaft, Stillzeit, Säuglingsalter) müssen einige Vitamine zusätzlich zugeführt werden.
Wenn in unseren Breiten Vitaminmangelzustände auftreten, sind sie daher meistens nicht durch ein ungenügendes Angebot ausgelöst, sondern beruhen auf Erkrankungen oder Interferenzen mit anderen Substanzen bzw. exzentrischer (einseitige) Ernährung. So kann es z.B. bei intestinalen Erkrankungen zu einer verminderten Resorption kommen. Ein lange bestehender Verschlußikterus führt zu einem Mangel an Gallensäuren im Magen-Darm-Trakt und beeinträchtigt die Resorption fettlöslicher Vitamine. Bei Fehlen des intrinsic factor wird Vitamin B_{12} trotz ausreichenden Angebots nicht resorbiert. Eine Therapie mit sog. Breitbandantibiotika kann über eine Schädigung der physiologischen Darmflora zu einem Vitamin-K-Mangel führen. Hypovitaminosen können auch durch bestimmte Pharmaka ausgelöst werden. Hydralazine und INH bilden mit Vitamin B_6 ein Hydrazon. Es entwickelt sich ein Vitamin-B_6-Mangel mit entsprechenden Symptomen. Ebenso können Folsäureantagonisten eine Folsäuremangelanämie hervorrufen. Alle Symptome einer Avitaminose bzw. Hypovitaminose sind durch die Gabe des entsprechenden Vitamins reversibel.

Tabelle 4.1. Übersicht der fett- und wasserlöslichen Vitamine mit mittlerem Tagesbedarf und Mengen zur Substitution bei Mangelzuständen

Vitamin	Warenzeichen (Auswahl)	Mangelerkrankung	Tagesbedarf [mg]	Substitution bei Mangel [mg/Tag]
Fettlösliche Vitamine				
A = Retinol	A-Mulsin, Arovit, A-Vicotrat, Vogan	Nachtblindheit	2	20
D = Cholecalciferol	D_3-Vicotrat, D-Mulsin, D-Tracetten, Vigantol	Rachitis	0,02	Prophylaxe: 0,025/Tag
E = Tocopherol	Ephynal, Eusovit, Evion		1	
K = Phytomenadion	Konakion	Gerinnungsstörungen		
Wasserlösliche Vitamine				
B = Thiamin, Aneurin	B_1-Vicotrat, Benerva, Betabion, Vitobun	Beriberi	2	20–30
B_2 = Riboflavin	Beflavin	Entzündungen an Mund, Lippen	2	10
B_6 = Adermin, Pyridoxin	B_6-Vicotrat, Benadon, Hexobion	Störungen des peripheren und zentralen Nervensystems	2	100–300
B_{12} = Cobalamin	–*OH*: Aquo-Cytobion, Depogamma, Berubi, Novidroxin –*CN*: B_{12}-Vicotrat, Cobalparen, Cytobion, Docivit, Millevit	Perniziöse Anämie	0,002	0,1–0,2
Nicotinsäure und Nicotinamid	Niconacid Nicobion	Pellagra	20	50–500
Folsäure	Folsan	Makrozytäre Anämie	0,4–0,8	5–20
C = Ascorbinsäure	Cebion, Cedoxon, Ce-Fortin, Ceglykon, C-Vicotrat, Taxofit	Skorbut	60	70–100

Eine Übersicht über die Vitamine, die Mangelerkrankungen, den mittleren Tagesbedarf und der Mengen zur Substitution beim Mangel gibt die Tabelle 4.1.

4.1 Fettlösliche Vitamine

4.1.1 Vitamin A

Vitamin A entsteht durch Spaltung von β-Carotin (Provitamin), das in gelben und grünen Pflanzen enthalten ist. Daneben kommen auch größere Mengen im Lebertran und anderen tierischen Produkten wie Butter, Milch und Eiern vor.

Nach der Resorption (in Anwesenheit von Gallensäuren) wird das Provitamin oxidativ gespalten; zum Teil bereits in der Mukosa des Magen-Darm-Traktes, der überwiegende Teil jedoch in der Leber. Dort wird das Vitamin auch gespeichert. Vitamin A ist ein Schutzfaktor für epitheliales Gewebe: Das Wachstum der Epithelien wird gefördert und die Schleimhäute vor Verhornung geschützt. Über eine Abdichtung der Schleimhautepithelien ist es an der Infektabwehr beteiligt. Große Bedeutung hat Vitamin A für das Dämmerungs- und Nachtsehen in den Stäbchenzellen der Netzhaut. In der 11-cis-Retinal-Form bildet es zusammen mit einem Protein (Opsin) den Sehpurpur (Rhodopsin), der unter Lichteinwirkung in Lumirhodopsin umgewandelt wird. Der Umbau des Sehpurpurs löst die nervösen Impulse aus. Lumirhodopsin zerfällt dann in all-trans-Retinal und Opsin, das erneut in den Zyklus einfließen kann (Abb. 4.1).

Wegen der Speicherung von Vitamin A in der Leber tritt eine Hypovitaminose bei normaler Ernährung nur selten und langsam auf. Sie wird sich vor allem dann entwickeln, wenn chronische Erkrankungen des Magen-Darm-Traktes (Zöliakie, Sprue) und der Anhangsorgane (Leber, Pankreas) über eine gestörte Fettresorption auch die Vitamin-A-Resorption beeinträchtigen.

Erste Anzeichen eines Vitaminmangels beim Menschen sind Störungen des Nacht- und Dämmerungssehens (Nachtblindheit). Weitere Symptome betreffen die Haut und Schleimhäute. Am Auge kann es zur Verdickung und Verhornung der Konjunktiven sowie zur Trübung und Ulzeration der Hornhaut kommen. Auch andere Schleimhäute verhornen. Infektionen breiten sich leicht aus.

Bei exzessiver Zufuhr von Vitamin A sind Intoxikationen möglich. Symptome der akuten Überdosierung sind Müdigkeit, Kopfschmerzen, Reizbarkeit, Papillenödem, Hirndruckzeichen und Hautschuppung. Bei chronischer Überdosierung treten zusätzlich Schleimhautblutungen, Haarausfall,

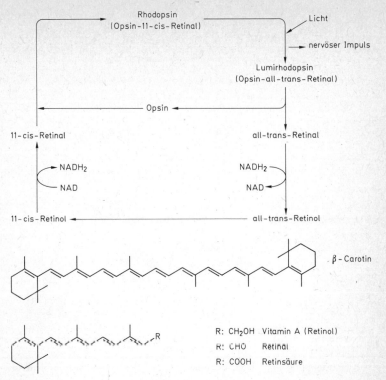

Abb. 4.1. Schematische Darstellung der Umwandlung von Vitamin A beim Sehvorgang

Ödeme, Gelenkschmerzen, Anämie, Hepatosplenomegalie und u. U. Nierenversagen auf. Bei Kindern kann es zum vorzeitigen Epiphysenschluß kommen. Angaben zum Tagesbedarf und Mengen zur Substitution bei Mangelzuständen s. Tabelle 4.1.

4.1.2 Vitamin D

Das eigentliche D-Vitamin ist Vitamin D_3 = Cholecalciferol, das in der Haut durch UV-Bestrahlung aus 7-Dehydrocholesterin (Provitamin) entsteht. Wirksam ist jedoch ein Metabolisierungsprodukt, 1,25-Dihydrocholecalciferol, das über 25-Hydroxycholecalciferol (Bildung in der Leber) in der Niere gebildet wird (Abb. 4.2). Zusammen mit Parathormon und Calcitonin (s. S. 209) ist Vitamin D an der Ca^{2+}-Homöostase und am Knochenstoffwechsel beteiligt. Vitamin D fördert die Calcium- und Phosphatre-

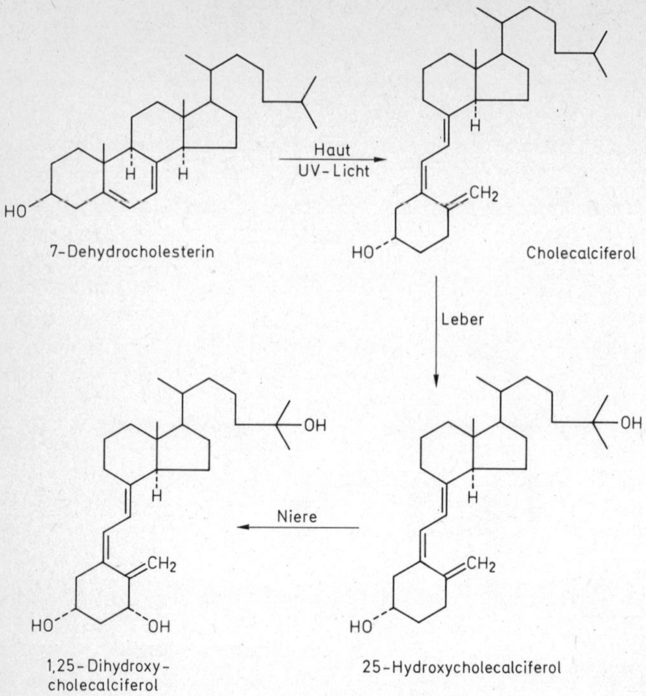

Abb. 4.2. Umwandlung von 7-Dehydrocholesterin in 1,25-Dihydroxycholecalciferol

sorption aus dem Darm. Dabei wird die Bildung eines Ca^{2+}-Transportproteins induziert. In der Niere wird die Calcium- und Phosphatrückresorption gesteigert. Beide Prozesse führen zu einer Erhöhung der Calciumkonzentration im Blut.

Vitamin D-Mangel ist im Erwachsenenalter sehr selten. Sehr viel häufiger ist er im Kindesalter (vor allem in den ersten Lebensjahren), da der erhöhte Vitaminbedarf durch die endogene Bildung nicht gedeckt werden kann (mangelnde UV-Bestrahlung in nördlichen Ländern). Der Vitamin D-Mangel führt im Kindesalter zum Krankheitsbild der Rachitis. Wegen der verminderten Calciumresorption aus dem Darm sinkt der Calciumspiegel des Blutes ab. Um die Serum-Calciumkonzentration konstant zu halten, wird Calcium aus dem Knochen mobilisiert (Parathormon). Typische Symptome der Rachitis sind daher weiche, leicht verformbare bzw. deformierte Knochen (z. B. O-Beine, Glockenthorax, Craniotabes) und der sog. Rosenkranz an der Knorpel-Knochen-Grenze der Rippen. Bei sehr niedrigen Ca^{2+}-Konzentrationen im Blut kann es auch zur rachitogenen Tetanie kommen. In nördlichen Ländern kann daher auf eine Rachitisprophylaxe nicht verzichtet werden. Neugeborene und Säuglinge erhalten 500 I. E. = 25 µg Vitamin D_3 täglich bis zum Ende des 1. Lebensjahres und nochmals im darauffolgenden Winter.

Vitamin D gehört zu den Vitaminen, die schwere Intoxikationen bei Überdosierung hervorrufen können. Sie sind durch eine Hypercalciämie gekennzeichnet. Häufige Symptome sind Übelkeit, Erbrechen, Durchfälle, Schwäche, Schwindel, Kopfschmerzen und Schlaflosigkeit. U. U. kann es auch zu Kalkablagerungen in Niere und Blutgefäßen kommen. Die Therapie besteht in der Unterbrechung der Vitamin D-Zufuhr und der Gabe von Glucocorticoiden sowie calciumarme Ernährung.

4.1.3 Vitamin E

Die Wirkungen und Funktion des Vitamin E (Tocopherol), das vor allem in Getreiden vorkommt, sind bisher nur ungenügend bekannt. Am bedeutungsvollsten scheint seine Wirkung als Antoxidans zu sein, d. h. empfindliche körpereigene Verbindungen werden vor der Oxidation geschützt. So wird z. B. die Oxidation ungesättigter Fettsäuren zu Peroxiden (sog. Lipidperoxidation) verhindert. Über einen solchen Mechanismus könnte die Schutzwirkung gegenüber Membranen zustande kommen, da die in die Membran integrierten Fette gegenüber Oxidationen geschützt sind.

Hypovitaminosen sind beim Menschen nicht bekannt. Im Tierexperiment führt ein Vitamin-E-Mangel zu Fertilitätsstörungen. Angaben zum Tagesbedarf und Mengen zur Substitution bei Mangelzuständen s. Tabelle 4.1.

4.1.4 Vitamin K

Von den K-Vitaminen kommen zwei, K_1 (Phytomenadion) und K_2 (Menachion), in der Natur vor, während Vitamin K_3 (Menadion) ein synthetisches Produkt ist. Neben grünen Pflanzen, die Vitamin K_1 bilden, synthetisieren Bakterien (z. B. E. coli) Vitamin K_2, so daß ein Teil der vom Menschen benötigten Menge von den physiologischen Darmbakterien gebildet werden kann.

Vitamin K ist Cofaktor bei der Synthese der Gerinnungsfaktoren II (Prothrombin), VII (Proconvertin), IX (antihämophiles Globulin B) und X (Stuart-Prower-Faktor) in der Leber. Diese Faktoren werden als Prothrombinkomplex zusammengefaßt. Eine Hypo- oder Avitaminose ist sehr selten. Sie kann auftreten, wenn die Resorption des fettlöslichen Vitamins durch einen Mangel an Gallensäuren (z. B. Verschlußikterus) behindert ist, oder wenn bei einer Langzeitbehandlung mit Breitbandantibiotika die physiologische Darmflora geschädigt wird und die Darmbakterien als Vitamin-Lieferant ausfallen.

Die Symptome des Vitamin-K-Mangels sind Störungen der Blutgerinnung, die zu Blutungen führen können. Zufuhr von Vitamin K beendet diesen Zustand nach einer Latenzzeit, da die Gerinnungsfaktoren erst neu synthetisiert werden müssen. Der Antagonismus zwischen Vitamin K und Cumarinderivaten wird therapeutisch genutzt, um die Synthese der Gerinnungsfaktoren zu hemmen und um damit die Gerinnbarkeit des Blutes herabzusetzen (Antikoagulantien). Angaben zum Tagesbedarf und Mengen zur Substitution bei Mangelzuständen s. Tabelle 4.1.

4.2 Wasserlösliche Vitamine

4.2.1 Vitamin B_1

Vitamin B_1 (Thiamin) kommt vor allem in Hefe, Vollkornprodukten, Gemüsen und Kartoffeln vor. Die wirksame Form ist das im Organismus entstehende Thiaminpyrophosphat, das als Coenzym bei Decarboxylierungs- und Aldehydübertragungsreaktionen (Kohlenhydratstoffwechsel!) beteiligt ist. Der Vitaminbedarf ist daher von der Zusammensetzung der Nahrung abhängig und bei kohlenhydratreicher Kost erhöht.

Ein Vitamin-B_1-Mangel ist selten. Er tritt dann auf, wenn die Resorption gestört ist, oder, wie beim chronischen Alkoholismus, wenn durch die Einseitigkeit der Ernährung (der Alkoholiker deckt einen großen Teil seines Kalorienbedarfs durch Alkohol) und die unregelmäßige Nahrungsaufnahme ein unzureichendes Angebot besteht.

Beim Vitaminmangel stehen Störungen der Muskulatur und des Nervensystems im Vordergrund. Ein Schwund der Skelettmuskulatur und eine Herzinsuffizienz lassen sich ebenso wie eine Polyneuritis und psychische Veränderungen (Reizbarkeit, verminderte geistige Leistungsfähigkeit) nachweisen. Leichtere Formen des Mangels können uncharakteristische Symptome wie allgemeine Schwäche und Parästhesien zeigen.

Die klassische Form der Avitaminose ist die Beriberikrankheit, die vor allem in Ostasien nach Genuß von poliertem Reis (Entfernen des Silberhäutchens) auftrat und durch Polyneuritiden, Muskelschwund und -atrophie (trockene Form) bzw. durch Herzinsuffizienz mit Ödemen (feuchte Form) gekennzeichnet ist. Angaben zum Tagesbedarf und Mengen zur Substitution bei Mangelzuständen s. Tabelle 4.1.

4.2.2 Vitamin B_2

Riboflavin, ein Alloxazinderivat kommt vor allem in Gemüsen, Hefe, tierischen Organen und Milch vor. Aus ihm entstehen im Organismus Flavinmononukleotid (FMN) und Flavin-Adenin-Dinukleotid (FAD), die als Coenzyme der Flavoproteine z.B. bei der Wasserstoffübertragung der Atmungskette und bei der Fettsäureoxidation beteiligt sind.

Ein Vitamin-B_2-Mangel ist sehr selten und tritt vor allem dann auf, wenn intestinale Resorptionsstörungen vorliegen. Symptome eines Riboflavinmangels sind vor allem Entzündungen der Mundwinkel (Rhagaden), Lippen (Cheilitis) und Zunge (Glossitis). Auch Veränderungen an den Augen mit Vaskularisierung der Cornea, Lichtscheu und Tränenfluß sind möglich.

Anämien können auch zum Krankheitsbild des Vitamin-B_2-Mangels gehören. Angaben zum Tagesbedarf und Mengen zur Substitution bei Mangelzuständen s. Tabelle 4.1.

4.2.3 Vitamin B_6

Pyridoxal, Pyridoxamin und Pyridoxin werden unter dem Begriff des Vitamin B_6 zusammengefaßt, da sie im Stoffwechsel ineinander überführbar sind. Sie kommen in allen tierischen Zellen, Getreide und grünem Gemüse vor. Die wirksame Verbindung ist Pyridoxalphosphat, das durch die Pyridoxalkinase im Organismus entsteht und als Coenzym bei Decarboxylierungs- und Transaminierungsreaktionen von Aminosäuren beteiligt ist. Ein erhöhter Bedarf besteht daher bei einer eiweißreichen Kost.

Ein alimentärer Mangel ist selten. Häufiger tritt er während der Schwangerschaft oder als Folge einer Therapie mit INH oder Hydralazinen auf. INH inaktiviert Pyridoxalphosphat über eine Hydrazonbildung und hemmt zusätzlich die Pyridoxalkinase, so daß weniger Pyridoxalphosphat gebildet wird.

Mangelerscheinungen manifestieren sich überwiegend am peripheren und zentralen Nervensystem: Polyneuritiden und Erregungszustände mit Krämpfen können charakteristische Symptome sein. Daneben bestehen manchmal seborrhoische Hautveränderungen und eine hypochrome Anämie. Angaben zum Tagesbedarf und Mengen zur Substitution bei Mangelzuständen s. Tabelle 4.1.

4.2.4 Nicotinsäure und Nicotinsäureamid

Die Hauptquelle für Nicotinsäure, die im Organismus in Nicotinsäureamid übergeführt wird, und Nicotinsäureamid sind Getreide, Hefe, Leber und Fleisch. Eine weitere wichtige Quelle für Nicotinsäureamid ist der endogene Tryptophanabbau im menschlichen Organismus.

Nicotinsäureamid ist Bestandteil der wasserstoffübertragenden Coenzyme NAD (Nicotinsäureamid-adenin-dinukleotid) und NADP (Nicotinsäureamid-adenin-dinukleotid-phosphat), die an zahlreichen oxidativen und reduktiven Stoffwechselreaktionen beteiligt sind. Ein Nicotinsäureamidmangel wird sich vor allem dann einstellen, wenn neben einer verminderten alimentären Zufuhr von Nicotinsäure und Nicotinsäureamid zusätzlich eine tryptophanarme Nahrung (z.B. ausschließlich Mais) aufgenommen wird.

Die Avitaminose ist die Pellagra (Pella agra = rauhe Haut), die durch Schäden an der Haut, am Magen-Darm-Trakt und am Nervensystem gekennzeichnet ist. Typisch sind eine Dermatitis an unbedeckten Körperpartien und Entzündungen im gesamten Intestinaltrakt mit Diarrhoe. Die Störungen des Nervensystems äußern sich in peripheren Neuritiden und evtl. Lähmungen sowie Depression Halluzinationen, Delirien und Demenz (D-Trias: Dermatitis, Diarrhoe, Demenz). Angaben zum Tagesbedarf und Mengen zur Substitution bei Mangelzuständen s. Tabelle 4.1.

4.2.5 Folsäure

Folsäure bzw. Folsäurekonjugate mit mehreren Glutaminsäureresten kommen in grünen Blättern, Hefe und Leber vor. Daneben können auch Darmbakterien Folsäure bilden. Von den mit der Nahrung aufgenommenen Folsäurekonjugaten müssen zunächst die überzähligen Glutaminsäurereste durch Konjugasen abgespalten werden, da nur die eigentliche Folsäure mit einem Glutamylrest verwertet werden kann, (s. S. 184). Folsäure wird im menschlichen Organismus durch die Folsäurereduktase unter Beteiligung von Vitamin C in einer Zweistufenreaktion über Dihydrofolsäure zur Tetrahydrofolsäure reduziert, die als Coenzym bei der Übertragung von C_1-Bruchstücken beteiligt ist (z.B. Übertragung von Formyl- oder Methylresten). Beispiele für solche Reaktionen sind die Synthese der Purinbasen und von Pyrimidinnukleotiden (Thymidinmonophosphat) für die DNS- und RNS-Synthese. An der Bildung von Methionin aus Homocystein ist nicht nur Tetrahydrofolsäure sondern auch Vitamin B_{12} beteiligt.

Ein Folsäuremangel, der häufig auf Resorptionsstörungen im Dünndarm (z.B. Zöliakie, Sprue) beruht, betrifft vor allem das blutbildende System: Durch die Störung der Nucleinsäuresynthese ist die Erythrozytenreifung beeinträchtigt. Unreife Megaloblasten werden ans Blut abgegeben; es entwickelt sich eine hyperchrome, makrozytäre Anämie, die mit einer Leuko- und Thrombozytopenie vergesellschaftet sein kann. Entzündungen der Mundschleimhaut und der Zunge sind weitere Symptome. Im Gegensatz zum Vitamin-B_{12}-Mangel treten keine degenerativen Veränderungen des Nervensystems auf. Während einer Therapie mit Folsäureantagonisten

(Hemmung der Folsäurereduktase) kann sich ebenfalls eine makrozytäre Anämie entwickeln, die jedoch nicht durch die Gabe von Folsäure gebessert werden kann, da die Reduktion der Folsäure gehemmt ist. In diesem Fall ist Folinsäure als bereits reduzierte Verbindung wirksam.

Angaben zum Tagesbedarf und Mengen zur Substitution bei Mangelzuständen s. Tabelle 4.1.

4.2.6 Vitamin B_{12}

Vitamin B_{12} ist ein kompliziert aufgebautes Molekül (Corrinabkömmling) mit einem zentralen Kobaltatom.

Vitamin B_{12} wird von Bakterien gebildet und im menschlichen und tierischen Organismus gespeichert. Besonders vitaminreich sind Leber, Nieren und Muskulatur. Die menschliche Leber speichert etwa 3 mg Vitamin B_{12}. Da der tägliche Bedarf jedoch nur ca. 1–2 μg beträgt, werden Mangelerscheinungen erst nach einer Latenzzeit von mehreren Jahren sichtbar.

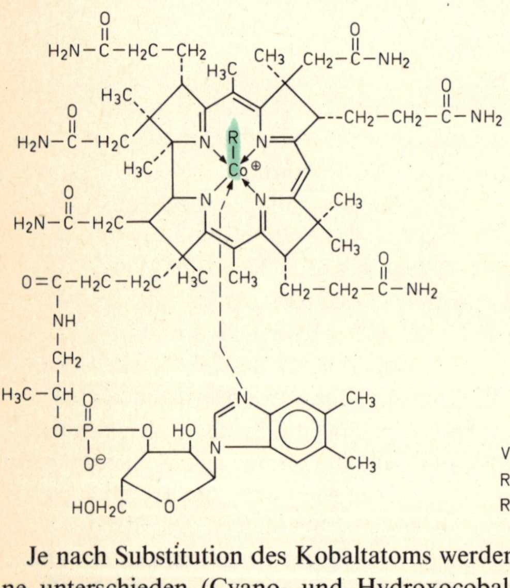

Vitamin B_{12}
R = OH: Hydroxocobalamin
R = CN: Cyanocobalamin

Je nach Substitution des Kobaltatoms werden verschiedene B_{12}-Vitamine unterschieden (Cyano- und Hydroxocobalamin). Alle Formen sind wirksam, da sie im Organismus in das B_{12}-Coenzym, bei dem der 6. Substituent des Kobalt aus 5'-Desoxyadenosin besteht, übergeführt werden können. Dieses Cobalamin Coenzym ist an zahlreichen enzymatischen Reaktionen, z. T. mit Folsäure gemeinsam, beteiligt, von denen die Umwandlung von Methylmalonyl-CoA zu Succinyl-CoA, die Synthese von Methionin aus Homocystein, die Synthese von Purinen und Pyrimidinen sowie die Bildung des Myelins im Nervengewebe am bedeutungsvollsten sind.

Vitamin B_{12} wird im Dünndarm resorbiert. Dazu ist ein intrinsic factor notwendig, der in der Magenschleimhaut gebildet wird und sich dort mit Vitamin B_{12} verbindet. Der Komplex gelangt in den Dünndarm, wo er resorbiert wird.

Fehlt der intrinsic factor, so entwickelt sich im Laufe mehrerer Jahre ein Vitamin-B_{12}-Mangel mit dem Krankheitsbild der perniziösen Anämie, einer makrozytären, hyperchromen Anämie, die sich vom Blutbild her nicht von einer Folsäuremangelanämie unterscheidet. Im Gegensatz zur Folsäuremangelanämie kommt es jedoch gleichzeitig zu degenerativen Veränderungen des Nervensystems, vor allem im Bereich des Rückenmarks (Degeneration der Hinter- und Seitenstränge). Charakteristisch ist auch eine glatte rote Zunge. Die einzige Indikation für Vitamin B_{12} ist die perniziöse Anämie. Da es bei einem Vitamin-B_{12}-Mangel auch zu einem sekundären Folsäuremangel kommen kann, wird bei der Therapie der perniziösen Anämie zusätzlich Folsäure gegeben. Angaben zur Dosierung s. Tabelle 4.1.

4.2.7 Vitamin C

Ascorbinsäure ist nur für Primaten und das Meerschweinchen ein Vitamin, da ihnen die Fähigkeit zur Synthese fehlt (Fehlen der L-Gulonolacton-Oxidase). Hauptlieferant sind frisches Obst und Gemüse und vor allem die Kartoffel.

Die physiologische Bedeutung besteht darin, daß Ascorbinsäure mit Dehydroascorbinsäure ein Redoxsystem bildet, das an zahlreichen Reaktionen – vor allem Hydroxylierungen – beteiligt ist.

L-Ascorbinsäure $\underset{+2H}{\overset{-2H}{\rightleftharpoons}}$ Dehydro-L-Ascorbinsäure

Von den zahlreichen Wirkungen und Angriffspunkten der Ascorbinsäure, die in ihrem Mechanismus noch weitgehend ungeklärt sind, sollen nur einige angeführt werden:
1. Beteiligung bei der Synthese der Nebennierenrindenhormone,
2. Beteiligung bei Hydroxylierungsreaktionen,
   a. von Prolin zu Hydroxyprolin
   b. von Dopamin zu Noradrenalin
3. Beteiligung an der Reduktion von Folsäure zu Tetrahydrofolsäure.

Die typische Mangelerscheinung im Erwachsenenalter, die allerdings heute nur sehr selten beobachtet wird, ist der Skorbut. Charakteristische

Symptome der ausgebildeten Avitaminose sind Müdigkeit, Schwäche, Infektanfälligkeit, Entzündungen des Zahnfleisches mit Lockerung und Ausfallen der Zähne sowie großflächige oder petechiale Blutungen. Im Kindesalter führt ein Vitamin-C-Mangel (M. Möller-Barlow) zusätzlich zu Störungen des Knochen- und Zahnwachstums.

Der Vitamin-C-Bedarf ist während der Schwangerschaft und Stillzeit sowie bei Tumoren und Infektionen erheblich gesteigert (etwa 100–300 mg/Tag). Die Gabe größerer Mengen Vitamin C (über 1 g) bringt keinen Nutzen, da überschüssiges Vitamin C schnell renal ausgeschieden wird. Die Frage, ob Vitamin C einen protektiven Effekt bei Erkältungskrankheiten besitzt, wird immer noch kontrovers diskutiert. Angaben zum Tagesbedarf und Mengen zur Substitution bei Mangelzuständen s. Tabelle 4.1.

5 Toxikologie

Toxikologie ist die Wissenschaft, die sich mit den schädlichen Wirkungen chemischer Stoffe auf lebende Organismen befaßt. Sie wurde früher als Lehre von den Giften bezeichnet, da sie im Arzneimittelbereich die Neben- bzw. Giftwirkungen beschreibt. Schon im Mittelalter war bekannt, daß allein die Dosis dafür entscheidend ist, ob eine Substanz giftig (=toxisch) wirkt (Paracelsus, 1493–1541).

Da die Zahl der chemischen Stoffe, denen Mensch und Umwelt ausgesetzt sind, ständig zunimmt, steigt auch die Notwendigkeit, das Risiko der Belastung beim Gebrauch dieser Stoffe zu ermitteln. Daher gewinnt die Toxikologie, die lange nur ein Teilgebiet der Pharmakologie war, immer mehr an Bedeutung.

Grundsätzlich gelten in der Toxikologie dieselben Gesetzmäßigkeiten wie in der Pharmakologie, d.h. die Giftwirkungen sind nicht nur von der chemischen Struktur, der Dosis und der Applikationsart, sondern auch von der Häufigkeit und der Dauer der Exposition abhängig. Zur quantitativen Erfassung der Dosis-Wirkungs-Beziehung wird in der Toxikologie die LD_{50} (mittlere letale Dosis) im halblogarithmischen System ermittelt. Sie ist der einfachste Parameter zur toxikologischen Charakterisierung chemischer Stoffe.

Die moderne Toxikologie gliedert sich in eine größere Zahl von Teilgebieten, die unterschiedlichen Anwendungsgebieten entsprechen und die in den Zuständigkeitsbereich verschiedener Zulassungsbehörden fallen, die die Toxizität chemischer Stoffe bewerten. Man unterscheidet folgende Teilgebiete der Toxikologie:

1. Die *Arzneimitteltoxikologie,* die sich mit der präklinischen Prüfung neuer Arzneimittel auf Verträglichkeit beschäftigt. Dazu werden im Tierexperiment akute, subakute und chronische Toxizitätsprüfungen durchgeführt, die auch Untersuchungen auf Karzinogenität, Mutagenität und Embryotoxizität einschließen. Kosmetika werden in ähnlicher Weise auf lokale und systemische Verträglichkeit geprüft.
2. Die *Gewerbetoxikologie,* die sich mit akuten und chronischen Schädigungen durch chemische Stoffe bei der Herstellung und am Arbeitsplatz be

faßt und die darüber hinaus auch die Schadwirkungen durch Rückstände in Nahrung, Gebrauchsgegenständen und Umwelt bewerten muß. Die Aufstellung von Toleranzgrenzen (z. B. *M*aximale *A*rbeitsplatz*k*onzentration = MAK-Wert), die Empfehlung von Verhütungsmaßnahmen und der Erlaß von Schutzvorschriften gehören ebenfalls zu diesem Gebiet.

3. Die *klinische Toxikologie*, die Diagnose und Therapie akuter Vergiftungen umfaßt. Dazu gehören amtliche Giftstoffregister, Vergiftungsstatistiken und Beratungsstellen für Vergiftungen, die in Notfällen Behandlungsvorschläge machen.

In den letzten Jahren haben sich die *Nahrungsmittel-*, die *Strahlen-* und vor allem die *Umwelttoxikologie* von der Gewerbetoxikologie gelöst und zu eigenständigen Teilgebieten entwickelt.

5.1 Unspezifische Behandlung bei Vergiftungen

Da für Vergiftungen keine Meldepflicht besteht, ist die Häufigkeit akuter Vergiftungen in Deutschland nicht sicher bekannt. Die meisten Kliniken verzeichnen eine Zunahme der Vergiftungsfälle am Gesamtkrankengut. Das ist auf eine vermehrte Verwendung von Chemikalien in Beruf und Haushalt und auf den gesteigerten Arzneimittelverbrauch zurückzuführen. Gerade bei Arzneimitteln zeigt sich, daß nicht selten eine stationäre Behandlung wegen aufgetretener Nebenwirkungen erforderlich wird. Ein besonderes Problem sind die akzidentellen Vergiftungen im Kindesalter. In der Bundesrepublik Deutschland sind in fast allen Universitätsstädten und in einigen größeren Krankenhäusern Beratungsstellen für Vergiftungserscheinungen eingerichtet, die bei Intoxikationen Auskunft geben können.

Für die Therapie akuter Vergiftungen sind in einigen Fällen hochwirksame, spezifisch wirkende Gegenmittel (Antidote) bekannt, deren Entwicklung durch die zunehmenden Kenntnisse über die Wirkungsmechanismen der Pharmaka gefördert wurde (Tab. 5.1). Da für die meisten Giftstoffe Antidote jedoch fehlen, ist man bei der Therapie von Vergiftungen auf unspezifische (symptomatische) Behandlungsmaßnahmen angewiesen.

5.1.1 Maßnahmen zur Verhütung weiterer Giftresorption

Bei Aufnahme per os ist zu versuchen, möglichst eine schnelle Entleerung des Magens zu erreichen. Ist der Patient noch bei Bewußtsein, so kann bei Erwachsenen durch Trinken von konzentrierter NaCl-Lösung Erbrechen ausgelöst werden. Erfolgt danach kein Erbrechen, so besteht die Gefahr der NaCl-Vergiftung. Bei Kindern ist dieses Vorgehen kontraindiziert. Es

Tabelle 5.1. Zusammenstellung einiger spezifischer Antidote bei Intoxikationen

Antidot	Bei Vergiftung mit	Begründung
Atropin	Hemmstoffen der Acetylcholinesterase	Kompetitiver Antagonismus
Komplexbildner	einigen Schwermetallen	Chelatbildung
Naloxon	Opioiden	Kompetitiver Antagonismus
Obidoxim	Alkylphosphaten	Umphosphorylierung vom esteratischen Zentrum der Acetylcholinesterase auf das Oxim
Physostigmin	zentral angreifenden anticholinerg wirkenden Substanzen	Hemmung der Acetylcholinesterase
Phytomenadion (Vitamin K_1)	Cumarinen (Rattengift)	Kompetitiver Antagonismus

wird die orale Gabe von Sirupus Ipecacuanhae empfohlen, der auch sonst in vielen Fällen das Mittel der Wahl ist. Das Emetikum Apomorphin mit zentralem Angriffspunkt ist wegen der Gefahr des Kreislaufkollapses zurückhaltend zu verwenden und sollte stets zusammen mit einem α-Sympathomimetikum (z. B. Norfenephrin) appliziert werden. Kontraindiziert sind Brechmittel bei Vergiftungen mit Laugen, Säuren, organischen Lösungsmitteln, Detergentien, krampfauslösenden Stoffen, anticholinerg wirkenden Substanzen sowie bei bewußtlosen Patienten, bei denen die Gefahr der Aspiration besteht. Bleibt das induzierte Erbrechen aus, sollte eine Magenspülung durchgeführt werden, die bei bewußtlosen Patienten nur mit liegendem Trachealtubus in Halbseitenlage vorgenommen werden darf. Man verwendet lauwarmes Wasser oder physiologische Kochsalzlösung, bis die Spülflüssigkeit klar ist.

Da durch die bisher erwähnten Maßnahmen das Gift nicht vollständig aus dem Magen-Darm-Trakt entfernt werden kann, wird als unspezifisches Adsorbens Carbo medicinalis verabreicht, die wegen der großen Oberfläche eine gute Bindungsfähigkeit für die meisten Giftstoffe besitzt. Die Resorption fettlöslicher Gifte kann durch orale Gabe nichtresorbierbarer Fettlösungsmittel, wie Paraffinum subliquidum, vermindert werden.

Damit das an Kohle oder Paraffin gebundene Gift schnell aus dem Magen-Darm-Trakt eliminiert wird, muß die Darmpassage durch Gabe eines Abführmittels beschleunigt werden. Zu empfehlen sind Na_2SO_4 (Glaubersalz) mit viel Wasser oder Sorbit. Nach Gabe von Rizinusöl besteht die Gefahr der Resorptionsbeschleunigung bei Vergiftungen mit lipidlöslichen

Substanzen. Vorsicht ist auch bei Anwendung von $MgSO_4$ geboten, da es u. U. zur Magnesiumintoxikation kommen kann.

In einigen Fällen kann auch durch Zufuhr chemischer Antidote das Gift im Magen-Darm-Kanal unschädlich gemacht werden. Das gilt z. B. für Eisen(III)-hexacyanoferrat(II) bei der Thalliumvergiftung. Nach Ingestion von Detergentien (Spülmittel) hat sich die Zufuhr von Dimethylpolysiloxan (Sab®-simplex) als Entschäumer bewährt. Bei Verätzungen mit Säuren oder Laugen steht die Verdünnungstherapie mit Wasser oder sonst schnell erreichbaren, nicht kohlensäurehaltigen Flüssigkeiten im Vordergrund. Eine Neutralisation mit Magnesia usta oder Kalkmilch bei Säurevergiftungen bzw. mit Essig- oder Zitronensäure bei Laugenvergiftungen bringt keine Vorteile.

Bei Kontamination der Haut läßt sich die weitere Resorption durch Abspülen mit Wasser oder durch Betupfen mit Polyäthylenglykol vermindern, das der Haut Wasser entzieht und damit Gift entfernt. Nach Einwirkung auf das Auge wird lange mit Wasser bei offener Lidspalte gespült. Das Anlegen einer Staubinde verhindert u. U., daß nach einem Schlangenbiß das Gift schnell in den gesamten Organismus gelangt.

Die bisher geschilderten Maßnahmen werden unter dem Begriff der „primären Giftentfernung" zusammengefaßt.

5.1.2 Maßnahmen zur beschleunigten Ausscheidung bereits resorbierter Gifte

Die *forcierte Diurese* ist ein einfaches, aber nicht sehr wirkungsvolles Mittel, um die renale Ausscheidung von Giften zu beschleunigen. Sie ist nur sinnvoll, wenn die zu eliminierende Substanz bzw. ihre Metaboliten nierengängig sind. Dies trifft für sehr viele Gifte nicht zu. Die forcierte Diurese wird durch vermehrtes Flüssigkeitsangebot und die Gabe stark wirkender Diuretika (Furosemid, Ethacrynsäure) oder osmotischer Diuretika (Mannit) erreicht. Dabei ist eine strenge Kontrolle der Wasser- und Elektrolytbilanz erforderlich. Zusätzlich kann eine Alkalisierung des Harns zu einer vermehrten Dissoziation saurer Giftstoffe führen und deren Elimination erleichtern. Zu diesem Zweck wird Natriumhydrogenkarbonat infundiert. Ansäuern des Harns, z. B. durch Gabe von Ammoniumchlorid oder Argininhydrochlorid, verbessert die Ausscheidung basischer Substanzen.

Die modernen Dialyseverfahren sind sehr viel effektiver. Unter bestimmten Bedingungen ist die *Hämodialyse* äußerst wirkungsvoll. Dabei findet ein Diffusionsaustausch zwischen Blut und einer Dialyseflüssigkeit über eine semipermeable Membran statt („künstliche Niere"). Die Hämodialyse ist indiziert, wenn hydrophile dialysable Substanzen in hoher Serumkonzentration vorliegen, also nicht oder nur gering an Plasmaeiweiße gebunden bzw. nicht im Fettgewebe gespeichert sind.

Die *Hämoperfusion* ist der Hämodialyse häufig überlegen, da nicht nur hydrophile, sondern auch lipophile Substanzen entfernt werden können. Dabei wird das Blut über Absorptionsmittel wie Aktivkohle oder Austauscherharze geführt, die, um einen direkten Kontakt mit dem Blut zu vermeiden, beschichtet sind.

Weniger wirksam als die Hämodialyse oder Hämoperfusion, aber effektiver als die forcierte Diurese, ist die *Peritonealdialyse,* bei der isotonische und isoionische Salzlösung in den Peritonealraum infundiert und laufend ausgetauscht wird. In besonderen Fällen kann auch die *Austauschtransfusion* lebensrettend sein.

Die in diesem Abschnitt besprochenen Maßnahmen werden als „sekundäre Giftentfernung" bezeichnet.

5.1.3 Maßnahmen zur Aufrechterhaltung der Vitalfunktionen

Die Therapie von Vergiftungen hat gezeigt, daß es nicht genügt, nur die geschilderten unspezifischen Maßnahmen zur Elimination des Giftes vorzunehmen, sondern daß die konsequente Durchführung zusätzlicher intensivmedizinischer Maßnahmen den Erfolg der Therapie und damit die Überlebenschancen wesentlich verbessert.

Die meisten Vergiftungen gehen mit einer Beeinträchtigung vitaler Funktionen einher, so daß bereits während und neben der primären Giftentfernung Atmung, Kreislauf, Wasser- und Elektrolyt- sowie der Säure-Basen-Haushalt überwacht und aufrechterhalten werden müssen. Das ABC der Wiederbelebung lautet:

A = Atemwege sind freizumachen und freizuhalten
B = Beatmung, wenn nötig
C = Circulation (Kreislauf) ist aufrechtzuerhalten.

Bei bewußtlosen, aber auch wachen Patienten müssen die Atemwege freigehalten werden und aspirierte Speisereste oder Erbrochenes bzw. andere Fremdkörper (z. B. Zahnprothesen) aus dem Mund entfernt werden. Unter Umständen muß eine Intubation oder Tracheotomie durchgeführt werden, um die Sauerstoffzufuhr zu gewährleisten. Bei Atemstillstand ist sofortige künstliche Beatmung angezeigt, die entweder als Mund-zu-Mund-, Mund-zu-Nase-Beatmung oder apparativ erfolgt. Bei Vergiftungen mit Blausäure, organischen Lösungsmitteln oder Alkylphosphaten muß die Beatmung, um eine Selbstintoxikation zu vermeiden, mit Beatmungsbeuteln durchgeführt werden. Bei eingeschränkter Atmung ist Sauerstoffzufuhr eine wirksame Maßnahme. Sie darf allerdings wegen der Gefahr des Lungenödems nicht über längere Zeit durchgeführt werden. Die Dauer der Zufuhr richtet sich nach der O_2-Spannung im Blut. Einatmen von Carbogen (95% O_2 und 5% CO_2) stimuliert zusätzlich das Atemzentrum.

Die Aufrechterhaltung minimaler Kreislauffunktionen muß gewährleistet sein. Beim Herzstillstand ist sofort eine externe Herzmassage im Wechsel mit künstlicher Beatmung durchzuführen. Zur medikamentösen Behandlung des Herzstillstandes können β-Sympathomimetika wie Adrenalin oder Orciprenalin i.v. oder intrakardial appliziert werden. Herzrhythmusstörungen, wie z.B. das lebensbedrohende Kammerflimmern, werden mit elektrischer Defibrillation oder durch Antiarrhythmika wie Lidocain behandelt. Zur Behandlung des peripheren Kreislaufversagens (Schock) müssen sofort hochmolekulare Plasmaersatzmittel, wie z.B. Dextrane oder Plasmaproteinlösungen, infundiert werden. Sie führen einmal zur Auffüllung des intravasalen Volumens, zum anderen holen sie wegen ihres kolloidosmotischen Drucks Flüssigkeit aus dem Gewebe zurück ins Gefäßbett.

Zur intensivmedizinischen Therapie gehört natürlich auch die kontinuierliche chemisch-klinische Kontrolle der Elektrolyt- und Wasserbilanz sowie des Säure-Basen-Haushalts und deren Korrektur. Eine metabolische Azidose wird durch die Infusion von Natriumhydrogencarbonat- oder Trometamol-(Tris-Puffer-)Lösungen, eine metabolische Alkalose durch Infusion von Argininhydrochloridlösungen behandelt.

Bei Vergiftungen sollten folgende Regeln beachtet werden:
– Aufrechterhaltung der Vitalfunktion hat den Vorrang vor Giftentfernung.
– Die Sicherheit des Transportes in die Klinik geht vor Schnelligkeit.

Anhaltspunkte zur Dosierung einiger Arzneimittel zur unspezifischen Behandlung von Vergiftungen gibt die Tabelle 5.2.

5.2 Schwermetalle

Metallorganische Verbindungen wurden vor Entdeckung der Antibiotika vielfach zur Therapie von Infektionskrankheiten benutzt, so daß Vergiftungen häufiger vorkamen. Heute haben Schwermetalle mit Ausnahme von Eisen weniger therapeutische als vorwiegend toxikologische Bedeutung im Bereich der Arbeitsmedizin und Umwelttoxikologie. Chronische Vergiftungen mit Ausnahme geringer Dosen von Metallen über längere Zeiträume und ihre Speicherung im Organismus sind dabei wichtiger als akute Vergiftungen.

Die Neigung der Metalle zur Komplexbildung mit Proteinen ist sicher für ihre toxische Wirkung bedeutsam, doch lassen sich nicht alle Schwermetallwirkungen auf diesen Reaktionsmechanismus zurückführen.

Tabelle 5.2. Anhaltspunkte zur Dosierung einiger Arzneimittel zur unspezifischen Behandlung von Vergiftungen

Internationaler Freiname	Warenzeichen	Dosierung
Sirupus Ipecacuanhae		20–30 ml p. o.
Apomorphin	Apomorphin-Woelm	Bis 10 mg s. c. ⎫ Mischspritze
Norfenefrin	Novadral	0,2 mg/kg KG ⎭
Aktivkohle	Kohle Compretten	1 g/kg KG p. o., bis maximal 50 g
Paraffinum subliquidum		3–5 ml/kg KG p. o.
Natriumsulfat		0,5 g/kg KG bis maximal 30 g p. o.
Sorbit		40 ml, 20–40%ig p. o.
Dimethylpolysiloxan	sab simplex	1–2 ml p. o.
Orciprenalin	Alupent	0,5 mg i. v., intrakardial
Adrenalin	Suprarenin	0,5 mg i. v., intrakardial

Schwermetalle können z. B. mit SH-, OH-, NH_2-, COOH- und anderen Wasserstoffgruppen in Proteinen reagieren und deren Funktion blockieren. Auch ihre Fähigkeit, andere Kationen aus den katalytischen Zentren von Enzymen zu verdrängen, ist eine weitere Erklärung der toxischen Wirkungen einzelner Metalle. Die bisher bekannten Reaktionsmöglichkeiten erklären vor allem nicht die „Organotropie" der chronischen Schwermetallvergiftung mit Anreicherung der Metalle in spezifischen Organen und entsprechenden Schädigungen. Die auftretenden Krankheitsbilder sind für die einzelnen Schwermetalle charakteristisch.

Neben den toxischen Schwermetallen können auch essentielle „Biometalle" (Cu, Fe, Zn) in höheren Dosen zu Erkrankungen führen. Darüber hinaus ist von einigen Metallen bekannt, daß sie bei chronischer Exposition mutagen und sogar karzinogen wirken können (z. B. As, Cd, Cr, Ni).

5.2.1 Chelatbildner als Antidote bei Schwermetallvergiftungen

Ein großer Teil der heutigen Kenntnisse zur Wirkung von Schwermetallen ist der Suche nach chemischen Antidoten zur Therapie der Vergiftungen zu verdanken. Als Antidote werden bei Schwermetallvergiftungen hauptsächlich Chelatbildner eingesetzt, die als organische Verbindungen Komplexe mit mehrwertigen Metallionen eingehen. Da mehrere Bindungsstellen des Chelatbildners mit einem mehrwertigen Metallion reagieren, entsteht ein heterozyklischer Ring (Abb. 5.1), dessen Bildung dem Massenwirkungsge-

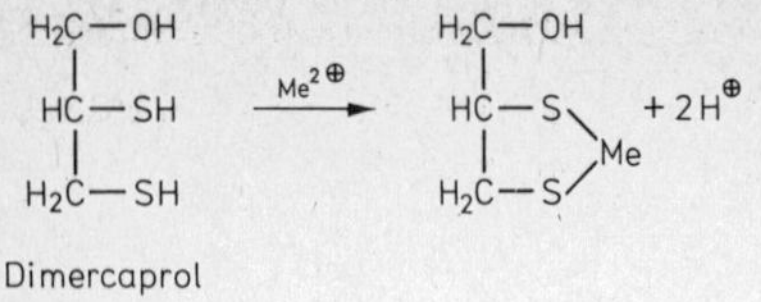

$$\begin{array}{c} H_2C-OH \\ | \\ HC-SH \\ | \\ H_2C-SH \end{array} \quad \xrightarrow{Me^{2\oplus}} \quad \begin{array}{c} H_2C-OH \\ | \\ HC-S \\ | \quad \diagdown Me \\ H_2C-S \diagup \end{array} + 2H^{\oplus}$$

Dimercaprol

Abb. 5.1. Chelatbildung eines Metallions (Me^{2+}) mit Dimercaprol

setz folgt. Die Komplexbildungskonstante (als log K) bzw. Stabilitätskonstante ist um so größer, je stabiler das gebildete Chelat ist. Größere heterozyklische Ringe und Metalle mit hoher Koordinationszahl bilden besonders stabile Komplexe.

Chelatbildner, die als Antidote bei Schwermetallvergiftungen eingesetzt werden, müssen bestimmte Voraussetzungen erfüllen. Ihre Komplexbildungskonstante sollte für toxische Metalle hoch, für körpereigene dagegen niedrig sein. Da der Komplex in Blut und Gewebe gebildet und über Galle und Harn ausgeschieden wird, muß er bei den dort herrschenden pH-Verhältnissen stabil sein. Das gilt besonders für die Niere, da eine Dissoziation des Komplexes im Tubulus zu Nierenschäden führt. Alle diese Eigenschaften sind bei keinem der therapeutisch benutzten Chelatbildner ideal vorhanden.

Dimercaprol (2,3-Dimercaptopropanol) bildet mit Metallen stabilere Komplexe als Monothiole. Es wurde erstmals in England im 2. Weltkrieg als Antidot gegen den arsenhaltigen Kampfstoff Lewisit eingesetzt und daher BAL (= British Anti-Lewisit) genannt. Nach I.m.-Injektion wird die Substanz rasch in der Leber metabolisiert; die gebildeten Chelate werden mit dem Harn ausgeschieden.

Dimercaprol ist bei Vergiftungen mit Arsen, Quecksilber, Gold, Chrom und schwächer bei Wismut und Antimon wirksam. Es ist unwirksam bei Vergiftungen mit Thallium und, wegen der Bildung nephrotoxischer Komplexe, bei Eisen, Blei, Cadmium und Selen kontraindiziert.

Selbst in therapeutischer Dosierung sind die Nebenwirkungen teilweise erheblich. Es können Blutdruck und Herzfrequenz ansteigen sowie Kopfschmerzen, Schwindel, Erbrechen und Parästhesien auftreten. Bei Kindern kommt es zum Temperaturanstieg.

Das Derivat *2,3-Dimercaptopropan-l-sulfonsäure* (DMPS, Dimaval®) scheint weniger toxisch als Dimercaprol zu sein. Die Substanz kann oral appliziert werden; die Indikationen entsprechen weitgehend denen von Dimercaprol.

Calciumedetat-Natrium (Ca-Na_2-Äthylendiamintetraessigsäure, Ca-Na_2-EDTA) ist ein Salz der Säure EDTA (Äthylendiamintetraessigsäure), die mit einigen Metallen Komplexe bildet. Die I.v.-Applikation von EDTA würde wegen der Bindung von Calcium im Blut zur Tetanie führen.

Ca-Na$_2$-EDTA wird dagegen gut vertragen, da das Calcium im Edetat im Organismus gegen Metalle mit höheren Komplexbildungskonstanten ausgetauscht wird.

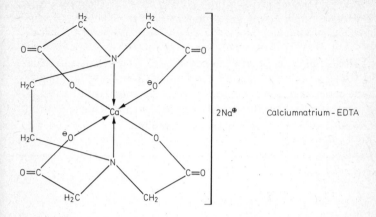

Da Ca-Na$_2$-EDTA enteral kaum resorbiert wird und nur eine sehr kurze Halbwertzeit hat, muß die Substanz als Dauerinfusion verabreicht werden.

Besonders gut eignet sich die Verbindung zur Therapie der Bleivergiftung, weniger wirksam ist sie bei Chrom-, Kupfer-, Mangan- und Vanadiumintoxikationen. Die gravierendste Nebenwirkung der Therapie mit Ca-Na$_2$-EDTA ist eine dosisabhängige Schädigung des proximalen Tubulus. Bei Nierenschäden ist Ca-Na$_2$-EDTA deshalb kontraindiziert.

D-Penicillamin (β-Dimethylcystein): Diese nichtphysiologische Aminosäure bindet über die freien Elektronenpaare des Stickstoffs und Schwefels sowie unter Beteiligung der COOH-Gruppe Schwermetallionen in unterschiedlichen stöchiometrischen Verhältnissen.

Die Substanz wird als D-Aminosäure kaum metabolisiert; die Metallchelate sind gut nierengängig. Darüber hinaus ist die Komplexbildungskonstante für Calcium niedrig. Wirksam ist D-Penicillamin bei der Bleivergiftung; außerdem werden Chelate mit Gold, Kobalt, Quecksilber und Zink gebildet. Da auch eine Komplexbildung mit Kupfer stattfindet, wird D-Penicillamin auch zur Therapie des Morbus Wilson (pathologische Kupferspeicherung) therapeutisch verwendet.

Unabhängig von seiner Anwendung bei Metallintoxikationen wird D-Penicillamin auch zur Therapie chronisch rheumatischer Erkrankungen sowie zur Auflösung von Cystinharnsteinen benutzt.

Bei der Therapie der Schwermetallvergiftung sind Nebenwirkungen im allgemeinen gering. Wird die Therapie jedoch mit sehr hohen Dosen begonnen, können tubuläre Nierenschäden auftreten. Während der Dauertherapie zeigt D-Penicillamin eine Reihe sehr ernster Nebenwirkungen. Neben Schädigungen des zentralen und peripheren Nervensystems (Atrophie des N. opticus, Polyneuritiden) werden Veränderungen des blutbildenden Systems (Leukopenie, Thrombopenie, Agranulozytose) und Lähmungen der Augen- und Skeletmuskulatur beobachtet. Geschmacksstörungen werden auf den Kupferverlust zurückgeführt.

Desferoxamin ist ein basischer Farbstoff, der 3 Hydroxamsäuregruppen enthält, die bevorzugt Eisen binden. Da die Komplexbildungskonstante für Fe^{3+} sehr hoch ist, treten Nebenwirkungen bei kurzfristiger Therapie der akuten Eisenvergiftung kaum auf. Die langfristige Gabe zur Mobilisation abnormer Eisenablagerungen (Hämosiderose, Hämochromatose) ist wenig effektiv, da Desferoxamin nur begrenzt in die Zellen eindringen kann. Die Substanz wird oral zur Bindung von Eisen im Magen-Darm-Trakt (Verhinderung der Resorption), aber auch i. v. gegeben, um bereits resorbiertes Eisen zu eliminieren. Die wasserlöslichen Komplexe werden renal ausgeschieden.

Dithiocarb (Diäthylthiocarbaminat) ist bei Nickelvergiftungen wirksam. Es ist ein Bruchstück des zur Therapie des chronischen Alkoholismus verwendeten Disulfiram (S. 298).

Anhaltspunkte zur Dosierung der Chelatbildner bei Schwermetallintoxikationen gibt die Tabelle 5.3.

Tabelle 5.3. Anhaltspunkte zur Dosierung von Chelatbildnern bei Schwermetallintoxikationen

Internationaler Freiname	Warenzeichen	Dosierung
Dimercaprol	Sulfactin Homburg	Je nach Schwere der Intoxikation bis max. $6 \cdot 2{,}5$ mg/kg KG/Tag i. m.
Calciumedetat-Natrium	Calciumedetat Heyl	10–15 mg/kg KG/Tag als 0,2–0,5%ige Dauerinfusion über 1–2 h Maximal: 50 mg/kg KG/Tag
D-Penicillamin	Metalcaptase Trolovol	1–4 g/Tag p. o., i. v.
Desferoxamin	Desferal	Bis 12 g bei akuter Intoxikation p. o., gleichzeitig 15 mg/kg KG/h als Infusion bis maximal 80 mg/kg KG/Tag

5.2.2 Blei

Bleivergiftungen gehören zu den häufigsten gewerblichen Vergiftungen. Da einige wichtige Anstrichfarben Blei enthalten (z. B. Mennige Pb_3O_4 oder Bleiweiß $Pb_3(CO_3)_2 (OH)_2$) sind besonders Maler und Lackierer gefährdet, daneben auch Schriftsetzer und Hüttenarbeiter. Früher kam es zu akzidentellen resorptiven Vergiftungen, wenn Blei aus Trinkwasserleitungen durch saure Wasserbestandteile gelöst wurde oder wenn saure Speisen toxische Bleimengen aus Glasuren oder Töpferwaren herauslösten. Tetraäthylblei (Pb $(C_2H_5)_4$) hat große Bedeutung wegen seiner Verwendung als Antiklopfmittel in Vergaserkraftstoffen. Das in den Auspuffgasen enthaltene Blei wird mit der Atemluft oder mit bleihaltiger Nahrung (Obst- und Gemüseanbau in Straßennähe) aufgenommen. In Deutschland ist die Verwendung von Blei in Farben und Glasuren sowie der Zusatz von Tetraäthylblei zu Kraftstoffen durch Gesetz stark eingeschränkt.

Pharmakokinetik: Blei wird durch Einatmen von bleihaltigem Staub (Resorptionsquote 40–50%) und über den Magen-Darm-Kanal (Resorptionsquote ca. 10%) aufgenommen. Die Aufnahme von Blei über die gesunde Schleimhaut des Magen-Darm-Traktes ist so ungenügend, daß die einmalige orale Aufnahme hoher Dosen anorganischer Bleiverbindungen relativ symptomlos vertragen werden kann.

Blei wird über den Dickdarm und die Nieren ausgeschieden, ein kleiner Teil auch mit der Galle, so daß ein enterohepatischer Kreislauf möglich ist.

In den distalen Darmabschnitten (Dickdarm) entsteht unlösliches Bleisulfid, das mit den Fäzes ausgeschieden wird.

Die Hauptmenge des im Körper befindlichen Bleis wird im Knochen als Bleiphosphat abgelagert (ca. 90%). Dabei verlaufen Einbau und Mobilisation ähnlich wie beim Calcium, so daß durch Streß, Azidose oder Fieber eine schnelle Remobilisation möglich ist. Nur etwa 1% des Bleis befindet sich im Blut, davon etwa 90% an Erythrozyten gebunden. Nur das ionisierte, in Lösung befindliche Blei ist schädlich.

Vergiftungsbild: Blei wird in kleinen Mengen ständig aufgenommen und im Knochen abgelagert. Im Laufe der Zeit stellt sich zwischen Knochen und Blut ein Gleichgewicht ein. Blutkonzentrationen von 10–20 µg/100 ml können noch toleriert werden, während die Gefährdungsgrenze bei etwa 440 µg/100 ml beginnt.

Akute Bleivergiftungen mit anorganischen Bleiverbindungen sind wegen der schlechten Resorption selten, können aber nach Aufnahme sehr hoher Dosen (Schädigung der Schleimhaut) auftreten. Sie sind durch Spasmen im Magen-Darm-Trakt, Übelkeit, Erbrechen, Leber- und Nierenschäden sowie durch Krämpfe gekennzeichnet. Tod ist möglich. In der Mehrzahl der Fälle kommt es zur *chronischen Bleivergiftung,* bei der über lange Zeit geringe Mengen Blei aufgenommen und inkorporiert werden. Da die Symptome schleichend auftreten, ist der Beginn der chronischen Vergiftung schwer zu diagnostizieren. Bei erhöhter Bleikonzentration im Blut werden 3 Organsysteme geschädigt: die glatte Muskulatur, das motorische Nervensystem und die Erythropoese.

Die Wirkung auf die glatte Muskulatur führt am Dickdarm zu spastischer Obstipation mit anfallsweisen schmerzhaften Koliken („Bleikoliken"). Schädigung der Gefäßmuskulatur im Bereich der Nieren kann zur Schrumpfniere führen. Durch Gefäßspasmen in verschiedenen Gebieten des Gehirns treten zunächst Kopfschmerzen und Müdigkeit (bei Schlaflosigkeit) auf. Später kommt es zu gesteigerter Erregbarkeit, Verwirrtheit, Koma und manchmal sogar in wenigen Tagen zum Tod. Dieses Krankheitsbild wird als Bleienzephalopathie (Encephalopathia saturnia) bezeichnet. Spasmen der Netzhautarterien können zur Atrophie des N. opticus und zur Erblindung führen.

Chronische Bleiexposition hat eine Degeneration motorischer Nerven, vorwiegend an der oberen Extremität, zur Folge. Typisch ist eine Lähmung des N. radialis (Fallhand und Pfötchenstellung).

Im Gegensatz zu den ungeklärten Schädigungsmechanismen an Muskulatur und Nerven sind die Vorgänge bei der Hemmung der Erythropoese gut bekannt: Verschiedene Enzyme der Porphyrin- und Hämsynthese werden gehemmt (Abb. 5.2). Es sind dies einmal die δ-Aminolävulinsäure(δ-

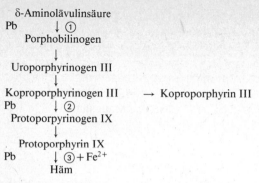

Abb. 5.2. Angriffspunkte von Blei (Pb) an Enzymen der Hämsynthese: ① δ-Aminolävulinsäure-Dehydratase; ② Koproporphyrinogen-Oxidase; ③ Ferrochelatase

ALA)-Dehydratase (1) und die Koproporphyrinogen-Oxidase (2). Als Folge der Hemmung steigen die Konzentrationen von δ-ALA in Blut und Urin an; in Haut und Skleren lagert sich Koproporphyrin III ab, das auch den Urin dunkelbraun färbt. Der letzte Schritt der Hämsynthese, der Einbau von Eisen in Protoporphyrin IX durch die Ferrochelatase (3), wird ebenfalls gehemmt. Es entwickelt sich eine hypochrome Anämie mit basophilen Einschlüssen der Erythrozyten (basophile Punktierung).

Weitere Symptome und Zeichen der Bleivergiftung sind der typische „Bleisaum" am Zahnfleischrand (kann bei guter Mundpflege fehlen) und eine blasse, graugelbe Hautfarbe (Bleikolorit). Bleikoliken können bei der akuten Bleivergiftung, aber auch bei plötzlicher Bleimobilisierung aus den Knochen im Verlauf der chronischen Intoxikation auftreten.

Therapie der Bleivergiftung: Mittel der Wahl ist $Ca\text{-}Na_2$-EDTA. Zur Therapie der akuten Bleivergiftung wird diese Substanz − unter Umständen alternierend mit D-Penicillamin − so lange gegeben, bis die Bleiausscheidung im Urin bzw. die Bleikonzentration im Blut normalisiert ist. Symptomatische Maßnahmen ergänzen die Therapie. Die Therapie der chronischen Bleivergiftung wird ebenfalls mit $Ca\text{-}Na_2$-EDTA und/oder D-Penicillamin durchgeführt.

Tetraäthylblei

Tetraäthylblei wird Vergaserkraftstoffen als Antiklopfmittel zugegeben; der Bleigehalt darf 0,15 g/l nicht überschreiten.

Intoxikationen mit Tetraäthylblei kommen im wesentlichen bei der Herstellung dieser lipophilen Substanz vor, da sie gut über Haut und Lunge resorbiert wird. Das Vergiftungsbild unterscheidet sich von der bisher beschriebenen Bleivergiftung und verläuft meist akut. Im Vordergrund stehen Symptome von seiten des ZNS. Innerhalb weniger Stunden kommt es zu Blutdruck- und Temperaturabfall, Übelkeit und Erbrechen. Danach treten Halluzinationen, Delirien und Krämpfe auf. Für die Intoxikation ist das im Organismus entstehende Triäthylbleiion verantwortlich. Chelatbildner sind zur Therapie nicht geeignet. Therapeutische Maßnahmen sind daher symptomatisch.

5.2.3 Quecksilber

Quecksilber hat einen sehr hohen Dampfdruck, so daß schon kleine Mengen metallischen Quecksilbers sich mit der Atmosphäre eines Raumes ins Gleichgewicht setzen können. Gefährdet sind daher vorwiegend Personen, die in Räumen arbeiten, in denen sich metallisches Quecksilber unverschlossen befindet, z. B. in Laboratorien, bei Zahnärzten (Amalgambereitung), bei der Barometer-, Thermometer- und Spiegelherstellung.

Von den anorganischen Quecksilbersalzen wurde Kalomel (Hg_2Cl_2) früher als Laxans verwendet. Es wird jedoch kaum resorbiert, so daß Vergiftungen nur nach Umwandlung in das gut resorbierbare und stark ätzende Sublimat ($HgCl_2$) auftraten.

Heute haben anorganische Quecksilbersalze aus Fabrikabwässern umwelttoxikologische Bedeutung. Sie werden im Gewässerschlamm bakteriell methyliert und weisen dann wie alle Organo-Hg-Verbindungen eine hohe Lipidlöslichkeit auf. Nach Aufnahme und Anreicherung dieser Verbindungen in Plankton, Krebsen und Fischen erfolgt ihre Einschleusung in die Nahrungskette des Menschen. Fische, die auf diese Weise große Quecksilbermengen enthielten, führten in Japan nach Verzehr zu Massenvergiftungen (Minimata-Krankheit) mit 30% Letalität und Embryotoxizität (Hirnschäden bei 10% der Neugeborenen).

Akzidentelle Vergiftungen durch organische Quecksilberverbindungen wurden früher nach Gabe von Quecksilberdiuretika beobachtet. Heute treten sie im Zusammenhang mit der Verwendung organischer Quecksilberverbindungen als Desinfektionsmittel oder bei ihrem Einsatz als Saatbeizmittel (bakterizide und fungizide Wirkung) auf.

Pharmakokinetik: Quecksilberdampf wird leicht über die Lungen aufgenommen, während metallisches Quecksilber praktisch nicht aus dem Magen-Darm-Trakt resorbiert wird. Lösliche anorganische Verbindungen wie Sublimat werden dagegen gut über Haut und Schleimhäute resorbiert und anschließend in der Nierenrinde und im ZNS angereichert und gespeichert.

Nach oraler Zufuhr der lipidlöslichen organischen Quecksilberverbindungen findet vorwiegend eine Anreicherung im ZNS statt.
Quecksilber wird im wesentlichen über die Nieren und den Dickdarm ausgeschieden. Bei eingeschränkter Nierenfunktion (z. B. bei der akuten Vergiftung) steigt die Ausscheidung über den Darm an.

Vergiftungsbild: Quecksilberionen sind starke Enzyminhibitoren und reagieren mit freien SH-Gruppen in Proteinen.

Bei der *akuten Sublimatintoxikation* treten zunächst starke Verätzungen an Mund, Rachen und Speiseröhre auf, während es beim Einatmen von Quecksilberdampf zu Übelkeit und Erbrechen kommt. Danach folgt bei beiden Vergiftungsformen eine heftige Gastroenteritis mit Eiweiß- und Elektrolytverlusten und gleichzeitiger Nierenschädigung. Einer Polyurie folgen Anurie und Urämie, die nach 3–8 Tagen zum Tode führen kann. Wird diese Phase überlebt, so stellt sich, wegen der nun vermehrten Ausscheidung von Quecksilber über den Dickdarm, eine membranöse Colitis ein, die zu Flüssigkeitsverlusten und zum Spättod führen kann.

Leichtere Fälle der *chronischen Vergiftung mit anorganischen Quecksilberverbindungen* können sich durch eine Stomatitis mit dunklem Saum um die Zähne und Koliken auszeichnen. Im Vordergrund der chronischen Intoxikation steht jedoch die Schädigung des ZNS. Neben Kopfschmerzen und Schlaflosigkeit kommt es zu psychischer Erregbarkeit (Erethismus mercurialis) mit Konzentrationsschwäche, Sprachstörungen und Halluzinationen sowie zu einem feinschlägigen Intentionstremor (Tremor mercurialis). Am Auge verfärbt sich die vordere Linsenkapsel durch HgS braun.

Die *akute Vergiftung mit organischen Quecksilberverbindungen* wird auf Grund der Lipophilie durch Schäden des ZNS bestimmt (Tremor, Seh- und Hörschäden, Lähmungen, Krämpfe), während die *chronische Intoxikation* ähnlich wie die mit anorganischen Quecksilberverbindungen verläuft.

Therapie: Bei oraler Ingestion können nach vorsichtiger Giftentfernung noch nicht resorbierte organische und anorganische Quecksilberverbindungen wirksam an Aktivkohle gebunden werden. Zur Inaktivierung von bereits resorbiertem anorganischem Quecksilber eignen sich Dimercaprol und D-Penicillamin. Chelatbildner dürfen jedoch nur bei erhaltener Nierenfunktion gegeben werden. Bei Anurie ist zusätzlich Hämodialyse erforderlich. Die weitere Therapie (Verätzungen, Koliken, Elektrolyt- und Wasserhaushalt) ist symptomatisch. Bei organischen Quecksilberverbindungen sind die oben genannten Chelatbildner kontraindiziert. Neuerdings wird bei Vergiftungen mit organischen und anorganischen Quecksilberverbindungen DMPS (Dimaval®) empfohlen.

5.2.4 Arsen

Die akute und meist tödlich verlaufende Vergiftung mit dem geruch- und geschmacklosen Arsenik (As_2O_3) wird heute seltener beobachtet, wenn auch zuweilen Mord- und Suizidversuche mit dieser Substanz beschrieben werden.

Arsenverbindungen reagieren – vor allem an den Kapillaren – mit SH-Gruppen, deren Blockade zu Kapillarschäden führt.

Bei oraler Ingestion werden Arsenverbindungen rasch resorbiert. Erste Symptome der *akuten Vergiftung* sind Übelkeit und schweres Erbrechen, das häufig die Resorption sonst tödlicher Mengen verhindert. Danach treten choleraähnliche Durchfälle mit Elektrolyt- und Wasserverlusten auf, der resultierende Kreislaufschock kann die Todesursache sein. U.U. tritt der Tod auch im Koma durch zentrale Atemlähmung ein.

Die *chronische Vergiftung* sah man früher bei der Therapie mit arsenhaltigen Medikamenten (Salvarsan zur Luestherapie), oder wenn gewerblich in Wein- und Obstplantagen arsenhaltige Pflanzenschutzmittel verwendet wurden. Durch Schädigung der Kapillaren treten Symptome von seiten des Magen-Darm-Traktes (z. B. Diarrhoen), des ZNS (Polyneuropathie) und in typischer Weise an der Haut auf. Es zeigen sich Hyperpigmentierungen (Arsenmelanose) und Verdickungen der Haut (Hyperkeratose) und sogar Hautkarzinome. Das chronische Trinken von Wein mit geringem Arsengehalt (Haustrunk der Winzer) führt zu Leber- und Bronchialkarzinomen.

Bei der *Therapie* der akuten Arsenvergiftung gilt das Hauptaugenmerk zunächst der Überwachung des Wasser- und Elektrolythaushaltes. Gleichzeitig wird durch primäre Giftentfernung (induziertes Erbrechen, Gabe von Aktivkohle und Abführmitteln) die weitere Resorption von Arsen verhindert. Als Chelatbildner hat sich Dimercaprol bewährt.

5.2.5 Thallium

Thalliumsulfat (Tl_2SO_4) wird als Rodentizid (S. 319) verwendet. Morde und Suizide werden häufiger mit dieser Substanz versucht und durchgeführt. Akzidentelle Vergiftungen kommen vor allem im Kindesalter vor, wenn Kinder die ausgelegten Zelio®-Körner, trotz ihrer roten Warnfarbe, essen.

Thallium wird rasch aus dem Magen-Darm-Trakt resorbiert und reichert sich vor allem in der Niere, der Haut und den Haaren an. Die Ausscheidung erfolgt über die Niere und mit den Fäzes.

Die *akute Vergiftung* mit dem geruch- und geschmacklosen Thalliumsulfat führt nach einem symptomfreien Intervall von einigen Stunden zunächst zu Störungen des Magen-Darm-Traktes. Übelkeit, Erbrechen und Durchfälle sowie später eine hartnäckige Obstipation mit schweren Koliken kennzeichnen das akute Vergiftungsbild. Die sich anschließend entwickelnde Polyneuropathie beginnt mit Hyper- und Parästhesien an den Extremitäten; oft bleiben periphere Lähmungen zurück. Bei schweren akuten Vergiftungen kann sich auch ein enzephalitisähnliches Krankheitsbild einstellen (Depressionen, Verwirrtheit, Delirien, Abnahme intellektueller Leistungen). Typisch ist ein nach 2–3 Wochen beginnender Haarausfall.

Die *Therapie* der akuten Thalliumvergiftung besteht zunächst in primärer Giftentfernung und der Gabe von Aktivkohle und Glaubersalz. Da die üblichen Chelatbildner wirkungslos sind, wird Eisen (III)-hexacyanoferrat (II) (Antidotum Thallii Heyl®) p.o. appliziert, das Thallium bindet, somit die weitere Resorption aus dem Magen-Darm-Trakt verhindert und gleichzeitig auch den enterohepatischen Kreislauf von Thallium unterbricht. Bei Ingestion größerer Mengen sind forcierte Diurese und evtl. Hämodialyse notwendig.

5.3 Säuren und Laugen

Von gewerbetoxikologischem Interesse sind vor allem Verätzungen mit Salz-, Schwefel- und Salpetersäure sowie durch Kalium- und Natriumhydroxid oder Ammoniak. Daneben gewinnen akzidentelle Vergiftungen im Haushalt immer größere Bedeutung, da zahlreiche Haushaltsmittel ätzende Substanzen enthalten (z.B. Sanitärreiniger, Spülmittel für Geschirrspulautomaten, Entkalker, Abflußreiniger). Von diesen Vergiftungen sind fast immer Kinder betroffen.

5.3.1 Säuren

Bei Verätzungen mit Säuren kommt es zur Denaturierung von Eiweiß unter Bildung einer Koagulationsnekrose, die häufig nur die oberen Gewebsschichten betrifft, da das denaturierte Eiweiß einen Ätzschorf bildet, der ein tieferes Eindringen weiterer Säure verhindert. Dennoch können beim Einwirken starker Säuren über längere Zeit auch tiefer liegende Gewebsbezirke geschädigt werden.

Bei lokaler Verätzung der Haut führen Säuren zu Nekrosen, die narbig mit starker Keloidbildung heilen. An der Hornhaut des Auges sieht man nach Säureeinwirkung Narben mit Hornhauttrübungen, doch bleibt auch hier die Verätzung meist oberflächlich, so daß Perforationen sehr selten sind. Nach oraler Ingestion bildet sich in Mund, Rachen und Speiseröhre ein Verätzungsschorf. Durch Schädigung oberflächlicher Gefäße kommt es zu Blutungen; die Patienten erbrechen schwarzgefärbten Mageninhalt. Ein schwerer Schock kann in kurzer Zeit zum Tode führen. Perforationen z.B. des Ösophagus sind nach Überleben der akuten Phase noch möglich.

Neben den lokalen Wirkungen können Säuren auch zu resorptiven (=systemischen) Vergiftungen führen (z. B. Ameisensäure). Die Resorption geringer Mengen Säure wird üblicherweise wegen der guten Pufferkapazität des Blutes ohne Konsequenzen bleiben. Wenn aber größere Mengen resorbiert werden, kommt es zur Erschöpfung der Alkalireserve (= Hydrogencarbonat). Es entwickelt sich eine schwere Azidose, die durch tiefe Bewußtlosigkeit und Blutdruckabfall gekennzeichnet ist und unbehandelt zum Tode führt. Die *Therapie* ist im Abschn. „Laugen" besprochen.

5.3.2 Laugen

Im Gegensatz zu Verätzungen mit Säuren führen Laugen zu einer Verflüssigung des Eiweißes (Kolliquationsnekrose), so daß sich kein Ätzschorf bildet, der ein tieferes Eindringen der Gewebszerstörung verhindern kann. Laugenverätzungen führen daher fast immer zur Schädigung tiefer liegender Gewebsbezirke mit fortschreitender Tendenz, zumal sie von außen schlecht beeinflußt werden können. An der Haut entstehen daher durch Laugeneinwirkung schlecht heilende tiefe Ulzerationen. Die Narbenbildung ist ausgeprägt. Besonders gefürchtet sind Schäden am Auge, da die fortschreitende Nekrotisierung zu Perforation und Erblindung führen kann. Im Bereich des Magen-Darm-Traktes schwillt die Schleimhaut im Mund, Rachen und Ösophagus gallertig an. Die Schädigung erfaßt langsam auch tiefere Gewebebezirke und kann zur Perforation des Ösophagus ins Mediastinum führen. Unter schweren Schmerzen tritt der Tod im Schock ein.

Resorptive Vergiftungen werden nach Ingestion von Laugen praktisch nicht beobachtet.

Die *Therapie* von Säuren- und Laugenverätzungen ist im Prinzip identisch. Bei Verätzungen der Haut muß sofort lange mit fließendem Wasser gespült werden; die weitere Therapie entspricht der jeder Wundbehandlung. Besondere Vorsicht ist bei Ameisensäure geboten, da Ameisensäure zu resorptiven Vergiftungen über die Haut führen kann.

Bei versehentlicher Einnahme (kleine Menge) reicht bei Säuren und Laugen im allgemeinen Verdünnungstherapie mit Wasser oder anderen nichtkohlensäurehaltigen Flüssigkeiten aus. Zur Prophylaxe des Glottisödems und der später möglichen Narbenverziehungen können Glucocorticoide gegeben werden. U. U. ist auch Schmerz- und Schockbehandlung erforderlich.

Bei Ingestion größerer Mengen (z. B. in suizidaler Absicht) ist ein umfangreicheres Vorgehen notwendig, da die Verdünnungstherapie häufig nicht ausreicht. Schock und Schmerzen werden behandelt und evtl. die Azidose bei Säurevergiftungen korrigiert. — Bei der Gabe von Glucocorticoiden ist, wegen der Gefahr der Magenperforation, Vorsicht geboten. U.U. kann bei ausgedehnten Verätzungen mit Perforationsgefahr eine Gastrektomie lebensrettend sein.

5.4 Alkohole

5.4.1 Äthanol

Äthanol (C_2H_5OH) wird gewerblich in großem Umfang als Lösungsmittel eingesetzt und zur chirurgischen Händedesinfektion verwendet. Toxikologisch sind diese Expositionsmöglichkeiten jedoch, im Vergleich zu den Alkoholmengen, die in Form alkoholischer Getränke konsumiert werden, gering.

Akute Intoxikationen kommen fast nur nach exzessivem Trinken oder akzidentell im Kindesalter vor. Gesundheits- und sozialpolitisch nimmt die Bedeutung des chronischen Alkoholismus immer stärker zu.

Pharmakokinetik: Äthanol wirkt konzentrationsabhängig hyperämisierend oder lokal reizend auf Haut und Schleimhäute. 20% einer aufgenommenen Menge werden bereits im Magen, der Rest im oberen Dünndarm resorbiert. Fettreiche Mahlzeiten verzögern die Resorption.

Der Verteilungskoeffizient Wasser/Fett beträgt für Äthanol 30:1; das Verteilungsvolumen entspricht daher dem Körperwasser, in dem eine schnelle Verteilung erfolgt. Wegen der schnellen und gleichmäßigen Verteilung von Äthanol in Blut und Geweben entspricht die Blutkonzentration weitgehend der Konzentration im ZNS. Maximale Konzentrationen werden 1–2 h nach der Aufnahme erreicht. Äthanol passiert die Plazentaschranke und gelangt auch in die Muttermilch.

Mehr als 90% des resorbierten Äthanols werden in der Leber metabolisiert. Geringe Mengen werden renal und pulmonal unverändert ausgeschieden. Andere Eliminationswege spielen keine wesentliche Rolle.

Äthanol wird in der Leber zu Essigsäure oxidiert. Im ersten Oxidationsschritt wird Äthanol in Gegenwart von NAD durch die Alkoholdehydrogenase in Acetaldehyd überführt, der dann, ebenfalls NAD-abhängig, durch die Aldehyddehydrogenase zu Essigsäure oxidiert wird. Die entstehende Essigsäure fließt in den Citratzyklus ein.

Im Gegensatz zu den meisten Fremdstoffen ist die Eliminationsgeschwindigkeit von Äthanol praktisch konzentrationsunabhängig. Die Geschwindigkeit der Ausscheidung bleibt während der gesamten Eliminationsphase konstant und folgt damit einer Kinetik O. Ordnung (S. 42), da schon bei niedrigen Äthanolkonzentrationen die Alkoholdehydrogenase

Tabelle 5.4. Symptome der akuten Äthanolvergiftung in Abhängigkeit zur Blutkonzentration

Konzentration [‰]	Symptome
0,5–1,0	*Euphorie,* Gang- und Koordinationsstörungen, Verminderung der Reaktionszeit, Gesichtsfeldeinengung
0,8	Gesetzlich festgelegte Grenze der Fahrtüchtigkeit
1–2	*Kräftiger Rausch,* Sprachstörungen (Verlangsamung und Stottern), starke Einschränkungen der Koordination und des Sehens
2–3	*Sinnlose Trunkenheit,* Eintrübung des Bewußtseins, Aufhebung des Erinnerungsvermögens, Hypoglykämie
4–5	*Lebensgefahr,* Koma mit Krämpfen und Tod

im Sättigungsbereich arbeitet (geringe Regeneration von NAD). Nach Beendigung der Resorption sinkt die Alkoholkonzentration konstant um ca. 0,15‰ pro h ab. Daher läßt sich aus der aktuellen Blutkonzentration zurückrechnen, welche Konzentration zu einem vorangehenden Zeitpunkt bestanden haben muß (Rechtsmedizin!).

Akute Äthanolvergiftung

Dieses Krankheitsbild wird zunächst durch erregende und später durch dämpfende Wirkungen auf das ZNS bestimmt (Tab. 5.4). Geringe Mengen Äthanol führen bei vielen Menschen zu einer Aktivierung von Psyche (Euphorie) und Motorik. Diese stimulierende Wirkung ist von einer überhöhten Selbsteinschätzung und verminderten Kritikfähigkeit begleitet. Die zusätzliche Einschränkung des Reaktionsvermögens wirkt sich besonders negativ auf die Fahrtüchtigkeit im Straßenverkehr aus. Daher wurden 0,8‰ als Grenzwert der Fahrtüchtigkeit gesetzlich festgelegt.

Mit zunehmender Alkoholkonzentration überwiegen die dämpfenden Wirkungen. Ab 2–2,5‰ treten bereits schwere Intoxikationserscheinungen auf; 3,5–5‰ sind schon letale Konzentrationen. Der Tod tritt durch Lähmung des Atemzentrums und Kreislaufversagen ein. Gleichzeitige Einnahme zentral wirksamer Pharmaka (z. B. Barbiturate, Psychopharmaka) verstärken die Alkoholwirkungen.

Durch Hemmung des Kreislaufzentrums kommt es zu der für Alkohol typischen Erweiterung der Hautgefäße mit vermehrter Wärmeabgabe, die im Freien zum Tod durch Unterkühlung führen kann. Der Blutdruck fällt jedoch nicht ab, da die Gefäße im Splanchnikusbereich verengt werden. Über eine Hemmung der Vasopressinfreisetzung wirkt Äthanol diuretisch.

Außerdem wird die Gluconeogenese gehemmt. Die daraus resultierende Hypoglykämie kann bei Diabetikern und Kindern leicht verhängnisvoll werden, da ihre Ursache im Zusammenhang mit Bewußtlosigkeit und Krämpfen leicht verkannt wird.

Therapie der akuten Äthanolvergiftung: Die akute Äthanolvergiftung wird in ähnlicher Weise wie eine Schlafmittelvergiftung symptomatisch behandelt: Magenspülung, Schockbehandlung, Beatmung und Überwachung des Wasser- und Elektrolythaushaltes sowie der Wärmeregulation. Die I.-v.-Applikation des ZNS-gängigen Cholinesterasehemmstoffs Physostigmin scheint die narkotische Wirkung von Äthanol zu vermindern. Bei letalen Äthanolkonzentrationen ist Hämodialyse erforderlich.

Chronischer Alkoholismus

Äthanol führt zur psychischen und physischen Abhängigkeit, die wegen der leichten Zugänglichkeit so weit verbreitet ist, daß Äthanol in bezug auf die Häufigkeit der Abhängigkeit und die sozialen Folgen inzwischen das wichtigste Genußgift ist. In Deutschland liegt der Anteil der Abhängigen bei 2–3% der Bevölkerung. Daneben entwickelt sich eine (pharmakodynamische?) Toleranz, doch ist die letale Dosis gegenüber dem Normalempfindlichen nicht erhöht.

Chronischer Alkoholismus führt zu einer Reihe charakteristischer Krankheitsbilder. Neben einer durch morgendliche Übelkeit gekennzeichneten Gastritis ist vor allem die leberschädigende Wirkung des Äthanols hervorzuheben. Anfangs kommt es zur Leberverfettung, die noch reversibel ist. Es hängt dann von der Menge des täglichen Alkoholkonsums und von der Dauer des Abusus ab, ob sich eine Leberzirrhose entwickelt. Das Risiko der alkoholischen Leberzirrhose ist für Frauen größer als für Männer.

Solange der Alkoholiker seine normalen Eßgewohnheiten beibehält, nimmt er an Gewicht zu und ist adipös. Die Vernachlässigung der geregelten Nahrungsaufnahme führt schließlich zur Abmagerung und Unterernährung. Die Entstehung der Alkoholpolyneuritis wird im Zusammenhang mit der chronischen Fehlernährung des Alkoholikers und einem daraus resultierenden Mangel an B-Vitaminen gesehen.

Neben der Leberzirrhose verschlechtern die Schädigungen des ZNS die Lebenserwartung des Alkoholikers. Schwere degenerative Veränderungen mit Zelluntergängen und Wucherungen von Gefäßen und Gliazellen führen schließlich zum Korsakow-Syndrom mit Merkschwäche, die durch Konfabulationen ausgeglichen wird. Alkoholbedingte Halluzinationen und Demenz sind weitere Folgen des chronischen Alkoholismus. Als akut lebensbedrohendes Ereignis kann sich ein Delirium tremens entwickeln, das u.a. durch motorische Unruhe, Bewußtseinsstörungen, Halluzinationen, psychoseartige Zustände, Tachykardie und Krämpfe gekennzeichnet ist und spontan oder bei Alkoholentzug auftreten kann.

Therapie des chronischen Alkoholismus: Die Therapie ist schwierig und Rückfälle sind häufig. Sie sollte nicht nur in der Verordnung von Medikamenten bestehen, sondern auch in einer mit und nicht gegen den Willen des Alkoholikers eingeleiteten Psychotherapie, gekoppelt mit einer stationären Entzugsbehandlung und einer nachsorgenden Psycho- und Sozialtherapie. Bei Entziehungskuren lassen sich vorübergehend Psychopharmaka aus der Reihe der Benzodiazepine (z. B. Diazepam, Valium®) und Clomethiazol (Distraneurin®) einsetzen. Beim Delirium tremens ist Clomethiazol, das u. U. mit Diazepam kombiniert werden kann, anderen Mitteln überlegen. Die Anwendungsdauer dieser Medikamente sollte nicht ausgedehnt werden, da Alkoholiker rasch von ihnen abhängig werden können.

Clomethiazol

Ausdrücklich zu warnen ist vor der früher praktizierten Anwendung von Disulfiram (Antabus®) im Anschluß an die Alkoholaufnahme. Disulfiram hemmt die Aldehyddehydrogenase, so daß schon kleine Mengen Alkohol zu einem lebenbedrohenden Krankheitsbild führen können. Die Akkumulation von Acetaldehyd führt zu Blutdruckabfall und Kreislaufkollaps, verbunden mit Hautrötung, Schweißausbruch, Übelkeit und Erbrechen. Disulfiram darf daher – wenn überhaupt – nur unter ärztlicher Aufsicht und mit Zustimmung des Patienten verwendet werden.

Disulfiram

Alkoholismus in der Schwangerschaft

In den letzten Jahren ließ sich eindeutig nachweisen, daß mütterlicher Alkoholabusus während der Schwangerschaft zu einem charakteristischen „fetalen Alkoholsyndrom" führt, das durch verzögertes intrauterines Wachstum des Gesichts- und Gehirnschädels gekennzeichnet ist (Mikrozephalie) und zu bleibenden Entwicklungsstörungen des Intellektes führt. Die Pathogenese ist ungeklärt. Wenn Mütter von Kindern mit fetalem Alkoholsyndrom in nachfolgenden Schwangerschaften abstinent bleiben, bringen sie normale Kinder zur Welt.

5.4.2 Methanol

Methanol (Methylalkohol, CH_3OH) wird gewerblich als Lösungsmittel in Lacken und Beizen verwendet. Vergiftungen entstehen durch Verwechslung mit Äthanol oder durch mit Methanol verunreinigte Spirituosen; „schwarz gebrannte" alkoholische Getränke können unterschiedliche Mengen von Methanol enthalten.

Pharmakokinetik: Methanol ist hydrophiler als Äthanol; seine enterale Resorption ist daher verzögert. Wie Äthanol verteilt sich Methanol im Gesamtkörperwasser und wird ebenfalls im wesentlichen durch Metabolismus eliminiert. Geringe Mengen werden auch renal und pulmonal ausgeschieden.

Zunächst wird Methanol durch die Alkoholdehydrogenase zu Formaldehyd oxidiert, der in einem weiteren Oxidationsschritt durch die Aldehyddehydrogenase in Ameisensäure übergeführt wird, aus der schließlich im C_1-Stoffwechsel CO_2 und H_2O werden. Während der erste Schritt zum Formaldehyd sehr langsam verläuft, erfolgt die Umwandlung von Formaldehyd zu Ameisensäure rasch. Da die Oxidation der Ameisensäure und auch ihre renale Ausscheidung langsam verlaufen, akkumuliert diese organische Säure im Organismus.

Vergiftungsbild: Die Symptome der Methanolvergiftung sind auf die Ameisensäure zurückzuführen. Erste Intoxikationszeichen treten mit unterschiedlicher Latenz (je nach Schwere der Vergiftung zwischen 1–12–24 h) auf und äußern sich zunächst als Übelkeit, Erbrechen und Leibschmerzen. Danach entwickelt sich am 2.–4. Tag als Folge der erhöhten Ameisensäurekonzentration eine metabolische Azidose. Der pH-Wert des Blutes kann auf Werte unter 7 abfallen. Unter Umständen kann auch tiefe Bewußtlosigkeit bestehen. Typisch für die Methanolvergiftung ist eine häufig langsam einsetzende Sehstörung. Zunächst ist nur das Sehvermögen beeinträchtigt (reversibles Ödem der Retina), später kommt eine irreversible Schädigung des N. opticus mit Erblindung hinzu (um den 5.–6. Tag). Todesursache ist die schwere Azidose.

Therapie: Die Therapie der Methanolintoxikation hat 2 Ziele:
- Hemmung der Oxidation von Methanol zu Ameisensäure und Senkung der Methanolkonzentration im Blut
- Beseitigung der metabolischen Azidose

Da die Bindungskonstante von Äthanol zur Alkoholdehydrogenase höher ist als die von Methanol, kann die Oxidation von Methanol durch geringe Äthanolkonzentrationen gehemmt werden. Hierzu reichen Äthanolkonzentrationen von 1‰ aus. Methanol kann dann abgeatmet bzw. durch Hämodialyse entfernt werden. Da Folsäure nach tierexperimentellen Befunden die Elimination der Ameisensäure fördert, wird die zusätzliche Gabe von Folsäure empfohlen. Zur Behandlung der Azidose scheint Tris-Puffer besser als Natriumhydrogencarbonat geeignet zu sein. Diese Therapie muß über mehrere Tage durchgeführt werden. Bei rechtzeitiger Diagnose und konsequent durchgeführter Therapie ist die Prognose meist gut.

5.5 Aliphatische und aromatische Kohlenwasserstoffe (organische Lösungsmittel)

Aliphatische und aromatische Kohlenwasserstoffe werden industriell vielseitig als Lösungs- und Reinigungsmittel eingesetzt, da sie ein großes Fettlösungsvermögen besitzen und größtenteils leicht flüchtig sind. Organische Verbindungen mit sehr unterschiedlicher chemischer Struktur werden daher als Lösungsmittel für Lacke, Farben, Klebstoffe, zur Entfettung von Metallen (Autoindustrie) und zur chemischen Reinigung benutzt. Die industriell eingesetzten Produkte sind gewöhnlich chemisch nicht rein, sondern Gemische.

Wegen ihrer ähnlichen physikalisch-chemischen Eigenschaften haben die organischen Lösungsmittel auch ähnliche toxikologische Eigenschaften. Gewerbliche Vergiftungen entstehen meist nach Inhalation oder nach Aufnahme über Haut und Schleimhäute, während bei Vergiftungen im Haushalt die orale Aufnahme im Vordergrund steht. Gemeinsam ist den lipidlöslichen Kohlenwasserstoffen ihre große Affinität zum Zentralnervensystem mit narkotischen und erregenden Wirkungen. Die Vergiftungssymptome reichen von Kopfschmerzen, Schwindel, Übelkeit und Erbrechen bis zu Koma und Atemlähmung. Einige flüchtige organische Lösungsmittel erzeugen sogar Euphorie und Abhängigkeit („glue sniffing"), verbunden mit toxischen Schädigungen im ZNS. Lebensentscheidend sind bei akuten Vergiftungen mit diesen Substanzen die Parenchymschäden von Leber und Niere sowie die Veränderungen des Herz-Kreislauf-Systems, die sich meistens erst später manifestieren. Bei chronischer gewerblicher Exposition führen einige organische Lösungsmittel zu Schäden des blutbildenden Systems mit aplastischer Anämie und sogar Leukämie (Benzol).

Im Vordergrund der *Therapie* der Vergiftungen stehen unspezifische Maßnahmen. Die Resorption oral aufgenommener organischer Lösungsmittel kann durch die Gabe von Paraffinum subliquidum oder bei Ingestion größerer Mengen durch Magenspülungen mit Paraffin vermindert werden. Dabei ist größte Vorsicht geboten, da es nach Aspiration von Kohlenwasserstoffen zu reaktiven Lungenentzündungen (chemische Pneumonie) kommen kann. Kein Erbrechen durch Laien auslösen!

5.5.1 Aliphatische Kohlenwasserstoffe (Benzin)

Benzine sind Gemische verschiedener Alkane wie Hexan, Heptan und Oktan. Nach dem Siedepunkt wird zwischen Leicht- und Schwerbenzinen unterschieden. Benzine werden nicht nur als Kraftstoffe, sondern auch als Lösungsmittel in Industrie und Haushalt verwendet.

Die im Benzin enthaltenen kurzkettigen Alkane werden sowohl nach Einatmen als auch nach oraler Aufnahme gut resorbiert und größtenteils nach kurzer Zeit (10–20 min) über die Lungen eliminiert. Metabolismus findet kaum statt.

Neben gewerblichen Vergiftungen sind akzidentelle Intoxikationen bei Kindern, die versehentlich Benzin trinken, häufig. Bei der inhalativen Vergiftung kommt es zu starker Erregung mit Krämpfen und nachfolgender Narkose bis hin zur Atemlähmung. Die orale Intoxikation führt nach Erbrechen häufig zur Aspiration und zur Pneumonie als Spätkomplikation, deren Ursache eine Schädigung der Lungengefäße zu sein scheint.

Die *Therapie* ist symptomatisch und wird von der Art der Giftaufnahme und der Schwere des Vergiftungsbildes bestimmt.

5.5.2 Aromatische Kohlenwasserstoffe (Benzol, Toluol)

Benzol wurde industriell früher in großem Ausmaß als Lösungs- und Reinigungsmittel verwendet. Wegen der chronischen Toxizität ist Benzol weitgehend durch andere organische Lösungsmittel ersetzt. Anstelle von Tetraäthylblei wird Benzol jedoch als Antiklopfmittel dem Autobenzin zugesetzt (bis 5%).

Bei akuten und chronischen Intoxikationen erfolgt die Aufnahme hauptsächlich durch Inhalation und seltener über die Haut. Die Ausscheidung geschieht zu 40–50% unverändert über die Lungen. Der Rest wird durch die Monooxigenasen der Leber zu Phenol oxidiert und als Mercaptursäure, Sulfat oder Glucuronid mit dem Harn ausgeschieden. Bei der Oxidation entsteht intermediär ein Epoxid, das als hochreaktive Verbindung für die mutagene und karzinogene Wirkung von Benzol verantwortlich gemacht wird.

Bei chronischer Exposition kommt es zu Schäden des Knochenmarks, die von aplastischer Anämie, Thrombopenie und Leukopenie bis zur Leukämie reichen. Das akute Vergiftungsbild wird von ZNS-Symptomen beherrscht, die nach unterschiedlichen Frühsymptomen (Schwindel, Kopfschmerz, Übelkeit) zu narkoseähnlichen Zuständen mit Krämpfen und finaler Atemlähmung führen können.

Die *Therapie* ist symptomatisch, spezifische Maßnahmen sind nicht bekannt.

Toluol und andere Alkylbenzole werden durch Oxidation der Seitenkette ohne Epoxidbildung metabolisiert und nach Konjugation ausgeschieden. Deshalb führen diese Substanzen nicht zur Schädigung der blutbildenden Organe und sind auch nicht karzinogen.

5.5.3 Halogenierte aliphatische Kohlenwasserstoffe

Toxikologische Bedeutung haben vor allem die 1- bis 4fach chlorierten Derivate des Methan, Äthan und Äthylen, während die jodierten und fluorierten Verbindungen im allgemeinen eine geringere Toxizität besitzen. Eine Mittelstellung nehmen die bromierten Derivate ein. Industriell werden die chlorierten aliphatischen Kohlenwasserstoffe bei der Metall- und Oberflächenreinigung und als Lösungsmittel in Farben und Lacken benutzt (z. B. Tri- und Tetrachloräthylen). Medizinisch werden bzw. wurden chlorierte Kohlenwasserstoffe als Inhalationsnarkotika eingesetzt (z. B. Halothan, Chloroform, Trichloräthylen). Die umwelttoxikologische Bedeutung dieser Substanzklasse nimmt immer mehr zu, da sie in Luft und Trinkwasser weltweit verbreitet ist.

Insgesamt besitzen alle Vertreter dieser Gruppe narkotische Eigenschaften, die verschieden stark ausgebildet sein können. Wegen ihrer sonst unterschiedlichen Toxizität lassen sich 2 Gruppen chlorierter aliphatischer Kohlenwasserstoffe unterscheiden: Die eine Gruppe enthält Substanzen mit *vorwiegender Leber- und Nephrotoxizität* (z. B.Tetrachlorkohlenstoff, Tetrachloräthan, 1,1,2-Trichloräthan, 1,2-Dichloräthan), während die Verbindungen der anderen Gruppe mehr durch ihre *ZNS-Wirkungen* und weniger durch die Leber- und Nierenschädigung gekennzeichnet sind (z. B. Trichloräthylen, Tetrachloräthylen, 1,1,1-Trichloräthan, Dichlormethan).

Die unterschiedliche Toxizität ist wahrscheinlich auf die unterschiedliche Metabolisierung in der Leber zurückzuführen. Bei den sehr lebertoxischen Substanzen, wie Tetrachlorkohlenstoff, entsteht nach oxidativer Abspaltung eines Cl-Ions durch die Monooxigenasen ein instabiles freies Radikal, das nach Reaktion mit membrangebundenen Fettsäuren unter Bildung von Peroxiden zum Um- und Abbau von Fettsäureresten führt (sog. Lipidperoxidation). Die folgende Membranschädigung an Zellorganellen führt zur Nekrose. Bei den „weniger lebertoxischen" Äthylenderivaten, wie Trichloräthylen, führt die oxidative Reaktion an der C = C-Doppelbindung zur Bildung von Epoxiden, die zwar sehr reaktionsfähig sind, aber offensichtlich zum größten Teil zu weniger toxischen Konjugaten metabolisiert werden. Hier spielt sicher auch die aufgenommene Menge bei der Intoxikation eine Rolle, denn auch bei der Trichloräthylenvergiftung kann es zum akuten Leberversagen kommen.

Bei der akuten Vergiftung mit Substanzen der lebertoxischen Gruppe bestimmen Parenchymschäden der Leber und Niere mit Ikterus und Anurie das Krankheitsbild. Der Tod tritt im hepatischen oder urämischen Koma ein. Nach Aufnahme der „weniger lebertoxischen" chlorierten Kohlenwasserstoffe ist die akute Vergiftung durch die narkotische Wirkung bestimmt. Es kommt zum Tod durch Atemlähmung, meist ohne schwere Symptome der Leber- und Nierenschädigung. Allen halogenierten Kohlenwasserstoffen ist eine Sensibilisierung des Herzens gegenüber Sympathikusreizen gemeinsam, die bei akuter Vergiftung zum Tod durch Herzrhythmusstörungen führen kann.

Beim Verbrennen chlorierter aliphatischer Kohlenwasserstoffe oder beim Erhitzen an Metalloberflächen entsteht das Atemgift Phosgen (s. S. 310).

Die *Therapie* der akuten Vergiftung durch chlorierte aliphatische Kohlenwasserstoffe ist symptomatisch. Bei schweren Intoxikationen mit flüchtigen Verbindungen kann durch Hyperventilation versucht werden, eine vermehrte Abatmung über die Lungen zu erreichen.

Bei *chronischer Exposition* mit Substanzen der stärker lebertoxischen Gruppe wie Tetrachlorkohlenstoff oder 1,2-Dichloräthan, treten Leberschäden mit oft tödlichem Ausgang auf; im Tierexperiment sind beide Substanzen karzinogen (Zielorgan Leber). Leberkarzinome wurden vermehrt bei Arbeitern in der Kunststoffindustrie, die jahrelang Kontakt mit Vinylchlorid hatten, beobachtet. Selbst einige der „weniger lebertoxischen" chlorierten Äthylenderivate, die wie Tri- und Tetrachloräthylen in der Umwelt akkumulieren, erzeugen tierexperimentell Lebertumoren. Da die technischen Produkte niemals rein sind, sondern 2–5% reaktive organische Substanzen als Stabilisatoren enthalten, ist die genaue Pathogenese der Lebertumoren ungeklärt.

5.5.4 Halogenierte aromatische Kohlenwasserstoffe

Auch die chlorierten aromatischen Kohlenwasserstoffe stellen ein besonderes umwelttoxikologisches Problem dar. Sie werden vom Organismus und in der Umwelt kaum abgebaut und wegen ihrer großen Lipophilie über Jahre im Fettgewebe und ZNS von Mensch und Tier gespeichert. Nur bei Gewichtsverlusten, z. B. im Hunger, kommt es zu einer nennenswerten Mobilisierung aus dem Fettgewebe. Bei einigen Substanzen, die zu starken Induktoren der Monooxigenasen gehören, besteht der Verdacht der Karzinogenität (z. B. polychlorierte Biphenyle, chlorierte Dioxine).

Zu den Substanzen dieser Gruppe chlorierter Kohlenwasserstoffe gehören neben Insektiziden wie Chlorphenotan und Hexachlorcyclohexan, Holzschutzmitteln wie Pentachlorphenol, auch polychlorierte Biphenyle, die in der Kunststoffindustrie vielfältig als Weichmacher, Schmier- und Imprägniermittel eingesetzt werden und die nach der Verbrennung von Kunststoffen eine ungewöhnlich lange Persistenz in der Umwelt haben.

2,3,7,8 - Tetrachlor-dibenzo-p-dioxixin (TCDD)

Die giftigste Substanz dieser Gruppe und zugleich eine der toxischsten bisher bekannten Verbindungen ist Tetrachlor-dibenzo-dioxin (TCDD). Seine LD 50 beträgt beim Hamster 0,6 µg/kg KG. Diese Substanz gehört zu den stärksten Induktoren der Monooxigenasen und ist im Tierversuch karzinogen. TCDD ist ein Zwischenprodukt bei der Herstellung von Herbiziden des Phenoxyessigsäuretyps (2,4-D und 2,4,5-T). Toxikologisch bedenklich ist, daß es in den genannten Herbiziden aus herstellungstechnischen Gründen immer in Spuren vorhanden ist. Akute Intoxikationen mit TCDD führen im Tierversuch zu akuter Leberdystrophie, die auch Todesursache ist, und zu hartnäckigen Entzündungen der Talgdrüsen (Chlorakne) und Embryotoxizität. Bei einem Fabrikationsunglück in Seveso (Italien) wurde TCDD in größeren Mengen freigesetzt. Es führte bei exponierten Personen zu Chlorakne, Leberschäden mit Erhöhung der Leberenzyme im Serum und zu Polyneuropathien.

5.6 Gase (Atemgifte)

Bei Vergiftungen mit sog. Atemgiften erfolgt die Aufnahme der schädigenden Stoffe (Gase oder Dämpfe) über die Lungen. Dabei kann sich die Schädigung primär auf die Lungen selbst auswirken oder aber andere Organe betreffen.

Eine Reihe von Atemgiften besitzt hohe Affinität zu körpereigenen Metallen und kann deren Funktion hemmen. So werden z.B. eisenhaltige Atmungsenzyme durch Cyanide oder Schwefelwasserstoff gehemmt, während Kohlenmonoxid durch seine Anlagerung an das Fe^{2+} des Hämoglobins den Sauerstofftransport im Blut verhindert.

Die meisten Atemgifte sind jedoch Reizgase, die die Lunge direkt schädigen. Die Vergiftungssymptome, die nach Inhalation von Reizgasen in den verschiedenen Abschnitten des Respirationstraktes auftreten, hängen von ihrer Wasser- bzw. Lipidlöslichkeit und den eingeatmeten Konzentrationen ab. *Wasserlösliche Reizgase* (z. B. HCl, Ammoniak, Formaldehyd) lösen sich nach Inhalation in der feuchten Schleimhaut der oberen Luftwege und führen zu Reizungen und Verätzungen an Larynx und Trachea. Exposition mit *lipidlöslichen Reizgasen* (z. B. Phosgen, Ozon, Nitrosegase, Cadmiumoxidrauch) führt — oft ohne weitere Symptome — vorwiegend zu Schäden der tiefer liegenden Atemwege, da diese Gase über die Bronchien die Alveolen erreichen und durch die dünnen Alveolarzellen bis in die Kapillarwände gelangen. Es treten Schädigungen der Epithelien und Kapillarwände auf, die für Plasma durchlässig werden. Nach einem anfänglichen interstitiellen Ödem mit Verlängerung der Diffusionsstrecke für O_2 und CO_2 und Einschränkung des Gasaustausches (die Patienten werden zyanotisch) tritt schließlich auch Flüssigkeit in die Alveolen über. Es stellt sich nach einigen Stunden das *toxische Lungenödem* ein; mit jedem Atemzug wird in den flüssigkeitsgefüllten Alveolen Schaum gebildet, der aufsteigend das gesamte Bronchialsystem erfüllt. Das sich langsam und häufig symptomlos entwickelnde toxische Lungenödem ist therapeutisch nur schwer zu behandeln. Neben strenger Bettruhe, Sedierung und der Gabe von Antitussiva sind Glucocorticoide in hoher Dosierung (i. v. oder auch als Aerosol) und O_2-Zufuhr (u. U. mit Überdruck) erforderlich. Bei der Exposition mit sowohl *wasser-* als auch *lipidlöslichen Reizgasen* verwischen sich die Krankheitsbilder, da sowohl Schädigungen im oberen Respirationstrakt als auch in den Alveolen mit toxischem Lungenödem auftreten können.

Die chronische gewerbliche Exposition mit Reizgasen (z. B. SO_2) oder Stäuben (Kohle, Metalle, Asbest) führt zu Berufskrankheiten mit chronischen Entzündungen der oberen Luftwege und Lungenveränderungen oder sogar zum Lungenkrebs.

5.6.1 Kohlenmonoxid

Kohlenmonoxid (CO) ist ein farb- und geruchloses, nichtreizendes Gas. Es entsteht bei unvollständiger Verbrennung organischer Brennstoffe (Kohle, Erdöl, Benzin) und ist im Stadtgas zu 5–15% enthalten. Akute Vergiftungen mit CO kommen bei Suiziden mit Stadtgas (heute seltener wegen der Umstellung auf Erdgas) und Autoabgasen sowie bei Unglücksfällen in Bergwerken, Kraftwerken und der Hüttenindustrie vor. Chronische Exposition ist heute in Städten durch den Straßenverkehr gegeben. CO ist auch im Tabakrauch enthalten.

Wirkungsmechanismus: Durch Anlagerung von Kohlenmonoxid an Fe^{2+} des Hämoglobins entsteht Carboxyhämoglobin. Nach dem Massenwirkungsgesetz wird CO in äquimolaren Mengen wie Sauerstoff gebunden, doch ist seine Affinität etwa 300mal größer als die von Sauerstoff. Dadurch hemmen bereits geringe CO-Konzentrationen den Sauerstofftransport im Blut; schon bei 0,07 Vol% CO in der Atemluft (entspricht ⅟₃₀₀ der Sauerstoffkonzentration) ist die Hälfte des Hämoglobins mit CO beladen.

Überraschenderweise verläuft die akute CO-Vergiftung schwerer, als es dem CO-Anteil der Atemluft entspricht. Das ist darauf zurückzuführen, daß die 4 im Hämoglobin enthaltenen Fe^{2+}-Atome nicht gleichmäßig O_2 oder CO binden. Je größer die Anzahl der mit CO beladenen Fe^{2+}-Atome ist, um so schlechter können die restlichen O_2 binden und an das Gewebe abgeben (Haldane-Effekt).

Daneben werden auch andere eisenhaltige Gewebsenzyme wie Cytochrome und Myoglobin durch CO gehemmt. Wegen der geringen Affinität des CO zu diesen Enzymen wirkt sich diese Hemmung der Zellfunktion bei der CO-Vergiftung kaum aus.

Da CO reversibel an Hämoglobin gebunden wird, erlangt Hämoglobin nach Einatmen CO-freier Luft oder von reinem Sauerstoff rasch seine Transportfunktion für Sauerstoff wieder.

Vergiftungsbild: Das Vergiftungsbild der akuten CO-Vergiftung ist durch den Sauerstoffmangel der Organe und die Azidose zu erklären. Der normale CO-Hämoglobingehalt des Blutes beträgt bei Nichtrauchern etwa 1%, bei starken Rauchern 5-10%. Die Vergiftungssymptome der akuten CO-Vergiftung sind folgende: Bei einem Gehalt von 4% CO-Hämoglobin lassen sich bereits psychomotorische Veränderungen nachweisen. Bei 10-20% bestehen Kopfschmerzen, Herzklopfen und Kurzatmigkeit bei Belastung. Diese Konzentrationen können bei anämischen Patienten bereits tödlich sein. Sind 30% des Hämoglobins mit CO beladen, so treten starke Kopfschmerzen, Schwindel und Abgeschlagenheit auf. Bei 40-50% kommt es zu Bewußtlosigkeit, Kreislaufschock und Azidose, noch höhere Konzentrationen führen schnell zum Tod durch Atemlähmung. Charakteristisch ist eine fleckige Rötung der Haut (keine Zyanose).

Schwerwiegende Spätschäden der COVergiftung sind auf den vorübergehenden Sauerstoffmangel des ZNS (Blutungen und Erweichungsherde) zurückzuführen. Zu nennen sind die CO-Enzephalitis mit Parkinson-Symptomatik und schwere psychische Veränderungen sowie periphere Nervenschäden. Die Schwere der Spätschäden entspricht nicht unbedingt dem Ausmaß der akuten Vergiftung.

Therapie: Die Vergifteten müssen schnell aus der Gasatmosphäre entfernt werden. Bei leichteren Vergiftungen genügt häufig schon die Beatmung mit

Frischluft, bei schweren Vergiftungen muß reiner Sauerstoff (wenn möglich unter Überdruck) zugeführt werden. Therapie des Schocks und Korrektur der Azidose sind weitere Maßnahmen.

5.6.2 Kohlendioxid

Kohlendioxid (CO_2) ist ein farbloses, inertes Gas, das schwerer als Luft ist. Es sammelt sich daher am Boden von Räumen, in denen es bei vollständiger Verbrennung oder Zersetzung von Kohlenstoffverbindungen entsteht (z. B. in Silos, Brunnenschächten, Gärkellern, aber auch in natürlichen Höhlen und Bergwerken). Die dort möglichen Konzentrationen können unter akuten Bedingungen rasch zum Tode führen. Eine langsame Gewöhnung an steigende CO_2-Konzentrationen ist möglich. Eine Zunahme der CO_2-Konzentration auf etwa 3–4 Vol% führt zunächst über eine Erregung des Atemzentrums zur Hyperventilation, der dann eine respiratorische Azidose folgt. Höhere CO_2-Konzentrationen über längere Zeit (8–10 Vol%) bewirken zentrale Erregung mit Atemnot, Tachykardie, Herzrhythmusstörungen und Krämpfen. Der Tod durch Atemstillstand tritt bei ca. 12 Vol% ein.

Die Bergung Vergifteter darf nicht durch eine einzelne Person vorgenommen werden. Die beteiligten Helfer müssen entsprechend gesichert sein (Anseilen, Atemgerät) und mit einer außen stehenden Person in Verbindung bleiben. Zur *Therapie* der CO_2-Vergiftung muß (u. U. mit reinem Sauerstoff) beatmet werden. Die weitere Therapie ist symptomatisch und richtet sich nach dem Zustand des Verunglückten.

Die atemstimulierende Wirkung von CO_2 wird bei der künstlichen Beatmung mit Carbogen (95% O_2 und 5% CO_2) ausgenutzt.

5.6.3 Blausäure und Cyanide

Blausäure (Cyanwasserstoff, HCN) ist eine farblose, bei Zimmertemperatur flüchtige, schwache Säure (pK_a-Wert 9,2), deren Alkalisalze leicht wasserlöslich sind. Gewerbliche Vergiftungen kommen durch Einatmen in Galvanisierbetrieben, bei der Entwesung (Schädlingsbekämpfung) und in Laboratorien vor. Zu Suiziden und Morden wird meist das bitter schmeckende KCN (Cyankali) verwendet. Bittere Mandeln enthalten Blausäure an das Glykosid Amygdalin gebunden. Der Verzehr größerer Mengen kann zu tödlichen Vergiftungen führen (letale Menge: Erwachsene etwa 60, Kinder etwa 10 Mandeln).

Pharmakokinetik: Nach Einatmen von Blausäure setzt deren Wirkung bereits nach wenigen Sekunden ein, da sie bei physiologischem pH zu etwa 99% undissoziiert vorliegt und daher leicht durch Zellmembranen diffundiert. Nach oraler Aufnahme anorganischer Salze wird durch die Salzsäure des Magens CN^- freigesetzt und ebenfalls rasch resorbiert. Vergiftungssymptome treten nach wenigen Minuten auf.

Vergiftungsbild: Die Toxizität ist auf das Cyanidion (CN^-) zurückzuführen. Es besitzt eine hohe Affinität zum Fe^{3+} des Atmungsenzyms Cytochromoxidase. Die Hemmung dieses Enzyms führt dazu, daß zelluläre Oxidationsprozesse nicht mehr ablaufen können. Die reversible Bindung betrifft nur Fe^{3+}; Fe^{2+} im Hämoglobin wird nicht blockiert, so daß die Bindung von Sauerstoff im Blut an Hämoglobin nicht beeinträchtigt ist. Die Symptome der Vergiftung ergeben sich aus dem zellulären Sauerstoffmangel. Nach kurzfristiger Hyperpnoe (Erregung der Rezeptoren im Glomus caroticum) und Reizung der Schleimhäute (Auge, Nase, Rachen) beim Einatmen kommt es bald zu Atemnot mit Todesangst, Kopfschmerzen, Übelkeit und Bewußtlosigkeit. Unter Krämpfen tritt der Tod durch Atemlähmung in wenigen Minuten ein. Bei dieser Vergiftung fehlt die sonst für Sauerstoffmangel typische Zyanose, da die Zellen den angebotenen Sauerstoff nicht verwerten können und deshalb auch das venöse Blut noch sauerstoffreich ist.

Therapie: Die Therapie muß so schnell wie möglich begonnen werden. Ziel ist, eine Bindung der Cyanidionen an andere Schwermetalle zu erreichen. Da Cyanid nur Affinität zu Fe^{3+} hat, werden Methämoglobinbildner injiziert, die Fe^{2+} im Hämoglobin zu Fe^{3+} oxidieren. Unter Bildung von Cyanmethämoglobin bindet Cyanid an das Fe^{3+} des Methämoglobins. Nach dem Massenwirkungsgesetz kann gleichzeitig auch die Cytochromoxidase in den Geweben durch diese Maßnahme reaktiviert werden. Zur Methämoglobinbildung eignen sich Natriumnitrit oder, besser, das weniger toxische 4-Dimethylaminophenol. Diese Substanzen müssen so dosiert werden, daß die Methämoglobinkonzentration 30% nicht übersteigt, da sonst der O_2-Transport in den Erythrozyten gefährdet ist. Cyanid bildet auch stabile Komplexe mit Kobalt, so daß auch CO_2-EDTA oder das weniger toxische, aber sehr teure und nicht in ausreichenden Mengen vorhandene Vitamin B_{12} (Hydroxocobalamin) als Antidot verwendet werden können. Physiologischerweise wird Cyanid in der Leber durch das Enzym Rhodanase an Schwefel gekoppelt und in das nichttoxische Rhodanid (SCN^-) übergeführt. Durch Gabe von Natriumthiosulfat zur Bereitstellung von Schwefel kann die körpereigene Entgiftungskapazität so zusätzlich gesteigert werden.

5.6.4 Schwefelwasserstoff

Schwefelwasserstoff (H_2S) ist ein nach faulen Eiern riechendes Gas, das nach Einatmen fast ebenso schnell wie Blausäure tödlich wirken kann. Es entsteht bei der Eiweißfäulnis und bei der Reaktion von Schwermetallsulfiden mit Mineralsäuren. Toxikologisch wichtig sind gewerbliche Vergiftungen bei Kanalarbeitern (Kloakengase, Abwässer von Zellulose-, Zucker-, Leimfabriken, und Gerbereien) und in chemischen Fabriken und Laboratorien.

Die Wirkung von Schwefelwasserstoff ist wahrscheinlich auf eine Inaktivierung schwermetallhaltiger Enzyme der Zellatmung (Cytochromoxidase) zurückzuführen, denn Schwefelwasserstoff bildet mit Schwermetallionen schwerlösliche Sulfide. Das Vergiftungsbild wird daher — ähnlich wie bei der Cyanidvergiftung — vom Sauerstoffmangel bestimmt. Bei hohen Konzentrationen in der Atemluft kann es bereits nach wenigen Atemzügen zu Bewußtseinsverlust und zentraler Atemlähmung kommen. Der subakute Verlauf ist durch Erregung mit Atemnot und Krämpfen gekennzeichnet; Spätschäden manifestieren sich bei Überleben der Vergiftung am ZNS und Herz. Die chronische Exposition führt zu Reizungen an den Schleimhäuten; charakteristisch ist eine schmerzhafte Entzündung der Hornhaut bei exponierten Arbeitern. Chronische Vergiftungen sind leicht möglich, da H_2S nur in geringen Konzentrationen geruchlich wahrgenommen wird und sich zusätzlich eine Gewöhnung an den Geruch entwickelt.

Die *Therapie* der akuten Schwefelwasserstoffvergiftung ist symptomatisch, die Atemhilfe steht im Vordergrund der Bemühungen.

5.6.5 Sauerstoff und Ozon

Sauerstoff

Die Beatmung mit unphysiologisch hohen Sauerstoffkonzentrationen über längere Zeit führt zu Vergiftungserscheinungen. Bei Inhalation von 90 Vol% Sauerstoff für mehrere Stunden kommt es zu einem toxischen Lungenödem. Gleichzeitig entsteht eine Azidose, da Hämoglobin seine Bindungsfähigkeit für CO_2 im venösen Blut verliert und zusätzlich die Abatmung von CO_2 wegen des Lungenödems behindert ist. Als Symptome der Intoxikation treten Atemnot, Tachykardie, Schwindel und Krämpfe auf. Das Krankheitsbild der Sauerstoffintoxikation ist bei Überdruckbeatmung ausgeprägter.

Um das Entstehen eines Lungenödems zu vermeiden, müssen bei der Sauerstoffzufuhr höherer Konzentrationen oder bei der Beatmung mit Überdruck (z. B. Gasbrandtherapie) längere Pausen eingeschaltet werden.

Die Inhalation von 50 Vol% Sauerstoff über längere Zeit scheint keine Schäden hervorzurufen. Früh- und Neugeborene sind besonders gefährdet. Wegen der Gefahr der Erblindung (retrolentale Fibroplasie) dürfen nur Gemische mit maximal 40 Vol% Sauerstoff in Inkubatoren verwendet werden.

Ozon

Ozon (O_3), mit charakteristischem Geruch, entsteht aus Sauerstoff bei elektrischer Entladung, unter UV-Strahlung und durch photochemische Reaktion in stark verschmutzter Luft. Genutzt wird Ozon bei der Trinkwasserbereitung.

Typische Vergiftungssymptome sind Reizungen an den Augen, Kopfschmerzen, Bronchitis und retrosternale Schmerzen, die durch das toxische Lungenödem bedingt sind. Die *Therapie* der Vergiftung ist symptomatisch und im wesentlichen auf die Behandlung des Lungenödems gerichtet.

5.6.6 Stickstoffoxide

Stickoxid (NO) und Stickstoffdioxid (NO_2) sind die Hauptbestandteile der „Nitrosegase". Sie sind z. B. in den braunroten Dämpfen der rauchenden Salpetersäure enthalten und entstehen in der chemischen Industrie überall da, wo konzentrierte Salpetersäure mit organischen Substanzen oder Metallen reagiert. Nitrosegase werden auch beim Verbrennen von Celluloid, bei Sprengstoffexplosionen und beim Schweißen im Lichtbogen gebildet.

Auf Grund ihrer Lipophilie gehören sie zu den Reizgasen, die nach einem symptomfreien Intervall zum toxischen Lungenödem führen. Da sie auch die oberen Luftwege reizen, kann dem Lungenödem – in Abhängigkeit von der inhalierten Konzentration – eine mehr oder weniger stark ausgeprägte Reizung des Respirationstraktes vorangehen. Die Bildung von Methämoglobin durch salpetrige Säure ist für den Verlauf der Vergiftung von untergeordneter Bedeutung. Die *Therapie* ist symptomatisch; die Behandlung des Lungenödems steht im Vordergrund.

5.6.7 Phosgen

Phosgen ($COCl_2$) ist ein farbloses, in höheren Konzentrationen nach faulem Heu riechendes, schweres Gas, das bei der Zersetzung chlorierter aliphatischer Kohlenwasserstoffe wie Chloroform, Tetrachlorkohlenstoff und Trichloräthylen in Gegenwart vor Metallen an offener Flamme entsteht. Phosgen wurde im 1. Weltkrieg als Kampfstoff eingesetzt.

Als sehr lipophile Verbindung führt es bei Inhalation ohne Reizung der oberen Atemwege nach mehrstündigem symptomfreiem Intervall zum toxischen Lungenödem. Die *Therapie* ist symptomatisch. Orale und intravenöse Gabe von Hexamethylentetramin scheint die Ausbildung des Lungenödems bei frühzeitiger Anwendung zu verhindern oder zumindest den Verlauf abzumildern.

5.6.8 Schwefeldioxid

Schwefeldioxid (SO_2) ist ein farbloses, schweres, stechend riechendes Gas, das vor allem beim Verbrennen schwefelhaltiger fossiler Brennstoffe (Kohle, Erdöl) entsteht. Gerade in Industriegebieten und Ballungsräumen, aber auch in entfernt liegenden ländlichen Gegenden, ist Schwefeldioxid ein großes Umweltproblem geworden. Das Sterben von Nadelwäldern, die Übersäuerung entlegener Binnenseen und die Zerstörung antiker Kulturdenkmäler sind wahrscheinlich auf den Anstieg der SO_2-Produktion zurückzuführen.

Schwefeldioxid löst sich in Wasser und Körperflüssigkeiten und bildet so H_2SO_3. In höheren Konzentrationen wirkt SO_2 deshalb reizend auf die Schleimhäute des Auges und des Respirationstraktes. Als Symptome zeigen sich Tränenfluß, Reizhusten, Atemnot. Bei sehr hohen Konzentrationen kann auch ein toxisches Lungenödem auftreten, bzw. ein Spasmus der Stimmbänder führt zum Erstickungstod. Unter ungünstigen Witterungsverhältnissen (Inversionswetterlage) trägt SO_2 zur Bildung des „Smog" bei. Dabei entsteht, zusammen mit Staubpartikeln, unter katalytischer Wirkung von Schwermetallen teilweise SO_3, das zu Schwefelsäure umgewandelt wird, die noch stärker als H_2SO_3 schleimhautreizend wirkt (vor allem am Auge mit ausgeprägtem Tränenfluß).

5.7 Ferrihämoglobinbildende Stoffe (Methämoglobinbildner)

Pathophysiologische Grundlagen: Das für die reversible Bindung von Sauerstoff wichtige zweiwertige Eisen (Fe^{2+}) im Hämoglobin kann durch eine Reihe oxidierender Verbindungen in dreiwertiges Eisen (Fe^{3+}) umgewandelt werden (sog. Methämoglobinbildner). Das schokoladenbraune Methämoglobin hat die Fähigkeit zur Sauerstoffbindung verloren.

Physiologischerweise beträgt der Methämoglobingehalt des Blutes etwa 1%. In kleiner Menge ständig gebildetes Methämoglobin wird im Erythrozyten mit Hilfe des strukturgebundenen, NAD-abhängigen Enzyms Methämoglobinreduktase (Abb. 5.3) laufend wieder zu Hämoglobin reduziert. Die Reaktionsgeschwindigkeit dieses Enzymsystems ist jedoch bei Intoxikationen mit Methämoglobinbildnern zu langsam, um eine ausreichende

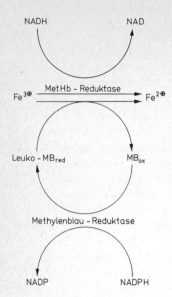

Abb. 5.3. Schematische Darstellung der Reduktion von Methämoglobin ($Fe^{3+} \rightarrow Fe^{2+}$). MB_{ox} = oxidiertes Methylenblau; Leuko-MB_{red} = reduziertes (Leuko-) Methylenblau

Rückreduktion zu Hämoglobin zu erreichen. Bei derartigen Vergiftungsfällen aktiviert man therapeutisch durch Gabe von Methylenblau ein zweites methämoglobinreduzierendes Enzym der Erythrozyten, die Methylenblaureduktase. Dieses Enzym ist in der Lage, Reduktionsäquivalente, die aus dem Pentosephosphatweg über die Glucose-6-phosphat-Dehydrogenase als NADPH bereitgestellt werden, auf Methylenblau zu übertragen. Methylenblau wird dabei in reduziertes Leuko-Methylenblau umgewandelt. Das farblose Leuko-Methylenblau reduziert dann direkt und nichtenzymatisch Methämoglobin zu Hämoglobin und wird selbst wieder zu Methylenblau (Abb. 5-3). Die physiologische Funktion der Methylenblaureduktase ist nicht bekannt, sie wird anscheinend in Gegenwart exogener Elektronenüberträger wie Methylenblau aktiviert.

Methämoglobinbildende Stoffe: Eine Reihe unterschiedlicher Stoffe ist in der Lage, Methämoglobin zu bilden. Neben stark oxidierenden Verbindungen wie Chlorate und Perchlorate, die zusätzlich auch zur Hämolyse führen (s. S. 321), gehören auch *Nitrite* und *Nitrate,* die leicht zu Nitriten reduziert werden können, zu wirkungsvollen Methämoglobinbildnern. Neben den anorganischen Nitriten (Konservierungsmittel für Fleisch) und Nitraten (Düngemittel) führen auch Ester der Salpeter- und salpetrigen Säure wie die Arzneimittel Glyceryltrinitrat und Amylnitrit zur Bildung von Methämoglobin. Eine weitere Gruppe von Methämoglobinbildnern sind schließlich die *aromatischen Amino-* und *Nitroverbindungen*. Bevor diese Verbindungen in der Lage sind Hämoglobin zu oxidieren, müssen sie erst im Organismus aktiviert werden. Aromatische Amine wie z. B. Anilin werden durch Oxidation in Hydroxylamine überführt, die in einer gekoppelten Reaktion Hämoglobin oxidieren und gleichzeitig selbst zur Nitrosoverbindung oxidiert werden. Nitroverbindungen werden zunächst durch Reduktion zur entsprechenden Nitrosoverbindung umgewandelt und anschließend mit Hilfe eines NAD-abhängigen Flavoproteins zur Hydroxylaminverbindung reduziert, die dann in der skizzierten Weise Hämoglobin oxidiert. Dieser zyklische Prozeß führt dazu, daß kleine Mengen dieser Methämoglobinbildner sehr viel Methämoglobin bilden können. Der Wirkungseintritt ist bei diesen Substanzen wegen der Aktivierung verzögert, die Wirkung hält jedoch länger an. Zu dieser Gruppe gehören z. B. Anilin, Phenylhydrazin, Phenacetin, Sulfonamide sowie Nitrobenzol und Nitrotoluol. Auch *Redoxfarbstoffe* wie Methylenblau und Thionin können in oxidierter Form Methämoglobin bilden. Bei etwa 8% Methämoglobin stellt sich jedoch ein Redoxgleichgewicht ein, so daß diese Substanzen bei höheren Methämoglobinkonzentrationen therapeutisch genutzt werden können.

Vergiftungsbild: Die Symptome der Methämoglobinvergiftung sind auf den Sauerstoffmangel im Gewebe zuruckzuführen und haben daher Ähnlichkeit mit denen der CO-Vergiftung. Anfangs führen der Sauerstoffmangel und die braune Farbe des Methämoglobins zu Blässe und bläulicher Verfärbung von Haut und Lippen. Zyanose tritt erst bei 30% Methämoglobin auf. Bei 40–60% Methämoglobin kommt es zu Bewußtseinsverlust, Kreislaufkollaps und Lähmungen. Der Tod tritt bei 60–80% an innerer Erstickung ein. Bei einigen Methämoglobinbildnern kommt es gleichzeitig zur Hämolyse und Nierenversagen.

In den ersten Lebensmonaten und bei Patienten mit einem genetischen Defekt der Glucose-6-phosphat-Dehydrogenase ist die Reduktion von Methämoglobin stark eingeschränkt, so daß es zu ausgeprägteren Vergiftungsbildern kommt.

Therapie: Am wirkungsvollsten hat sich die Therapie mit Redoxfarbstoffen erwiesen. Thionin (Katalysin®), das wegen seiner geringeren Nebenwirkungen bevorzugt wird, sowie Methylenblau und Toluidinblau werden intravenös appliziert. Auch die zusätzliche Gabe von Ascorbinsäure (Vitamin C), die mit Dehydroascorbinsäure ein Redoxsystem bildet, hat sich bewährt. Bei ausgeprägten Vergiftungen muß zusätzlich mit Sauerstoff beatmet werden bzw. eine Austauschtransfusion durchgeführt werden.

5.8 Detergentien

Detergentien sind Verbindungen, die hydrophile und hydrophobe Gruppen in größerem Abstand voneinander tragen, sich auf Grund dieser Struktur in Grenzschichten anreichern und dabei die Oberflächenspannung herabsetzen. Sie werden deshalb als oberflächenaktive Detergentien verwendet.

Zu dieser nicht einheitlichen Substanzgruppe gehören *Anionentenside* (z. B. Alkalisalze von Fettsäuren, Alkylsulfonate), die in fast allen Waschmitteln enthalten sind, *nichtionogene Tenside* (z. B. Polyäthylenglykole), die bevorzugt als Maschinenwaschmittel (geringe Schaumbildung) eingesetzt werden, und schließlich *Kationentenside* (Invertseifen), die als Weichspüler und Desinfektionsmittel verwendet werden.

Vergiftungen mit diesen Substanzen kommen im wesentlichen bei Kindern vor, wenn entsprechende Lösungen versehentlich getrunken werden.

Anionentenside und *nichtionogene Tenside* sind im allgemeinen wenig toxisch. Im Vordergrund der Intoxikation steht bei oraler Aufnahme die Schaumbildung (Schaum im Mund), die bei Aspiration zu lebensbedrohlichen Zuständen führen kann (Aspirationspneumonie). Erbrechen und Durchfälle sind weitere Symptome. Bei lokaler Einwirkung auf Haut und Schleimhäute sind Reizungen bis hin zu oberflächlichen Defekten − vor allem am Auge − möglich.

Die *Therapie* besteht in der Gabe eines Entschäumers mit Flüssigkeitszufuhr. Gabe von Aktivkohle ist ebenfalls sinnvoll.

Von den *Kationentensiden* haben vor allem die quartären Ammoniumverbindungen eine größere Toxizität, die auch bei oraler Ingestion beobachtet wird. Die akute Toxizität ist durch eine curareähnliche schlaffe Lähmung der Skelet- und Atemmuskulatur gekennzeichnet, die zu Zyanose, Dyspnoe und tiefer Bewußtlosigkeit führt. An Haut und Schleimhäuten können lokale Reizerscheinungen und u. U. Nekrosen auftreten.

Die *Therapie* zielt auf eine Verdünnung mit Wasser. Die Gabe eines Entschäumers und anschließende primäre Giftentfernung sind weitere Maßnahmen. Die zusätzliche Therapie bei Komplikationen ist symptomatisch.

Alle Tenside führen zur Hämolyse, wenn sie ins Blut gelangen (z. B. beim sog. Seifenabort). Diese ernste Erkrankung erfordert eine intensive Therapie, um die sich daraus entwickelnden Schäden, wie Nierenversagen, zu verhindern.

5.9 Insektizide

Insektizide werden zur Vernichtung von Insekten eingesetzt. Zusammen mit Herbiziden, Rodentiziden und anderen Untergruppen gehören sie zu den Pestiziden (Pflanzenschutz- und Schädlingsbekämpfungsmittel).

5.9.1 Chlorierte Kohlenwasserstoffe

Wegen ihrer guten insektiziden Wirkung gehören chlorierte aromatische Kohlenwasserstoffe zu den am häufigsten verwendeten Kontaktinsektiziden. Diese sehr lipophilen Substanzen zeichnen sich dadurch aus, daß sie gegenüber den verschiedensten Einflüssen sehr stabil sind und in der Umwelt lange persistieren können (Halbwertzeit etwa 10 Jahre). Die Kontamination ist dabei nicht nur auf den Ort ihrer Ausbringung beschränkt. Obwohl sie nur wenig wasserlöslich sind, werden sie aus dem Boden gewaschen und gelangen in Gewässer und Meere bzw. verdampfen und werden durch Wind und Regen weltweit verteilt. Dieses Verhalten ist von großer ökologischer Bedeutung, da es zur *Anreicherung* von chlorierten Kohlenwasserstoffen in Nahrungsketten führt. Das im Wasser gelöste Insektizid wird von Mikroorganismen und Plankton aufgenommen und über die Nahrungskette an Fische weitergegeben, von denen einige Arten bereits bedroht sind. Die nächste Anreicherung findet in fischjagenden Vögeln statt, die Eier mit so dünnen Schalen legen, daß sie nicht mehr ausgebrütet werden können. Über die Fische bzw. über Tiere und Tierprodukte gelangen diese Substanzen schließlich in den menschlichen Organismus und werden im Fettgewebe gespeichert. Die Auswirkungen dieser chronischen Aufnahme sind für den Menschen noch nicht abzusehen.

Chlorphenotan (Dichlor-diphenyl-trichloräthan, DDT®) ist eines der stärksten Kontaktinsektizide. Nach Aufnahme in die Insekten wird Chlorphenotan in die Membran der Nerven eingelagert und hemmt wahrscheinlich die Repolarisation während des Erregungsablaufs. Dadurch kommt es zunächst zu einer Übererregbarkeit, die später durch eine Lähmung abgelöst wird.

Chlorphenotan

In fester Form oder in wäßriger Lösung wird Chlorphenotan nur mäßig, in öliger Lösung dagegen gut aus dem Magen-Darm-Trakt des Menschen resorbiert. Auch Aufnahme durch Inhalation oder über die Haut ist möglich. Wegen seiner großen Lipophilie wird Chlorphenotan im Fettgewebe gespeichert und beim Einschmelzen des Fettgewebes akut freigesetzt. Chlorphenotan wird auch mit der Muttermilch ausgeschieden und erreicht dort teilweise sehr hohe Konzentrationen.

Für den Menschen ist DDT bei oraler Ingestion akut relativ wenig toxisch. Die letale Dosis beträgt etwa 10–20 g. Die akute Vergiftung zeichnet sich zunächst durch Übererregbarkeit und später durch Lähmungen aus. Nach anfänglicher Übelkeit, Schwindel, Erbrechen, motorischer Unruhe, Ataxie und faszikulären Muskelzuckungen kommt es zu tonisch-klonischen Krampfanfällen und schließlich zum Tod durch Lähmung des Atemzentrums. Die *Therapie* ist symptomatisch.

Die chronische Speicherung über die Nahrungskette scheint außer einer geringen Induktion des mikrosomalen P_{450}-Systems keine gravierenden Auswirkungen zu haben.

Wegen der die Umwelt bedrohenden Eigenschaften ist in Deutschland und einigen anderen westlichen Industriestaaten die Verwendung von DDT verboten. In Ländern der 3. Welt kann wegen der guten insektiziden Eigenschaften auf DDT nicht verzichtet werden (z. B. Ausrottung der Anophelesmücke zur Eindämmung der Malaria).

γ-Hexachlorcyclohexan (Lindan®, Jacutin®, Gammexan®) ist ebenfalls ein Kontaktgift, das bei vergleichbarer insektizider Wirkung für den Menschen toxischer als DDT ist (letale Dosis 20–200 mg). In der Humantherapie wird es zur Behandlung der Skabies (Milben) verwendet. Wie DDT wird es ebenfalls im Fettgewebe mit langer Halbwertzeit gespeichert.

γ-Hexachlor-cyclohexan

Das akute Vergiftungsbild entspricht dem des DDT, die *Therapie* ist ebenfalls symptomatisch.

Die chlorierten Diene *Aldrin* und *Dieldrin* sind wesentlich toxischer als γ-Hexachlorcyclohexan. Akute Intoxikationen können sofort mit Krämpfen beginnen, ohne daß vorher andere Zeichen der Vergiftung auftreten.

Aldrin

Methoxychlor zeichnet sich durch eine geringere Warmblütertoxizität aus. Im Gegensatz zu den anderen chlorierten Kohlenwasserstoffen zeigt es nur geringe Kumulationsneigung, da es rasch durch Demethylierung inaktiviert wird.

H$_3$CO—⟨⟩—CH(CCl$_3$)—⟨⟩—OCH$_3$ Methoxychlor

5.9.2 Organische Phosphorsäureester

Die Substanzen dieser Gruppe sind wirkungsvolle Kontaktgifte gegen Insekten und Spinnmilben. Einige von ihnen können auch in der Humantherapie bei bestimmten Glaukomformen verwendet werden. Die meisten besitzen vor allem toxikologisches Interesse, da sie häufig in suizidaler oder krimineller Absicht mißbraucht werden. Besonders toxische Phosphorsäureester wurden als Kampfstoffe hergestellt.

Wichtige Vertreter der Organophosphate sind Fluostigmin (DFP) und Nitrostigmin (Parathion, E 605®), das als Thiophosphorsäureester im Organismus in das toxischere Paraoxon (E 600®) übergeführt wird. Als sehr lipophile Substanzen werden sie sowohl aus dem Magen-Darm-Trakt als auch über die Haut und die Lungen schnell resorbiert, so daß Vergiftungssymptome bereits nach wenigen Minuten auftreten können. Sie überwinden die Blut-Hirn-Schranke und haben deshalb auch zentrale Wirkungen.

(CH$_3$)$_2$CH—O\\P(=O)/F   Fluostigmin
(CH$_3$)$_2$CH—O

H$_5$C$_2$O\\P(=S)/O—⟨⟩—NO$_2$ Parathion
H$_5$C$_2$O

Wirkungsmechanismus: Organophosphate sind Hemmstoffe der Acetylcholinesterase bzw. der Cholinesterase. Durch Phosphorylierung der Aminosäure Serin wird das esteratische Zentrum der Acetylcholinesterase blockiert, so daß Acetylcholin nicht mehr abgebaut werden kann. Die Symptome der Intoxikation werden daher durch eine Überschwemmung des Organismus mit Acetylcholin hervorgerufen. Da die Dephosphorylierung des esteratischen Zentrums der Acetylcholinesterase nur sehr langsam verläuft, spricht man von einer „irreversiblen" Enzymhemmung.

Vergiftungsbild: Acetylcholin ist Überträgersubstanz an den postganglionären parasympathischen Nervenendigungen (muscarinartige Wirkung) sowie an der motorischen Endplatte und an den vegetativen Ganglien (nicotinartige Wirkungen). Die Vergiftung mit Organophosphaten entspricht daher einer erhöhten Acetylcholinkonzentration an den entsprechenden Rezeptoren mit muscarin- und nicotinartigen Wirkungen und Symptomen.

Muscarinartige Wirkungen: Zunahme der Bronchialsekretion mit Lungenödem sowie der Sekretion der Tränen-, Speichel- und Schweißdrüsen, Bronchokonstriktion, Bradykardie und Überleitungsstörungen, Blutdruckschwankungen, Miosis, Akkomodationsstörungen, Spasmen im Bereich des Magen-Darm-Traktes mit Tenesmen und Durchfällen sowie Übelkeit und Erbrechen.

Nicotinartige Wirkungen: Muskelsteife, besonders in Nacken und Gesicht, fibrilläre Muskelzuckungen, Sprachstörungen, Parästhesien und Lähmung der Atemmuskulatur.

Zentrale Wirkungen: Psychische Veränderungen, Bewußtseinsstörungen, Tremor, Krämpfe, Koma und Atemlähmung.

Therapie: Neben primärer Giftentfernung, Gabe von Aktivkohle und Glaubersalz und allgemeiner symptomatischer Therapie werden 2 Ziele verfolgt: Durch Gabe hoher Dosen Atropin gelingt es, die zentralen und peripheren muscarinartigen Wirkungen des Acetylcholins aufzuheben (kompetitiver Antagonismus zwischen Atropin und Acetylcholin). Zum anderen ist eine Reaktivierung der gehemmten Acetylcholinesterase durch *Oxime* wie Pralidoxim oder Obidoxim (Toxogonin®) möglich. Diese Verbindungen binden mit ihrem quartären Stickstoff an das anionische Zentrum der Cholinesterase und übernehmen das Alkylphosphat durch Umphosphorylierung vom esteratischen Zentrum. Nach Hydrolyse des Oximphosphats ist die Esterase wieder aktiv. Bei der Therapie mit Oximen ist allerdings zu beachten, daß eine Reaktivierung der Esterase frühzeitig erfolgen muß und nur bei bestimmten Alkylphosphaten möglich ist. Dies hängt mit der „Alterung" des Esterase-Alkylphosphat-Komplexes zusammen. Alterung bedeutet, daß Alkylphosphate sehr schnell oder auch verzögert einen Alkylrest abspalten können. Die entstehenden Monoalkylphosphate werden durch Oxime nicht mehr aus ihrer Bindung am esteratischen Zentrum gelöst. Oxime sind selbst Hemmstoffe der Cholinesterase (quartärer Stickstoff bindet an das anionische Zentrum) und dringen nicht ins ZNS ein.

5.9.3 Carbaminsäureester

Ester der Carbaminsäure werden ebenfalls als Kontaktinsektizide verwendet. Auch sie sind Hemmstoffe der Acetylcholinesterase: Durch Carbamylierung des esteratischen Zentrums wird der Acetylcholinabbau gehemmt. Im Gegensatz zu den Alkylphosphaten ist ihre Wirkungsdauer nur kurz, da die Decarbamylierung des esteratischen Zentrums rasch erfolgt und die Hemmung damit reversibel ist.

Die Vergiftungssymptome sind grundsätzlich mit denen der Alkylphosphatintoxikation vergleichbar; sie schwinden jedoch rasch und Todesfälle sind selten.

Zur *Therapie* der Vergiftung reicht meist Atropin aus. Oxime sind kontraindiziert, da sie bei dieser Form der Enzymhemmung nicht wirken und zusätzlich selbst zur Hemmung der Esterase führen.

5.10 Rodentizide

Rodentizide sind Mittel zur Nagetierbekämpfung. Neben Thallium und anderen Substanzen werden auch Cumarinderivate verwendet.

Verbindungen des Cumarintyps wirken auf Grund ihrer strukturellen Ähnlichkeit als kompetitive Antagonisten zu Vitamin K, das für die Synthese der Gerinnungsfaktoren II (Prothrombin), VII, IX und X in der Leber wichtig ist. Sie besitzen Affinität zu einem Apoenzym, dessen Coenzym Vitamin K ist. Die Cumarin-Apoenzym-Verbindung ist biologisch unwirksam, so daß die Synthese der Gerinnungsfaktoren unterbleibt und die Gerinnbarkeit des Blutes herabgesetzt wird.

Im Vordergrund des Vergiftungsbildes stehen schwere Blutungen in verschiedenen Organen (Gehirn, Auge), die von Übelkeit, Erbrechen und Diarrhoen begleitet sind. Zusätzlich kommt es zur Schädigung der Nierenkapillaren und der Ausbildung eines Schocks. Die Symptome treten erst nach einer Latenzzeit auf, da die noch im Blut befindlichen Gerinnungsfaktoren abgebaut werden müssen, bevor sich eine Hemmung der Synthese auswirken kann.

Therapeutisch ist Vitamin K das spezifische Antidot. Es dauert jedoch lange (1–2 Tage), bis die volle Gerinnbarkeit des Blutes wiederhergestellt ist, da die Gerinnungsfaktoren erst neu synthetisiert werden müssen. In

Notfällen bleibt daher bei der akuten Vergiftung als Therapie nur die Gabe von Blutplasma oder eines Prothrombinkonzentrates bzw. die Transfusion von Frischblut.

5.11 Herbizide

Herbizide sind Unkrautvertilgungsmittel mit großer landwirtschaftlicher Bedeutung. Daneben wurden sie auch zu militärischen Zwecken (Entlaubung von Bäumen) eingesetzt.

5.11.1 Chlorierte Phenoxycarbonsäuren

Die größte Bedeutung aus dieser Gruppe der Herbizide haben 2,4-Dichlorphenoxyessigsäure (2,4-D) und 2,4,5-Trichlorphenoxyessigsäure (2,4,5-T). Auf Grund ihrer Struktur sind sie dem Pflanzenwachstumshormon Auxin (β-Indolylessigsäure) ähnlich und führen zu einem übermäßigen, ungeregelten Wachstum. Die Zellen empfindlicher mehrkeimblättriger Pflanzen (Unkräuter) füllen sich mit Wasser und platzen, während die einkeimblättrigen Getreidepflanzen weitgehend unempfindlich sind.

Obwohl diese Substanzen schnell aus dem Magen-Darm-Trakt resorbiert werden, ist ihre systemische Toxizität relativ gering. Wegen ihres Säurecharakters führen sie bei äußerlichem Kontakt zu Reizungen der Haut und Schleimhäute (Auge).

Zeichen der Vergiftung treten bei oraler Ingestion von Phenoxycarbonsäuren erst nach größeren Mengen (einige Gramm) auf. Neben Reizungen des Magen-Darm-Traktes kommt es zu großem Durst, Übelkeit und Erbrechen. Schwere Intoxikationen führen unter Bewußtlosigkeit und Lähmung der peripheren Muskulatur (Gangstörungen) durch Herzversagen bzw. durch Lähmung der Atemmuskulatur zum Tod. Neben allgemeinen Maßnahmen ist die *Therapie* der Vergiftung symptomatisch.

2,4-D und 2,4,5-T sind herstellungsbedingt mit Spuren der halogenierten aromatischen Verbindung TCDD verunreinigt, die extrem toxisch ist (s. S. 304).

5.11.2 Bispyridiniumverbindungen

Die Hauptvertreter dieser Gruppe, Diquat (Reglone®) und Paraquat (Gramoxone®), sind sehr wirkungsvolle Kontaktherbizide, die neben ihrer wirtschaftlichen und landwirtschaftlichen Bedeutung zunehmend toxikologisches Interesse erhalten. Wegen ihrer großen Toxizität haben sie in der Vergangenheit zu zahlreichen tödlich verlaufenden Vergiftungen geführt (Unfälle oder Suizide). In Pflanzen sind sie Hemmstoffe der Photosynthese. Diese sehr hydrophilen Verbindungen werden nur geringfügig aus dem Magen-Darm-Trakt resorbiert und unverändert renal ausgeschieden.

$$H_3C-\overset{\oplus}{N}\bigcirc-\bigcirc\overset{\oplus}{N}-CH_3\ ]\ 2\,Cl^{\ominus} \quad \text{Paraquat}$$

Die Vergiftungen mit Bispyridiniumverbindungen (vor allem mit Paraquat) zeigen einen typischen 3phasischen Verlauf. Nach oraler Aufnahme kommt es zunächst im Bereich des Magen-Darm-Traktes zu lokalen Verätzungen mit Gastroenteritiden und Ulzera. Daneben bestehen Übelkeit, Erbrechen und Übererregbarkeit. Im weiteren Verlauf treten toxische Nieren- und Leberschäden hinzu. Auch Schädigungen des Herzmuskels können beobachtet werden. Nach etwa 1–2 Wochen entwickeln sich meist irreversible Lungenveränderungen. Unter Dyspnoe und Lungenödem entsteht eine Lungenfibrose, die zum Tod führt. Paraquat reichert sich in der Lunge an.

Die *Therapie* ist symptomatisch. Erste Maßnahmen bestehen darin, die weitere Resorption durch Gabe von Aktivkohle oder Bentonit und Abführmitteln sowie durch Magenspülungen und hohe Einläufe zu verhindern. Die Elimination bereits resorbierter Bispyridiniumverbindungen wird durch forcierte Diurese und Hämoperfusion gefördert. Gegen die progrediente Lungenfibrose werden – mit wenig Erfolg – Glucocorticoide und Immunsuppressiva verabreicht. Die Prognose ist ungünstig.

5.11.3 Natriumchlorat

Vergiftungen mit Natriumchlorat ($NaClO_3$), das ebenfalls als Herbizid verwendet wird, führen vor allem zu Nieren- und Leberschäden. Dies ist darauf zurückzuführen, daß Chlorat nach Ingestion zunächst zu einer intravasalen Hämolyse führt. Erst dann wird das aus den Erythrozyten freigesetzte Hämoglobin zu Methämoglobin (s. S. 312) oxidiert. Die Erythrozyten selbst enthalten unverändertes Hämoglobin. Als Folge der Methämoglobinämie verstopfen die Nierentubuli; es entwickelt sich eine Anurie. Die letale Dosis beträgt für den Menschen etwa 10 g.

Die *Soforttherapie* besteht aus induziertem Erbrechen, Magenspülungen und der Gabe von Aktivkohle und salinischen Abführmitteln, um eine weitere Resorption zu verhindern. Die weitere Therapie ist symptomatisch, evtl. Hämodialyse.

5.12 Pilze

Knollenblätterpilze (z. B. Grüner Knollenblätterpilz, Amanita phalloides) gehören zu den giftigsten Pilzen. Vergiftungen sind relativ häufig, da sie leicht mit Champignons verwechselt werden.

Die toxischen Stoffe in Amanita phalloides sind hitzestabile, zyklische Oligopeptide aus atypischen Aminosäuren. α-*Amanitin* (Dekapeptid) ist ein Hemmstoff der DNS-abhängigen RNS-Polymerase. Als Folge der gehemmten RNS-Synthese wird sekundär auch die Proteinsynthese in verschiedenen Organen beeinflußt. Besonders betroffen sind Leber und Niere. *Phalloidin* (Heptapeptid) ist weniger an der Gesamttoxizität beteiligt; es bindet an die Leberzellmembran und führt unter K^+-Verlusten ebenfalls zu Leberzellnekrosen. Die Zeichen der Vergiftung entwickeln sich nach einem symptomfreien Intervall von 2–48 h. Es kommt zu choleraähnlichen Durchfällen, Erbrechen, Magen-Darm-Koliken, Wasser- und Elektrolytverlusten, die zum Schock führen. Dieser etwa 2 Tage dauernden „gastrointestinalen Phase" folgt um den 3. Tag eine trügerische Remission. Der weitere Verlauf ist dann durch ein akutes Leber- und Nierenversagen gekennzeichnet.

Die *Therapie* ist symptomatisch. Die ersten Maßnahmen sind Magen-Darm-Spülungen und die wiederholte Gabe von Aktivkohle und Abführmitteln. Frühzeitige Hämodialyse oder besser Hämoperfusion, durch die α-Amanitin aus dem Körper entfernt wird, können u. U. lebensrettend sein. Daneben gilt das Hauptaugenmerk dem Ausgleich des Wasser- und Elektrolythaushaltes sowie der Schockbehandlung. Die Behandlung während der 2. Phase wird durch das Leber- und Nierenversagen bestimmt.

Rißpilze (ziegelroter Rißpilz, Trichterling) enthalten Muscarin, ein direktes Parasympathomimetikum. Das Vergiftungsbild entspricht daher einer Übererregung des Parasympathikus.

Folgende Symptome treten etwa ½–2 h nach der Mahlzeit auf: Bronchospasmus mit gesteigerter Bronchialsekretion, Bradykardie und Blutdruckabfall, Speichelfluß, Erbrechen, Durchfälle, Tenesmen, Schweißausbrüche, Miosis und Akkomodationsstörungen. Das *spezifische Antidot* für die Vergiftung ist Atropin als kompetitiver Antagonist an den postganglionären parasympathischen Rezeptoren.

Fliegenpilz (Amanita muscaria) und *Pantherpilz* (Amanita pantherina) enthalten als Wirkstoffe u. a. *Muscarin* und *Ibotensäure,* die leicht zum toxischeren *Muscimol* decarboxyliert wird (z. B. durch Kochen).

Das Vergiftungsbild wird im wesentlichen durch die Ibotensäure und Muscimol und weniger durch Muscarin bestimmt. Etwa ½–2 h nach der Mahlzeit treten vor allem zentrale Symptome wie Schwindel, Kopfschmerzen, Erregungszustände, Halluzinationen, Delirien und Bewußtlosigkeit auf.

Die *Therapie* der Vergiftung ist symptomatisch: primäre Giftentfernung (Magenspülung, Aktivkohle, Abführmittel) sowie Sedierung bei Erregungszuständen. Atropin ist kontraindiziert.

5.13 Bakterientoxine

Bei einer Reihe von Erkrankungen, die durch Bakterien ausgelöst werden und häufig durch Durchfall gekennzeichnet sind, handelt es sich nicht um Infektionskrankheiten im eigentlichen Sinn, sondern um Vergiftungen durch Bakterientoxine, die schon außerhalb des Organismus von unterschiedlichen Erregern gebildet werden. Hauptursache für derartige Erkrankungen ist der Genuß nicht sachgemäß hergestellter oder gelagerter Lebensmittel, die dann geeignete Nährböden für entsprechende Mikroorganismen bilden.

5.13.1 Enterotoxine

Häufig sind Gastroenteritiden auf die Aufnahme von Nahrungsmitteln zurückzuführen, die durch Enterotoxine verschiedener Bakterien (z. B. Enterokokken, Staphylokokken, Salmonellen, E. coli, Proteus) verunreinigt waren. Günstige Vermehrungsbedingungen finden diese Keime vor allem dann, wenn Speisen vor dem Genuß längere Zeit stehen oder wenn sie wiederholt aufgewärmt werden. Da Enterotoxine durch 30 minütiges Kochen nicht zerstört werden, sind Erkrankungen auch nach kurzfristigem Erhitzen möglich. Typisch für eine Lebensmittelvergiftung durch Enterotoxine ist das Auftreten der Symptome bei einem größeren Personenkreis schon 2–7 h nach Verzehr der verdorbenen Speisen. Bei der Erkrankung stehen Übelkeit, Erbrechen und von Tenesmen begleitete Durchfälle im Vordergrund, ohne daß dabei Fieber auftritt. In den meisten Fällen verläuft diese Erkrankung harmlos; die Symptome gehen in wenigen Tagen zurück. *Therapeutisch* müssen u. U. die Wasser- und Elektrolytverluste korrigiert werden. Eine weitere Resorption der Toxine läßt sich durch (Magenspülungen und) die Gabe von Aktivkohle (und Abführmitteln) verhindern.

5.13.2 Botulinustoxin

Botulismus ist ebenfalls keine Infektionskrankheit, sondern eine Intoxikation durch Lebensmittel, in denen sich unter anaeroben Verhältnissen (Weckgläser, Konserven) *Clostridium botulinum* vermehrt und Toxine bildet. Von den 6 gebildeten Botulinustoxinen sind vor allem die Toxine A, B und F für die menschliche Erkrankung verantwortlich. Es handelt sich um hochmolekulare Proteine, die durch 15 minütiges Erhitzen auf 100 °C zerstört werden. Obwohl sie Proteine sind, werden sie − wenn auch geringfügig − aus dem Magen-Darm-Trakt resorbiert. Botulinustoxine haben unter allen bakteriellen Toxinen die größte Toxizität; die letale Dosis für den Menschen beträgt bei oraler Aufnahme etwa 1–10 µg.

Botulinustoxine hemmen die Freisetzung von Acetylcholin aus den cholinergen Nervenendigungen und damit die Erregungsübertragung an vegetativen Ganglien, parasympathischen Nervenendigungen und an der motorischen Endplatte, so daß das Vergiftungsbild einem Acetylcholinmangel entspricht und teilweise wie eine Atropinvergiftung aussehen kann.

Die Symptome beginnen nach einer Latenzzeit von 12–24–48 h. Es kommt zu Lähmungen einiger Hirnnerven, denen manchmal Kopfschmerzen, Übelkeit und Erbrechen vorausgehen können. Wichtige Symptome der Vergiftung sind Akkomodationsstörungen, Mydriasis, Doppeltsehen, Ptosis und Lähmungen der Schluck-, Sprach- und Atemmuskulatur. Unbehandelt tritt der Tod durch Atemlähmung oder die Begleitpneumonie ein.

Die *Therapie* ist symptomatisch. Maßnahmen sind primäre Giftentfernung (Magenspülungen, hohe Einläufe, Abführmittel) und die Gabe von indirekten Parasympathomimetika, die den Abbau des noch freisetzbaren Acetylcholins hemmen (z. B. Prostigmin). Zusätzlich wird Botulinusantitoxin injiziert, dessen Gabe meist zu spät kommt, um noch nicht gebundenes Toxin zu neutralisieren. Die weitere Therapie umfaßt intensivmedizinische Maßnahmen, wie u. U. wochenlange Beatmung. Die Letalität ist wegen der meist zu spät gestellten Diagnose sehr hoch (etwa 15–30%).

5.14 Tabak

Tabakrauch ist ein Gemisch verschiedener Gase (hauptsächlich Kohlenmonoxid) und einer tröpfchen- und partikelhaltigen Phase, deren Hauptbestandteile Wasser, Nicotin und der sog. „Tabakteer" (Gesamtheit der restlichen Bestandteile) sind.

Nicotin

Nicotin

Nicotin ist *das* Genußmittel des Tabaks. Zigarettentabak enthält ca. 1% Nicotin, so daß eine 1 g schwere Zigarette durchschnittlich 10 mg Nicotin enthält, von denen ca. 20% (= 2 mg) im Rauch erscheinen. Der überwiegende Teil des Nicotins einer Zigarette verbrennt in der Glutzone, geht in den Nebenstrom oder schlägt sich in der Kondensationszone nieder und kann dort bei weiterem Rauchen (letztes Drittel) erneut in den Rauch übergehen.

Nicotin wird leicht über Haut und Schleimhäute resorbiert. Je nach Rauchgewohnheit werden unterschiedliche Mengen aufgenommen. Von der Mundschleimhaut werden nur 25–50% resorbiert, bei tiefem Inhalieren werden dagegen ca. 90% des Nicotins aufgenommen. Bei der Resorption über die Lungen kann die gesamte Nikotinmenge systemisch wirken (Herz, ZNS), da wegen der fehlenden Passage durch die Leber zunächst keine Metabolisierung stattfindet.

Nicotin hat eine Halbwertzeit von nur 2 h. Etwa 90% (bei starken Rauchern 100%) des aufgenommenen Nicotins werden oxidativ in der Leber zu Hydroxynicotin und Kotinin (Halbwertzeit 20 h) mit anschließender Ringspaltung metabolisiert.

An den vegetativen Ganglien führt Nicotin zur postsynaptischen Depolarisation und primär zur Erregung. Bei längerer Einwirkung und in höherer Dosierung kommt es zur Dauerdepolarisation und damit zur Blockade der ganglionären Erregungsübertragung.

Nicotin ist ein starkes Gift. Die tödliche Dosis beträgt beim Erwachsenen nach oraler Aufnahme etwa 50 mg (ca. 5 Zigaretten). Bei Kindern sind Todesfälle nach Ingestion von weniger als einer Zigarette beschrieben worden.

Bei der *akuten Nicotinvergiftung* kommt es zunächst zu Übelkeit, Erbrechen, Durchfall, Hautblässe, Tremor, Blutdrucksteigerung, später zu Blutdruckabfall mit Tachykardie und schließlich final zu Krämpfen, Kreislaufkollaps und zentraler Atemlähmung.

Die *Therapie* der akuten Vergiftung besteht in primärer Giftentfernung mit induziertem Erbrechen und der Gabe von Aktivkohle. Die weitere Therapie ist symptomatisch, u. U. wird die Behandlung mit Antikonvulsiva und die künstliche Beatmung erforderlich.

Bei *chronischer Zufuhr* von Nicotin durch Inhalation kommt es bei Rauchern zur Abhängigkeit, in deren Folge charakteristische Schäden an verschiedenen Organsystemen auftreten. Über eine Stimulierung des sympathischen Systems werden vermehrt Noradrenalin und Adrenalin freigesetzt; es kommt zur Hyperglykämie und zur Erhöhung der Konzentrationen von freien Fettsäuren und Cholesterin im Blut. Diese Stoffwechselveränderungen führen auf die Dauer zu arteriosklerotischen Gefäßveränderungen. Infolgedessen ist bei Rauchern das Morbiditätsrisiko für arteriosklerotische Herzerkrankungen 3- bis 5mal größer als bei Nichtrauchern. Häufig werden bei Rauchern schwere Gefäßveränderungen an den unteren Extremitäten beobachtet (Claudicatio intermittens, Thrombangiitis obliterans), die eine Amputation erforderlich machen. Außerdem führen bei Rauchern degenerative Veränderungen der Sehnerven zur Herabsetzung der Sehschärfe, und schließlich erkranken Raucher vermehrt an Magen- und Duodenalgeschwüren.

Rauchen während der Schwangerschaft führt oft zu Frühgeburten, zusätzlich bringen Raucherinnen bei normaler Schwangerschaftsdauer häufig minderentwickelte Kinder zur Welt (sog. Mangelgeburten). Ursache ist meistens eine Plazentainsuffiziens. Die Entwicklung solcher Kinder verläuft auch noch während der ersten Lebensjahre verzögert.

Andere gesundheitsschädliche Stoffe im Tabakrauch

Toxikologische Bedeutung haben im Tabakrauch neben Nicotin vor allem Kohlenmonoxid, reizende Gase und verschiedene karzinogene Substanzen. Kohlenmonoxid erreicht bei starken Rauchern im Blut mit 5–10% CO-Hämoglobin eine Konzentration, die anscheinend nur bei Vorschädigung des Herz-Kreislauf-Systems zu einer Beeinträchtigung der Leistungsfähigkeit führt. Die schleimhautschädigenden Reizgase im Tabakrauch, wie Aldehyde, Ketone, Phenole und Ammoniak, verursachen die chronische Bronchitis (Raucherhusten) und das sich daraus entwickelnde Lungenemphysem. Die Erkrankungen des Respirationstraktes tragen daher maßgeblich zu der Verminderung der Lebenserwartung von Rauchern bei.

Karzinogene Wirkungen

Im Tabakteer kommen eine Reihe von Substanzen vor, deren Karzinogenität erwiesen ist. Dazu gehören einmal organische Verbindungen wie polyzyklische Aromaten (wie Benzo(a)pyren), Epoxide, N-Nitrosoverbindungen und andererseits Metalle bzw. metallorganische Verbindungen wie Arsen, Chromate, Nickeltetracarbonyl, Selen und Vanadium.

Nach etwa 20 Jahren ist bei starken Zigarettenrauchern mit einer Zunahme der Bronchialkarzinome zu rechnen; das Risiko steigt mit der Zahl der gerauchten Zigaretten und ist also dosisabhängig. An der Bronchialschleimhaut chronischer Raucher findet sich histologisch eine als „Metaplasie" bezeichnete präkanzeröse Veränderung, die mit Einstellen des Rauchens reversibel ist. Nach Einstellen des Rauchens sinkt daher das Risiko, an Lungenkrebs zu erkranken. Bronchialkarzinome kommen bei Zigarren- und Pfeifenrauchern seltener vor. Statistische Untersuchungen haben jedoch gezeigt, daß bei Pfeifen- und Zigarrenrauchern Karzinome im Mundbereich signifikant vermehrt auftreten und daß bei allen Rauchern außerdem häufiger mit Krebs an Kehlkopf, Pankreas und Blase zu rechnen ist.

Wegen der durch das Rauchen deutlich verminderten Lebenserwartung ist Tabak eines der schädlichsten Genußgifte. Trotz der erwiesenen Gesundheitsschädlichkeit hat sich die Zahl der Raucher nicht vermindert. Präventive Maßnahmen hatten bisher wenig Erfolg.

5.15 Chemische Karzinogene

Karzinogene Faktoren führen zur neoplastischen Entartung normaler Körperzellen (Transformation) und erst nach jahrelanger Latenzzeit zur Bildung bösartiger Tumoren. Es lassen sich 3 auslösende Ursachen unterscheiden: physikalische Faktoren (z. B. UV-Strahlen und radioaktive Strahlung), Viren und chemische Substanzen.

Der Nachweis, daß eine chemische Verbindung karzinogen ist, wird toxikologisch im Langzeittierversuch und epidemiologisch beim Menschen erbracht. Die Zahl der Stoffe, die für den Menschen erwiesenermaßen karzinogen sind, ist bisher gering (ca. 20–30). Da sie strukturell sehr unterschiedlichen Stoffgruppen angehören, ist es schwierig, gemeinsame Reaktionsmechanismen zu erkennen, die für die neoplastische Transformation verantwortlich sind.

Da eine neoplastisch transformierte Zelle ihre veränderten Eigenschaften an ihre Tochterzellen weitergibt und da die meisten chemischen Karzinogene bzw. ihre Metaboliten sehr reaktiv sind und mit der DNS reagieren, nimmt man heute an, daß die Reaktion mit der DNS für die Wirkung der Karzinogene entscheidend ist. Chemische Karzinogene haben also an normalen somatischen Körperzellen zum größten Teil einen *genotoxischen Wirkungsmechanismus;* dieselben Substanzen haben daher an den Keimzellen eine mutagene Wirkung. Für die übrigen Karzinogene, bei denen genotoxische Wirkungen bisher nicht gefunden wurden, werden *epigenetische Wirkungsmechanismen* postuliert.

Zu den genotoxischen Karzinogenen gehören die *primären oder direkt wirkenden Karzinogene,* weiterhin *Präkarzinogene* bzw. *sekundäre Karzinogene,* aus denen nach Metabolisierung über Zwischenstufen *(proximale Karzinogene)* schließlich das am stärksten karzinogen wirkende *ultimale Karzinogen* entsteht. Auch die anorganischen metallischen Karzinogene (Arsen, Nickel und Chrom) gehören in die Gruppe der genotoxischen Karzinogene. Zu den epigenetischen Karzinogenen gehören Fremdkörperkarzinogene (Kunststoffimplantate, Asbest), Hormone sowie die Kokarzinogene und Promotoren. Dabei wirken Kokarzinogene und Promotoren allein weder genotoxisch noch karzinogen: *Kokarzinogene* fördern die Wirkung der primären und sekundären Karzinogene, wenn sie gleichzeitig mit diesen gegeben werden, *Promotoren,* wenn sie zu einem späteren Zeitpunkt als das eigentliche Karzinogen appliziert werden.

Für das Auftreten von Karzinomen nur in einem bestimmten Organ (Organotropie) scheinen unterschiedlicher Metabolismus und Kinetik der Karzinogene in diesen Organen verantwortlich zu sein.

Die Wirkung karzinogener Stoffe ist ähnlich wie bei anderen Pharmaka zeit- und dosisabhängig. Der wesentliche Unterschied liegt jedoch darin, daß Karzinogene, die in sehr kleinen Dosen über lange Zeit gegeben werden, im Tierversuch wirksamer sind als die einmalige Gabe der Gesamtdosis. Die Frage, ob für karzinogene Chemikalien eine Schwellendosis existiert, ist tierexperimentell kaum zu klären, da es sich um ein statistisches Problem handelt, das von der verwendeten Tierzahl abhängt.

5.15.1 Aromatische Kohlenwasserstoffe

Karzinogene polyzyklische aromatische Kohlenwasserstoffe leiten sich vom Phenanthren durch Einführung von Methylgruppen oder weiterer Benzolringe, wie z. B. Benzo(a)pyren, 3-Methylcholanthren und 7,12-Dimethylbenzanthracen ab. Charakteristischerweise sind die karzinogenen aromatischen Kohlenwasserstoffe am Ort ihrer Applikation lokal wirksam. Sie gehören vorwiegend zu den genotoxischen sekundären karzinogenen Stoffen, deren oxidative Aktivierung zu reaktiven Epoxiden führt. Diese sehr lipophilen Substanzen entstehen bei der Verbrennung organischer Materialien, sie kommen daher z. B. in Autoabgasen und Tabakrauch vor und sind in der Umwelt sehr verbreitet. Beruflich gefährdet erscheinen Arbeiter, die jahrelang mit Steinkohlenteer, Ruß, Schieferöl, Asphalt und ihren Folgeprodukten in Berührung kommen.

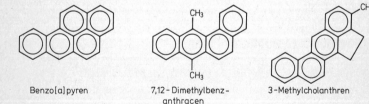

Benzo[a]pyren   7,12-Dimethylbenz-   3-Methylcholanthren
                     anthracen

5.15.2 Aromatische Amine

Die Einführung einer funktionellen Aminogruppe führt in verschiedenen aromatischen Systemen zu genotoxischen sekundären Karzinogenen, die eine besonders ausgeprägte Organotropie aufweisen. Anilin, das einfachste aromatische Amin, ist entgegen früheren Vermutungen selbst nicht karzinogen, sondern die bei Arbeitern in der Farbenindustrie typischerweise nach einer Latenzzeit von 20 Jahren beobachteten Blasentumoren sind wahrscheinlich auf Verunreinigungen von Anilin mit den karzinogenen aromatischen Aminen 4-Aminobiphenyl und β-Naphtylamin zurückzuführen. Zu dieser Gruppe gehören noch das früher zum Färben von Butter benutzte 4-Dimethylaminoazobenzol (Buttergelb) und auch Benzidinfarbstoffe, die bei klinisch-chemischen Untersuchungen eingesetzt wurden.

5.15.3 N-Nitrosoverbindungen

Zu den karzinogenen N-Nitrosoderivaten gehören insbesondere die Dialkylnitrosamine, die Nitrosoalkylharnstoffe und die Nitrosoalkylurethane. Bei diesen genotoxischen sekundären Karzinogenen mit ausgeprägter Organotropie liegen bisher nur in Tierversuchen positive Ergebnisse vor. Der epidemiologische Nachweis der karzinogenen Wirkung auch beim Menschen steht noch aus.

Die Organotropie ist bei diesen Karzinogenen im Tierversuch von der Applikationsart, der Dosis und auch von der Struktur abhängig. So treten zum Beispiel bei der Ratte nach systemischer Gabe symmetrisch substituierter Dialkylnitrosamine, wie Dimethylnitrosamin, Lebertumoren auf, während nach unsymmetrisch substituierten Dialkylnitrosaminen, wie N-Nitroso-N-methyl-harnstoff, Tumoren in verschiedenen Organsystemen einschließlich ZNS beschrieben wurden.

Nitrosamine kommen in Lebens- und Genußmitteln kaum vor. Es ist jedoch sehr wahrscheinlich, daß sie im Magen aus sekundären und tertiären

Aminen in Anwesenheit von Nitrit entstehen können. Da nitrosierbare Gruppen in Lebensmitteln enthalten sind, die zur Konservierung mit Nitrit behandelt werden, wie zum Beispiel in Fleischprodukten (Proteine), und außerdem in Genußmitteln (Bier) und Arzneimitteln (z. B. Aminophenazon, nicht mehr im Handel) vorkommen, versucht man, diese mögliche Ursache einer chemischen Karzinogenese durch Beschränkung der Verwendung von Nitriten zur Konservierung und von Nitraten als Dünger (Anreicherung im Trinkwasser) auszuschalten.

5.15.4 Alkylierende Substanzen

Die alkylierenden karzinogenen Stoffe übertragen eine Alkylgruppe auf nukleophile Gruppen wie -SH,-NH$_2$,-OH,-COOH und PO$_3^-$ in Makromolekülen. Diese teilweise primär und sekundär genotoxischen Karzinogene besitzen eine sehr große Reaktionsfähigkeit; sie werden meistens synthetisch hergestellt und als Zytostatika, Desinfektionsmittel und Insektizide eingesetzt. Zu den alkylierenden Substanzen gehören Epoxide, halogenierte Äther, Äthylenimine, Stickstofflostderivate und Alkylsulfonate (s. auch S. 178 f.).

5.15.5 Naturstoffe

Epidemiologische Studien bei Bevölkerungsgruppen mit einseitiger Ernährung und gehäuftem Auftreten bestimmter Tumoren sowie tierexperimentelle Daten haben gezeigt, daß bestimmte in der Natur vorkommende Stoffe entweder genotoxische Karzinogene sind oder auf epigenetischem Weg als Promotoren krebsauslösend wirken.

So ist für den Menschen ein Zusammenhang zwischen dem Genuß von Cycadennüssen, die auf der Insel Guam ein Hauptnahrungsmittel darstellen, und dem Auftreten primärer Leberzellkarzinome gesichert. Diese Nüsse enthalten das Glykosid Cycasin, das im Darm zu Methylazoxymethanol, dem wirksamen Aglykon, metabolisiert wird, und das strukturell dem Methylnitrosamin verwandt ist.

Im Tierversuch erwiesen sich die von Schimmelpilzen produzierten Mykotoxine als starke Karzinogene. Nach Verfütterung sehr kleiner Mengen des Mykotoxins Aflatoxin B$_1$ (0,2 µg/Tag) über 1 Jahr traten bei der Ratte Lebertumoren auf. Für den Menschen erscheint daher der Verzehr mit Schimmel verunreinigter Nahrungsmittel wegen des nicht abzuschätzenden Risikos bedenklich.

Im Tierversuch wurden bei der Ratte nach Verfütterung des Lebensmittelfarbstoffs Safrol (aus Sassafras) vermehrt Hepatome beobachtet. Die in vielen pflanzlichen Arzneimitteln enthaltene Aristolochiasäure erwies sich in Tierversuchen als ungewöhnlich starkes Karzinogen, das schon nach kurzer Zeit bei oraler Gabe Karzinome in verschiedenen Organen hervorrief. Das führte zum Verbot aller Arzneimittel, die Aristolochiaderivate enthalten.

Safrol

Aflotoxin B_1

5.15.6 Kunststoffe und Metalle

Die experimentelle Krebsforschung wurde eine Zeitlang stark von der Tatsache stimuliert, daß Kunststoffimplantate bei der Ratte über eine Fremdkörperwirkung Sarkome hervorrufen. Die Erfahrungen mit entsprechenden Implantaten für den Menschen bestätigen diese Ergebnisse nicht.

Im Kap. Schwermetalle wurde darauf hingewiesen, daß der berufliche Kontakt mit Arsen an der Haut Karzinome hervorruft und daß bei Industriearbeitern Lungenkarzinome nach Exposition mit Nickel und Chromaten beobachtet wurden. Die Tatsache, daß der bei Verarbeitung und Verwendung von Asbest auftretende mikroskopisch feine, nadelformige Staub in Abhängigkeit von der Expositionszeit zur Asbestose (chronische entzündliche Veränderungen der Lunge mit Funktionseinschränkung) und verschiedenen Arten von Karzinomen im Bereich der Lunge und des Rippen- und Bauchfells (Mesotheliome) führt, ist weltweit erkannt worden und hat zum Ersatz dieses Minerals ($Mg_6(OH)_8Si_4O_{10}$) durch andere Werkstoffe geführt. Bei den Metallen und Asbest werden genotoxische und epigenetische Wirkungsmechanismen diskutiert.

Weiterführende Literatur

Lehrbücher der Pharmakologie und Klinischen Pharmakologie

Avery GS (ed) (1980) Drug treatment, principles and practice of clinical pharmacology and therapeutics, 2nd edn. ADIS Press, Sydney
Bowman WC, Rand MJ (1980) Textbook of pharmacology, 2nd edn. Blackwell, Oxford
Fülgraff G, Palm D (Hrsg) (1982) Pharmakotherapie, Klinische Pharmakologie, 4. Aufl. Gustav Fischer, Stuttgart
Gilman AG, Goodman LS, Gilman A (eds) (1980) Goodman and Gilman's The pharmacological basis of therapeutics, 6th edn. MacMillan, New York
Kuemmerle HP, Garrett ER, Spitzy KH (Hrsg) (1976) Klinische Pharmakologie und Pharmakotherapie, 3. Aufl. Urban & Schwarzenberg, München
Kuschinsky G (1980) Taschenbuch der modernen Arzneibehandlung, 8. Aufl. Thieme, Stuttgart
Melmon KL, Morelli HF (eds) (1978) Clinical pharmacology, basic principles in therapeutics, 2nd edn. MacMillan, New York

Allgemeine Pharmakologie

Bacq ZM (ed) (1971) Fundamentals of biochemical pharmacology. Pergamon Press, Oxford
Brodie BB, Gillette JR (eds) (1971) Concepts in biochemical pharmacology. In: Handbook of experimental pharmacology, vol 28/1 und 2. Springer, Berlin Heidelberg New York
Gillette JR, Mitchell JR (eds) (1975) Concepts in biochemical pharmacology. In: Handbook of experimental pharmacology, vol 28/3. Springer, Berlin Heidelberg New York
Gladtke E, Hattingberg HM von (1977) Pharmakokinetik, 2. Aufl. Springer, Berlin Heidelberg New York
Goldstein A, Aronow L, Kalman SM (1974) Principles of drug action: The basis of pharmacology, 2nd edn. Wiley, New York
Klinger W (1977) Arzneimittelnebenwirkungen, 3. Aufl. Gustav Fischer, Stuttgart
Korolkovas A (1974) Grundlagen der molekularen Pharmakologie und der Arzneimittelentwicklung. Thieme, Stuttgart
Rossum JM van (ed) (1977) Kinetics of drug action. In: Handbook of experimental pharmacology, vol 47. Springer, Berlin Heidelberg New York
Scheler W (1980) Grundlagen der Allgemeinen Pharmakologie, 2. Aufl. Gustav Fischer, Stuttgart

Chemotherapie

Bartmann K (1974) Antimikrobielle Chemotherapie. Springer, Berlin Heidelberg New York
Came PE, Caliguiri LA (eds) (1982) Chemotherapy of viral infections. In: Handbook of experimental pharmacology, vol 61. Springer, Berlin Heidelberg New York
Drews J (1979) Grundlagen der Chemotherapie. Springer, Wien
Franklin TJ, Snow GA (1973) Biochemie antimikrobieller Wirkstoffe. Springer, Berlin Heidelberg New York
Müller WEG (1975) Chemotherapie von Tumoren. Biochemische Grundlagen. Verlag Chemie, Weinheim
Otten H, Plempel M, Siegenthaler W (Hrsg) (1975) Antibiotika-Fibel, 4. Aufl. Thieme, Stuttgart
Sartorelli AC, Johns DG (eds) (1974 und 1975) Antineoplastic and immunosuppressive agents. In: Handbook of experimental pharmacology, vol 28/1 und 2. Springer, Berlin Heidelberg New York
Simon C, Stille W (1982) Antibiotika-Therapie in Klinik und Praxis, 5. Aufl. Schattauer, Stuttgart
Wallhäusser KH (1978) Sterilisation, Desinfektion, Konservierung. Keimidentifizierung – Betriebshygiene, 2. Aufl. Thieme, Stuttgart

Endokrines System

Bennett JP (1974) Chemical contraception. MacMillan, London
Brotherton J (1976) Sex hormone pharmacology. Academic Press, London
Dörzbach E (ed) (1971) Insulin I. In: Handbook of experimental pharmacology, vol 32/1. Springer, Berlin Heidelberg New York
Hasselblatt A, Bruchhausen F von (eds): Insulin II. In: Handbook of experimental pharmacology, vol 32/2. Springer, Berlin Heidelberg New York
Junkmann K (ed) (1968 und 1969) Die Gestagene. In: Handbook of experimental pharmacology, vol 22/1 und 2. Springer, Berlin Heidelberg New York
Kaiser H (1977) Cortisonderivate in Klinik und Praxis, 7. Aufl. Thieme, Stuttgart
Kochakian CD (ed) (1976) Anabolic-androgenic steroids. In: Handbook of experimental pharmacology, vol 43. Springer, Berlin Heidelberg New York
Labhardt A (1978) Klinik der Inneren Sekretion, 3. Aufl. Springer, Berlin Heidelberg New York
Maske H (ed) (1971) Oral wirksame Antidiabetika. In: Handbook of experimental pharmacology, vol 24. Springer, Berlin Heidelberg New York
Oberdisse K, Klein E, Reinwein D (1980) Die Krankheiten der Schilddrüse, 2. Aufl. Thieme, Stuttgart
Tausk M (1979) Pharmakologie der Hormone, 3. Aufl. Thieme, Stuttgart
Träger L (1977) Steroidhormone. Biosynthese, Stoffwechsel, Wirkung. Springer, Berlin Heidelberg New York
Ufer J (1978) Hormontherapie in der Frauenheilkunde, Grundlagen und Praxis, 5. Aufl. De Gruyter, Berlin
Voss HE, Oertel G (eds) (1973 und 1974) Androgene I und Androgene II and Antiandrogens. In: Handbook of experimental pharmacology, vol 35/1 und 2. Springer, Berlin Heidelberg New York

Vitamine

Ammon R, Dirscherl W (Hrsg) (1974) Fermente, Hormone, Vitamine. Bd III/1: Vitamine, 3. Aufl. Thieme, Stuttgart

Toxikologie

Clayton GD, Clayton FE (eds) (1981) Patty's industrial hygiene and toxicology, 3rd edn. Wiley, New York

Doull J, Klaassen CD, Amdour MO (eds) (1980) Casarett and Doull's toxicology: The basic science of poisons, 2nd edn. Macmillan, New York

Dukes MNG (ed) (fortlaufend) Side effects of drugs. Excerpta Medica, Amsterdam

Dukes MNG (ed) (fortlaufend) Meyler's side effects of drugs. Excerpta Medica, Amsterdam

Frisberg L, Nordberg GF, Vouk VB (eds) (1979) Handbook on the toxicology of metals. Elsevier-North Holland, Amsterdam

Goldberg L (ed) (fortlaufend) Critical reviews in toxicology. CRC-Press, Boca Raton

Hayes WJ (1975) Toxicology of pesticides. Williams & Wilkins, Baltimore

Henschler D (fortlaufend) Gesundheitsschädliche Arbeitsstoffe. Toxikologisch-arbeitsmedizinische Begründung von MAK-Werten. Verlag Chemie, Weinheim

IARC Monographs on the evaluation of the carcinogenic risk of chemicals to humans. IARC, Lyon (fortlaufend)

Krienke EG, Mühlendahl KE von (Hrsg) (1980) Vergiftungen im Kindesalter. Enke, Stuttgart

Schmähl D, Thomas C, Auer R (1977) Iatrogenic carcinogenesis. Springer, Berlin Heidelberg New York

Searle CE (ed) (1976) Chemical carcinogens, ACS Monograph 173. American Chemical Society, Washington

WHO, Environmental Health Criteria, WHO, Genf (fortlaufend)

Wirth W, Gloxhuber C (1981) Toxikologie, 3. Aufl. Thieme, Stuttgart

Sachverzeichnis

Abführmittel bei Vergiftungen 279
Abhängigkeit, physische 84
–, psychische 84
Acetaldehyd 295
Acetaldehydsyndrom 233
Acetropan® 194
Acetylierung 33
Achromycin® 127
Aci-steril® 143
Acortan® 194
Acridinderivate 174
ACTH 191
Actinomycin D 21, 185
Adenohypophyse 191
ADH 198
Adrenocorticotropes Hormon 191
Adrenogenitales Syndrom 218, 221
Adriblastin® 186
Adsorbatimpfstoff 167
Adsorbentien bei Vergiftungen 279
Äthanol 171
–, Elimination 295
–, Metabolismus 295
– bei Methanolvergiftung 299
–, Pharmakokinetik 295
–, Resorption 295
–, Toxikologie 295
–, Verteilungskoeffizient 295
Äthanolvergiftung, Symptome 296
–, Therapie 297
Ätherglucuronid 31
Äthinylöstradiol 240
Äthylenimoniumion 179
Affinität 56, 60
Aflatoxin B_1 330
Agonist 54, 58
Aktiver Transport 9
Aktivkohle 279, 283
Akzeptor 55

Aldehyddehydrogenase beim Äthanolmetabolismus 295
– beim Methanolmetabolismus 299
Aldehyde 171
Aldocorten® 222
Aldosteron 221
Aldrin 316
Alexan® 186
aliphatische Kohlenwasserstoffe, Therapie der Vergiftungen 301
– –, Vergiftungen 301
Alkeran® 186
Alkohole 171, 295 ff.
Alkoholismus, chronischer 297
– in der Schwangerschaft 298
–, Therapie 298
Alkoholpolyneuritis 297
Alkoholsyndrom, fetales 77, 298
alkylierende Substanzen als Karzinogene 330
– Verbindungen 178, 187
Alkylierung 178
Alkylsulfonate 180
Allergen 70
Allergie 72
allergische Sofortreaktionen 73
– Spätreaktionen 74
Allopurinol 183
allosterische Aktivierung 55
– Hemmung 55
Allylestrenol 245
Altersdiabetes 228
Altinsulin 229
Amanitin 322
Amantadin 161
Amblosin® 114
Ameisensäure bei Methanolvergiftung 299
Amenorrhoe 238

335

Amikacin 134
p-Aminobenzoesäure 99
4-Aminobiphenyl 329
7-Aminocephalosporansäure 119
Aminoglykosidantibiotika 130f.
–, Dosierung 133
–, Indikationen 132
–, Nebenwirkungen 133
–, Pharmakokinetik 131
–, Wirkungsmechanismus 130
–, Wirkungsspektrum 131
6-Aminopenicillansäure 106
Aminopterin 183
Ammoniak-Dämpfe, Intoxikation 305
Ammoniumverbindungen, quartäre 174
Amöbenruhr 156
Amöbiasis 156
Amoxycillin 117
Amoxypen® 114
Amphotericin B 147
Amphotericin B Squibb® 150
Ampicillin 115f.
–, Analoge 116
–, Indikationen 117
–, Nebenwirkungen 116
–, Pharmakokinetik 116
–, Proampicilline 116
–, Wirkungsspektrum 115
Ampicillin-ratiopharm® 114
Ampi-Tablinen® 114
A-Mulsin® 265
Anabactyl® 114
Anabolika 255f.
Anacyclin® 246
Anämie bei Bleivergiftung 289
Anamycin® 136
anaphylaktische Reaktion 73
anaphylaktischer Schock 73
Ancotil® 150
Andantol® 260
Androcur® 254
Angiotensin II 221, 223
Angiotensinamid 223
Angiotensinogen 222
Anionentenside 314
Anophelesmücke 151
Anovlar® 247
Antagonismus, chemischer 67
–, funktioneller 67
–, kompetitiver 65

–, kompetitiv-nichtkompetitiver 67
–, nichtkompetitiver 67
Antagonist 54, 58
Antazolin 260
Anthelmintika 143f.
Antiandrogene 254
Antibiocin-1 Mega® 114
Antidiabetika 231f.
–, Biguanide 233
–, Sulfonylharnstoffderivate 231
–, –, Indikationen 233
–, –, Pharmakokinetik 232
–, –, Wirkungsmechanismus 232
Anti-D-(Rh)-Immunglobulin 165
antidiuretisches Hormon 198
Antidote 278, 279
– bei Intoxikationen 279
Antigen 70
Antigen-Antikörper-Reaktion 72
Antihistaminika 257f.
–, H_1- 258
–, H_2- 260
Antilymphozytenserum 187
Antikörper 70
Antimetaboliten 180
Antimykotika 146
–, Antibiotika 147
–, synthetische Stoffe 149
Antiöstrogene 242
Antiseptika 169
Antistin® 260
Antituberkulotika 137f.
–, Dosierungen 141
–, Nebenwirkungen 139
Apomorphin als Emetikum 279, 283
Applikation 3
–, lokale 3
–, parenterale 4
–, systemische 3
Aquo-Cytobion® 265
Arachidonsäure 261
Arcasin® 114
Arenoxide 28
Arilin® 158
Aristamid® 102
Aristolochiasäure 330
aromatische Amine als Karzinogene 329
– Aminoverbindungen als Methämoglobinbildner 312
– Kohlenwasserstoffe als Karzinogene 328

– –, Therapie der Vergiftungen 302
– –, Toxikologie 301
Arovit® 265
Arsen als Karzinogen 331
–, Toxikologie 292
Arsenik 292
Arsenvergiftung, Therapie 292
Arthus-Phänomen 74
Artosin® 234
Arzneimittel 1
Arzneimittelmißbrauch 83
Arzneimitteltoxikologie 277
Arzneistoffe 1
Asbest als Karzinogen 331
Asbestose 331
Ascariden 144
Ascorbinsäure 275
– zur Therapie der Methämoglobinvergiftung 313
Asparaginase 185
Assoziationskonstante 56
Astonin H® 222
AT 10® 210
Atemgifte 304f.
Atosil® 260
Atropin als Antidot 279
Aureomycin® 127
Austauschdiffusion 9
Austauschtransfusion 281
Auxiloson® 217
A-Vicotrat® 265
Avil® 260
Azathioprin 183, 187
Azidose bei Methanolvergiftung 299
Azlocillin 117

Bacampicillin 116
Bacitracin 137
Bactrim® 106
Bakterientoxine 323
Bakteriostase 93
Bakterizidie 93
–, primäre 94
–, sekundäre 94
Bamipin 260
Bateman-Funktion 49
Baycillin® 114
Baypen® 114
Beatmung bei Vergiftungen 281
Beflavin® 265
Benadon® 265

Benadryl® 260
Benerva® 265
Benzalkoniumchlorid 175
Benzathin-Penicillin G 119
Benzidin 329
Benzin, Therapie der Vergiftung 301
–, Toxikologie 301
Benzodiazepine in der Therapie des Alkoholismus 298
Benzol, Therapie der Vergiftungen 302
–, Vergiftungen 301
Benzo(a)pyren 328
Benzylpenicillin 106
Beriberi 271
Berocillin® 114
Beromycin® 114
Berubi® 265
Betabion® 265
Betaisodona® 169
Betamethason 217
Betnesol® 217
Biguanidderivate 233
Biklin® 133
Biliäre Ausscheidung 40
Binotal® 114
Biofanal® 150
Biometalle 283
Biotransformation 26f.
Bioverfügbarkeit 10
Blastogenese 77
Bispyridiniumverbindungen als Herbizide 321
–, Therapie der Vergiftung 321
–, Vergiftungsbild 321
Blastopathie 76
Blausäure, Pharmakokinetik 308
–, Therapie der Vergiftung 308
–, Toxikologie 307f.
–, Vergiftungsbild 308
Blei, Pharmakokinetik 287
–, Toxikologie 287f.
Bleienzephalopathie 288
Bleikoliken 288, 289
Bleivergiftung, akut 288
–, chronisch 288
–, Therapie 289
Bleomycin 185
Bleomycinum Mack® 186
Blut-Hirn-Schranke 22
– und Altersabhängigkeit 23
– und Meningitis 23

Blut-Leber-Passage 24
Blut-Liquor-Schranke 22
B-Lymphozyten 71
Bonamine® 260
Botulismus 324
–, Therapie der Vergiftung 324
–, Vergiftungssymptome 324
Botulismustoxin 324
Brechmittel bei Vergiftungen 279
Bromocriptin 197
Brompheniramin 260
Busulfan 180
Buttergelb (Dimethylaminoazobenzol) 329
B_1-Vicotrat® 265
B_6-Vicotrat® 265
B_{12}-Vicotrat® 265
Bykomycin® 133

Calcitonin 209
Calciumedetat-Natrium 284, 287
Calmonal® 260
Candio-Hermal® 150
Canesten® 150
Capreomycin 138
Captopril 223
Carbaminsäureester als Kontaktinsektizide 319
–, Therapie der Vergiftung 319
–, Vergiftungsbild 319
Carbenicillin 117
Carbimazol 207
– 10 mg Henning® 208
Carbogen 282
Carboniumion 179
Carboxyhämoglobin bei Kohlenmonoxidintoxikation 305
Carbutamid 234
Carindacillin 117
Carindapen® 114
β-Carotin 266
Cebion® 265
Cedoxon® 265
Cefalexin 122
Cefamandol 122
Ce-Fortin® 265
Cefotaxim 122
Cefoxitin 122
Cefradin 122
Cefsulodin 122
Cefuroxim 122

Ceglykon® 265
Celestan® 217
Cephaloridin 122
– Glaxo® 122
Cephalosporinase 120
Cephalosporine 119f.
–, Dosierung 121
–, Indikationen 121
–, Nebenwirkungen 122
–, Pharmakokinetik 121
–, Struktur 119
–, Wirkungsmechanismus 120
–, Wirkungsspektrum 120
Cephalothin 122
– Lilly® 122
Ceporexin® 122
Cepovenin® 122
Certomycin® 133
Cestoden 143
Cetylpyridiniumchlorid 175
Chelatbildner als Antidote 283
chemische Karzinogenese 327ff.
Chemoprophylaxe 98
Chemotherapeutika, Angriffspunkte 92
–, Kombination 97
–, Wirkungstyp 93
–, Wirkungsspektrum 94
Chemotherapie 91ff.
Chinin 154
Chlor 169
Chlorambucil 179
Chloramin 80® 170
Chloramine 170
Chloramphenicol 127f.
–, Dosierung 129
–, Indikationen 129
–, Nebenwirkungen 129
–, Pharmakokinetik 128
–, Wirkungsmechanismus 128
–, Wirkungsspektrum 128
– V-Heyl® 129
Chloramsaar® 129
Chlorgas 169
chlorierte Kohlenwasserstoffe, Anreicherung in der Nahrungskette 315
– – als Insektizide 315
– Phenoxycarbonsäuren als Herbizide 320
Chlorina® 170
Chlorkalk 169

Chlormadinonacetat 245
p-Chlor-m-Kresol 173
p-Chlor-m-Xylenol 173
Chloronase® 234
Chloroquin 21, 153, 157
Chlorphenotan (DDT) 304, 315
Chlorphenoxamin 260
Chlorpropamid 232, 234
Chlorquinaldol 174
Chlortetracyclin 127
Cholecalciferol 210, 267
Chromate als Karzinogene 331
chromosomale Resistenz 95
Cimetidin 260
Claforan® 122
Clamoxyl® 114
Clearance, renale 39
– totale 46
Clemastin 260
Clemizol-Penicillin G 119
Clinovir® 245
Clioquinol 156, 174
Clomethiazol in der Therapie des Alkoholismus 298
Clomifen 242
Clont® 158
Clotrimazol 149
Cloxacillin 118
CO (Kohlenmonoxid) 305 f.
Cobalparen® 265
Colistin® 137
Coma diabeticum 228, 230
Conceplan® 247
Converting enzyme 222
Corticoliberin 192
Cortiron® 222
Cortisol 211
Cortison 211
Co-Trimoxazol 105
Co-trim Tablinen® 106
C-Peptid 225
Crasnitin® 186
Credé-Prophylaxe 171
Crescormon® 196
CRF 192
Cross-over-Technik 90
Cryptocillin® 114
Cumarine, Antidot bei Intoxikation 279
– als Rodentizide 319
–, Therapie der Vergiftung 319

–, Vergiftungsbild 319
Cushing-Schwellendosis 219, 220
C-Vicotrat® 265
Cyanide, Pharmakokinetik 308
–, Therapie der Vergiftung 308
–, Toxikologie 307 f.
–, Vergiftungsbild 308
Cyankali (KCN) 307
Cyanocobalamin 274
Cycasin 330
Cyclophosphamid 179, 187
–, Aktivierung 179
Cycloserin 138
Cyclostin® 186
Cymbi® 114
Cyproteronacetat 254
Cyren A® 240
Cystit® 143
Cytarabin 181
Cytobion® 265
Cytochrom P_{448} 35
Cytochrom P_{450} 27
–, Hemmung durch Äthanol 35
–, – durch Chloramphenicol 35
–, – durch Cumarine 35
–, – durch Kohlenmonoxid 35
–, – durch Metyrapon 35
–, – durch Phenylbutazon 35

Dabylen® 260
Daktar® 150
Daraprim® 156
Daunoblastin® 186
Daunorubicin 185
DDT (Chlorphenotan) 21, 315
– und Fettgewebe 21
–, Vergiftungsbild 316
Dealkylierung 29
Deaminierung 29
Decadron® 217
Deca-Durabolin® 256
Decortilen® 217
Decortin® 217
Decortin H® 217
7-Dehydrocholesterin 267
Dehydroemetin 157
Delirium tremens 297
Delphicort® 217
Deltacortril® 217
Demeclocyclin 127
Depogamma® 265

Depot-Insulin Hoechst® 231
Depot-Insulin Horm® 231
Depotpenicilline 118
Depotpräparate 53
Desferoxamin 286, 287
Desinfektion 168
Desinfektionsmittel 168 f.
–, Anforderungen 169
Desmopressin 199
Desoxycorticosteron 221
Desoxycorton 222
Detergentien, Therapie der Vergiftungen 280, 314
–, Vergiftungsbild 314
Dexamed® 217
Dexamethason 217
Diabetes insipidus 198
– mellitus 227
– –, Typ I 228
– –, Typ II 228
Diabetoral® 234
Diäthylstilböstrol 240
Dialkylnitrosamine 329
Dianabol® 256
1,2-Dichloräthan 302
Dichlormethan 302
2,4-D (Dichlorphenoxyessigsäure) 320
Dichlor-Stapenor® 114
Dicloxacillin 118
Dieldrin 316
Diffusion 6 f.
– und Ionisationsgrad 7
– und Lipophilie 7
– und pH 7
– und pK_a 7
– und Wasserlöslichkeit 7
1,25-Dihydrocholecalciferol 267
Dihydrotachysterol 210
5 α-Dihydrotestosteron 253
Dihydrothiazinring 120
Dimaval® 284
Dimegan® 260
Dimercaprol 284, 287
4-Dimethylaminoazobenzol (Buttergelb) 329
7,12-Dimethylbenzanthracen 328
Dimethylnitrosamin 329
Dimethylpolysiloxan 280, 283
Dimetinden 260
Dioxine, chlorierte 303, 304
Diphenhydramin 260

Diprosone® 217
Diquat 321
Dispositionskonstante 47
Dissoziationskonstante 56
Disulfiram in der Therapie des Alkoholismus 298
Dithiocarb 286, 287
Diurese, forcierte 280
D-Mulsin® 265
Docivit® 265
Doppelblindversuch 90
Dosierung im Kindesalter 59
Dosis 58
Dosisintervall 51
Dosis-Wirkungs-Beziehung 60
– am Individuum 60
– am Kollektiv 62
Doxorubicin 185
Doxycyclin 127
Doxycyclin-ratiopharm® 127
Doxy-Tablinen® 127
Dreikompartimentsystem 47
Drug 1
Drylin® 106
D-Tracetten® 265
Dura Ampicillin® 114
Dura Erythromycin® 136
Dura Phenicol® 129
Dura Tetracyclin® 127
Durenat® 102
D_3-Vicotrat® 265
Dyneric® 242

E 605 317
Ebalin® 260
Econazol 150
ED 58
ED 25 62
ED 50 57, 60, 62
– und Affinität 57
ED 95 62
Ediwal® 246
Effektorzelle 71
efficacy 57
einfacher Blindversuch 90
Einkompartimentsystem 43
Einzeldosis 58
–, maximale 59
Elimination 26 ff.
Eliminationshalbwertszeit 44
Eliminationskonstante 43

Elkosin® 102
EMB-Fatol® 141
Embryogenese 77
Embryopathie 76
Emetin 157
Endokrines System 189 ff.
Endolymphe 133
Endoxan® 186
Enterohepatischer Kreislauf 41
Enterotoxine 323
–, Therapie der Vergiftungen 323
–, Vergiftungsbild 323
Entero-Vioform® 158
Entlaubungsmittel 320
Entzugssymptome 84
Enzyminduktion 34
–, Barbiturate 34
–, 3,4-Benzpyren 35
–, DDT 35
–, γ-Hexachlorcyclohexan 35
–, 3-Methylcholanthren 35
–, Phenylbutazon 35
–, Phenytoin 35
–, Rifampicin 35
–, Tolbutamid 35
– und Wirkungsabschwächung 35
Eparol® 150
Ependym 23
Ephynal® 265
Eraverm® 145
Erblindung bei Methanolvergiftung 299
Erbrechen bei Vergiftungen 278
Ergometrin 200
Erhaltungsdosis 52
Erleichterte Diffusion 9
Erycinium® 136
Erythrocin® 136
Erythromycin 135
– estolat 136
Erythromycin-ratiopharm® 136
Erythropoese, Störung bei Bleivergiftung 289
Esterglucuronid 32
Etalontin® 247
Ethacridin 174
Ethambutol 140
Ethionamid 138
Ethisteron 244
Euglucon® 234
Eugynon® 247
Eunomin® 247

Eusaprim® 106
Eusovit® 265
Euthyrox® 206
Euvernil® 102
Evasion 2, 42
Evion® 265
Exlutona® 245, 247
Exotoxine 164
extrachromosomale Resistenz 96
Extramycin® 133
Extrazellulärraum 17

FAD 271
Fansidar® 156
Farlutal® 245
Farmacyrol® 240
Favistan® 208
Feedback-Mechanismus, negativer 192, 195
–, positiver 195, 238
Fenbiotic 500 Arco® 129
Fenistil® 260
Fermoseren 166
Ferrihämoglobinbildende Stoffe 311 f.
fetales Alkoholsyndrom 77, 298
Fetogenese 77
Fetopathie 76
Fiktive Anfangskonzentration 45
Filtration 9
First-pass-Effekt 10
Flaches Kompartiment 47
Fläche unter der Kurve 11
Flagyl® 158
Fliegenpilz 323
Flucloxacillin 118
5-Flucytosin 150
Fludrocortison 221
Fludrocortison Squibb® 222
Fluocortolon 217
Fluostigmin 317
Fluroblastin® 186
5-Fluorouracil 150, 181
Fluoro-uracil Roche® 186
FMN 271
Folinsäure 274
Follikelstimulierendes Hormon 194
Follitropin 194
Folsan® 265
Folsäure 99
– als Vitamin 273
Folsäureantagonisten 105, 155, 183

Folsäurereduktase 105, 155, 184
–, Affinität von Methotrexat 93
–, von Pyrimethamin 93
–, – von Trimethoprim 93
Formaldehyd 172
–, Inhalation, akute Intoxikation 305
– bei Methanolvergiftung 299
Formo-Cibazol® 101
Formosulfathiazol 101
Fortecortin® 217
Forticef® 122
Fosfomycin 122
Fossyol® 158
FSH 194, 238
Fua-Med® 143
Fulcin® 150
Furadantin® 143
Fysionorm® 247

Gammaglobulin 164
Gantrisin® 102
Gase, Toxikologie 304 f.
Gastrin 261
Gastrodiagnost® 261
Gedächtniszelle 71, 72
Gentamicin 134
Germanin® 160
Gernebcin® 133
Gesamtkörperwasser 18
Gesetz der korrespondierenden Flächen 11
Gestafortin® 245
Gestagene 243 f.
–, Indikationen 245
–, Nebenwirkungen 246
–, Pharmakokinetik 243
–, Wirkungen 243
Gestanon® 245
Gewerbetoxikologie 277
Gewöhnung 85
Gift 1
Giftentfernung, primäre 280
–, sekundäre 281
Giftung 26
Glibenclamid 233, 234
Glibenese® 234
Glibornurid 234
Glipicid 234
Glisoxepid 234
Glomeruläre Filtration und Molekulargewicht 37

– und Plasmaeiweißbindung 38
Gluborid® 234
Glucocorticoide 210 f.
–, Indikationen 218
–, Nebenwirkungen 219
–, Pharmakokinetik 217
–, Synthese 210
–, synthetische Glucocorticoide 215
–, Wirkungen 187, 212
Gluconeogenese 212
Glucose-6-phosphat-Dehydrogenasemangel 79, 130, 155
Glucosurie 228
N-Glucuronid 32
Glucuronidierung 31
glue sniffing 300
Glukagon 234
– Lilly® 235
– Novo® 235
Glutaraldehyd 172
Glutathion, Konjugation mit 33
–, Paracetamol 34
Glutril® 234
Glykogenstoffwechsel 226
Glymidin 234
Glypesin® 174
Gonadotropine 194
Grey-Syndrom 78
– nach Chloramphenicol 130
Griseofulvin 148
Grorm® 196
Grundumsatz 203

Hämodialyse 280
Hämoperfusion 281
Hämsynthese, Störung bei Bleivergiftung 289
Halbwertszeit 43
Haldane Effekt 306
halogenierte Kohlenwasserstoffe, aliphatische 302
– –, aromatische 303
– –, –, chronische Vergiftungen 303
– –, –, Therapie der Vergiftungen 303
Hapten 70
Harnwegsantiseptika 141
Hauptwirkung 68
HCG 195, 238
HCl-Gas, Intoxikation 305
Helmex® 145
Herbizide 320 f.

Hexachlorcyclohexan 304, 316
Hexachlorophen 173
Hexahydropyrimidinderivate 174
Hexamethylentetramin 141
Hexetidin 174
Hexetidin-ratiopharm® 174
Hexobion® 265
Hexoral® 174
HG-Insulin Hoechst® 231
Hiprex® 143
Histamin 256
Histaminliberatoren 257
Histaminwirkungen 257
HMG 195
Höchstmenge (BtmVV) 59
Höllensteinstift 171
Hoigné-Syndrom 119
Holoxan® 186
Homo-γ-linolensäure 261
Hormonale Kontrazeption 246f.
- -, Einphasenmethode 246
- -, „Minipille" 249
- -, Nebenwirkungen 249
- -, Sicherheit 249
- -, Zweiphasenmethode 248
Hormone 189ff.
Hospitalismus 97
Hostacortin® 217
Hostacortin H® 217
Hostacyclin® 127
H_1-Rezeptoren 257
H_2-Rezeptoren 257
human chorionic gonadotropin 195
– menopausal gonadotropin 195
Humatin® 133, 158
Humegon® 195
Hydrolyse 30
-, Procain 30
-, Procainamid 30
p-Hydroxybenzoesäureester 173
Hydroxychinoline, halogenierte 156, 174
Hydroxocobalamin 274
Hydroxylierung 28
Hyperglykämie 228
Hyperimmunglobulin 164
Hypertensin® 223
Hyperthyreose 203
Hypophysenhinterlappen 197
Hypophysenvorderlappen 191
Hypothyreose 203

Ibotensäure 323
Idoxuridin 162
Iduridin® 162
IDU Röhm Pharma® 162
Ifosfamid 186
Ilvin® 260
Immunisierung, aktive 166
-, passive 164
Immunität, humorale 71
-, zelluläre 72
Immunkomplexreaktion 74
Immunseren, heterologe 165
-, homologe 164
Immunsuppressiva 187
Impfplan 167
Imurek® 187
Imurel® 187
Individuelle Variation der Wirkung 62
Induced-fit-Theorie 58
infektiöse Resistenz 96
INH 138
INH-Burgthal® 141
Initialdosis 52
Insektizide 315f.
Insulin 223f.
-, Bildung und Sekretion 225
-, Diabetes mellitus 227
-, Indikationen 230
-, Nebenwirkungen 230
-, Pharmakokinetik 229
-, Wirkungen 226
Insulin Leo Initard® 231
Insulin Leo Retard NPH® 231
Insulin Monotard® 231
Insulin Novo Semilente® 231
Insulin Novo Ultralente® 231
Insulinresistenz 230
Insulinschock 231
Interferenz 163
Interferon 163
Intermediärinsuline 230
interstitielle Zellen stimulierendes Hormon 194
Intrinsic activity 57, 60
– factor 275
Inulinclearance 37
Invasion 2, 42
Invenol® 234
Invertseifen 174
Irenat® 208
Isocillin® 114

Isonicotinsäurehydrazid 138
–, Acetylierung 139
–, Hydrazonbildung 139
– und Vitamin B$_6$ 139
Isopenoral® 114
Isopropanol 171
Isothipendyl 260
Isoxazolylpenicilline 117
Isozid® 141
Ituran® 143
Ixoten® 186
IZSH 194

Jarisch-Herxheimer-Reaktion 79
Jod, Desinfektionsmittel 169
Jod-Polyvinylpyrrolidon-Komplex 196
Jodid als Thyreostatikum 208
Jodination 201
Jodinationshemmer 206
Jodisation 201
Jodisationshemmer 207
Jodprophylaxe 209
Jomesan® 144
juveniler Diabetes 228
juxtaglomeruläre Zellen 221, 222

Kaliumpermanganat 170
Kalomel 290
Kamaver® 129
Kanamycin 138
Karzinogene, chemische 327 ff.
–, epigenetische 327
–, genotoxische 327
–, primäre 327
–, proximale 327
–, sekundäre 327
–, ultimale 327
Kationentenside 314
Kernikterus 20, 78
Ketonkörper 228
Kinetik, O. Ordnung 42
–, 1. Ordnung 42
Klimakterium 236
Klinomycin® 127
Km-Wert 57, 58
Knollenblätterpilz 322
Kohlendioxid (CO$_2$), Therapie der Vergiftung 307
–, Toxikologie 307
Kohlenmonoxid (CO) 305 f.
–, Therapie der Vergiftung 307

–, Vergiftungsbild 306
Kokarzinogene 328
Komb-Insulin® 231
Kompartimentmodelle 42
Komplexbildner als Antidote 279, 283
Komplexbildungskonstante von Schwermetallchelaten 284
Konakion® 265
Konjugation 96
Kontaktekzem 75
Korsakow-Syndrom 297
Kretinismus 203
Kreucosan® 158
Kreuzallergie 73
Kreuzresistenz 97
–, komplette 97
–, partielle 97
Kumulation 53
Kunststoffe als Karzinogene 331

Lactacidose 234
β-Lactamase 111
β-Lactamring 106, 120
Langsamacetylierer 80, 139
Langzeitinsuline 230
Laudamonium® 175
Laugen, Kolliquationsnekrose 294
–, Verätzungen 294
LD 25 63
LD 50 63, 277
LD 95 63
Lebendimpfstoff 166
Lebensmittelvergiftung 323
Leberzirrhose bei Alkoholismus 297
Lederkyn® 103
Ledermycin® 127
Leukeran® 186
Leukovorin 184
Levonorgestrel 245
LH 194, 238
Liberine 191
Lidaprim® 106
Likuden® 150
Lindan® (Hexachlorcyclohexan) 316
Lineweaver-Burk-Diagramm 66, 67
Lipid/Wasser-Verteilungskoeffizient 6
Lomidine® 160
Long-Insulin® 231
Longum® 103
Lopirin® 223
Lumirhodopsin 266

Lutropin 194
lymphokinbildende T-Zellen 72
Lyndiol® 247
Lynestrenol 245
Lynoral® 240
Lyn-ratiopharm® 247
Lyovac-Cosmegen® 186
Lysinvasopressin 199

Macocyn® 127
Macula densa 221
M. Addison 218
Madribon® 103
Makrolidantibiotika 135
MAK-Wert 278
Malaria 151 f.
–, klinische Prophylaxe 153
–, Prophylaxe 152
–, Rückfalltherapie 152
Mandelamine® 143
Mandelsäure 141
Mandokef® 122
Maxifen® 114
maximale Reaktionsgeschwindigkeit 58
M. Cushing 213
Mebendazol 144
Mebhydrolin 260
Meclozin 260
Medrate® 217
Medroxyprogesteronacetat 245
Mefoxitin® 122
Megacillin® 114
Megestrol 245
Megestrolacetat 245
Melarsoprol 159
Mel B® 160
Melphalan 179
Menachion 269
Menadion 269
Menarche 235
Menopause 236
Merbromin 171
6-Mercaptopurin 182
Mercurochrom® 171
Merfen® 171
Mesterolon 253
Mestranol 241
Metabolismus im Neugeborenenalter 35
Metalle als Karzinogene 283, 331

Metaphase 185
Metenolonacetat 256
Metformin 234
Methacyclin 125
Methämoglobinbildende Stoffe 311 f.
– –, Therapie der Vergiftung 313
– –, Vergiftungsbild 313
Methandrostenolon 256
Methanol, Metabolismus 299
–, Pharmakokinetik 299
–, Toxikologie 299
Methanolvergiftung 299
–, Therapie 299
Methenamin 141
Methergin® 200
Methotrexat 183
Methotrexat Lederle® 186
Methoxychlor 317
3-Methylcholanthren 328
Methylenblau zur Therapie der Methämoglobinvergiftung 312
Methylergometrin 200
Methylierung 33
6-Methylprednisolon 217
Methyltestosteron 253
Metifex® 174
Metronidazol 157, 159
Mezlocillin 117
M. haemolyticus neonatorum 165
Michaelis-Konstante 57, 58
Miconazol 149
Microcillin® 114
Microgynon® 246
Microlut® 245, 247
Micronovum® 245, 247
Micro-30 Wyeth® 245, 247
MIF 72, 215
Milch, Übergang in die 25
Millevit® 265
Millicorten® 217
Mineralocorticoide 221
Minimale Hemmkonzentration 95
Minimata-Krankheit 290
Minirin® 199
Minocyclin 127
Minprostin E_2® 263
Minzolum® 146
Mischfunktionelle Oxigenasen 27
„misreading" 130
Mißbildungen 77
Mitopodozid 185

Mitosehemmstoffe 185
M. Möller-Barlow 276
Molevac® 145
Monocortin® 217
Monokomponentinsuline 230
Monooxigenasen 27
Moronal® 150
Murein 107
Mureinsynthese 107f., 122
Muscimol 323
Myacyne® 133
Myambutol® 141
Mycolsäure 138
Mykosen 146
Myleran® 186
Myxödem 203

Nadisan® 234
Nahrungsmitteltoxikologie 278
Nalidixinsäure 142
Naloxon als Antidot 279
Nandrolondecanoat 256
Nanormon® 196
β-Naphtylamin 329
Natriumchlorat als Herbizid 321
–, Therapie der Vergiftungen 322
–, Vergiftungen 321
Natriumsulfat (Glaubersalz) 279, 283
Naturstoffe als Karzinogene 330
Nebennierenrinde 210f.
Nebenschilddrüse 209
Nebenwirkungen 68f.
–, allergische 70
– in der embryonalen und fetalen Entwicklungszeit 75
– in der Postnatalperiode 78
–, sekundäre 79
Nematoden 144
Neogynon® 246
neo-morphazole® 208
Neomycin 134
Neorlest® 247
Neo-Stediril® 246
Neoteben® 141
Neo-Thyreostat® 208
Netilmicin 134
Neurohypophyse 197
Nevimycin® 129
Niagestin® 245
Nickel als Karzinogen 331
Niclosamid 143

Nicobion® 265
Niconacid® 265
Nicotin 325
–, akute Vergiftung 325
–, chronische Zufuhr 325
–, Pharmakokinetik 325
–, Therapie der akuten Vergiftung 325
Nicotinsäure 272
Nicotinsäureamid 272
Niere, künstliche 280
Nierofu® 143
Nitrate als Methämoglobinbildner 312
Nitrite als Methämoglobinbildner 312
Nitrofurantoin 142
Nitrofurantoin retard-ratiopharm® 143
Nitrosegase 305, 310
Nitrostigmin 317
Nitroverbindungen als Methämoglobinbildner 313
N-Lost 178
N-Nitroso-N-methylharnstoff 329
N-Nitrosoverbindungen als Karzinogene 329
Nogram® 143
Nolvadrex® 242
„nonsense Proteine" 131
Noracyclin® 247
Norethisteron 245
Norgestrel 244
Noristerat® 245
Normalverteilung 62
Novidroxin® 265
Novothyral® 206
Nystatin 148
Nystatin Lederle® 150

Oberflächenaktive Substanzen 174
Obidoxim als Antidot 279, 318
Östradiol 239
Östradiolbenzoat 240
Östradiolundecylat 240
Östradiolvalerianat 240
Östriol 239
Östrogene 239f.
–, Indikationen 241
–, Nebenwirkungen 242
–, Pharmakokinetik 240
–, Wirkungen 239
Östrogynal sine® 240
Östron 239

Offene Studie 90
Okkupationstheorie 56
Oleandromycin 135
Omeril® 260
Omsat® 106
Oracef® 122
Orasthin® 200
Orgametril® 245
Organische Lösungsmittel, akute Vergiftungen 300
– –, chronische Vergiftungen 300
– –, Inhalationsvergiftung 300
– –, orale Vergiftungen 300
– –, Therapie der Vergiftungen 300
– –, Toxikologie 300
– Phosphorsäureester als Kontaktinsektizide 317f.
– –, Therapie der Vergiftungen 279, 318
– –, Vergiftungsbild 317
– –, Wirkungsmechanismus 317
Organogenese 77
Oricillin® 114
Orisul® 102
Orlest® 247
Ortho-Novum® 247
Ospen® 114
Ovanon® 247
Ovarien 235
Ovoresta M® 246
Ovulen® 247
Ovysmen® 247
Oxacillin 118
Oxidation 27
–, mikrosomale 27
–, nichtmikrosomale 30
N-Oxidation 29
S-Oxidation 29
Oxidationsmittel 169
Oxime 318
Oxytetracyclin 127
Oxytocin 199
Oxytocin Horm® 200
Oxyuren 144
Ozon, Toxikologie 305, 310

Paediathrocin® 136
Paludrin® 156
Pantherpilz 323
Pantovernil 333® 129
Paracetamol, akute Toxizität 34

Paraffinum subliquidum 279, 283
Paramethason 217
Paraoxon 317
Paraquat 321
Parathormon 209
Parathyrin 209
Paraxin® 129
Paromomycin 134, 157
partielle Agonisten 58, 62
Partocon® 200
PAS 138
Pearl-Index 249, 250
Pellagra 273
Pen-Bristol® 114
Penbrock® 114
Pencompren® 114
Penglobe® 114
D-Penicillamin 285, 287
Penicillinase 112
–, Induktion der 118
Penicillinasefeste Penicilline 117
Penicilline 106ff.
–, Struktur-Wirkungs-Beziehung 106
–, Wirkungsmechanismus 107
Penicillin G, Indikationen 113
–, Nebenwirkungen 113
–, Pharmakokinetik 112
–, Resistenz 110
–, Wirkungsspektrum 110
Penicillin Göttingen® 114
Penicillin „Grünenthal"® 114
Penicillin Heyl® 114
Penicillin Heyl oral® 114
Penicillin G Hoechst® 114
Penicillin Mega Tablinen® 114
Penicillin V 118
Penicillin V-ratiopharm® 114
Penicilloinsäure 112
Pentachlorphenol 304
Pentagastrin 261
Pentamidin 159
Perchlorat 206
Peremesin® 260
Pergonal® 195
Perikursal® 247
Perilymphe 133
Peritonealdialyse 281
perniziöse Anämie 275
Persister 97
Phagozytose 10
Phalloidin 322

Pharmakodynamik 2
Pharmakogenetik 79
Pharmakokinetik 2
Pharmakologie, experimentelle 3
–, klinische 3
Pharmakon 1
Pharyngocin® 136
Phase-I-Reaktion 26
–, Hydrolyse 30
–, Oxidation 27, 30
–, Reduktion 30
Phase-II-Reaktion, Acetylierung 33
–, Glucuronidierung 31
–, Konjugation mit Glutathion 33
–, Methylierung 33
–, Sulfatierung 32
Phenethicillin 118
Pheniramin 260
Phenol 172
Phenoxypenicilline 118
–, Phenoxyäthylpenicillin 118
–, Phenoxymethylpenicillin 118
–, Phenoxypropylpenicillin 118
Phenurin® 143
Phenylmercuriborat 171
o-Phenylphenol 173
Phosgen 305, 310
Photosensibilisierung 126
Physostigmin als Antidot 279
Phytomenadion als Antidot 269, 279
Pilze 322
–, Therapie der Vergiftungen 322
–, Vergiftungen 322
Pimafucin® 150
Pimaricin 148
Pinozytose 10
Piperazin 144
Pitocin® 200
Pitressin® 199
Pitressin Tannat® 199
Pivampicillin 116
Plasmaproteinbindung 19
–, Bindungsaffinität 19
–, Bindungskapazität 19
– und Depoteffekt 20
– und Konkurrenz 20
– und renale Elimination 20, 38
Plasmawasser 16
Plasmide 96
Plasmodien 152
Plazentaschranke 25

Polyäthylenimine 180
polychlorierte Biphenyle (PCBs) 303, 304
Polyenantibiotika 147
Polymorphismus der Cholinesterase, Succinylbischolin 80
Polymyxin 136
– B 137
– E 137
Polymyxin B Pfizer® 137
Polypeptidantibiotika 136
Postafen® 260
Potenzierung 64
Präkarzinogene 327
Pralidoxim 318
Pravidel® 197
Predalon® 195
Predni-F-Tablinen® 217
Predni-H-Tablinen® 217
Prednisolon 216
Prednison 216
Prednison-ratiopharm® 217
Prednyliden 217
Pregnan® 246
Pregnesin® 195
Primaquin 154
Primobolan® 256
Primogonyl® 195
Primolut Nor® 245
Probenecid und Penicillin G 112, 119
Procain-Penicillin G 119
Pro-Diaban® 234
Prodrugs 36
Progesteron 243
17 α-OH-Progesteron 244
17 α-OH-Progesteroncapronat 244
Proguanil 155
Progynon B oleosum® 240
Progynon C® 240
Progynon Depot® 240
Progynova® 240
Proinsulin 225
Prolactin 196
Proluton Depot® 245
Promethazin 260
Promotoren der Karzinogenese 328
Prontosil rubrum 98
n-Propanol 171
Propicillin 118
Propycil® 208
1,2-Propylenglykol 172

Propylthiouracil 207
Proresid® 186
prospektive Studie 90
Prostacyclin 261
Prostaglandine 261
– E_2 263
– $F_{2\alpha}$ 263
Proteinbindung
–, Hämoglobin 21
–, Muskeleiweiß 21
Proteinsynthese, Hemmung der 123, 128, 130, 135
Prothionamid 138
Prothyrid® 206
Proviron® 253
Prüfung von Arzneimitteln 86
–, klinische 87
–, präklinische 86
Pseudocef® 122
Purinantagonisten 182
Puri-Nethol® 186
Pyrantelembonat 145
Pyrazinamid 138
Pyridoxal 272
Pyridoxalkinase 139
Pyridoxalphosphat 272
Pyridoxamin 272
Pyridoxin 272
Pyrimethamin 155, 158
Pyrimidinantagonisten 181
Pyrviniumpamoat 145

Quartamon® 175
Quecksilber, anorganische Salze 290
– als Desinfektionsmittel 170
–, organische Verbindungen 290
–, Pharmakokinetik 290
–, Toxikologie 290f.
Quecksilbervergiftungen 291
–, Therapie 291

Rachitis 268
Rachitisprophylaxe 269
Radiojod 208
Ranitidin 261
Rastinon® 234
Rate-Theorie 58
Rathimed® 158
Rauchen 324
–, karzinogene Wirkung 326
–, schädliche Wirkungen 325

– während der Schwangerschaft 326
Reagin 70
Rectodelt® 217
Redoxfarbstoffe als Methämoglobinbildner 313
Reduktion 30
–, Chloramphenicol 30
–, Prontosil 30
Redul® 234
Refobacin® 133
Reisediarrhoe 156
Reizgase, lipidlösliche 305
–, wasserlösliche 305
Releasing-Faktoren 191
Remicyclin® 127
Renale Ausscheidung 37
–, glomeruläre Filtration 37
–, tubuläre Rückresorption 38
–, – Sekretion 39
Renin 221, 222
Renin-Angiotensin-System 222
Residuallinie 47
Resistenz 95
–, angeborene 95
–, erworbene 95
–, –, primäre 95
–, –, sekundäre 95
Resistenzentwicklung, Einschrittmuster 95
–, Mehrschrittmuster 95
Resistenzmechanismen 96
Resochin® 156
Resorption 5f.
–, Auge 14
–, Bronchopulmonalsystem 14
–, Dickdarm 13
–, Dissoziationsgrad 8
–, Dünndarm 13
–, Haut 14
–, Magen 12
–, Mundschleimhaut 12
–, Nase 14
–, Rektum 13
–, Verdauungskanal 12
Resorptionsquote 10
retrospektive Studie 89
Reverin® 127
Rezeptor 54
– für Katecholamine 189
– für Peptidhormone 189
– für Steroidhormone 191

Rezeptortheorien 55
R-Faktoren 96
Rhodopsin 266
Riboflavin 271
Rifa® 141
Rifampicin 140
Rimactan® 141
Rißpilze 322
Rivanol® 174
Rodentizide 319
Rolitetracyclin 127
Rückresorption 38
–, tubuläre 38
–, – und Lipophilie 38

Safrol 330
Salicylsäure 173
Saralasin 223
Sarenin® 223
Sauerstoff, Toxikologie 309
Säuren, Koagulationsnekrose 293
–, resorptive Vergiftungen 294
–, Verätzungen 293
säurestabile Penicilline 118
Scherisolon® 217
Schilddrüsenhormone 201 f.
–, Indikationen 206
–, Pharmakokinetik 205
–, Synthese, Abgabe und Regulation 201
–, Wirkungen 202
–, Wirkungsmechanismus 204
Schizont 151
–, Blut- 151
–, Gewebs- 151
Schlafkrankheit 159
Schnellacetylierer 80, 139
Schutzimpfungen 163 f.
Schwefeldioxid (SO_2), Toxikologie 311
Schwefelwasserstoff, Toxikologie 309
Schwermetalle, Organotropie 283
–, Toxikologie 282 f.
Schwermetallverbindungen als Desinfektionsmittel 170
Securopen® 114
Sefril® 122
Sehstörungen bei Methanolvergiftung 299
Sekalealkaloide 200
Sekretion 38
–, tubuläre 39

–, –, Konkurrenz 39
Sekundal-D® 260
Sequilar® 247
Serumkrankheit 74
Sigaprim® 106
Silber als Desinfektionsmittel 170
Simultanimpfung 166
Sinovula® 247
Siogeno® 174
Sirupus Ipecacuanhae 279, 283
Sisomicin 134
Skorbut 275
Smog 311
SMON-Syndrom 156
Solvostrept S® 133
Somatotropin 196
Sorbit 283
Sostril® 261
Soventol® 260
Spectinomycin 135
Spiramycin 135
Sporozoit 151
Stanilo® 133
Stäube, chronische Intoxikation 305
Stapenor® 114
Staphylex® 114
Steclin® 127
Stediril-d® 246
Sterilisation 168
Sterosan® 174
Stickoxid (NO) 310
Stickstoffdioxid (NO_2) 310
Stickstoffoxide, Toxikologie 310
Stilbenderivate 241
Strahlentoxikologie 278
Streptomycin 135
– Sarbach® 133
Streptomycinsulfat Heyl® 133
– Horm® 133
Streptothenat® 133
Sublimat 170, 290
Sublimatintoxikation 291
„Sucht" 84
Sulfacarbamid 102
Sulfadiazin 102, 105
Sulfadimethoxin 103
Sulfamethoxazol 105
Sulfamethoxydiazin 102
Sulfamethoxypyrazin 103
Sulfamethoxypyridazin 103
Sulfametrol 105

Sulfamoxol 105
Sulfanilamid 98
Sulfaphenazol 102
Sulfatierung 32
Sulfisomidin 102
Sulfisxazol 102
Sulfonamide 98f., 155, 158
–, Indikationen 104
–, Nebenwirkungen 104
–, Pharmakokinetik 101
–, Struktur 102
–, Struktur-Wirkungs-Beziehung 99
–, Wirkungsmechanismus 99
Sulfonylharnstoffderivate 231
Sulfotrimin® 106
Sulmycin® 133
Summenhäufigkeitskurve 62
Superinfektion 79
Supramycin® 127
Supristol® 106
Suractin® 114
Suramin 159
Surfen® 230
Symmetrel® 162
Synacthen® 194
Synchronisation 177
Synergismus, additiver 64
–, überadditiver 64
Synmiol® 162
Synthocinon® 200
Systral® 260

T_3 201
T_4 201
Tabakrauch 324f.
–, chronische Zufuhr 325
–, gesundheitsschädliche Stoffe 326
–, kanzerogene Wirkung 326
Tabakteer 324
Tachyphylaxie 85
Tagamet® 260
Tagesdosis 58
–, maximale 59
Tamoxifen 242
Tardocillin 1200® 114
Tavegil® 260
Taxofit® 265
Tb-Phlogin® 141
^{99m}Tc 209
TCDD 304, 320
Tefilin® 127

Teichonsäure 107
Tenside 314
Teratogenität, Androgene 77
–, Antiepileptika 78
–, Thalidomid 77
–, Zytostatika 77
Terramycin® 127
Testes 251
Testosteron 251f.
–, Indikationen 253
–, Nebenwirkungen 254
–, Pharmakokinetik 253
–, Wirkungen 251
Testosteronönanthat 253
Testosteronpropionat 253
Testoviron® 253
Tetraäthylblei 287, 289
–, Vergiftung 289
Tetrabakat® 127
Tetrablet® 127
Tetrachloräthan 302
Tetrachloräthylen 302
Tetrachlor-dibenzo-dioxin 304, 320
Tetrachlorkohlenstoff 302
Tetracitro® 127
Tetracosactid 193
Tetracyclin Heyl® 127
– Sanorania® 127
– Stada® 127
– -ratiopharm® 127
Tetracycline 123f., 157
–, Dosierung 127
–, Indikationen 126
–, Komplexbildung 81, 125, 126
–, Nebenwirkungen 126
–, Pharmakokinetik 125
–, Struktur 124
–, Wirkungsmechanismus 123
–, Wirkungsspektrum 124
Tetrahydrofolsäure 99, 155, 184
Tetralution® 127
Tetra-Tablinen® 127
Thallium als Rodentizid 319
–, Toxikologie 292
Thalliumvergiftung 292
–, Therapie 293
T-Helferzelle 71, 72
Therapeutische Breite 63
Therapeutischer Bereich 51
– –, optimaler 51
Theviei® 206

Thiamazol 207
Thiamin 270
Thiamphenicol 127
Thiazolidinring 106
6-Thioguanin 183
Thioguanin Wellcome® 186
Thionin zur Therapie der Methämoglobinvergiftung 313
Thio-TEPA 180
Thiotepa Lederle® 186
Thromboxan A_2 261
Thybon® 206
Thymol 173
Thyreodispert® 206
Thyreoglobulin 201
Thyreoidin Merck® 206
Thyreostat II® 208
Thyreostatika 206 f.
–, Indikationen 207
–, Nebenwirkungen 207
Thyreotropes Hormon 194
Thyroliberin 194
Thyrotardin® 206
Thyrothricin 137
Thyroxin 201
L-Thyroxin Henning® 206
Thyroxin-T_3 Henning® 206
Tiabendazol 145
tiefes Kompartiment 21, 47
– –, Aminoglykosidantibiotika 48, 132
– –, Blei 21
– –, Tetracycline 21, 47, 125
Tight junction 22, 23
T-Lymphozyten 71
TMS 480® 106
Tobramycin 134
Tocopherol 269
Togiren® 136
Tolbutamid 232, 234
Toleranz 85
–, pharmakodynamische 85
–, pharmakokinetische 34, 85
Tolnaftat 150
Toluol 302
Tonoftal® 150
Tosylchloramid 170
Totimpfstoff 167
Toxikologie 3, 277 ff.
toxischer Bereich, minimaler 51
toxisches Lungenödem 305
Toxoidimpfstoff 167

Toxoplasmose 158
Transduktion 96
Transformation 96
Transpeptidase 107
Transplantatabstoßung 74
Trasnon® 145
TRH 194
Triamcinolon 217
Triäthylenglykol 172
Triazinring 155
1,1,1-Trichloräthan 302
1,1,2-Trichloräthan 302
Trichloräthylen 302
2,4,5-Trichlorphenoxyessigsäure
 (2,4,5-T) 320
Tricho Cordes® 158
Tricho Gynaedron® 158
Trichomoniasis 159
Triglobe® 106
Trijodthyronin 201
Trimethoprim 105
Trimethoprim comp.-ratiopharm® 106
Trofosfamid 186
Tryparsamid 159
Tryparsone® 160
TSH 194
T-Suppressorzelle 72
Tuberkulinreaktion 74
Tuberkulostatika 137 f.
Tubulin 185

Udicil® 186
Überempfindlichkeitsreaktionen, zytolytische 74
–, zytotoxische 74
Ultracorten® 217
Ultralan® 217
Umwelttoxikologie 278
Umverteilung 19
–, Thiopental 19
Unbedenklichkeit 68, 86
unerwünschte Arzneimittelwirkung 68
Unkrautvertilgungsmittel 320
Urbason® 217
Urolong® 143
Uro-Tablinen® 143
Urotractan® 143

Vasopressin 198
Vasopressin Sandoz® 199

Vasopressintannat 199
Velbe® 186
Verätzungen, Therapie nach Laugen 294
–, – nach Säuren 294
–, Verdünnungstherapie 294
Vergiftungen 278 ff.
–, Therapie 278
Vermicompren® 145
Vermox® 144
Verteilung 16 f.
Verteilungskoeffizient 46
Verteilungsräume 21
Verteilungsvolumen 18, 45
Verzögerungsinsuline 229
Vibramycin® 127
Vidarabin 162
Vidarabinphosphat Thilo® 162
Vigantol® 265
Vinblastin 185
Vincristin 185
Vincristin Lilly® 186
Virostatika 160
Virulenz 91
Vitalfunktionen, Aufrechterhaltung 281
Vitamin A 266
– B_1 270
– B_2 271
– B_6 272
– B_{12} 274
– C 275
– D 210, 267
– E 269
– K 269
Vitamine 264 f.
Vitobun® 265
V_{max} 58

Vogan® 265
Volon® 217

Wachstumshormon 196
Waschmittel, Intoxikationen 314
Wasserstoffperoxid 170
weiblicher Zyklus 235
Wiederbelebung, ABC der 281
Wirkaktivität 57
Wirkkonzentration, minimale 51
Wirksamkeit 2, 86
Wirkstoffe 1
Wirkstoffinteraktionen 80 f.
–, pharmakodynamische 82
–, pharmakokinetische 80
Wirkung 2
Wirkungsabweichungen 68 f.
Wirkungsintensität 95
Wirkungstyp 93

Xanthinoxidase 183

Yermonil® 246

Zantic® 261
Zellmembran 6
–, Liquid-Mosaik-Modell 6
Zellzyklus 176
Zephirol® 175
Zinacef® 122
Zink 170
Zirkadiane Rhythmik 211
Zweikompartimentsystem 46
Zytostatika 276 f.
– als chemische Karzinogene 330
–, Angriffspunkte 177
–, Nebenwirkungen 177, 178
Zytotoxische T-Zellen 72

Heidelberger Taschenbücher

Band 204
R. Hänsel
Pharmazeutische Biologie
Allgemeiner Teil
1980. 226 Abbildungen, 13 Tabellen. XIII, 412 Seiten.
DM 34,-.
ISBN 3-540-09834-8

Band 205
R. Hänsel
Pharmazeutische Biologie
Spezieller Teil
1980. 197 Abbildungen, 2 Tabellen. XV, 484 Seiten.
DM 36,-.
ISBN 3-540-09916-6

Diese beiden handlichen Taschenbuchbände bieten dem Studenten im zweiten Studienabschnitt eine hervorragende Einführung in die Pharmazeutische Biologie.
Wohl auf keinem anderen Gebiet der pharmazeutischen Ausbildung haben sich die Lehrinhalte so stark verändert wie in der Pharmazeutischen Biologie, die neben der Chemie das grundlegende Fach des pharmazeutischen Curriculums ist.
Die Allgemeine Pharmazeutische Biologie informiert über Aufbau und Biosynthese von Naturstoffen, vergleichende Phytochemie (Chemotaxomie) sowie über allgemeine Aspekte der Gewinnung biogener Arzneimittel. Die Spezielle Pharmazeutische Biologie behandelt zunächst die im Deutschen und Europäischen Arzneibuch aufgeführten Drogen. Es folgen Kapitel über Hormone, Vitamine, Antibiotika und biogene Stoffe, welche die Blutgerinnung beeinflussen, immunologische Arzneimittel, Grund- und Hilfsstoffe für die Arzneimittelforschung, Angaben über Herkunft von Verbandstoffen und chirurgischem Nahtmaterial. Ein Kapitel ist den im Hinblick auf Rückstandsprobleme wichtigen Pestiziden gewidmet. Die zahlreichen Abbildungen sowie Querverbindungen zu den Grund- und Nachbardisziplinen erleichtern die Erarbeitung des in der Prüfung geforderten Wissens. Beide Bände vermitteln darüber hinaus nicht nur Faktenwissen, sondern verdeutlichen Zusammenhänge und erleichtern damit dem Studenten den Zugang zu diesem Fach. Stoffauswahl und didaktisch geschickte Gliederung machen beide Taschenbücher zu einem unentbehrlichen Lehrbuch für den Pharmaziestudenten.

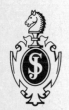

Springer-Verlag
Berlin
Heidelberg
New York
Tokyo

Heidelberger Taschenbücher

Band 183
H. P. Latscha, H. A. Klein, R. Mosebach
Chemie für Pharmazeuten
Begleittext zum Gegenstandskatalog GKP 1
2., überarbeitete und erweiterte Auflage. 1979. 134 Abbildungen, 41 Tabellen. VIII, 521 Seiten.
DM 27,-. ISBN 3-540-08989-6

Band 197
L. Langhammer
Grundlagen der Pharmazeutischen Biologie
Begleittext zum Gegenstandskatalog GKP 1
1980. 286 Abbildungen (davon 64 Abbildungen in Farbe), 11 Tabellen, zahlreiche Schemata.
XV, 485 Seiten.
DM 39,-. ISBN 3-540-09600-0

Band 198
H. P. Latscha, H. A. Klein, J. Kessel
Pharmazeutische Analytik
Begleittext zum Gegenstandskatalog GKP 1
1979. 119 Abbildungen, 33 Tabellen.
XI, 500 Seiten.
DM 29,-. ISBN 3-540-09259-5

Band 214
P. W. Lücker
Angewandte klinische Pharmakologie
Phase-I-Prüfungen
Mit Beiträgen von W. Rindt, M. Eldon
1982. 19 Abbildungen. X, 148 Seiten
DM 19,80. ISBN 3-540-11353-3

Examens-Fragen für Pharmazeuten
Zum Gegenstandskatalog
Bearbeitet von H. P. Latscha, G. Schilling, H. A. Klein
2., überarbeitete Auflage. 1979. 608 Fragen, 8 Abbildungen.
VIII, 275 Seiten. DM 24,-.
ISBN 3-540-09419-9

R. Hänsel, H. Haas
Therapie mit Phytopharmaka
1983. Etwa 76 Abbildungen, etwa 4 Tabellen. Etwa 420 Seiten.
DM 58,-. ISBN 3-540-11451-3

Springer-Verlag
Berlin
Heidelberg
New York
Tokyo

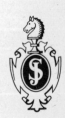